中国胸痛中心认证工作委员会组织编写

U0294725

规范化胸痛中心建设与认证

主　审　葛均波　霍　勇　方唯一

主　编　向定成　于　波　苏　晞　王　焱

副主编　易绍东　杨丽霞　秦伟毅　唐柚青

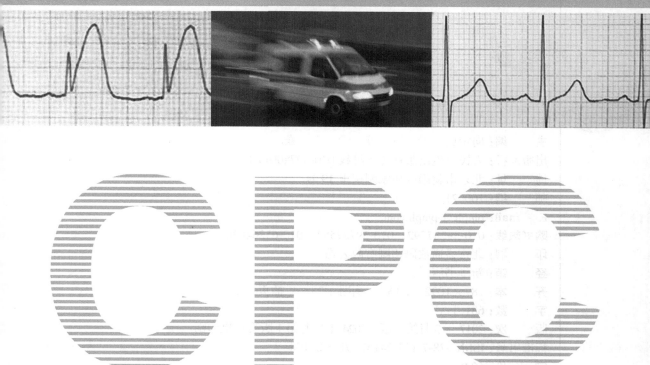

CPC

人民卫生出版社

图书在版编目（CIP）数据

规范化胸痛中心建设与认证 / 向定成等主编 . —北京：人民卫生出版社，2017

ISBN 978-7-117-24157-1

Ⅰ. ①规… Ⅱ. ①向… Ⅲ. ①胸痛 – 研究中心 – 建设 – 研究 – 中国②胸痛 – 研究中心 – 认证 – 研究 – 中国

Ⅳ. ①R441.1-242

中国版本图书馆 CIP 数据核字（2017）第 027958 号

人卫智网	www.ipmph.com	医学教育、学术、考试、健康，购书智慧智能综合服务平台
人卫官网	www.pmph.com	人卫官方资讯发布平台

规范化胸痛中心建设与认证

主　　编：向定成　于　波　苏　晞　王　焱
出版发行：人民卫生出版社（中继线 010-59780011）
地　　址：北京市朝阳区潘家园南里 19 号
邮　　编：100021
E - mail：pmph @ pmph.com
购书热线：010-59787592　010-59787584　010-65264830
印　　刷：北京盛通数码印刷有限公司
经　　销：新华书店
开　　本：787 × 1092　1/16　　印张：28　　插页：12
字　　数：681 千字
版　　次：2017 年 3 月第 1 版　2024 年 12 月第 1 版第 12 次印刷
标准书号：ISBN 978-7-117-24157-1/R · 24158
定　　价：69.00 元
打击盗版举报电话：010-59787491　E-mail：WQ @ pmph.com
（凡属印装质量问题请与本社市场营销中心联系退换）

CPC

编者（按姓氏笔画排序）

于　波（哈尔滨医科大学附属第二医院）

万　智（四川大学华西医院）

王　斌（厦门大学附属心血管病医院）

王　焱（厦门大学附属心血管病医院）

石燕昆（成都军区昆明总医院）

曲新凯（上海市胸科医院）

向定成（广州军区广州总医院）

刘　双（天津市西青医院）

刘　峰（上海交通大学医学院附属苏州九龙医院）

刘先夺（天津市卫生和计划生育委员会）

刘培晶（江苏大学附属医院）

阮云军（广州军区广州总医院）

严金川（江苏大学附属医院）

李春洁（天津市胸科医院）

杨　爽（哈尔滨医科大学附属第二医院）

杨丽霞（成都军区昆明总医院）

苏　晞（武汉亚洲心脏病医院）

肖　华（广州军区广州总医院）

张　伟（四川大学华西医院）

张　岩（北京大学第一医院）

张　勇（武汉亚洲心脏病医院）

张　琰（广州军区广州总医院）

张金霞（广州军区广州总医院）

陈长征（成都军区昆明总医院）

易绍东（广州军区广州总医院）

周民伟（广州军区广州总医院）

周志兰（天津市北辰医院）

赵彭涛（中国胸痛中心认证办公室、广东省胸痛中心协会）

赵新元（广州军区广州总医院）

段天兵（广州军区广州总医院）

律　扬（天津市卫生和计划生育委员会）

秦伟毅（广州军区广州总医院）

夏　斌（中国胸痛中心认证办公室、广东省胸痛中心协会）

顾晓龙（广州军区广州总医院）

钱洪津（广州军区广州总医院）

徐　琳（广州军区广州总医院）

郭瑞威（成都军区昆明总医院）

唐绍辉（广州军区广州总医院）

唐柚青（广州军区广州总医院）

曹　威（哈尔滨医科大学附属第二医院）

龚志华（广州军区广州总医院）

董凤英（广州军区广州总医院）

曾文明（中国胸痛中心总部）

蔡　琳（成都市第三人民医院）

廖炜红（广州军区广州总医院）

熊　波（成都市第三人民医院）

3

序

长期以来,我国因急救相关的医疗机构(院前急救、基层医院和大医院)相互分离、缺乏信息共享和及时沟通协调机制而不能为急性胸痛、卒中等患者提供高效、快捷的急救服务。加上大众缺乏基本的急救知识,发病后延迟呼叫或就医,导致我国急性心肌梗死和脑卒中患者极少能在发病早期得到有效救治。2011年广州军区广州总医院率先成立了我国第一个以区域协同救治体系建设为基本理念的胸痛中心,成功地将区域医疗资源进行整合,实现了基层医院、院前急救与大医院院内救治的无缝连接,显著缩短了急性心肌梗死等急性胸痛患者的救治时间,显著改善了患者预后并降低了医疗费用。此后,胸痛中心医疗模式在争议中逐步被接受,并在多家医院复制、推广,从而开启了我国胸痛中心建设的真正历程。在中华医学会心血管病学分会的大力推动下,向定成教授等于2011年11月发起召开了首届中国胸痛中心高峰论坛,以后成为我国胸痛中心领域的年度学术盛会,借助该学术平台,使胸痛中心理念和实践在国内迅速普及。在国家卫生和计划生育委员会大力支持下,中华医学会心血管病学分会在霍勇教授的领导下于2013年成立了中国胸痛中心认证工作委员会,并于2013年11月正式开始了中国胸痛中心的自主认证工作,经过3年多的努力,截至目前,全国已经有1000多家医院建立了胸痛中心,其中122家通过了认证。认证工作使全国胸痛中心建设更加规范、运行更加高效,并建立了认证监督及促进持续质量改进的机制;成立了由方唯一教授负责的胸痛中心质控办公室,对全国已经通过认证的胸痛中心进行质量监控,定期发布质量分析报告;同时也建立了针对认证环节的监督机制,成立了由本人担任主任委员的认证监督委员会。形成了认证、质控和监督三个独立的体系,标志着我国胸痛中心认证体系的渐趋完善,也为未来快速的发展奠定了良好的基础。

为推动我国胸痛中心的快速发展,中华医学会心血管病学分会及中国心血管健康联盟于2016年7月16日在苏州成立了中国胸痛中心总部,同时发起了中国胸痛中心加速发展计划,计划在未来3年内建成1000家通过认证的胸痛中心,希望通过实现这个宏伟目标的过程推动我国急性心肌梗死水平的提高。

向定成教授主编的《胸痛中心建设与实践》一书为推动我国胸痛中心建设做出了重要

贡献。为适应快速发展的需要，向定成、苏晞、于波和王焱教授代表中国胸痛中心认证工作委员会组织全国胸痛中心建设领域里具有丰富经验的专家，撰写了本书。由于作者均来自胸痛中心建设与认证的一线，通读全书，字里行间弥漫着理论与实践结合的芳香！相信《规范化胸痛中心建设与认证》将成为我国胸痛中心建设的范本图书。

中国科学院院士

中华医学会心血管病学分会主任委员

中国心血管健康联盟主席

上海复旦大学中山医院心内科主任

2017 年 2 月

前言

相对于欧美国家,我国胸痛中心建设起步较晚。尽管20世纪80年代我国已经开始急性心肌梗死的院内绿色通道建设,但直到2010年10月《胸痛中心建设中国专家共识》发表,国内才开始关注胸痛中心建设问题。2011年3月27日广州军区广州总医院成立了国内第一家以区域协同救治为特征的胸痛中心,标志着我国胸痛中心建设的真正起步,也奠定了我国胸痛中心建设的基本理念和模式。在中华医学会心血管病学分会的大力支持下,广州军区广州总医院于2011年11月开始举办中国胸痛中心高峰论坛,为推动全国胸痛中心建设搭建了专题学术平台。2012年8月上海市胸科医院和广州军区广州总医院通过了美国胸痛中心协会的认证,说明我国胸痛中心建设尽管起步晚,但起点较高,在较短时间内达到了国际先进水平,极大鼓舞了国内胸痛中心建设的士气,从2011年至2013年全国先后有十多家医院开始启动胸痛中心建设工作。在国家卫生和计划生育委员会医政医管局的大力支持下,霍勇教授领导的中华医学会心血管病学分会于2013年成立了中国胸痛中心认证工作委员会,并于9月14日正式发布了《中国胸痛中心认证标准》,以指导全国胸痛中心的规范化建设。

近几年的实践,尤其是3年的自主认证工作已经使我国胸痛中心建设的理论和实践更加丰富,其中最显著的是在实践中制定并逐步完善了《中国胸痛中心认证标准》和《中国基层胸痛中心认证标准》,以认证标准为导向,使胸痛中心建设从单纯以具有冠状动脉介入治疗能力的医院走向了基层医院;同时从国家卫生和计划生育委员会到各省市自治区卫生行政主管部门甚至各级政府均已开始高度重视并参与了胸痛中心的建设工作,全国胸痛中心建设已经进入规模化快速发展阶段。为适应胸痛中心建设的新形势,中国胸痛中心认证工作委员会组织近年来在胸痛中心建设领域里取得了显著成绩、积累了丰富经验的专家们共同编写了《规范化胸痛中心建设与认证》,希望为各医疗机构开展胸痛中心建设提供有益的指引。

胸痛中心建设的浪潮正在席卷全国。但,当我们站在浪尖远眺时,却难自诩!因为我们深知,规范心肌梗死救治,任重道远;胸痛中心建设,永在途中!在本书即将付梓之际,借此

与全国胸痛中心建设者共勉！

　　由于本书作者众多，写作风格各异，对胸痛中心建设和实践中个别问题的理解也不尽相同，书中可能存在一些前后观念不完全一致的地方；此外，受编者水平及编写时间所限，书中难免存在瑕疵甚至错误，恳请读者指正并谅解。

向定成　苏　晞　于　波　王　焱
2017 年 2 月

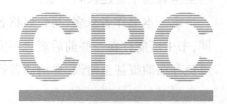

目录

第一篇　胸痛中心基本理论

第二篇　胸痛中心建设规范

第三篇　不同院前急救模式及不同类型医院胸痛中心建设的基本特点及要求

第四篇　中国胸痛中心认证体系

第一篇
胸痛中心基本理论

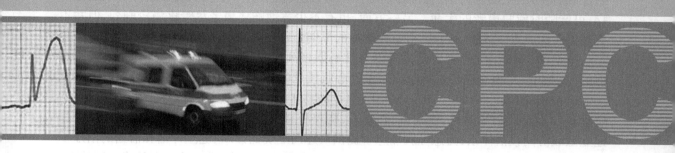

CPC

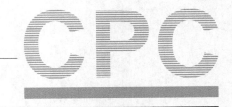

第一章

胸痛中心的基本概念及发展现状

第一节 胸痛中心的历史和国际发展现状

一、胸痛中心的基本概念

急性胸痛是许多重要疾病的常见症状,其中部分患者的胸痛可能预示着严重的疾病如急性心肌梗死、主动脉夹层、急性肺动脉栓塞等,此类疾病若不尽快明确诊断并采取规范治疗,可能随时威胁患者的生命。另一方面,也有不少急性胸痛患者尽管疼痛较剧烈,但并不会对生命构成直接威胁。因此,对急性胸痛的早期甄别和规范治疗至关重要。

早期的"胸痛中心"主要是为降低急性心肌梗死的发病率和死亡率提出的概念,但目前的"胸痛中心"概念已经远远超出了急性心肌梗死的救治范畴,演变为通过院前急救系统(emergency medical service system,EMS)与不同级别医院之间以及医院内部的多学科(包括急诊科、心内科、影像学科、检验科、心外科、胸外科、消化科、呼吸科等相关专业科室)合作建立区域协同救治体系,为急性胸痛患者提供快速而准确的诊断、危险评估和恰当的治疗手段,从而提高急性胸痛的早期诊断和治疗能力,减少误诊和漏诊,避免治疗不足或过度治疗,以达到降低急性胸痛患者的死亡率、改善临床预后的目的。

从上述基本概念可以看出,建立胸痛中心的主要目的是为胸痛尤其是急性胸痛患者建立起根据危险分层实施救治的快速而规范的诊疗通道,可以将胸痛中心的工作目标概括为十六字方针,即"快速诊断、及时治疗、降低死亡、避免浪费"。其中,前十二个字主要是针对胸痛患者中的高危人群,而最后四个字主要是针对低危胸痛患者,要尽快将低危人群筛查出来,及时从监护对象中排除出去,不要过度占用不必要的紧缺医疗资源,以节省资源和开支。

二、胸痛中心的国际发展历史和现状

全球第一家"胸痛中心"于 1981 年在美国巴尔地摩建立,至今美国"胸痛中心"已经发展到 5000 余家,并纳入医保支付范围,21 世纪初成立了"胸痛中心协会"(Society of Chest Pain Center,SCPC),专门从事胸痛中心的推广与认证工作,该协会对推动全美乃至全球胸痛中心的发展发挥了重要作用。20 世纪 90 年代之后,全球多个国家,如英国、法国、加拿大、

澳大利亚、德国等国家开始在医院内设立"胸痛中心",目前绝大多数欧、美、澳等发达国家和部分欠发达国家均在医院内建立了胸痛中心。各国研究均显示,胸痛中心的建立,尤其是对胸痛中心进行认证显著降低了急性胸痛患者的确诊时间,缩短了 ST 段抬高型急性心肌梗死(STEMI)再灌注治疗时间,缩短了住院时间,减少了再次就诊次数和再住院次数,节省了不必要的检查费用,改善了患者健康相关生活质量和就诊满意度。与传统的将所有急性胸痛患者均收住院进行诊疗相比,胸痛中心采用快速、标准化的诊断方案可以对急性胸痛患者进行更快和更准确的评估,医疗费用只有采用住院 1 到 3 天进行鉴别诊断的传统方法的 20% 和 50%。目前国际上已经有三个国家建立了胸痛中心认证体系,分别是美国、德国和中国,以下就以处于国际领先水平的美国和德国在胸痛中心建设方面所取得的成绩进行简单介绍,有关我国胸痛中心建设的进展将单列在本章第三节介绍。

1. 美国胸痛中心的现状　目前全美有 5000 余家胸痛中心,SCPC 从 21 世纪初的 2002 年开始进行胸痛中心的认证,目前已有 1100 多家胸痛中心通过 SCPC 的认证,胸痛中心的认证工作使胸痛中心的建设更加规范和高效。目前,美国的绝大多数胸痛中心的门 - 球时间(door-to-balloon,D-to-B)已经降低至 70 分钟以下,部分中心甚至降至 60 分钟以下;而首次医疗接触(first medical contact,FMC)至球囊扩张时间(FMC-to-B)多数地区在 120 分钟以内。2010 年之后,SCPC 试图通过加强海外胸痛中心的认证以使美国胸痛中心认证标准国际化,在推动其他国家和地区的胸痛中心的建设和发展的同时,强化美国在此领域里的绝对领导地位。其海外认证主要在中国和中东地区推广,2012 年开始在中国进行认证,但在中国开始进行自主认证之后,申请 SCPC 认证的中国医院已经越来越少。

SCPC 在对胸痛中心认证工作取得显著成绩之后,逐渐将胸痛中心的管理模式向其他心血管疾病扩展,先后建立了心房颤动和心力衰竭的认证标准,从而使 SCPC 的工作范围从胸痛中心的认证逐步扩展到其他心血管疾病的规范化管理。因此,SCPC 于 2012 年更名为 Society of Cardiovascular Patient Care,原有的 SCPC 缩写不变,但 SCPC 的含义已经发生了很大变化。长期以来,SCPC 的主要工作是通过认证将由心血管专业学术组织制定的指南落实到临床实践之中,即在认证标准中强调执行指南的规范化诊治要求。为进一步强化与心血管专业学术组织的合作,SCPC 于 2015 年正式与美国心脏病学院(American College of Cardiology,ACC)合并,合并后的 SCPC 继续专注并独立进行胸痛中心、心房颤动中心及心力衰竭中心的认证、培训、教育等工作,但与 ACC 之间的数据平台实现了互通,比如 SCPC 的认证数据与 ACC 的全国心血管病注册数据库(national cardiovascular data registration,NCDR)对接,胸痛中心认证所需的急性冠状动脉综合征(acute coronary syndrome,ACS)患者数据可以直接从 NCDR 中获取等。SCPC 的胸痛中心认证标准已经修订到第五版,早期的版本强调院内绿色通道建设以及与 EMS 的对接,后逐步发展到强调社区拓展以及与基层医疗机构的对接。从第五版认证标准开始将胸痛中心划分为从低到高三个不同的层次:胸痛中心、直接冠状动脉介入治疗(PCI)胸痛中心以及心肺复苏胸痛中心,前两个层次类似于我国认证标准中的"中国基层胸痛中心"和"中国胸痛中心",但不完全一致,"心肺复苏胸痛中心"则是在直接 PCI 胸痛中心基础上强调按照心肺复苏的指南要求,突出生命支持条件尤其是早期脑保护措施的规范化应用。

2. 德国胸痛单元发展情况简介　目前欧洲国家中在 STEMI 救治领域处于国际领先水平的应属德国。由于德国具有强大的 EMS 服务能力,在此基础上通过依托具备急诊 PCI 条

件的医院建立胸痛单元(chest pain unit)而大大提高了 STEMI 患者的救治水平。2005 年德国心脏病学会(DGK)建立了自己的认证标准并开始进行胸痛单元认证工作,德国认证标准的基本特征是基于具有急诊 PCI 能力的医院为主建立胸痛单元,要求在急诊室成立实体胸痛单元,配备专门的房间、专用的硬件设施和人员,设置了基本要求和额外要求两个层次,要求将所有急性胸痛患者送至胸痛中心进行评估,硬件达标和目标管理是通过认证的主要条件。德国心脏病学会于 2014 年对该标准进行了修订,在原有基础上增加了对诊疗环节的整合、团队建设以及人员培训方面的要求,对于诊断为 STEMI 的患者,必须在 15 分钟内送至导管室。截至本书成稿的 2016 年 9 月,已有 244 家胸痛单元通过了德国认证,其中有 175家胸痛单元通过了再次认证。德国胸痛单元的建立和认证工作使得该国 STEMI 的救治水平已经处于国际领先地位。2012 年发表的胸痛单元注册数据显示,院前传输心电图的比例高达 80%,97% 的 STEMI 患者接受了直接 PCI 治疗,平均 D-to-B 时间为 31 分钟。德国心脏病学会的目标是将胸痛单元认证体系向整个欧洲推广,目前已经在瑞士开展认证工作。

3. 其他发达国家和地区　全球绝大多数发达国家和地区都已经较早地开展了胸痛中心的建设,英法等欧洲绝大多数国家已经在医疗机构内建立了胸痛中心,澳洲的绝大多数城市和地区也建立了完全性胸痛中心,即在建立急性心肌梗死快速通道的同时,也重视主动脉夹层和肺动脉栓塞的快速救治。上述国家和地区通过建立胸痛中心已经使急性心肌梗死患者的死亡率和梗死后心力衰竭的发生率均显著下降,并且合理的医疗设备重新布局和流程优化大大加快了低危胸痛的排除速度。但这些国家和地区并未建立自主的认证体系,其中绝大多数亦未参与美国、德国的认证申请。

4. 发展中国家和地区的胸痛中心建设情况　目前总体来说发展中国家和地区的胸痛中心建设处于非常落后的状态,但许多国家和地区正在以急性心肌梗死的救治为突破口,推动本国和地区的胸痛中心建设。以印度为例,目前在 STEMI 救治项目的统领下,正在试图建立急诊 PCI 中心的快速救治通道,并曾邀请中国同行共同商讨区域救治模式。我国台湾、香港地区以及新加坡、俄罗斯等均开展了以项目推动的 STEMI 体系建设,但尚未形成规范的胸痛中心诊疗模式。

(向定成)

第二节　中国胸痛中心建设的现实意义及紧迫性

我国心血管病的疾病负担日渐加重,已成为重大公共卫生问题。2015 年心血管病报告显示,我国心血管病的现患病人数约为 3 亿,心血管病位居疾病死亡原因的首位,每 5 例死亡病例中即有 2 例死于心血管病。年轻群体的冠心病治疗形势亦不容乐观,过早死亡情况严重。由于危险因素流行和人口老龄化,在未来 15 年内我国将额外增加 7500 万例心肌梗死。心血管病防治是一项艰巨而复杂的系统工程。遏制心血管病的流行趋势,涉及疾病一级预防、急诊救治及二级预防等多个环节。心肌梗死等急性心血管疾病多以胸痛为主要表现,变化快且死亡率高、预后差,必须予以足够的重视。

一、我国急性胸痛的救治现状

急性非创伤胸痛是急诊科常见的症状之一,病因复杂,涉及多个器官系统,症状的严重

程度和预后并不一定平行。与之相关的致命性疾病主要包括急性冠状动脉综合征（ACS）、肺栓塞、主动脉夹层和张力性气胸等。如何快速准确识别高危胸痛患者进行及时治疗，同时分流低危胸痛患者节约资源，是临床实践中的重点和难点。目前我国急性胸痛的诊疗主要存在如下几个问题：

（一）急性胸痛的诊治缺乏规范的流程，漏诊及误诊率高

2009 年在北京进行的一项急诊胸痛注册研究，连续入选了北京市 17 所二级及三级医院的急诊患者 5666 例。结果显示，胸痛患者占急诊就诊患者的 4%；所有胸痛患者中，ACS 患者占 27.4%，主动脉夹层占 0.1%，肺动脉栓塞占 0.2%，非心源性胸痛占 63.5%。急诊胸痛患者的收住院比例为 12.3%，未收住院的胸痛患者中本次就诊 30 天后随访，25% 出现院外死亡、再次入院或失访等情况。该调查提示，在我国 ACS 占急诊致命性胸痛疾病的绝大多数，是需要鉴别诊断的主要疾病。由于缺乏统一的胸痛鉴别诊断临床路径及诊疗规范，发病率低、临床相对少见的急性肺栓塞、主动脉夹层等易被遗漏，从而导致严重后果。

（二）ACS 治疗过度和治疗不足现象并存，医疗资源应用不合理

早期识别治疗 ACS 患者可显著降低死亡率，并改善远期预后。由于 ACS 症状具有多样性，很多医师为了减少误诊和漏诊，而选择将不确定的患者收入院观察治疗。临床实际情况是，收入院的胸痛患者中只有 10%~15% 被诊断为急性心肌梗死，约 70% 的患者最终除外 ACS 或其他疾病。尽管如此，仍有 5% 的 ACS 患者因症状不典型而从急诊出院，其中 16% 的患者因不适当出院导致失去救治机会而死亡。入院 ACS 患者中近 60% 的低危患者接受了介入性的检查和治疗，只有约 30% 的 STEMI 患者接受了急诊 PCI 治疗。

（三）各种原因导致 ACS 治疗延误，STEMI 患者再灌注治疗时间远未达到指南推荐标准

早期积极开通梗死相关动脉，恢复有效的心肌再灌注是降低 STEMI 患者死亡率、改善预后的关键，疗效取决于患者症状发作至血管开通的时间。1 小时内成功再灌注患者死亡率只有 1.6%，甚至可以阻止心肌坏死的发生；而 6 小时内接受再灌注治疗患者死亡率增加到 6%。

闭塞血管再通的时间延迟主要源于 3 个方面：

1. 患者延迟　从出现症状到拨打急救电话或自行就诊的时间过长。
2. 转运延迟　从接到急救电话到接触患者并完成目标医院转运的时间过长。
3. 治疗延迟　从患者进入医院到开始再灌注治疗的时间过长。

中国急性冠脉综合征临床路径研究（CPACS）显示，我国 ACS 患者从症状出现到入院诊治的时间，二级医院为 5 小时，三级医院为 8 小时；冠心病医疗结果评价和临床转化研究（ChinaPEACE）显示，STEMI 患者发病到就诊时间长达 13~15 小时。中国急性心肌梗死注册研究（CAMI）初步结果也显示，在接受直接 PCI 治疗的 STEMI 患者中，D-to-B 中位数时间为 165 分钟，从入院到溶栓（D-to-N）中位数时间为 130 分钟，满足 D-to-B<90 分钟和满足 D-to-N<30 分钟的患者比例分别 24.3% 和 19.6%，均远低于指南≥75% 的标准。

（四）早期再灌注治疗的比例低，多数 STEMI 患者未得到有效救治，临床预后差

心脏监护病房的建立和早期再灌注治疗的出现极大改善了急性心肌梗死患者的生存率，但真实世界中的临床实践与指南推荐之间存在着较大的差距。由于接受治疗时已处于心肌缺血的终末环节，很多心肌梗死患者最终仍发生了心力衰竭、心源性休克、恶性心律失常乃至死亡。

ChinaPEACE 研究显示,我国 2001—2011 年间 STEMI 住院患者的急诊 PCI 从 10.2% 增加到 27.8%,但溶栓治疗却从 45.0% 降到了 27.4%,再灌注治疗严重不足的问题并没有改善;院内死亡及其他心血管事件发生率等也没有显著变化。

（五）患者缺乏系统管理,二级预防规范化管理不到位

规范的二级预防可以进一步降低再发心血管事件,但临床实践中患者的随访管理仍亟待加强。

CPACS 研究显示,急性心肌梗死患者出院时规范化的冠心病二级预防用药(合并应用抗血小板药物、β 受体阻滞剂、他汀、ACEI/ARB)仅有 49%,出院 1 年后约降至 40%。

上述研究提示,我国急性胸痛和 ACS 的治疗流程中存在着诸多问题,缺乏完整的救治体系是主要成因,治疗规范亟待改善。胸痛中心正是为优化急性胸痛诊断及治疗流程而设计,在我国推广建立规范化的胸痛中心非常必要。

二、以 ACS 救治为切入点建立胸痛中心,提高救治能力

急性胸痛患者有院外发病自行就诊、急救车从发病地点转运、急救车从外院转运及院内发病等 4 种就诊途径。ACS 患者的成功救治依赖院内绿色通道与院前急救体系紧密衔接,因此以 ACS 救治为切入点建立胸痛中心意义重大。

胸痛中心是一种全新的工作模式,注重流程管理,通过急救系统、急诊科、心内科、影像科等多学科的合作,优化资源利用,对急性胸痛患者进行早期诊断、危险分层及分类治疗,从而提高救治效率、改善预后并节约医疗资源。研究显示,胸痛中心可以显著缩短胸痛确诊时间、STEMI 再灌注治疗时间、住院时间,减少胸痛患者再次就诊次数和再住院次数,降低不必要检查费用,改善患者的生活质量和就诊满意度,而医疗费用只有传统住院 1~3 天的 20%~50%。

传统的胸痛中心注重院内绿色通道的优化和整合,以缩短 D-to-B 时间为主要目标。而现代胸痛中心的概念则延伸到建立有效的区域救治网络,以缩短患者总缺血时间为主要目的,通过“早期诊断、危险分层、正确分流、科学救治”,最大程度发挥再灌注治疗的优势。

STEMI 救治的延误由医疗急救系统及患者因素共同决定。缩短患者总缺血时间涉及患者健康意识、医师水平、医患信任度、医疗报销体系、院前急救体系、院内救治通道以及院前急救与院内救治的衔接机制等多种因素的综合改进。具体的措施主要包括:

（一）建立大众和患者教育机制,提高其健康意识

公众缺乏疾病的防治知识,不了解疾病的症状或预警信号,导致发病后不能及时到医院就诊。患者不通过呼叫救护车转运而自行就诊,不仅耽误了就诊时间,而且增加了院外死亡的风险。即使到达医院,患者由于相关知识匮乏,加之有时掺杂医患之间信任度的问题,患者不接受或耽误大量时间后才同意治疗,治疗后对规范化二级预防措施不遵从等,均会导致其获益显著降低。

因此,应建立公众健康教育体系,提高公众对急性心肌梗死救治从一级预防、治疗策略及二级预防的整体认识:

1. 当患者出现急性胸痛或胸部不适等心肌梗死疑似症状时,能在第一时间及时求助院前急救机构,做到“早发现、早诊治”。

2. 转变患者观念,使其充分了解急诊 PCI 治疗在 STEMI 治疗中的地位及益处,及时接受相应的治疗。

3. 强化冠心病二级预防的理念,倡导健康生活方式,合理用药,对相关心血管危险因素进行综合控制并定期随访,使患者长期获益。另一方面,加强大众健康教育和社区人群防治,控制心血管疾病危险因素,也是阵线前移,遏制心血管病持续增长态势的关键举措之一。

（二）建立不同层次的医师培训机制,提高其业务水平

对急救系统而言,出诊人员无法识别典型心电图,不进行院前信息传输,不将患者尽早转运到可以实施急诊 PCI 的医院;对各级医院而言,接诊医师进行不必要的检查,未能尽快对急性心肌梗死患者做出诊断,不能尽早启动导管室或将确诊患者及时转诊至有急诊 PCI 能力的医院;急诊 PCI 团队的建设不合理,医院不具备 24 小时实施急诊介入治疗能力等因素,均会导致救治延误。

因此应依托网络内的三级医院,对院前急救中心和网络内各级医院急诊科、心血管内科等相关科室专业人员开展不同层次的培训,重点加强胸痛诊断与鉴别诊断、急性心肌梗死规范化治疗等方面的培训,以提高对急性心肌梗死的早期识别、尽早启动再灌注治疗的意识和能力。

（三）完善院前急救系统、基层医院及 PCI 医院之间的沟通机制,优化各级医院院内绿色通道建设,实现无缝衔接的区域网络救治模式

急性心肌梗死的救治是一项系统工程,解决方案不仅仅是一个新型溶栓药物或介入医疗器械的产生,而是需要制定实施适合我国国情的更为有效的救治策略和模式。

我国的院前急救和院内救治系统分属于相对独立的医疗机构,目前两者仅仅限于表面和形式上的关联。

1. 院前急救人员缺乏转运医院的相关信息和对医院救治能力的判断标准及能力,导致其难以将患者转运至最适宜的医院进行治疗。

2. 院前急救人员与院内救治医师缺乏信息沟通,使医院不能在患者到达前完成必要的准备,延迟救治时间。

3. 患者院前医学检查的资料不能被充分利用,入院后需要进行重复检查,不仅耽误了时间而且造成了不必要的浪费。

上述沟通机制的不健全将会导致患者不能在最短时间内被转运到最适宜的医院接受最有效的治疗。因此,以胸痛中心为枢纽,建立院内绿色通道与院前急救体系的联系,科学构建区域医疗急救体系至关重要。

2014 年颁布实施《院前医疗急救管理办法》（国家卫生计生委令第 3 号）为此提供了有利的行政支持。通过合理设置规划院前医疗急救网络,增强网络医院与急救中心的协作,建立信息共享平台,实现院前心电图传输等信息传递及早期预警,试行患者绕行急诊直接去导管室接受治疗的方式,及早启动院内胸痛的诊治流程,做到"患者未到,信息先行",从而最大限度缩短患者的总缺血时间。国家卫生计生委办公厅于 2015 年印发的《关于提升急性心脑血管疾病医疗救治能力的通知》进一步强调指出,各级卫生计生行政部门通过合理设置规划院前医疗急救网络,不同层面医院的转诊合作,优化院内绿色通道等方式加强区域医疗救治体系建设的重要意义。

三、建立胸痛中心认证体系及考核制度,持续改进医疗质量

1981 年全球第一家胸痛中心在美国巴尔的摩建立,英国、法国、加拿大、澳大利亚及德

国等国家也相继建立胸痛中心。目前国际上广为接受并遵循的是美国的胸痛中心认证标准。

（一）实施不同层面的胸痛中心标准，各有侧重

我国的胸痛中心建设刚刚起步，各家胸痛中心的运作模式、管理机制和实际效果差别很大。在国家卫生计生委的支持下，中华医学会心血管病学分会及中国医师协会等相关专业学会的指导下，首先参照美国模式制定了适用于 PCI 医院的胸痛中心认证制度及标准，目前已经修订至第 5 版。该实施标准主要针对急诊 PCI 能力建设，分为基本条件与资质、院前急救系统与院内绿色通道整合、对急性冠脉综合征患者的评估和救治、持续改进和培训教育等五大要素。截至 2016 年 9 月，我国已认证 8 批 84 家胸痛中心，尚有 400 余家等待认证。

我国数量庞大的冠心病患者人群分布在农村乡镇，急性心肌梗死的死亡率已经超过城镇居民。基层医院直接面对广大社区人群，往往是急性胸痛患者 FMC 的场所，也在社区居民健康教育及慢病随访管理方面具有先天的优势。但基层医院的设备和技术较为落后，对急性心肌梗死不典型表现和心电图早期改变缺乏经验，对再灌注治疗策略的选择及规范化二级预防管理等方面也缺乏知识和培训。

直接 PCI 虽然是 STEMI 最有效的治疗，但受就诊医院的医疗条件、地理位置和技术能力的限制，难以在众多基层医院推广。基于我国国情，早期溶栓结合转运 PCI 的策略是适合我国多数基层医院的首选治疗。CAMI 研究显示，不同级别医院 STEMI 患者再灌注率差别较大。省、县及区级医院再灌注率分别为 71%、54% 和 46%。

因此，基层医院的胸痛中心建设重点有别于 PCI 医院，侧重提高对 STEMI 患者的快速分检处理、溶栓治疗及转诊能力。建立与 PCI 医院的有效沟通机制以确保患者转运后的治疗渠道畅通，与三级医院的胸痛中心建立"区域协同救治"的联动机制，是目前基层医院的工作重点。转运安全同样是值得关注的重要问题。STEMI 患者病情变化快，恶性心律失常、心力衰竭及猝死等随时可能发生，转运风险极高。因此，患者的转运须由具备急救资质技术全面的医护人员和设备良好的车辆完成。另外，建立远程医疗会诊网络，由三级医院通过实时传输系统指导基层医院的现场诊治及转运，实现了大型医院与基层医院的优势互补，也是一种值得在适宜地区推广的救治模式。

现阶段我国胸痛中心规范化建设与自主认证工作已延伸至非 PCI 医院及规模小不能达到 PCI 医院认证标准的 PCI 医院，制定了第一版的基层胸痛中心认证标准，目前第一批的认证工作已经启动实施。

（二）数据支持，持续改进

美国国家心血管注册数据库（NCDR）自 1997 年设立以来，经过多年的不断改进与完善已经成为美国项目实施和质量评价、研究中心医疗质量改进的基础，在临床实践、医疗支付、临床研究及政府决策等方面带来积极影响。

我国胸痛中心认证工作参照 NCDR 模式，建立了对反映急救转运效率、网络医院救治水平等关键指标的考核评估及反馈制度；通过云平台数据库采集数据进行分析并及时反馈，实施以问题为导向的医疗质量持续改进，必将使更多的急性胸痛患者从中获益。

胸痛中心的建立是医疗急救模式的整合创新，需要政府、社会及医疗机构的共同参与。通过建立区域协同胸痛急救网络体系，可有效缓解医疗资源分布不均、供需矛盾日益突出的医疗现状，并将进一步提高我国急性胸痛患者的救治水平，缩短与发达国家之间的差距。我国 ACS 患者数量约为美国的 2 倍，但目前认证的胸痛中心个数远远少于美国，因此加速推

动我国胸痛中心建设与自主认证的进程势在必行。

（张　岩）

第三节　中国胸痛中心建设的历史与现状

一、艰难的起步及试点阶段

早在 20 世纪 90 年代,胡大一教授率先提出中国应注重急性心肌梗死的早期再灌注治疗,在其倡议下,北京首都医科大学朝阳医院率先提出并建立了急性心肌梗死的院内绿色通道,这是我国最早的胸痛中心雏形,但当时并未提出建立规范化的胸痛中心概念。21 世纪初山东大学齐鲁医院成立了我国第一家正式命名的胸痛中心——胸痛单元,该胸痛单元以急诊科为主要依托,实质仍是为急性心肌梗死患者提供快速诊治的院内绿色通道,尚未按照现代规范化胸痛中心理念建立院前急救流程、院前与院内流程无缝衔接的优化方案,亦未涉及主动脉夹层等其他急性胸痛的救治流程,因此,还不符合现代意义的规范化胸痛中心要求。但在建立之时已属于引领我国急性心肌梗死救治新理念的创举,实属不易。之后国内多家医院建立了急性心肌梗死的绿色通道,上海交通大学瑞金医院、复旦大学中山医院等许多医院在急性心肌梗死快速救治领域里进行了卓有成效的探索,并取得了难能可贵和实用的急性心肌梗死救治经验。我国胸痛中心建设的真正起步应从 2010 年在胡大一教授倡导下由中华医学会心血管病学分会牵头撰写并发表的《胸痛中心建设中国专家共识》开始,这是我国第一份关于胸痛中心建设的共识性文件,由中华医学会心血管病分会牵头,联合放射医学分会等多个学会的专家共同讨论多次修订而成。在专家共识起草过程中和发表后,多家医院开始尝试开展胸痛中心的建设工作。2010 年至 2011 年间,北京大学人民医院、北京阜外医院、广东省中医院等医院先后成立了胸痛中心,由于当时尚无可供借鉴的国内参考模式,参与起草《胸痛中心建设中国专家共识》的专家均无胸痛中心建设的实际经验,共识中只提出了胸痛中心建设要达到的基本目标,并未给出如何实现目标的具体措施,同时也没有制定胸痛中心建设的远期目标。各家医院在开展胸痛中心建设的早期缺乏具有实际意义的具体指引,导致各医院在宣布成立胸痛中心之后几乎都未能开展胸痛中心的实质性建设工作。

2011 年 3 月 27 日,广州军区广州总医院宣布正式成立了以建立区域协同救治体系为目标的胸痛中心,这是我国胸痛中心建设和发展历史上的一个重要标志性事件,因为该院创立了我国第一个区域协同救治型胸痛中心,并与上海交通大学胸科医院一起首批于 2012 年 8 月通过了美国 SCPC 的认证,标志这两家胸痛中心已经到达国际先进水平。其中广州军区广州总医院所建立的区域协同救治型胸痛中心后来成为我国规范化胸痛中心建设的标准模式,也是我国胸痛中心认证标准制定的主要依据。

作为国内胸痛中心建设的试点,广州军区广州总医院在筹备进行胸痛中心建设之初进行的基线调查发现,仅有 1/4 的急性心肌梗死患者是自行就诊或被 120 救护车直接送至具有救治能力的 PCI 医院,而绝大多数患者发病后首诊于不具备救治能力的非 PCI 医院,而这部分需要经过二次转诊的患者从 FMC 到实施再灌注的时间存在严重的延误,这与 CPACS、北京胸痛注册等研究的结果基本相同。因此,该院根据美国 SCPC 认证标准的要求,结合本

地区和医院的特点探索性地提出并建立了区域协同救治体系的基本理念。该模式是以具有急诊 PCI 能力医院的心血管内科和急诊科为核心组建的一支胸痛急救快速反应团队,设技术总监(负责中心的发展规范、流程制定、医疗决策)和行政总监(负责中心的行政管理和院前队伍)各一名负责胸痛中心的实际运行。该中心依托十二导联心电图远程实时传输监护系统为支撑,在此基础上开发出以急性胸痛诊疗过程的时间节点管理为核心的急性胸痛数据库,建立了远程胸痛急救平台。中心为救护车和急救网点医院装备了该远程传输系统,当患者达到急救网点医院或救护车后,该系统可以将患者的十二导联心电图、血压、血氧饱和度等生命监测信息实时传输到胸痛中心和冠心病监护室(CCU)、值班医师和胸痛中心总监的手机或掌上电脑,做到了患者未到,信息先到,值班医师或总监可以随时提供远程诊断和救治的会诊意见,指导救护车或急救网点医院的现场抢救和分诊(见文末彩图 1-3-1)。若患者需要进行急诊 PCI 治疗——如在时间窗内的 STEMI 或极高危非 ST 段抬高的 ACS 患者,则在患者达到医院前启动导管室,并将双联抗血小板治疗、知情同意等术前准备工作提前到救护车上进行,当患者进入医院后绕过急诊科和 CCU 直接进入导管室进行急诊介入治疗,从而大大缩短了 D-to-B 时间和 FMC-to-B 时间。若患者高度怀疑急性主动脉夹层或肺动脉栓塞,则在患者到达医院前即已启动 CT 室,当患者到达医院时,将绕过急诊科由救护车将患者直接送到 CT 室进行 CT 检查,从而大大节省了从患者呼救 - 转运 - 急诊科初步检查 - 会诊 - 确诊 - 救治的传统环节,赢得了急性心肌梗死、主动脉夹层和急性肺动脉栓塞等患者发病后早期的宝贵救治时间。

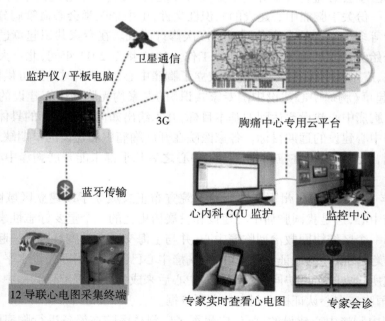

图 1-3-1　广州总医院胸痛中心所依托的十二导联心电图远程实时传输监护系统示意图

广州总医院胸痛中心利用上述远程监护系统创立了"远程 ICU"和"移动 ICU"的新型医疗模式,并据此与周边地区多家基层医院建立了胸痛急救网络。对于基层医院急危重症

患者,胸痛中心专家可以实现与现场医师共同监护,进行远程诊断和指导抢救,并把这种远程救治模式称之为"远程ICU",大大提高了基层医院的急危重症救治水平。对于必须转移到大医院救治的急危重症患者,该胸痛中心按照ICU标准配备了救护车,各种生命支持系统如呼吸机、临时心脏起搏器、主动脉内球囊反搏仪等均可根据需要装备在救护车上,高危患者在转运途中由广州总医院专家通过远程实时传输监护系统进行全程跟踪监护或按需监护,必要时通过电话指挥救护车人员进行紧急抢救,使得患者进入救护车就相当于进入了ICU,因此,将这种救护车称之为"移动ICU"。"远程ICU"和"移动ICU"模式的实践,使大医院的优势技术力量不离开自己的工作岗位就可以随时为基层医院和转运救护车提供远程支持,并彻底改变了急危重症患者必须就地抢救的传统观念,可以将生命垂危的急性心肌梗死合并心源性休克患者转移到具备急诊PCI能力的中心接受紧急PCI治疗,从而彻底改变了现行的急救和医疗模式,并显著提高了急危重症患者的救治成功率。该医疗模式已经被纳入广东省医疗物联网示范项目。经过早期一年半的正式运行,广州总医院胸痛中心的年平均D-to-B从胸痛中心成立前一年度的平均127分钟缩短到胸痛中心成立后第一年平均71分钟,最短月平均D-to-B达到46分钟,最短纪录21分钟的国际先进水平。在完成院内规范化流程建设之后,广州总医院胸痛中心便开始致力于对基层或社区医院的培训以及社区人群教育,以进一步缩短FMC-to-B,甚至从发病(symptom-onset-to-B)到再灌注的时间。2012年8月20日,广州总医院胸痛中心顺利通过了美国SCPC认证,和上海交通大学胸科医院胸痛中心一起成为中国首批获得SCPC认证的胸痛中心。

随着院内流程的持续改进,从2015年7月开始,该院胸痛中心已经将平均D-to-B标准下调至60分钟,2016年全年月平均D-to-B时间已经降至50~60分钟之间,为此,2016年10月胸痛中心再次下调D-to-B标准至55分钟,与此相适应的,将FMC至首份心电图时间等各主要时间节点标准进一步下调,体现出持续改进的理念。

广州军区广州总医院胸痛中心模式取得的显著成效对全国胸痛中心的建设起到了积极的推动和示范作用,在中华医学会心血管病分会大力支持下,广州军区广州总医院于2011年10月22日举办了首届中国胸痛中心高峰论坛,并于2012年9月9日召开了全国规范化胸痛中心建设及STEMI区域协同救治现场示范及经验交流会,两次会议均以规范化胸痛中心的基本理念普及和胸痛中心建设的基本要求为主题,结合广州军区广州总医院和全国其他胸痛中心的建设经验进行了充分交流和讨论。上述两次会议的召开为中国胸痛中心的建设和发展起到了积极的推动作用,全国多家医院正式开始尝试将院前救治与院内绿色通道结合的胸痛中心建设。因此,可以把这两次会议看成是推动中国胸痛中心起步的重要会议,重点是在推广和普及胸痛中心建设和区域协同救治的理念,但这个阶段遇到的困难和阻力是巨大的。首先,在专业层面,并非所有心血管专业和急诊医学专业专家们均认可区域协同救治体系的基本理念,认为这项工作超越了作为临床医师、科室主任甚至院长的工作职责和范围,应该是政府的责任;其次,实际工作中在整合心血管内科与急诊科、尤其是与院前急救系统的合作非常困难;第三,对胸痛中心要求优化流程建立先救治后收费机制缺乏信心,担心增加医疗欠费,一旦发生医疗纠纷科室将非常被动;第四,缺乏行政力量的支持,许多医院提出希望能有原国家卫生部(现为国家卫生和计划生育委员会)的红头文件要求医院建立胸痛中心,没有红头文件的事情原则上医院不支持。尽管从广州军区广州总医院成立胸痛中心之时开始,几次重要会议原国家卫生部均派出了不同级别领导出席会议,也在会议上表

达了全力支持胸痛中心建设的积极态度,但在这种新型医疗模式尚未被广泛成功复制之前,政府不太可能出台正式文件支持。因此,从 2011 年到 2013 年应该是我国胸痛中心建设起步最艰难的时期。尽管困难重重,但以胡大一、霍勇、向定成、方唯一等教授为代表的一批专家坚信,胸痛中心医疗模式是解决中国急性心肌梗死救治问题的最有效手段,坚持利用各种不同学术平台进行胸痛中心理念的推广宣传,此阶段先后建立了十余家胸痛中心。尤其是 2012 年 8 月广州军区广州总医院和上海交通大学胸科医院作为国内首批申请 SCPC 认证的胸痛中心通过了认证,为全国胸痛中心建设注入了一剂重要的强心剂,大大坚定了许多医院对胸痛中心建设的信心。同年 8 月底,向定成教授应邀在德国慕尼黑召开的欧洲心脏病年会上介绍了中国胸痛中心建设的进展,这是中国胸痛中心首次在国际学术舞台上亮相,区域协同救治体系建设的理念得到参会的欧洲及美国同行的高度评价和广泛赞誉。同月中华医学会心血管病学分会指定广州军区广州总医院为全国胸痛中心建设的示范基地,2012 年 9 月,国内第一个胸痛中心的专门学术组织——广东省胸痛中心协会正式成立,为推动全国胸痛中心的发展奠定了重要的基础。

二、制定标准,引导建设,在规范中前行

　　鉴于美国 SCPC 的认证标准是基于美国的国情而设置,而中美两国在 EMS、医院内部诊疗流程、医疗管理体系以及医疗支付体系等方面均存在较大的差异,导致 SCPC 的认证标准中许多条款并不能完全适应中国国情。在 2012 年 9 月 9 日召开的全国规范化胸痛中心建设及 STEMI 区域协同救治现场示范及经验交流会上,胡大一教授及霍勇教授先后敦促大会执行主席向定成教授,应尽早考虑建立中国胸痛中心自主认证标准的可能性,以规范全国胸痛中心建设,防止出现一哄而上,再因乱而治或一哄而散的局面。在 2013 年霍勇教授接任中华医学会心血管病学分会主任委员之后,正式开始建立自主认证体系的准备工作。成立了由向定成、曲新凯和刘健教授组成的认证标准起草小组,起草小组在参阅美国 SCPC 和德国心脏病学会胸痛单元认证标准的基础上,结合我国实际情况及前期胸痛中心建设的经验,围绕着建立急性心肌梗死区域协同救治体系制定了我国胸痛中心认证的标准草案,经过由霍勇、方唯一、向定成、陈纪言、王伟民、王乐丰、颜红兵、曲新凯、刘健、张岩教授组成的专家组的两次会议和多次邮件讨论、修订后正式定稿。在国家卫生和计划生育委员会医政医管局的大力支持下,于 2013 年 9 月 14 日在广州召开的第三届中国胸痛中心高峰论坛上正式发布了中国胸痛中心认证体系,该体系由认证组织机构及认证标准组成。由中华医学会心血管病学分会具体负责胸痛中心认证的组织工作,成立了中国胸痛中心认证指导委员会、认证工作委员会及认证办公室,认证办公室委托广东省胸痛中心协会和广州军区广州总医院共同组建。从而开启了中国胸痛中心自主认证的历程。

　　在中国胸痛中心认证标准发布之后,认证工作委员会于 2013 年 11 月 11 日在广州召开了第一次全委会,共有 19 名认证工作委员会专家出席此次会议并接受了认证办公室组织的认证专家培训,同时在广州军区广州总医院进行模拟现场核查,标志着认证工作的正式启动。2014 年 1 月完成第一批共 5 家医院的正式认证。胸痛中心自主认证大大推动了我国胸痛中心建设的规范化程度和发展速度,目前在线注册的胸痛中心已达 1000 余家,截至本书成稿时正在进行第十批认证,前九批中共有 122 家医院通过认证。认证工作也显著提高了全国范围内接受直接 PCI 治疗的 STEMI 患者的比例,从 2012 年的不到 5% 增加到 2015

年的 9.5%，在已经通过认证的胸痛中心，直接 PCI 患者的平均 D-to-B 时间、STEMI 患者的平均住院时间均显著缩短，住院费用显著降低，平均院内死亡率降至 2%~3%。显著改变了我国急性心肌梗死救治水平长期在低水平徘徊、死亡率居高不下的局面。但胸痛中心认证云平台数据亦显示，首诊于基层医院的 STEMI 患者在基层医院存在严重延误，为此，认证工作委员会制定并于 2015 年 11 月 13 日正式发布了基层胸痛中心认证标准，旨在通过在基层医院建立胸痛中心并与具有急诊 PCI 能力的胸痛中心实现对接，以提高对 STEMI 患者的整体救治能力，完善区域协同救治体系的全面建设。同时，为促进已经通过认证的胸痛中心的持续质量改进，认证工作委员会于 2015 年成立了质量控制办公室，制定了质控计划和指标，2016 年初正式开始发布月度质控报告，大大推动了各胸痛中心的持续质量改进。

胸痛中心建设和认证所取得的成绩受到了国家卫生计生委的充分肯定和高度赞誉，卫生计生委办公厅于 2015 年 3 月 17 日发出了《关于提升我国急性心脑血管疾病急救能力的通知》（卫办第 189 号，简称 189 号文件），189 号文件的核心内容是要求各地卫生行政主管部门和医疗机构要结合当地实际情况，尽快完善急性心脑血管疾病急救体系的建设，医院内要尽快建立胸痛中心和卒中中心的诊疗模式，院前急救体系要改变单纯急诊就近的原则，要兼顾就近及送达目标医院的救治能力，以实现在最短的时间内将患者送至具有救治能力的医院接受最佳治疗的目标。189 号文件标志着胸痛中心建设所倡导的区域协同急救模式正式得到国家卫生行政主管部门认可并在全国范围内进行推广。

三、汇集资源，加速前进——中国胸痛中心加速发展计划

随着胸痛中心建设的影响力日盛，越来越多的社会力量开始进入胸痛中心的建设之中。为进一步加快推动胸痛中心建设速度，2016 年 7 月 16 日，在中华医学会心血管病分会的支持下，中国心血管健康联盟在苏州成立了胸痛中心总部，拟通过汇集和整合社会资源共同促进胸痛中心的快速发展，同时发起了中国胸痛中心加速计划，该计划预期目标是在严格坚持认证标准的前提下，三年内推动全国 1000 家胸痛中心通过认证。为实现这一宏伟目标，将通过培训和教育推动至少 2500 家医院建立胸痛中心，其中至少 1500 家胸痛中心申请认证并进入现场核查阶段，最终将有 1000 家左右的胸痛中心通过认证。为适应加速计划的需要，2016 年正式在武汉亚洲心脏病医院、厦门心血管病医院和哈尔滨医科大学第二附属医院设立区域认证办公室，加上原有的广州总医院认证办公室，全国已经拥有四个认证办公室。2016 年 8 月认证工作委员会在已经通过认证的胸痛中心中遴选出 22 家胸痛中心示范基地，从而使示范基地从原来的广州军区广州总医院一家增加到 22 家。2016 年 9 月底完成了对新增认证专家和培训专家的培训，使认证专家从原来的 39 名增加到 110 多名，并新增了 100 多名培训专家，为实现胸痛中心加速发展计划做好了培训及认证专家队伍准备。期望加速计划的实施能尽早实现在所有承担急性心肌梗死救治任务的医院均能建立胸痛中心的目标。

中国胸痛中心发展历程中的每一步都是值得永远铭记的，因为其中凝集了太多的期待、艰辛甚至磨难，也饱含了许多专家的无私奉献和努力。我们按照胸痛中心对急性胸痛患者的时间节点管理的常规形式——时间轴的方式记载并展示其中的重要事件（见文末彩图 1-3-2）。这种展示形式难免会挂一漏万，但好在时间维度是无穷尽的，我国胸痛中心建设事业也将是无穷尽的，我们期待更多的社会资源汇集起来，共同书写胸痛中心建设的未来篇章。

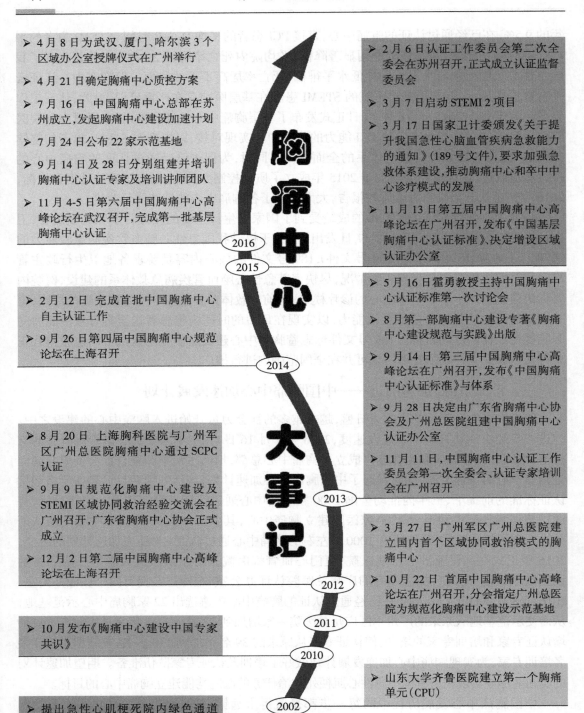

图 1-3-2 中国胸痛中心发展大事记

（向定成）

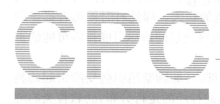

第二章

急性胸痛的鉴别诊断流程

　　急性胸痛是临床常见症状，其临床意义因病因而异，可大可小，有些是因为内脏疾病所引起，可能是致命性的，有些则是由于胸壁组织局部轻微损害所致，即使不进行任何处理也不会产生严重后果。但胸痛的症状有时比较模糊，不甚典型，患者的感受可能非常不同，对症状的描述亦可能差异很大。因此，需要临床医师从细致的病史采集、全面的体检和有针对性的辅助检查中寻找线索，甄别出胸痛的真正原因。

　　各种物理、化学和（或）生物性因素，包括炎症、缺氧、内脏膨胀、机械压迫、异物刺激、化学刺激、外伤以及肿瘤等，刺激胸部各脏器和组织的神经纤维如肋间神经感觉纤维、脊髓后根传入纤维、支配心脏和主动脉的感觉纤维、支配气管与支气管及食管的迷走神经感觉纤维等，均可引起胸痛。此外，某些内脏与体表某部位受同一脊髓后根的传入神经纤维支配时，来自内脏的痛觉冲动传到大脑皮层后，除可产生局部疼痛外，还可出现相应体表的疼痛感觉，称之为放射痛。多数情况下放射痛的程度要弱于胸痛，但有时候少数患者可能出现放射痛强于原发的胸痛，容易导致误诊。

第一节　胸痛的病史采集要点

一、胸痛病史采集中的共同要点

　　中国人群对胸痛的感受和表述可能存在较大的差异，真正以胸痛为主要症状就诊的患者并不很多，更多的是以"胸闷"或"胸部不适"为主诉。因此，需要特别指出的是，胸闷与胸痛的临床意义等同，只是不同患者或同一患者在不同时间阶段的感受差异而已。患者描述症状时所使用的语言与其文化程度、职业和理解能力等有关，临床上大多数患者是不会使用医学术语来描述症状的，可能只是指着自己的胸部说："这儿不舒服"，医师应该从患者的语言表述中挖掘症状的真正含义，逐步引导患者客观、准确地表述所感受的症状。

　　胸痛的病因多种多样，但其中较重要的往往是心脏、肺和大血管病变所引起疼痛，而对生命最有威胁的则是由于心肌缺血所引起的心绞痛和心肌梗死以及主动脉夹层分离等，因

此,有经验的医师在采集胸痛病史时,应紧紧抓住与重要病因相关的特征进行问诊,首先明确或排除重要疾病所引起的胸痛,然后逐步甄别其他可能的病因。即使有时候患者描述的胸痛、胸闷症状类似于某些非重要疾病的典型表现,但也应该通过问诊尽可能排除可能的重要疾病。采集胸痛病史时一般应特别注重下列要点:

1. 疼痛部位　许多疾病引起的胸痛都有一定的特定部位,如胸壁组织病变所引起的胸痛常常固定于病变部位,肋间神经炎等引起的胸痛常沿肋间神经的走行分布,肋软骨炎的胸痛常常位于第二、三肋软骨附近,纵隔和食管疾病所引起的疼痛常在胸骨后,如反流性食管炎的胸痛呈长条状分布于胸骨后,心脏性疼痛如心绞痛常常位于胸骨后或心前区,范围较广泛但边界不十分确定,患者常常用自己的手掌或拳头按压在胸前描述胸痛的部位,具有一定的特异性,而以手指指出明确而非常局限的固定点的疼痛往往与心肌缺血无关。此外,有些疾病引起的胸痛可以向其他部位放射,如心绞痛时常常向左肩或左臂内侧放射,主动脉夹层分离发病时常常向颈部、背部、上肢、腰部、腹部甚至下肢放射。

有些患者可能会误将胸痛理解为腹部不适,亦有患者会将上腹部不适误感觉为胸部不适,尤其是剑突下疼痛和上腹疼痛往往容易与胸痛混淆。因此,询问胸痛病史时应尽量让患者用手指出不适的部位。需要特别指出的是,部分老年、卒中后患者、糖尿病合并心脏病患者,常常以非胸部的症状为主诉,如以腹痛、下颌或牙痛等为就诊原因,但若仔细询问发作时的情况,患者往往能回忆起同时还有胸部不适。

2. 疼痛的程度和性质　胸痛的程度可自轻微的隐痛乃至剧烈的疼痛,疼痛性质也可能多种多样,如肋间神经痛往往较剧烈,呈阵发性灼痛或刺痛;肌肉疼痛往往为与胸壁活动有关的酸痛;骨痛往往是酸痛或锥痛;心绞痛往往呈压榨样痛伴压迫感或窒息感,或者描述为胸闷或憋闷感;真性动脉瘤侵蚀胸壁时多为隐隐的锥痛,而主动脉夹层分离患者多为剧烈的撕裂样疼痛;膈疝呈灼痛或膨胀感;原发性肺癌多为伴有刺激性咳嗽的闷痛或隐痛。

询问胸痛时不能把注意力都集中在疼痛上,患者常常否认有疼痛的症状,而把胸部不适描述为闷胀不适、窒息、压榨或压迫、发紧、沉重、烧灼感、膨胀或者堵塞感。

3. 疼痛的诱因及发作背景　有些胸痛可有明确的诱发因素,如胸壁骨骼或肌肉的疼痛常常与胸廓运动有关,心包炎症性疼痛往往与体位改变有关,胸膜炎性胸痛常常与呼吸运动、咳嗽等有关。主动脉夹层分离及自发性气胸多在突然用力或情绪激动时发作,急性肺动脉栓塞往往有长期卧床、腹部/盆腔/脊柱或下肢骨科手术、长途乘飞机或坐车旅行等病史。心肌缺血所引起的心绞痛可因心绞痛类型不同而有不同的诱因,如劳力性心绞痛的常见诱因是体力活动和情绪波动,大多数发生于劳累当时而非劳累过后,饱餐、寒冷刺激等亦可诱发;冠状动脉痉挛性心绞痛多在休息尤其是后半夜或劳累过后发生,深呼吸和吸烟亦可诱发;卧位性心绞痛多与前半夜体位改变后回心血量增加有关。肥厚型梗阻性心肌病常常在用力时诱发。心脏神经官能症患者的胸痛常常与情绪变化有明确关系。反流性食管炎多与卧位和进食有关。

4. 疼痛的持续时间　胸痛因病因不同可呈持续性或阵发性,典型劳力性心绞痛常于用力或情绪紧张时发作,呈阵发性,持续数分钟至十余分钟不等,在去除诱因或含服硝酸甘油后 1~5 分钟内缓解,在含服硝酸甘油后数十分钟甚至更长时间才缓解的往往不是心绞痛;超过二十分钟以上的持续性胸痛应高度怀疑是否发生了急性心肌梗死。一过性瞬

间疼痛尤其是闪电样疼痛一般不是心肌缺血所致，多与胸壁神经末梢的异常刺激有关。心脏神经官能症所引起的疼痛多为与情绪或精神因素有关的持续性胸痛或胸闷，可长达数小时，但能坚持日常工作和生活，多在情绪好转、分散注意力或运动后症状减轻。心包炎和胸膜炎多为持续性胸痛，持续时间可长达数天或短至数小时，随着心包积液的产生而减轻或消失，但随后逐渐出现呼吸困难。肺癌的胸痛一般为持续性，可呈阵发性加重。带状疱疹多为持续性剧烈烧灼样疼痛。胸主动脉夹层分离常常是突发短暂的剧烈撕裂样胸痛，在短暂的剧烈疼痛后可仍有持续性的隐痛，若血压控制不稳定则可呈随血压波动的阵发性加剧。

5. 疼痛的缓解方式　　胸痛的缓解方式也是鉴别胸痛原因的重要内容，劳力性心绞痛多在停止活动或含服硝酸甘油后症状逐渐缓解，而自主神经功能紊乱患者的胸痛多在体力活动后减轻。卧位性心绞痛和反流性食管炎多在卧位时诱发或加重，坐位或直立时缓解或减轻。心包炎患者常常在前倾坐位或其他特殊体位时症状减轻。主动脉夹层分离患者常常在降低血压后疼痛随之减轻。

6. 伴随症状和体征　　严重的心绞痛多伴有窒息感和出汗，部分患者可有气促、心悸；急性心肌梗死多伴有濒死感和全身大汗以及恶心、呕吐等消化道症状；二尖瓣脱垂常常伴有心悸、体检发现二尖瓣喀喇音；心包炎常伴有发热及心包摩擦音；主动脉夹层分离的胸痛多伴有高血压、明显的放射痛、休克以及左右或上下肢体血压的显著差异。急性肺梗死患者多伴有严重呼吸困难、发绀和咯血；肺癌常常伴有刺激性咳嗽，部分患者并咯血；胸膜炎患者多伴有呼吸困难和发热；食管癌和反流性食管炎一般都伴有吞咽困难，且肺癌和食管癌等恶性肿瘤和结核患者多伴有明显消瘦和体重下降，结核患者尚有午后低热和盗汗等特有的结核中毒症状。

二、急诊胸痛的病史采集中需要注意的问题

急诊胸痛患者不同于慢性胸痛患者，往往病情严重，临床表现极不稳定，随时可能威胁生命，接诊医师需要在尽可能短的时间内获得最有鉴别价值的病史信息以帮助明确胸痛的原因。因此，需要熟练掌握急诊胸痛的病史采集要点。根据笔者多年的临床工作体会，在急诊胸痛的病史采集中，除了上述胸痛问诊的六大共同特点外，尚须抓住如下要点，多能迅速把可能随时威胁患者生命的急性胸痛甄别出来。

1. 胸痛是否伴随意识障碍　　如果急性胸痛患者伴随着意识障碍，哪怕是轻度的意识障碍如神志模糊、晕厥前状态或短暂的晕厥等，强烈提示胸痛可能是威胁生命的胸痛性疾病如急性心肌梗死、主动脉夹层或肺动脉栓塞。

2. 胸痛是否伴随出冷汗　　如果急性胸痛患者同时出现全身冷汗，或者自觉出冷汗、要虚脱，往往提示是威胁生命的胸痛，剧烈的胸痛患者可能因为过分专注于胸痛而忽视了是否同时有出冷汗，若是发作性胸痛则多数在胸痛缓解时能觉察到衣服湿透等大量出汗的证据，若在胸痛发作时身边有家属或其他目击者，往往能提供更加准确的出汗情况。

3. 胸痛是否伴随呼吸困难　　伴随呼吸困难的胸痛、胸闷多是急性心肌缺血、急性肺动脉栓塞或气胸的表现，尽管亦可见于胸膜炎、心包炎等疾病，但后两者的胸痛具有与呼吸或体位相关性，比较容易鉴别。急性心肌缺血性胸痛几乎都伴有胸部压迫感或紧缩感，导致患者呼吸不畅，但部分患者不会主动描述，需要问诊者适时提示，方可防止漏掉重要的

信息。

4. 胸痛是否伴随肢端湿冷和脉搏细弱　只有心血管疾病的急性胸痛才会导致肢端湿冷、脉搏细弱,如急性心肌梗死、肺动脉栓塞、主动脉夹层、急性心包炎等。反之,急性胸痛患者若脉搏强劲且无肢端湿冷者,多来自心血管以外的胸痛,如胸壁的疼痛或带状疱疹等,可能因为疼痛导致血压升高而出现脉搏更加有力而不是细弱,由于末梢灌注正常亦不会出现肢端湿冷。唯有主动脉夹层患者可能出现血压与末梢灌注的矛盾现象,即高血压伴肢端湿冷。

(向定成)

第二节　胸痛的常见原因及鉴别诊断

胸痛的病因种类繁多,按系统划分可以涉及心血管系统、呼吸系统、消化系统、神经系统、胸壁骨骼肌肉系统和血液系统以及结缔组织疾病等全身多系统,其中大多数属于少见或罕见疾病,胸痛中心所关注的主要是内科急性胸痛,因此,下面仅就内科急诊胸痛中的常见病因进行分析。

1. 心血管系统疾病

(1) 稳定型心绞痛:是胸痛的最常见病因,典型的劳力性心绞痛多为在体力活动、情绪紧张、饱餐或寒冷刺激时诱发、持续数分钟至十余分钟的胸骨后或心前区压迫感、发紧或闷痛,可向左肩、左臂等部位放射,伴不同程度的出汗和气促,停止诱因或含服硝酸甘油后 1~5 分钟内缓解。稳定型心绞痛患者多在相同或相似的条件下发作,发作特点基本相似,具有典型临床特点者除需与肥厚型梗阻性心肌病鉴别外,基本可以临床确诊。不稳定型心绞痛患者的诱因可以变化或无明显诱因、胸痛程度更剧烈、发作更频繁、持续时间更长、停止诱因或含服硝酸甘油的效果更差。卧位型心绞痛多在夜间尤其是前半夜发作,可能与回心血量增加有关,坐起后逐渐缓解;而变异型心绞痛常常在静息时发病,尤其是后半夜和清晨发作胸闷较多,起床活动或呼吸新鲜空气后症状减轻,合并器质性冠状动脉狭窄的痉挛患者可能表现为清晨及上午活动耐量下降。非典型患者可能不具备上述临床特点,但发作时心电图的 ST 段缺血性改变具有鉴别诊断价值,包括 ST 段呈水平型或下斜型压低≥0.1mV,冠状动脉痉挛性心绞痛患者可能(并非全部)有 ST 段的抬高,对过去已有 ST 段抬高或压低改变者应注意进行对照,观察其动态改变。对于非典型病例且无发作时心电图改变者,应进行运动心电图、动态心电图、核素心肌显像或超声心动图的负荷试验,其中以心电图运动试验诊断价值最大,临床诊断困难者应尽早进行冠状动脉造影以确诊。

(2) 急性冠状动脉综合征:包括不稳定型心绞痛、ST 段抬高的急性心肌梗死和非 ST 段抬高的急性心肌梗死,临床表现相似,鉴别诊断主要依赖心电图和血清心肌标志物检查。患者可以有或无心绞痛病史,发作时有或无明确诱因,多为突发胸痛,程度较心绞痛更剧烈,多为持续性胸骨后或心前区压榨样痛、绞痛、刀割样痛或闷痛,持续时间长达 30 分钟以上,伴大汗淋漓、呼吸困难及濒死感,可以伴有恶心、呕吐,停止活动或含服硝酸甘油不能缓解,病情严重者可出现低血压、心律失常或心力衰竭。早期心电图检查对于急性冠状动脉综合征的诊断和鉴别诊断具有重要意义,ST 段抬高的急性心肌梗死心电图早期表现为 T 波高尖,

很快出现 R 波顿挫、ST 段弓背向上抬高、并与 T 波形成单向曲线,若未进行成功的再灌注治疗,则 R 波逐渐降低并形成 Q 波,以后 ST 段逐渐回落、T 波逐渐倒置,部分患者在恢复期 T 波逐渐恢复直立,部分患者持续倒置。对于非 ST 段抬高的急性心肌梗死患者,心电图表现可以为 ST 段压低、R 波逐渐丢失、T 波出现梗死后的典型演变等。尽管理论上急性心肌梗死与不稳定型心绞痛的鉴别主要依赖血清心肌标志物的检测,不稳定型心绞痛患者血清心肌标志物均为阴性,而非 ST 段抬高的急性心肌梗死患者血清心肌标志物检查为阳性。其中肌钙蛋白由于具有较高的敏感性和特异性,已经成为急性心肌梗死诊断的必要条件。

　　尽管血清心肌标志物有助于鉴别急性心肌梗死与不稳定心绞痛,但由于所有心肌标志物都是在心肌坏死发生后数小时才能升高,故对早期的鉴别诊断并无实际意义。因此,急性冠状动脉综合征中的心肌梗死与不稳定型心绞痛的鉴别诊断是临床医师经常面对的难题,两者的鉴别要点详见表 2-2-1。由于目前普遍采用肌钙蛋白尤其是超敏肌钙蛋白作为检测心肌坏死的标志物,大大提高了急性心肌梗死的诊断率,其中对于疼痛时间也多从过去强调持续 30 分钟以上才考虑急性心肌梗死缩短到 20 分钟以上即应高度怀疑急性心肌梗死。

表 2-2-1　急性心肌梗死与心绞痛的鉴别

临床表现	心绞痛	急性心肌梗死
疼痛		
诱因	体力活动、情绪激动、饱餐	不明显
部位	胸骨后或心前区	心前区或胸骨后
性质	压迫感、发紧或胸闷	压榨样剧烈胸痛伴濒死感
放射部位	较局限	较广泛
持续时间	数分钟至十余分钟(20 分钟以内)	20 分钟以上
休息或含服硝酸甘油	常能缓解胸痛	不能缓解胸痛
血压	无明显改变或轻度升高	大面积梗死者常降低
休克	无	大面积梗死者易出现休克
心电图改变		
QRS 波群改变	无	常有 R 波丢失或消失形成 Q 波
ST 段改变	短暂性压低或抬高	持续性抬高或压低数小时以上
T 波改变	极短暂	数月后才恢复正常
血清心肌标志物	正常	升高

　　(3) 急性心包炎:急性心包炎尤其是急性非特异性心包炎,多有较剧烈的胸痛,少数患者为紧压感或闷痛,疼痛部位好发于心前区,并可向左肩、左臂内侧、左肩胛区、背部、颈部、下颌、剑突下等部位放射,疼痛可呈持续性或间歇性发作,多与体位有关,部分患者在某些特定的体位下疼痛可加重或减轻。常见于年轻人,病前多有上呼吸道感染病史,听诊可闻及心包摩擦音或触诊有摩擦感有助于确诊,常常伴有发热、白细胞升高、血沉增快等炎症反应。心电图检查除 aVR 外,可见广泛导联呈凹面朝上的 ST 段抬高,在心包积液出现、胸痛缓解后常可见 R 波逐渐降低、肢体导联低电压,但不出现 Q 波,可以与心肌梗死

鉴别。

（4）胸主动脉瘤及主动脉夹层分离：胸主动脉瘤患者的胸痛以隐痛为主，与引起血压升高的因素有一定关系，常向背部或肩部放射，对于梅毒、高血压和高脂血症患者所出现的胸痛应考虑此病的可能，CT 或 MR 检查有助于确诊。胸主动脉夹层分离患者多有高血压、高脂血症病史，常常在突然用力、情绪高度紧张等诱因条件下突然发作剧烈撕裂样或刀割样疼痛，向头、颈、上肢、背、腰、中下腹甚至下肢放射，常伴有呼吸困难等其他症状，体检可能有明显的左右、上下肢体的血压差异，部分患者出现明显的休克表现如面色苍白、出汗、肢体湿冷、意识淡漠、尿量减少等，但血压水平很高，累及主动脉窦者可出现主动脉瓣关闭不全的心脏杂音。X 线胸片检查可见主动脉影增宽，超声检查可发现升主动脉增宽及主动脉内异常回声、主动脉瓣反流等征象，CTA 检查见主动脉内膜撕裂片及假腔征象可以明确诊断，心电图可能有不典型的 ST 段改变，多数患者有血清心肌标志物的增高。该病需与急性心肌梗死鉴别，临床常常容易误诊，鉴别要点是胸痛呈明显的撕裂样，放射痛较心肌梗死更广泛，在出现休克表现的同时血压正常或很高，而心肌梗死患者休克时血压低，左右肢体血压的显著不对等高度提示夹层动脉瘤，早期 X 线检查和 CTA 扫描有助于确诊。

（5）肥厚型梗阻性心肌病：本病为常染色体显性遗传疾病，以心室肌肉的肥厚尤其是室间隔非对称性肥厚并导致左室流出道梗阻为特征，在应急时由于心肌收缩力增强使梗阻加重、左室与主动脉的压力阶差增大，从而出现心肌缺血和脑灌注不足。大多数患者在年轻时发病，多在 30 岁之前，临床上以劳力性胸痛和晕厥为主要临床表现，常常易误诊为冠心病，部分患者以各种心律失常甚至猝死为首发症状，体检在胸骨左缘第三、四肋间可听到粗糙的收缩期杂音伴震颤，杂音及胸痛常在用力、静脉滴注异丙基肾上腺素或者吸入亚硝酸异戊酯后加重，下蹲体位或使用 β 受体阻滞剂后减轻，超声心动图检查可以明确诊断，主要表现为室间隔非对称性肥厚，尤以基底段肥厚为甚，室间隔与左室后壁厚度之比 >1.3~1.5，伴收缩期左室流出道狭窄（<20mm）以及二尖瓣前叶的前向运动。

（6）早期复极综合征：是常见于年轻人的以 ST 段抬高为主的正常变异心电图人群，部分患者伴有胸痛或胸闷、心悸等表现，常常容易被误诊为急性心肌梗死或变异型心绞痛。该类患者的胸痛多与体力活动无关，常在安静休息时发作，多为隐痛，持续时间较长，一般无明显放射痛，对硝酸甘油无效，体检一般无异常发现。心电图特征是以 J 点抬高为主的 ST 段凹面向上抬高，常见于胸前过度导联和（或）下壁导联，同时可见 QRS 波的小胚胎 r 波及 R 波降支的粗钝，在 ST 段抬高的导联常见 T 波对称性高大，其中 ST 段可在运动后暂时回到等电位线，但胸前导联 T 波可变为倒置。上述心电图异常可持续数年甚至数十年，但在每次心电图检查时并不恒定。

（7）二尖瓣脱垂：常见于年轻人，大多数无症状，有症状者多以全身无力、胸痛、心悸、气短、焦虑等为主要临床表现，胸痛特点是多为尖锐的刺痛、刀割样痛或钝痛，位于心前区，与体力活动和情绪变化有关但不恒定，持续时间可呈一过性或较长，从数十分钟至一小时甚至一天以上，卧位时胸痛可减轻，多数患者发作时心率增快，部分患者伴各种心律失常，甚至以心律失常为首发症状。体检在胸骨左缘接近二尖瓣区可闻及非喷射性收缩中晚期喀喇音，合并二尖瓣关闭不全者同时可闻及收缩期杂音。心电图检查正常或可见各种心律失常和Ⅱ、Ⅲ、aVF 导联 ST 段和 T 波异常，部分患者有 Q-T 间期延长，上述心电图改变均无特征性。超

声心动图检查发现二尖瓣收缩期脱向左房面对本病具有确诊价值。

(8) 微血管病综合征:是一种以发作性心肌缺血为基础、劳力性心绞痛为主要临床表现的相对少见的疾病,多见于中年女性,胸痛一般由体力活动和精神紧张所诱发,胸痛性质以压迫感或闷痛多见,持续时间类似劳力型心绞痛,休息或含服硝酸甘油后逐渐缓解,可以伴有向左肩、左臂等部位的放射,发作时心电图可见缺血性 ST 段改变,并有定位分布,运动试验多能诱发心肌缺血的心电图改变及心肌灌注缺损,该病易误诊为心绞痛,但冠状动脉造影无明显狭窄,并需排除冠状动脉痉挛。微血管病综合征的传统诊断标准如下:①临床具有典型劳力性心绞痛;②发作时心电图有明确的心肌缺血改变,主要是 ST 段压低;③运动试验阳性;④冠状动脉造影无明显狭窄;⑤排除冠状动脉痉挛,乙酰胆碱试验或麦角碱试验阴性。上述标准属于排他性诊断思路,缺乏直接评估微循环状态的内容。近年来一些新的诊断手段可以直接测定微循环的功能,其中微循环阻力指数是相对最可靠的指标,但属于有创性检测手段,不宜广泛开展。

(9) 主动脉瓣膜疾病:包括主动脉瓣狭窄和反流均可引起胸痛,主动脉瓣狭窄患者常在较早期即出现胸痛,而主动脉瓣反流患者多在晚期开始有胸痛表现。主动脉瓣狭窄引起的胸痛多为劳力性心绞痛伴气促,特点为在轻度体力劳动时即可诱发,但含服硝酸甘油可使之加重或诱发晕厥,体检可闻及主动脉瓣听诊区的收缩期喷射性杂音,超声心动图检查可见主动脉瓣开放受限以及瓣膜增厚、粘连等表现,多可见左室增大及室壁增厚。而主动脉瓣关闭不全所引起的胸痛可由劳力诱发,亦可在夜间睡眠中发作,持续数十分钟至一小时以上,发作时多伴有血压升高、窦性心动过速及呼吸急促,硝酸甘油无效或只能暂时缓解,数分钟后多有重复发作。体检可见左室扩大,胸骨左缘三、四肋间闻及舒张期反流性杂音,沿胸骨左缘向下传导,可同时合并二尖瓣舒张期杂音。超声心动图检查可确诊,见主动脉瓣叶增厚、回声增强、舒张期关闭不全并有反流频谱(多普勒)、左室扩大等表现。

(10) 心脏神经官能症:常见于年轻女性,主要表现为与体力活动无关的发作性胸痛,常常易与心绞痛混淆,两者的鉴别要点是:①胸痛多为持续数秒钟的一过性刺痛,或持续几小时以上的隐痛,但无明显胸闷或压迫感;②胸痛部位多在乳房下,也可以经常变化;③多在体力活动过后而非体力活动当时,轻度体力活动反感舒适;④含服硝酸甘油无效或十余分钟后才能缓解;⑤多同时合并有疲劳、心悸、气短、呼吸不畅等多系统症状但均无特异性,喜喘息或叹气;⑥对鉴别特别困难者冠状动脉造影可以明确诊断。

2. 呼吸系统疾病

(1) 急性肺动脉栓塞:是由于体循环静脉系统或右心房血栓脱落进入肺动脉,导致急性肺动脉高压、肺梗死所引起的以突发胸痛、呼吸困难和咯血为主要表现的临床征候群。诊断依据:①有右房或静脉血栓形成的证据(心房颤动、下肢静脉血栓性水肿)或长期卧床、盆腔或腹部手术病史;②临床上以突发胸痛、咳嗽、呼吸困难和发绀为主要表现,胸痛较剧烈并常向肩部放射,患者常有严重的恐惧感,症状的轻重程度取决于栓塞肺动脉的大小范围,小的肺动脉栓塞可以没有明显症状,严重病例出现休克,数小时或十余小时后出现咯血;③体检可见呼吸急促、心率增快,但无湿性啰音可与急性左心衰鉴别,肺动脉瓣第二心音亢进;④心电图检查呈现电轴显著右偏、顺钟向转位、不完全性右束支传导阻滞以及 $S_IQ_{III}T_{III}$ 特征,即 I 导联 S 波深、ST 段压低,III 导联 Q 波显著和 T 波倒置;⑤X 线胸片可见肺动脉段突出、肺中或下叶呈三角形或卵圆形浸润阴影,基底部连向胸膜,部分患者可能出

现胸膜积液征;⑥血液 D- 二聚体显著增高;⑦核素肺通气 - 灌注扫描具有较高的敏感性但特异性较低且需要在不同的日期进行两次扫描不利于早期诊断,CT 增强扫描和肺动脉造影可提供确诊的依据。

(2) 胸膜炎及胸膜肿瘤:胸膜炎尤其是干性胸膜炎所引起的胸痛多为刺痛或撕裂样痛,于呼吸时加重,尤其是深呼吸、咳嗽时更明显,疼痛部位多位于胸廓下部腋前线与腋中线附近,可向肩部、心前区或腹部放射,疼痛最剧烈部位多能听到胸膜摩擦音并触及摩擦感,胸痛为持续性,在出现胸腔积液后减轻或转为隐痛,并出现逐渐加重的呼吸困难。体检所能发现的其他体征与原发病有关,胸痛时多有心率增快。血液检查往往能提示炎症性反应如白细胞计数增高、血沉增快等,X 线胸片可见早期胸膜增厚以及后期的胸腔积液征象,B 超检查仅能提供胸腔积液的信息,对干性胸膜炎则不具有辅助诊断价值。

(3) 气胸:主要包括自发性气胸和特发性气胸,前者往往有肺部疾病史,后者常见于瘦高体形的男性青壮年,在用力、咳嗽、屏气等动作后突然发生单侧剧烈胸痛、气促、憋气、咳嗽加重,偶见在睡眠中发病。症状的严重程度与气胸的类型有关,张力性气胸常有严重的呼吸困难、发绀、挣扎坐起、极度恐惧、大汗,若不及时处理可迅速导致呼吸衰竭。体检常可见呼吸频率增快、患侧呼吸音消失、心率增快等。X 线胸片检查是确诊气胸的主要方法,可见气胸线以外透亮度增高,无肺纹理,患侧肺萎缩,纵隔向健侧移位。

(4) 肺癌:多以咳嗽、咯血为首发症状,但也可以胸痛为首发表现,大多数在病程中先后出现咳嗽、胸痛、咯血、发热、消瘦等症状。胸痛多为持续性隐痛或钝痛,胸痛发作缺乏规律性,但深呼吸和咳嗽可使之加重,体检缺乏特异性体征,X 线胸片和 CT 扫描是诊断肺癌的主要手段,部分患者需借助纤维支气管镜检查明确诊断。

(5) 肺部感染:包括肺炎、肺结核等肺部感染性疾病,常常以咳嗽、发热为主要表现,若炎症侵犯胸膜可出现较明显的胸痛,胸痛多为隐痛或钝痛,深呼吸或咳嗽可加重。早期行 X 线胸片检查可明确诊断。

3. 其他疾病

(1) 胃食管反流病:又称反流性食管炎,患者常主诉烧灼感、胸骨后疼痛,胸痛性质为胸骨后烧灼感或剧烈刺痛,可向后背、胸部、肩部、颈部等部位放射,易被误诊为心绞痛。但常在进餐后 1 小时左右以及卧位时易诱发,与体力活动无明显关系,胸痛有由下向上延展的感觉,并伴有明显的反酸感,发作时心电图无明显缺血性改变,上述特点可资与心绞痛鉴别。确诊依赖于消化道内镜检查以及 24 小时食管 pH 和压力监测。

(2) 肋间神经带状疱疹:是一种病毒性疾病,常在身体抵抗力低下时发作,可引起剧烈的胸痛,特点为胸壁浅表的皮肤过敏性疼痛而非胸骨后或心前区,为刺痛或烧灼感,突然发生,与体力活动无关,疼痛为持续性可长达数天,疼痛范围沿肋间神经走行分布,一般不越过正中线,胸痛发生后数天出现沿肋间神经分布的小水疱并逐渐聚集成群。上述疼痛性质、分布范围、尤其是疱疹的出现具有一定的特征性。

(3) 肝胆疾病:胆囊炎、肝胆结石以及肝癌等疾病偶可引起下胸部疼痛,有时被误诊为心绞痛。该类疾病的疼痛特点为部位偏向上腹部,为阵发性绞痛多见。亦可为持续时间较长的隐痛或钝痛,可向肩、背等部位放射,体检可有明显上腹部压痛和腹肌紧张,发作时心电图一般无明显异常改变,B 超检查可提供诊断依据。

(4) 肋间神经炎:多由炎症尤其是病毒感染、毒素、机械损伤等原因所引起,表现为沿肋

间神经分布的刺痛或烧灼样痛,多为持续性,局部有压痛易与胸部内脏疼痛进行鉴别,压痛点以脊柱旁、腋中线及胸骨旁较明显。

（5）流行性胸痛:本病是一种病毒感染所引起的以胸痛为主要表现的流行性疾病,无明显地域及季节分布,但更多见于夏秋季。主要传播途径为胃肠道,也可以由飞沫经呼吸道传播。多见于儿童及青少年,常为突然发生高热、寒战,随之出现胸、腹痛,性质为尖锐痛、烧灼痛、压榨样痛、痉挛性或刀割样痛等程度剧烈的疼痛,可同时出现颈部、四肢、肩、腰等部位的肌肉疼痛,但以胸和腹部肌肉疼痛最为剧烈。咳嗽、啼哭、翻身等动作均可能使之加剧。另一特点为疼痛部位的迁徙性,可从任何部位最终迁徙到膈肌。压痛在胸壁的肌肉可与内脏压痛鉴别。有反复发作的可能,临床诊断主要根据肌肉疼痛的特点,确诊有赖于从咽拭标本或粪便中分离出病毒。

（6）颈椎病:颈椎病患者由于颈脊髓后根受颈椎骨质病变的刺激而导致胸痛,易与冠心病混淆,胸痛持续时间较长,从十余分钟至数小时,硝酸甘油无效,不伴缺血性心电图改变。胸痛的诱发可能与颈椎的活动有关。颈椎 X 线摄片可见颈椎骨质增生、椎间隙变窄等颈椎病表现。发作时心电图检查对鉴别心绞痛具有重要价值。

（7）白血病:主要是急性白血病,常有胸痛,早期为胸骨压痛,当骨髓坏死时可以引起剧烈胸痛,为持续性,但多局限于胸骨范围,一般镇痛药物无效。多在胸痛之前有贫血、发热等病史。

（向定成）

第三节　急诊室胸痛的鉴别诊断流程及处理原则

急性胸痛、胸闷是内科急诊室常见的症状,病因繁多,胸痛中心的主要任务是要尽快将那些具有生命威胁的患者甄别出来,使其得到及时救治,同时也要尽快将低危胸痛患者明确诊断后才从急救系统中排除出去,以免占用过多医疗资源,造成不必要的浪费。因此,胸痛中心接诊医师应该集中精力迅速作出胸痛病因的判断,以尽快明确或排除诊断。根据笔者的临床工作经验,总结出急诊胸痛的诊断思路及处理流程(图 2-3-1)。

上述流程图制定的主要依据是基于优先考虑对生命威胁最大且最常见的疾病原则,并结合当前学术组织制定的各种指南。由于 ACS 是对生命威胁最大且最常见的疾病,自然成为需要优先明确或排除的疾病。主动脉夹层和肺动脉栓塞也是同样会随时威胁患者生命的病种,但不如 ACS 常见,因此,放在仅次于 ACS 的筛查序列。在优先满足上述三大主要病种的诊疗需要前提下,再进一步排查气胸、心包炎等可能会威胁生命的病种。

需要强调的是,上述流程图仅仅是根据绝大多数急性胸痛诊断一般性临床思路而制定,临床实际应用中必须紧密结合患者的临床特点选择需要优先排查的疾病,其中首发症状即胸痛、胸闷的发作特点(包括诱因、疼痛及放射部位、性质、持续时间、缓解方式、伴随症状等)是提示临床初步诊断和鉴别诊断的主要依据,临床医师应据此选择相应具有重要诊断及鉴别诊断价值的辅助检查以尽快明确或排除初步诊断,然后结合本流程图决定后续的排查顺序。

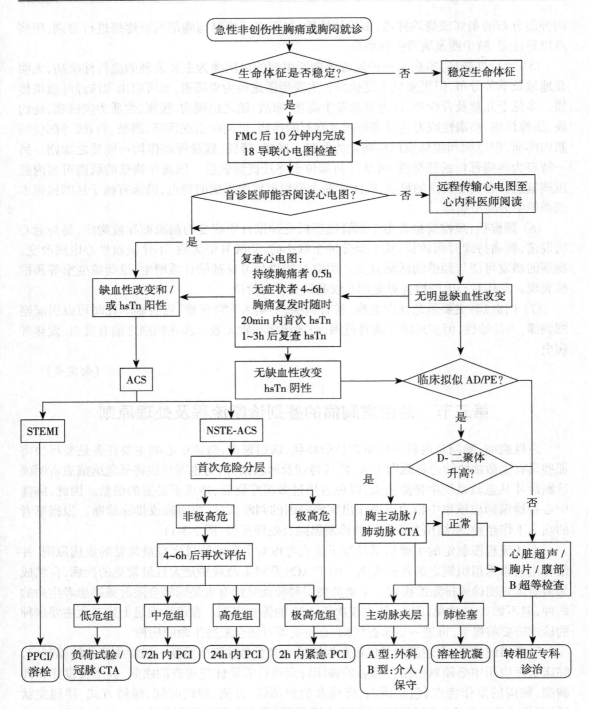

图 2-3-1　急性胸痛的诊疗思路及处理流程图

FMC: 首次医疗接触;ACS:急性冠状动脉综合征;AD:主动脉夹层;PE:肺动脉栓塞;STEMI:ST 段抬高型急性心肌梗死;NSTE-ACS:非 ST 段抬高急性冠状动脉综合征;NSTEMI:非 ST 段抬高急性心肌梗死;PCI:经皮冠状动脉介入治疗;PPCI:直接经皮冠状动脉介入治疗

（向定成）

第四节　区域协同救治体系对急性胸痛鉴别诊断及预后的意义

区域协同救治体系的实质是对区域性医疗资源进行整合以建立网络化的快速反应机制,随时为急危重症患者提供快速诊断和及时治疗的救治服务,以改变当前因患者就诊于不同医疗机构导致预后迥异的局面。对于以区域协同救治体系为基础的胸痛中心而言,就是快速将以急性胸痛、胸闷为主诉的患者在短时间内明确或排除是否是随时会威胁患者生命的重要疾病,如急性心肌梗死、主动脉夹层、急性肺动脉栓塞以及气胸等,并使患者能在确诊后最短时间内得到最佳治疗。相对于当前各医疗机构各自独立工作的机制,区域协同救治体系的建立可以从以下几个方面加快急性胸痛患者的诊治速度并提高诊治水平。

1. 网络化的医疗资源整合可以为急性胸痛患者提供更加规范的诊疗流程,防止或降低误诊、漏诊率。基于区域协同救治体系的胸痛中心建设中一个重要的任务是根据当前专业学术组织制定的指南及本地区的实际情况制定统一的诊疗工作流程图,以指导一线医护人员在接诊急性胸痛患者后进行规范诊疗工作。标准流程图涵盖了从急性胸痛患者 FMC 到明确诊断以及 ACS 患者完成关键性治疗的全部过程,是根据各诊疗环节的岗位人员需要解决的诊疗问题而制定的。胸痛中心建设要求流程图一旦经相关团队充分讨论、修改确定后,就具有强制执行的效力,要求在每个诊疗环节的岗位上的人员均要严格遵循流程图的指引,并且在规定的时间内执行岗位流程。这样就可以避免因一线工作人员的个人经验、学术观念的差异而导致误诊、漏诊及延误诊疗,从而显著提高急性胸痛的诊疗规范性和快捷性。

2. 快速反应机制的建立可以使急性胸痛患者从 FMC 开始启动诊断及治疗流程,使诊疗过程大大前移,实现早期诊断和治疗。区域协同救治体系理论要求对急性胸痛患者的所有诊疗活动均应从 FMC 开始。对于自行到达 PCI 医院就诊的急性胸痛患者,要求从分诊开始进行规范化诊疗及时间节点管理,十分钟内必须完成心电图记录和判读,从而快速将发病率相对高且随时威胁生命的 ACS 患者甄别出来,而不是按照先挂号、再排队就诊、开单交钱再检查的传统模式;对于经救护车入院的患者而言,就是从救护车到达发病现场接触患者开始进入规范化的诊疗流程,而不是等到将患者送到医院的急诊科后开始诊疗过程。比如要求在 FMC 后十分钟内完成首份心电图、并传输至具有诊断能力的心血管内科值班医师手上,由后者协助救护车医师进行院前诊断,对于心电图明确诊断为 STEMI 且在再灌注时间窗内的患者,若能在 90 分钟内将患者送至具有急诊 PCI 条件的医院并完成直接 PCI 治疗,则应实行绕行当地的非 PCI 医院以及 PCI 医院的急诊科和 CCU,将患者直接送进导管室接受直接 PCI 治疗。对于直接就诊于非 PCI 医院的患者,区域协同救治体系要求通过对非 PCI 医院的培训实现从 FMC 即启动上述在救护车开始的救治流程,并由 PCI 医院的心血管内科值班医师协助非 PCI 医院进行诊断和决策,从而大大缩短了从 FMC 到确诊及治疗的时间。

3. 建立规范化的转诊机制可以显著提高急性胸痛患者转运途中的安全性。区域协同救治体系中对于需要转诊的急性胸痛患者,要求建立规范的转诊机制,包括确诊、确定转诊目的地、评估转诊风险和决定转运救护车的派遣、联络机制等,对于生命体征不稳定的患者,要求转运救护车应具有相关的抢救设备和途中救治能力,使用远程实时传输监护系统的救护车应由具有救治能力的 PCI 医院专家进行转运途中远程实时监护,指挥救护车人员进行

必要时的抢救,从而大大提高了转运途中的安全性。为了节省早期救治时间,原则上应尽可能由转出医院派出救护车转运,只有当患者病情极不稳定、当地救护车不具备相关生命支持设备时才建议由 PCI 医院派出救护车接转,但转运时间将至少增加一倍。因此,只能作为不得已而为之的选择。

4. 绕行机制有利于缩短救治时间、改善患者预后。区域协同救治体系建设中要求尽可能缩短急性胸痛患者从发病到实施关键救治的时间,其中最有效也是必须强制要求改变的是经救护车入院的患者应实施现场分诊前提下的绕行机制。绕行机制包括了绕行非 PCI 医院、绕行急诊和绕行 CCU,其中绕行非 PCI 医院主要是要改变我国当前急救体系单纯以急诊就近而不考虑送达医院救治能力的原则,因为在该原则下的急救体系使多数急性心肌梗死患者被送至距离发病现场最近但不具备救治能力的医院,导致该部分患者在当地医院延误一段时间后才能再次转诊到达具有救治能力的 PCI 医院。实施绕行非 PCI 医院方案要求救护车到达现场后必须在十分钟内完成首份心电图,并即刻传输给具有诊断能力的医师协助诊断。对于诊断明确的 ACS 患者,应实施绕行非 PCI 医院方案直接送至 PCI 医院,若是在再灌注时间窗内的 STEMI,则应同时实施绕行 PCI 医院的急诊室和 CCU 直达导管室,以最大限度地减少中间环节、节省救治时间。从已经发表的国内较成熟的胸痛中心数据来看,对于经救护车入院的患者而言,绕行急诊和 CCU 可以节省大约 40 多分钟时间,对于直接就诊于 PCI 医院的 STEMI 患者,绕行 CCU 可以大致节省 20 分钟左右的时间。但到目前为止,绕行非 PCI 医院在我国绝大多数地区的进展尚不理想,这也将是我国区域协同救治体系建设未来的重点和难点。

5. 分层施治及双向转诊有利于防止医疗资源浪费,节省费用。基于区域协同救治体系胸痛中心建设的最终目标是要"在最短的时间内将急性胸痛患者送至具有救治能力的医院接受最佳的治疗",该目标所包含的主要含义即是针对急性胸痛患者的分层施治。对于随时会威胁患者生命的急性胸痛如急性心肌梗死、主动脉夹层、肺动脉栓塞等急危重症患者,应及时送至具有救治能力的大医院进行相应的关键性治疗,同时要求对于不会威胁患者生命的急性胸痛患者,如带状疱疹、肋间神经痛、流行性胸痛等患者,应就近诊治,防止过度使用或占用医疗资源。同时,区域协同救治体系建设亦高度重视双向转诊机制的建立,即要求对完成了关键救治措施的患者,如急诊 PCI 术后的急性心肌梗死患者等,若患者病情稳定,应及时转回原转诊医院。双向转诊机制的建立具有一举多得之功效,一方面是可以减轻 PCI 医院的床位压力,另一方面提高基层医院的诊疗水平和床位使用率,同时也有利于患者家属就近探视和照顾,降低医保患者的自付比例。可以显著提高总体医疗资源的使用效率,降低医疗和社会成本,并显著提高基层医院的救治水平。

(向定成)

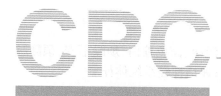

第三章

常见急性胸痛疾病的诊疗规范

第一节　急性 ST 段抬高型心肌梗死的诊疗常规

一、定义及病理生理机制

(一) 定义

急性 ST 段抬高型心肌梗死(STEMI)是指急性心肌缺血坏死,大多是在冠脉病变的基础上,发生冠脉血供急剧减少或中断,使相应的心肌严重而持久的急性缺血所致。通常原因为冠状动脉脉不稳定斑块破裂、糜烂基础上继发血栓形成导致冠状动脉血管闭塞,少数情况下粥样斑块内出血或是血管持续痉挛,也可使冠状动脉完全闭塞。我国推荐使用第三版"心肌梗死全球定义"将心肌梗死分为 5 型。1 型:自发性心肌梗死;2 型:继发于心肌氧供需失衡的心肌梗死;3 型:心脏性猝死;4a 型:经皮冠状动脉介入治疗相关心肌梗死;4b 型:支架血栓形成引起的心肌梗死;5 型:外科冠状动脉旁路移植术(coronary artery bypass grafting,CABG)相关心肌梗死。

(二) 病理生理机制

STEMI 主要出现左心室舒张和收缩功能障碍的一些血流动力学变化,其严重程度和持续时间取决于梗死的部位、程度和范围。心脏收缩力减弱、顺应性减低、心肌收缩不协调,左心室压力曲线最大上升速度减低,左心室舒张末期压增高、舒张和收缩末期容量增多。射血分数减低,心搏量和心排血量下降,心率增快或有心律失常,血压下降。病情严重者,动脉血氧含量降低。急性大面积心肌梗死者,可发生泵衰竭——心源性休克或急性肺水肿。右心室梗死在 MI 患者中少见,其主要病理生理改变是急性右心衰竭的血流动力学变化,右心房压力增高,高于左心室舒张末期压,心排血量减低,血压下降。

二、主要临床表现

(一) 症状

STEMI 的典型症状为胸骨后或心前区剧烈的压榨性疼痛(通常超过 10~20 分钟),可向左上臂、下颌、颈部、背或肩部放射;常伴有恶心、呕吐、大汗和呼吸困难等;含硝酸甘油不能

完全缓解。应注意不典型疼痛部位和表现及无痛性心肌梗死（特别是女性、老年、糖尿病及高血压患者）。

（二）体格检查

密切注意生命体征。观察患者的一般状态，有无皮肤湿冷、面色苍白、烦躁不安、颈静脉怒张等；听诊有无肺部啰音、心律不齐、心脏杂音和奔马律；评估神经系统体征。

（三）心电图

对疑似 STEMI 的胸痛患者，应在首次医疗接触（first medical contact，FMC）后 10 分钟内记录 18 导联心电图。典型的 STEMI 早期心电图表现为相邻两个以上导联 ST 段弓背向上抬高（呈单向曲线）伴或不伴病理性 Q 波、R 波减低（正后壁心肌梗死时，ST 段变化可以不明显）。超急期心电图可表现为异常高大且两支不对称的 T 波。首次心电图不能明确诊断时，需在 10~30 分钟后复查。与既往心电图进行比较有助于诊断。左束支阻滞患者发生心肌梗死时，心电图诊断困难，需结合临床情况仔细判断。

（四）血清心肌损伤标志物

cTn 是诊断心肌坏死最特异和敏感的首选心肌损伤标志物，通常在 STEMI 症状发生后 2~4 小时开始升高，10~24 小时达到峰值，并可持续升高 7~14 天。肌酸激酶同工酶（CK-MB）对判断心肌坏死的临床特异性较高，STEMI 时其测值超过正常上限并有动态变化。溶栓治疗后梗死相关动脉开通时 CK-MB 峰值前移（14 小时以内）。CK-MB 测定也适于诊断再发心肌梗死。肌红蛋白测定有助于 STEMI 早期诊断，但特异性较差。

（五）影像学检查

超声心动图等影像学检查有助于对急性胸痛患者的鉴别诊断和危险分层（Ⅰ，C）。

必须指出，不应该因等待血清心脏生化标志物测定和影像学检查结果，而延迟 PCI 和溶栓治疗。

三、诊断及主要鉴别诊断

根据典型的临床表现，特征性的心电图改变以及实验室检查发现，诊断本病并不困难。**其中对于发病后早期就诊的 STEMI 的诊断应以持续 20 分钟以上的胸痛或胸闷症状加上心电图提示两个以上相邻导联 ST 段抬高即可诊断，并尽早开始启动再灌注治疗流程，而不应该等待心肌血清标志物的升高再诊断。**对老年患者，突然发生严重心律失常、休克、心力衰竭而原因未明，或突然发生较重而持久地胸闷或胸痛者，都应考虑本病的可能。首先按 AMI 来处理，并短期内进行心电图、血清心肌坏死标志物测定等动态观察以确定诊断。对于 STEMI 的鉴别诊断，除与心绞痛鉴别外，还要注意与以胸痛为主要表现的危重疾病如主动脉夹层、急性肺动脉栓塞、急性心包炎、急腹症和气胸等鉴别。其中对胸痛症状特点的询问是鉴别诊断的重要依据。

四、治疗

（一）STEMI 的急救流程（图 3-1-1）

早期、快速和完全地开通梗死相关动脉血管是改善 STEMI 患者预后的关键。流行病学调查发现，急性 STEMI 死亡患者中，约 50% 在发病后 1 小时内死于院外，多由于可救治的致命性心律失常［如心室颤动（室颤）］所致。STEMI 发病 12 小时内、持续 ST 段抬高或新发生左束支传导阻滞者，早期药物或机械性再灌注治疗获益明确（Ⅰ，A）。而且应该强调"时间就

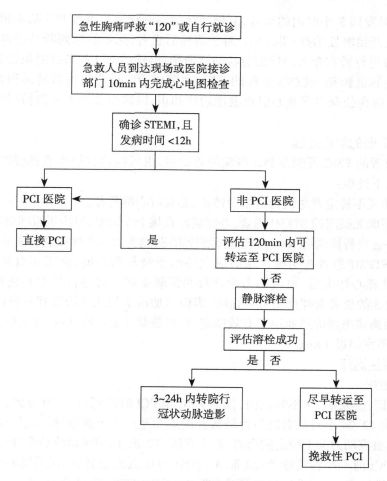

图 3-1-1　STEMI 的急救流程

是心肌,时间就是生命",尽量缩短发病至入院和再灌注治疗的时间。

1. 缩短自发病至 FMC 的时间　应通过健康教育和媒体宣传,使公众了解急性心肌梗死的早期症状。教育患者在发生疑似心肌梗死症状(胸痛)后尽早呼叫"120"急救中心及时就医,避免因自行用药或长时间多次评估症状而延误治疗时机。缩短发病至 FMC 的时间、在医疗保护下到达医院可明显改善 STEMI 的预后(Ⅰ,A)。

2. 缩短自 FMC 至开通梗死相关动脉血管的时间　建立区域协同救治网络和规范化胸痛中心是缩短 FMC 至开通梗死相关动脉时间的有效手段(Ⅰ,B)。有条件时应尽可能在FMC 后 10 分钟内完成首份心电图记录,并提前电话通知或经远程无线系统将心电图传输到相关医院(Ⅰ,B)。确诊后迅速分诊,优先将发病 12 小时内的 STEMI 患者送至可行直接 PCI的医院(Ⅰ,A),并尽可能绕过急诊室和冠心病监护病房或普通心脏病房直接将患者送入心导管室行直接 PCI。对已经到达无直接 PCI 条件医院的患者,若能在 FMC 后 120 分钟内完成转运 PCI,则应将患者转运至可行 PCI 的医院实施直接 PCI(Ⅰ,B)。也可请有资质的医师到有 PCI 设备但不能独立进行 PCI 的医院进行直接 PCI。若因各种原因使 FMC 至 PCI 时间明显延迟时,对有适应证的 STEMI 患者,静脉内溶栓仍是较好的选择,院前溶栓效果优于

入院后溶栓,对发病 3 小时内的患者,溶栓治疗的即刻疗效与直接 PCI 基本相似;有条件时可在救护车上开始溶栓治疗(Ⅱa,A)。对于溶栓后患者,无论临床判断是否再通,均应早期(3~24 小时内)进行旨在介入治疗的冠状动脉造影;溶栓后 PCI 的最佳时机仍有待进一步研究。无冠状动脉造影和(或)PCI 条件的医院,在溶栓治疗后应将患者转运到有 PCI 条件的医院(Ⅰ,A)。应在公众中普及心肌再灌注治疗知识,以减少签署手术知情同意书时的犹豫和延误。

(二) FMC 时的常规处理

STEMI 患者的 FMC 可能在 PCI 医院的急诊室,也可能是救护车或基层医院的急诊室,但均需完成以下处理:

1. 生命体征不稳定者尽快稳定生命体征,必要时心肺复苏。

2. 诊断明确无疑问的 STEMI 患者,若能确定直接 PCI 策略,尽快嚼服阿司匹林 300mg 和氯吡格雷 600mg 或替格瑞洛 180mg;若选择溶栓策略,则为阿司匹林和氯吡格雷各 300mg。

3. 所有 STEMI 患者在明确诊断后应立即给予吸氧和心电、血压和血氧饱和度监测,及时发现和处理心律失常、血流动力学异常和低氧血症。如果合并左心衰竭(肺水肿)和(或)机械并发症的患者常伴严重低氧血症,需面罩加压给氧或气管插管并机械通气(Ⅰ,C)。STEMI 伴剧烈胸痛患者应迅速给予有效镇痛剂,如静脉注射吗啡 3mg,必要时间隔 5 分钟重复 1 次,总量不宜超过 15mg。

(三) 再灌注治疗

1. 溶栓治疗

(1) 适应证:①发病 12 小时以内,预期 FMC 至 PCI 时间延迟 >120 分钟,无溶栓禁忌证(Ⅰ,A);②发病 12~24 小时仍有进行性缺血性胸痛和至少 2 个胸前导联或肢体导联 sT 段抬高 >0.1mV,或血流动力学不稳定的患者,若无直接 PCI 条件,溶栓治疗是合理的(Ⅱa,C);③计划进行直接 PCI 前不推荐溶栓治疗(Ⅲ,A);④ST 段压低的患者(除正后壁心肌梗死或合并 aVR 导联 ST 段抬高)不应采取溶栓治疗(Ⅲ,B);⑤STEMI 发病超过 12 小时,症状已缓解或消失的患者不应给予溶栓治疗(Ⅲ,C)。

(2) 禁忌证:绝对禁忌证包括:①既往脑出血史或不明原因的卒中;②已知脑血管结构异常;③颅内恶性肿瘤;④3 个月内缺血性卒中(不包括 4.5 小时内急性缺血性卒中);⑤可疑主动脉夹层;⑥活动性出血或出血体质(不包括月经来潮);⑦3 个月内严重头部闭合伤或面部创伤;⑧2 个月内颅内或脊柱外科手术;⑨严重未控制的高血压[收缩压 >180mmHg 和(或)舒张压 >110mmHg],对紧急治疗无反应。

(3) 溶栓剂选择:建议优先采用特异性纤溶酶原激活剂。重组组织型纤溶酶原激活剂阿替普酶可选择性激活纤溶酶原,对全身纤溶活性影响较小,无抗原性,是目前最常用的溶栓剂。其他特异性纤溶酶原激活剂还有兰替普酶、瑞替普酶和替奈普酶等。非特异性纤溶酶原激活剂包括尿激酶和尿激酶原,可直接将循环血液中的纤溶酶原转变为有活性的纤溶酶,无抗原性和过敏反应。

1) 剂量和用法:明确 STEMI 诊断后应当尽早用药(就诊至溶栓开始时间 <30 分钟),同时规范用药方法和剂量,以获得最佳疗效。

阿替普酶:有 2 种给药方案:全量 90 分钟加速给药法:首先静脉推注 15mg,随后 0.75mg/kg 在 30 分钟内持续静脉滴注(最大剂量不超过 50mg),继之 0.5mg/kg 于 60 分钟持续静脉滴

注(最大剂量不超过 35mg)。半量给药法:50mg 溶于 50ml 专用溶剂,首先静脉推注 8mg,之后 42mg 于 90 分钟内滴完。近来研究表明,半量给药法血管开通率偏低,因此,建议使用按体重计算的加速给药法(特别注意肝素的使用不要过量,见抗凝药部分)。

替奈普酶:国外使用的替奈普酶溶栓的剂量偏大,目前国内主要使用国产制剂(重组人 TNK 组织型纤溶酶原激活剂,rhTNK-tPA)推荐剂量为 16mg 溶于 3ml 注射用水中,5~10 秒内静脉推注。替奈普酶是目前使用最方便、再通率最高的溶栓药物,特别适合基层医院及院前溶栓。

尿激酶:150 万 U 溶于 100ml 生理盐水,30 分钟内静脉滴入。溶栓结束后 12 小时皮下注射普通肝素 7500U 或低分子肝素,共 3~5 天。

链激酶 150 万 U,60 分钟内静脉滴注。

重组人尿激酶原:20mg 溶于 10ml 生理盐水,3 分钟内静脉推注,继以 30mg 溶于 90ml 生理盐水,30 分钟内静脉滴完。

2) 出血并发症及其处理:溶栓治疗的主要风险是出血,尤其是颅内出血(0.9%~1%)。65%~77% 颅内出血发生在溶栓治疗 24 小时内。高龄、低体重、女性、既往脑血管疾病史、入院时收缩压和舒张压升高是颅内出血的明显预测因子。一旦发生,应当采取积极措施。

3) 疗效评估:溶栓开始后 60~180 分钟内应监测临床症状、心电图 ST 段抬高和心律变化。血管再通的间接判定指标包括:①60~90 分钟内抬高的 ST 段至少回落 50%。②TnT(I) 峰值提前至发病 12 小时内,CKMB 酶峰提前到 14 小时内。③2 小时内胸痛症状明显缓解。④治疗后的 2~3 小时内出现再灌注心律失常,如加速性室性自主心律、房室传导阻滞或束支传导阻滞突然改善或消失,或者下壁心肌梗死患者出现一过性窦性心动过缓、窦房传导阻滞伴或不伴低血压。上述 4 项中,心电图变化和心肌损伤标志物峰值前移最重要;除③④组合外,出现上述任意两种组合即提示溶栓再通。

冠状动脉造影判断标准:TIMI 2 或 3 级血流表示再通,TIMI 3 级为完全性再通,溶栓失败则梗死相关血管持续闭塞(TIMI 0~1 级)。

2. 直接 PCI 治疗　开展急诊介入的心导管室每年 PCI 量≥100 例,主要操作者具备介入治疗资质且每年独立完成 PCI>50 例。开展急诊直接 PCI 的医院应全天候应诊,并争取 STEMI 患者 FMC 至开通血管时间≤90 分钟。

Ⅰ类推荐:①发病 12 小时内(包括正后壁心肌梗死)或伴有新出现左束支传导阻滞的患者(证据水平 A);②伴心源性休克或心力衰竭时,即使发病超过 12 小时者(证据水平 B);③常规支架置入(证据水平 A);④一般患者优先选择经桡动脉入路(证据水平 B),重症患者可考虑经股动脉入路。

Ⅱa 类推荐:①发病 12~24 小时内具有临床和(或)心电图进行性缺血证据(证据水平 B);②除心源性休克或梗死相关动脉 PCI 后仍有持续性缺血外,应仅对梗死相关动脉病变行直接 PCI(证据水平 B);③冠状动脉内血栓负荷大时建议应用导管血栓抽吸(证据水平 B);④直接 PCI 时首选药物洗脱支架(DES)(证据水平 A)。

Ⅲ类推荐:①无血流动力学障碍患者,不应对非梗死相关血管进行急诊 PCI(证据水平 C);②发病超过 24 小时、无心肌缺血、血流动力学和心电稳定的患者不宜行直接 PCI(证据水平 C);③不推荐常规使用主动脉内气囊反搏泵(intra-aortic balloon pump,IABP)(证据水平 A);④不主张常规使用血管远端保护装置(证据水平 C)。

　　未接受早期再灌注治疗 STEMI 患者的 PCI(症状发病 >24 小时):病变适宜 PCI 且有再发心肌梗死、自发或诱发心肌缺血或心源性休克或血流动力学不稳定的患者建议行 PCI 治疗(Ⅰ,B),没有年龄和发病时间限制;左心室射血分数(LVEF)<0.40、有心力衰竭、严重室性心律失常者应常规行 PCI(Ⅱa,C);STEMI 急性发作时有临床心力衰竭的证据,但发作后左心室功能尚可(LVEF>0.40)的患者也应考虑行 PCI(Ⅱa,C)。对无自发或诱发心肌缺血证据,但梗死相关动脉有严重狭窄者可于发病24小时后行 PCI(Ⅱb,C)。对梗死相关动脉完全闭塞、无症状的 1~2 支血管病变,无心肌缺血表现,血流动力学和心电稳定患者,不推荐发病 24 小时后常规行 PCI(Ⅲ,B)。在老年患者指征选择非常重要,观察性研究提示无合并症的老年患者可从再血管化治疗中较好获益。

　　(四) 抗栓治疗

　　1. 抗血小板治疗　冠状动脉内斑块破裂诱发局部血栓形成,是导致 STEMI 的主要原因。在急性血栓形成中血小板活化起着十分重要的作用,抗血小板治疗已成为急性 STEMI 常规治疗,溶栓前即应使用(Ⅰ,A)。

　　(1) 阿司匹林:通过抑制血小板环氧化酶使血栓素 A_2 合成减少,达到抑制血小板聚集的作用。心肌梗死急性期,所有患者只要无禁忌证,均应立即口服水溶性阿司匹林或嚼服肠溶阿司匹林300mg(Ⅰ,B)。继以 100mg/d 长期维持(Ⅰ,A)。

　　(2) P2Y12 受体抑制剂:干扰二磷酸腺苷介导的血小板活化。氯吡格雷为前体药物,需肝脏细胞色素 P450 酶代谢形成活性代谢物,与 P2Y12 受体不可逆结合。替格瑞洛和普拉格雷具有更强和快速抑制血小板的作用,且前者不受基因多态性的影响。STEMI 直接 PCI(特别是置入 DES)患者,应给予负荷量替格瑞洛 180mg,以后 90mg/ 次,每日 2 次,至少 12 个月(Ⅰ,B);或氯吡格雷 600mg 负荷量,以后 75mg/ 次,每日 1 次,至少 12 个月(Ⅰ,A)。肾功能不全(肾小球滤过率 <60ml/min)患者无需调整 P2Y12 受体抑制剂用量。STEMI 静脉溶栓患者,如年龄≤75 岁,应给予氯吡格雷 300mg 负荷量,以后 75mg/d,维持 12 个月(Ⅰ,A)。如年龄 >75 岁,则用氯吡格雷 75mg,以后 75mg/d,维持 12 个月(Ⅰ,A)。挽救性 PCI 或延迟 PCI 时,P2Y12 抑制剂的应用与直接 PCI 相同。未接受再灌注治疗的 STEMI 患者可给予任何一种 P2Y12 受体抑制剂。正在服用 P2Y12 受体抑制剂而拟行 CABG 的患者应在术前停用 P2Y12 受体抑制剂,择期 CABG 需停用氯吡格雷至少 5 天,急诊时至少 24 小时(Ⅰ,B);替格瑞洛需停用 5 天,急诊时至少停用 24 小时(Ⅰ,B)。STEMI 合并心房颤动需持续抗凝治疗的直接 PCI 患者,建议应用氯吡格雷 600mg 负荷量,以后每天 75mg(Ⅱa,B)。

　　(3) GPⅡb/Ⅲa 受体拮抗剂:在有效的双联抗血小板及抗凝治疗情况下,不推荐 STEMI 患者造影前常规应用 GPⅡb/Ⅲa 受体拮抗剂(Ⅱb,B)。高危患者或造影提示血栓负荷重、未给予适当负荷量 P2Y12 受体抑制剂的患者可静脉使用替罗非班或依替巴肽(Ⅱa,B)。直接 PCI 时,冠状动脉内注射替罗非班有助于减少无复流、改善心肌微循环灌注(Ⅱb,B)。

　　2. 抗凝治疗　凝血酶是使纤维蛋白原转变为纤维蛋白最终形成血栓的关键环节,因此抑制凝血酶至关重要。主张所有 STEMI 患者急性期均进行抗凝治疗(Ⅰ,A)。

　　(1) 直接 PCI 患者:静脉推注普通肝素(70~100U/kg),维持活化凝血时间(ACT) 250~300 秒。联合使用 GPⅡb/Ⅲa 受体拮抗剂时,静脉推注普通肝素(50~70U/kg),维持

ACT 200~250 秒（Ⅰ，B）。或者静脉推注比伐卢定 0.75mg/kg，继而 1.75mg/(kg·h) 静脉滴注（合用或不合用替罗非班）（Ⅱa，A），并维持至 PCI 后 3~4 小时，以减低急性支架血栓形成的风险。出血风险高的 STEMI 患者，单独使用比伐卢定优于联合使用普通肝素和 GP Ⅱb/Ⅲa 受体拮抗剂（Ⅱa，B）。磺达肝癸钠有增加导管内血栓形成的风险，不宜单独用作 PCI 时的抗凝选择（Ⅲ，C）。

（2）静脉溶栓患者：应至少接受 48 小时抗凝治疗（最多 8 天或至血运重建）（Ⅰ，A）。建议：①静脉推注普通肝素 4000U，继以 1000U/h 滴注，维持 APTT 1.5~2.0 倍（约 50~70 秒）（Ⅰ，C）。②根据年龄、体质量、肌酐清除率（CrCl）给予依诺肝素。年龄 <75 岁的患者，静脉推注 30mg，继以每 12 小时皮下注射 1mg/kg（前 2 次最大剂量 100mg）（Ⅰ，A）；年龄≥75 岁的患者仅需每 12 小时皮下注射 0.75mg/kg（前 2 次最大剂量 75mg）。如 CrCl<30ml/min，则不论年龄，每 24 小时皮下注射 1mg/kg。③静脉推注磺达肝癸钠 2.5mg，之后每天皮下注射 2.5mg（Ⅰ，B）。如果 CrCl<30ml/min，则不用磺达肝癸钠。

（五）抗心肌缺血和其他治疗

1. 硝酸酯类　STEMI 最初 24~48 小时静脉滴注硝酸酯类药物用于缓解持续缺血性胸痛、控制高血压或减轻肺水肿（Ⅰ，B）。发病 48 小时后，为控制心绞痛复发或心功能不全，如不妨碍 β 受体阻滞剂和血管紧张素转换酶抑制剂的使用，仍可静脉或口服应用（Ⅰ，B）；如不存在复发性心绞痛或心功能不全，继续使用硝酸酯类药物可能对患者有帮助，但其价值尚需研究确定（Ⅱb，B）。如患者收缩压低于 90mmHg 或较基础血压降低 >30%、严重心动过缓（心率 <50 次 / 分）或心动过速（心率 >100 次 / 分）、拟诊右心室梗死，则不应使用硝酸酯类药物（Ⅲ，C）。

2. β 受体阻滞剂　有利于缩小心肌梗死面积，减少复发性心肌缺血、再梗死、心室颤动及其他恶性心律失常，对降低急性期病死率有肯定的疗效。无禁忌证的 STEMI 患者应在发病后 24 小时内常规口服 β 受体阻滞剂（Ⅰ，B）。建议口服美托洛尔，从低剂量开始，逐渐加量。若患者耐受良好，2~3 天后换用相应剂量的长效控释制剂。发病早期有 β 受体阻滞剂使用禁忌证的 STEMI 患者，应在 24 小时后重新评价并尽早使用（Ⅰ，C）；STEMI 合并持续性心房颤动、心房扑动并出现心绞痛，但血流动力学稳定时，可使用 β 受体阻滞剂（Ⅰ，C）；STEMI 合并顽固性多形性室性心动过速（室速），同时伴交感兴奋电风暴表现者可选择静脉 β 受体阻滞剂治疗（Ⅰ，B）。

3. 血管紧张素转换酶抑制剂（ACEI）和血管紧张素受体阻滞剂（ARB）　ACEI 主要通过影响心肌重构、减轻心室过度扩张而减少慢性心力衰竭的发生，降低死亡率。所有无禁忌证的 STEMI 患者均应给予 ACEI 长期治疗（Ⅰ，A）。早期使用 ACEI 能降低死亡率，高危患者临床获益明显，前壁心肌梗死伴有左心室功能不全的患者获益最大。在无禁忌证的情况下，即可早期开始使用 ACEI，但剂量和时限应视病情而定。应从低剂量开始，逐渐加量。不能耐受 ACEI 者用 ARB 替代（Ⅰ，B）。不推荐常规联合应用 ACEI 和 ARB；可耐受 ACEI 的患者，不推荐常规用 ARB 替代 ACEI。

4. 醛固酮受体拮抗剂　通常在 ACEI 治疗的基础上使用。对 STEM 后 LVEF≤0.40、有心功能不全或糖尿病，无明显肾功能不全（血肌酐男性≤2.5mg/dl，女性≤2.0mg/dl、血钾≤5.0mmol/L）的患者，应给予醛固酮受体拮抗剂（Ⅰ，A）。

5. 他汀类药物　除调脂作用外，他汀类药物还具有抗炎、改善内皮功能、抑制血小板聚

集的多效性,因此,所有无禁忌证的 STEMI 患者入院后应尽早开始他汀类药物治疗,且无需考虑胆固醇水平(Ⅰ,A)。

(六) CABG

对少数 STEMI 合并心源性休克不适宜 PCI 者,急诊 CABG 可降低病死率。机械性并发症(如心室游离壁破裂、乳头肌断裂、室间隔穿孔)引起心源性休克时,在急性期需行 CABG 和相应心脏手术治疗。

五、二级预防

STEMI 患者出院后,应继续进行科学合理的二级预防,包括非药物干预(即治疗性生活方式改善)与药物治疗以及心血管危险因素的综合防控,以降低心肌梗死复发、心力衰竭以及心脏性死亡等主要不良心血管事件的危险性,并改善患者生活质量。STEMI 患者应永久戒烟。合理膳食,控制总热量和减少饱和脂肪酸、反式脂肪酸以及胆固醇摄入(<200mg/d)。对超重和肥胖的 STEMI 患者,建议通过控制饮食与增加运动降低体质量,在 6~12 个月内使体质量降低 5%~10%,并逐渐将体质指数控制于 25kg/m^2 以下。注意识别患者的精神心理问题并给予相应治疗。若无禁忌证,所有 STEMI 患者出院后均应长期服用阿司匹林、ACEI 和 β 受体阻滞剂。接受 PCI 治疗的 STEMI 患者术后应给予至少 1 年的双联抗血小板治疗。建议在 STEMI 后 40 天(非完全血运重建)或必要时 90 天(血运重建)后再次评估心脏功能和猝死风险。此外,病情稳定的 STEMI 患者接受康复治疗可改善生活质量与心血管系统储备功能,并可能对其预后产生有益影响。这些措施相结合有助于最大程度改善患者预后。

(阮云军)

第二节　非 ST 段抬高型急性冠状动脉
综合征的诊疗常规

一、定义及病理生理机制

(一) 定义

非 ST 段抬高急性冠状动脉综合征(NSTE-ACS)包括不稳定型心绞痛(UA)和非 ST 段抬高型心肌梗死(NSTEMI),是由于冠状动脉粥样斑块破裂或糜烂,伴有不同程度的表面血栓形成、血管痉挛及远端血管栓塞所导致的一组临床综合征,常常存在富含血小板性血栓而导致管腔的不完全阻塞,引起冠状动脉血流降低和心肌缺血。NSTE-ACS 常有一过性或短暂 ST 段压低或 T 波倒置、低平或“伪正常化”,也可无心电图改变。根据心肌损伤血清生物标志物肌酸激酶同工酶(CK-MB)或心脏肌钙蛋白(cardiac troponin,cTn)测定结果,将 NSTE-ACS 分为 NSTEMI 和 UA(图 3-2-1)。

(二) 病理生理

NSTE-ACS 患者通常存在多部位不稳定斑块破裂。与稳定斑块相比,易损斑块纤维帽较薄、脂核大、富含炎症细胞和组织因子。斑块破裂的主要机制包括单核巨噬细胞或肥大细胞分泌的蛋白酶消化纤维帽;斑块内 T 淋巴细胞通过合成 γ 干扰素抑制平滑肌细胞分泌间

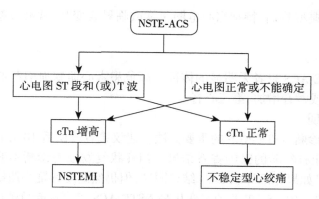

图 3-2-1　非 ST 段抬高急性冠状动脉综合征的分类

cTn：心脏肌钙蛋白；NSTE-ACS：非 ST 段抬高急性冠状动
脉综合征；NSTEMI：非 ST 抬高急性心肌梗死

质胶原，使斑块纤维帽变薄；动脉壁压力、斑块位置和大小、血流对斑块表面的冲击；冠脉内
压力升高、血管痉挛、心动过速时心室过度收缩和扩张所产生的剪切力以及斑块滋养血管破
裂，诱发与正常管壁交界处的斑块破裂。高胆固醇血症、吸烟及纤维蛋白原水平升高等因素
也与 NSTE-ACS 患者的斑块不稳定、血栓症状的发生有关。此外，NSTE-ACS 时，内皮功能不
全促使血管释放收缩介质（例如内皮素 -1）、抑制血管释放舒张因子（例如内皮衍生的舒张因
子），引起血管收缩。

二、主要临床表现

（一）症状

典型心绞痛是 NSTE-ACS 的主要症状，通常表现为发作性胸骨后闷痛，紧缩压榨感，可
放射至左肩、下颌部等，呈间断性或持续性，伴有出汗、恶心、呼吸困难、窒息感、甚至晕厥。
以加拿大心血管学会（CCS）的心绞痛分级（表 3-2-1）为判断标准；NSTE-ACS 的临床特点包括：
静息时心绞痛发作 20 分钟以上；初发性心绞痛（1 个月内新发心绞痛）表现为自发性心绞痛
或劳力型心绞痛（CCS 分级 Ⅱ 或 Ⅲ 级）；原来的稳定型心绞痛最近 1 个月内症状加重，且具有
至少 CCS Ⅲ级心绞痛的特点（恶化性心绞痛）；心肌梗死后 1 个月内发作心绞痛。

表 3-2-1　CCS 心绞痛分级

级别	心绞痛临床表现
Ⅰ级	一般体力活动（例如行走和上楼）不引起心绞痛，但紧张、快速或持续用力可引起心绞痛发作
Ⅱ级	日常体力活动稍受限制，快步行走或上楼、登高、饭后行走或上楼、寒冷或冷风中行走、情绪激动可发作心绞痛，或仅在睡醒后数小时内发作。在正常情况下以一般速度平地步行 200m 以上或登 2 层或以上楼梯受限
Ⅲ级	日常体力活动明显受限制，在正常情况下以一般速度在一般条件下平地步行 100~200m 或上 1 层楼梯时可发作心绞痛
Ⅳ级	轻微活动或休息时即可引起心绞痛症状

NSTE-ACS 的不典型表现有：牙痛、咽痛、上腹隐痛、消化不良、胸部针刺样痛或仅有呼

吸困难。临床缺乏典型胸痛,特别当心电图正常或临界改变时,常易被忽略和延误治疗,应注意连续观察。

(二)体格检查

绝大多数 NSTE-ACS 患者无明显的体征。高危患者心肌缺血引起心功能不全时,可有新出现的肺部啰音或啰音增加、第三心音。

(三)心电图表现

静息心电图是诊断 NSTE-ACS 的重要方法。建议患者就诊后 10 分钟内迅速行 12 导联 ECG 检查,并立即让有经验的医师查看结果。当症状复发或者诊断不明确,有必要再次行 12 导联 ECG 检查。如果标准导联 ECG 结果阴性,但仍然高度怀疑心肌缺血,建议增加 ECG 导联(V3R、V4R、V7~V9)。ST-T 的动态变化是 NSTE-ACS 最有诊断价值的心电图表现:症状发作时可记录到一过性 ST 段改变(常表现 2 个或以上相邻导联 ST 段下移≥0.1mV),症状缓解后 ST 段缺血性改变改善,或者发作时倒置 T 波呈“伪正常化”,发作后恢复至原倒置状态更具有诊断意义,并提示有急性心肌缺血或严重冠状动脉疾病。应该指出,初始心电图正常或临界改变,不能排除 NSTE-ACS 的可能性,患者出现症状时应再次记录心电图,且需与无症状时或既往心电图对比,注意 ST-T 波的动态变化。NSTEMI 的心电图 ST 段压低和 T 波倒置比不稳定型心绞痛更加明显和持久,并可有一系列演变过程(例如 T 波倒置逐渐加深,再逐渐变浅,部分还出现异常 Q 波),但两者鉴别主要是 NSTEMI 伴有血清生物标志物升高,而不稳定型心绞痛则血清生物标志物阴性。反复胸痛的患者,需进行连续多导联心电图监测,才能发现 ST-T 波变化及无症状性心肌缺血。

(四)心肌损伤标志物表现

cTn 是明确 NSTE-ACS 诊断和危险分层的重要依据之一,与传统的心肌酶(例如 CK、CK-MB)相比,cTn 具有更高的特异性和敏感性。cTn 增高或增高后降低,并至少有 1 次数值超过参考值上限 99 百分位(即正常上限),提示心肌损伤坏死,并提供危险分层信息。如果症状发作后 3~4 小时内 cTn 测定结果为阴性,应该在症状出现后 6~9、12~24 小时或入院后的 6~12 小时再次监测(Ⅰ,A)。但是,cTn 升高也见于以胸痛为主要表现的主动脉夹层和急性肺栓塞、非冠状动脉性心肌损伤(例如慢性和急性肾功能不全、严重心力衰竭、心肌炎等疾病),应注意鉴别。

近来超敏肌钙蛋白的早期诊断作用越来越引起重视,ESC 2015 非 STE-ACS 指南对心肌损伤标志物的检测作如下更新:①检测心肌钙蛋白(敏感或者高敏法),且在 60 分钟内获取结果(Ⅰ,A)。②如果有高敏肌钙蛋白的结果,建议行 0 小时和 3 小时的快速排查方案(Ⅰ,B)。③如果有高敏肌钙蛋白的结果以及确认可用 0 小时/1 小时算法,建议行 0 小时和 1 小时的快速排查和确诊方案。如果前两次肌钙蛋白检测结果阴性但临床表现仍然提示 ACS,建议在 3~6 小时之后再做一次检查(Ⅰ,B)。

(五)影像学表现

超声心动图检查可发现缺血时左心室射血分数(LVEF)减低和心肌节段性运动减弱,甚至消失。负荷超声心动图的阴性预测值较高。超声心动图对鉴别诊断具有重要价值。心脏磁共振显像(MRT)、心肌灌注成像及多源 CT 对诊断和排除 NSTE-ACS 均有一定的价值。如果患者无复发胸痛、ECG 结果正常、心肌钙蛋白检查结果正常(最好是高敏 cTn),但仍然怀疑存在 ACS,建议行无创性的负荷试验诱发缺血,结果不理想再进一步考虑有创性

的检查（Ⅰ,A）。

三、诊断及主要鉴别诊断

对临床怀疑 NSTE-ACS 患者,应根据病史(症状)、体格检查、心电图(反复或连续监护 ST 段变化)和血清生物标志物测定,进行诊断、鉴别诊断和近期缺血和(或)出血风险层(Ⅰ,A)。

由于从患者最初就诊直至出院,其临床情况动态演变,因此 NSTE-ACS 危险分层是一个连续的过程。随着干预手段的介入,其缺血和(或)出血的风险不断变化,对患者的危险分层也应随之更新,并根据其具体情况进行个体化评估。

1. 早期风险评估　胸痛患者应做早期危险分层,重点根据入院时心绞痛症状、体检发现、心电图变化和心肌损伤标志物等(Ⅰ,A)。NSTE-ACS 患者的临床状况直接与早期预后相关。缺血性胸痛的发作时状态(静息或运动)、持续时间及频率,是否合并心动过速、低血压及心功能不全以及高龄、糖尿病、肾功能不全或其他合并症均对患者的早期预后具有直接影响。静息性胸痛 >20 分钟、血流动力学不稳定或近期有晕厥或先兆晕厥而拟诊 NSTE-ACS 的患者,宜尽可能在急诊室或胸痛中心诊治(Ⅰ,C)。对所有患者都应进行风险积分和出血积分。对于入院时评估为非极高危的患者,应在入院后 6~12 小时进行再次评估,部分患者可能从原来较低级别上升到更高级别。

(1) 缺血积分:TIMI 积分系统包括 7 项指标,即年龄 ≥65 岁、≥3 个危险因素(高血压、糖尿病、家族史、高脂血症、吸烟)、已知冠心病(冠状动脉狭窄 ≥50%)、过去 7 天内应用阿司匹林(ASA)、严重心绞痛(24 小时内发作 >2 次)、ST 段偏移 ≥0.5mm 和心肌损伤标志物增高。每项 1 分,简单易行,但缺点是没有定量每一项指标的权重程度,每项指标的分数也没有差别,且未包括心力衰竭和血流动力学因素(例如血压和心率),因此降低了对死亡风险的预测价值。GRACE 积分系统的优点在于对多项指标进行评估,但需电脑软件或上网测得。此外,其缺乏血压的分层,且一些指标在分数分配上是否恰当,也值得探讨(表3-2-2)。

表 3-2-2　根据 GRACE 积分评估 NSTE-ACS 患者住院期和 6 个月的死亡风险

风险分类	住院期		出院至 6 个月	
	GRACE 积分	病死率(%)	GRACE 积分	病死率(%)
低	≤108	<1	≤88	<3
中	109~140	1~3	89~118	3~8
高	>140	>8	>118	>8

(2) 出血评分:NSTE-ACS 患者既有缺血风险导致的心血管事件(包括死亡与再梗死),也有因临床合并症或抗栓治疗等引起的出血风险(包括胃肠道和其他重要脏器出血)。出血与缺血对死亡率的影响同样重要。CRUSADE 出血积分系统包括基础红细胞比容、肾功能、心率、性别、糖尿病、外周血管疾病或卒中、收缩压及入院时心力衰竭 8 个指标。

2. 危险分层(2015 ESC 指南)

(1) 极高危患者:具有下列临床表现的(符合 1 项即可)属于极高危患者:血流动力学不

稳定或心源性休克;规范药物治疗下仍有复发性或持续性胸痛症状;危及生命的心律失常或心搏骤停;心肌梗死合并机械性并发症;急性心衰伴顽固性心绞痛或 ST 段下移;ST 段或 T 波重复性动态演变,尤其是伴有间歇性 ST 段抬高(Ⅰ,C);合并机械并发症者。

(2) 高危患者:具备以下一项高危标准:与心肌梗死对应的肌钙蛋白升高或降低;ST 段或 T 波动态演变(有症状或无症状);GRACE 评分 >140(Ⅰ,A)。

(3) 中危患者:至少具备以下一项中危标准:患有糖尿病;肾功能不全(eGFR<60ml/(min·1.73m²));LVEF<40% 或充血性心力衰竭;早期心肌梗死后心绞痛;最近行 PCI;之前行冠脉搭桥手术;109<GRACE 评分 <140,或者非侵入性检查时复发心绞痛或缺血,推荐 72 小时内行介入治疗(Ⅰ,A)。

(4) 低危患者:无复发性胸痛,无心力衰竭指征,入院 6~12 小时内无新的心电图演变,入院 6~12 小时 TnI 阴性的患者属于低危患者(Ⅰ,A)。

3. 出院前风险评估　出院前危险分层主要着眼于中远期再发严重冠状动脉事件的风险评估。应就临床病程的复杂性、左心室功能、冠状动脉病变严重程度、血运重建状况及残余缺血程度进行仔细评估,以选择适当的二级预防,提高患者的生存率,改善其生活质量。

4. 鉴别诊断　在 NSTE-ACS 的鉴别诊断时,应强调对包括胸痛特点、危险因素、家族史在内的病史询问,全面考虑心源性和非心源性胸痛。主动脉夹层、急性肺动脉栓塞、肥厚型心肌病、主动脉瓣狭窄和各种病因所致的心肌炎和(或)心包炎可出现类似 NSTE-ACS 的心绞痛症状、心肌损伤标志物升高、心电图改变及室壁运动异常,但详细分析这些疾病的临床特点,并作相关检查,鉴别诊断常不困难。同时,还需与心脏神经官能症鉴别诊断。

四、治疗

NSTE-ACS 的处理旨在根据危险分层采取适当的药物治疗和冠状动脉血运重建策略,以改善严重心肌耗氧与供氧的失平衡,缓解缺血症状;稳定斑块、防止冠状动脉血栓形成发展、降低并发症和病死率。

(一) 抗心肌缺血治疗

药物治疗是 NSTE-ACS 抗心肌缺血的基础措施和最重要的内容之一,不仅可缓解缺血症状,更重要的是改善预后,提高远期生存率。

1. β 受体阻滞剂　如无明确的禁忌证或对 β 受体阻滞剂不能耐受(Ⅰ,B),NSTE-ACS 患者应常规使用 β 受体阻滞剂。对心绞痛基本缓解、血流动力学稳定的患者,发病后 24 小时内开始 β 受体阻滞剂治疗。β 受体阻滞剂治疗在缓解心绞痛症状的同时,降低患者的病死率。

2. 硝酸酯类　用于有胸痛或心肌缺血表现的患者(Ⅰ,A)。该药通过扩张容量血管,减少静脉回流,降低心脏前负荷和心肌耗氧量,发挥抗心绞痛作用。较大剂量给药时,可以降低外周血管阻力,并扩张冠状动脉血管。对无禁忌证的 NSTE-ACS 患者应立即舌下含服硝酸甘油 0.3~0.6mg,每 5 分钟重复 1 次,总量不超过 1.5mg,同时评估静脉用药的必要性。硝酸酯类对 NSTE-ACS 患者远期临床终点事件的影响,尚缺乏随机双盲试验证实。

3. 钙通道阻滞剂（CCB）　CCB 用于 NSTE-ACS 治疗的主要目的是缓解心绞痛症状或控制血压，目前尚无证据显示 CCB 可以改善 NSTE-ACS 患者的长期预后。在应用 β 受体阻滞剂和硝酸酯类药物后患者仍然存在心绞痛症状或难以控制的高血压，可加用长效二氢吡啶类 CCB（Ⅰ,C）。

4. 血管紧张素转换酶抑制剂（ACEI）　ACEI 不具有直接发挥抗心肌缺血作用，但通过阻断肾素 - 血管紧张素系统（RAS）发挥心血管保护作用。除非不能耐受，所有 NSTE-ACS 患者应接受 ACEI 治疗（Ⅰ,C）。对于不能耐受 ACEI 的患者，可考虑应用血管紧张素受体拮抗剂（ARB）。

5. 尼可地尔　兼有 ATP 依赖的钾通道开放作用及硝酸酯样作用，前者通过促进血管平滑肌细胞内钾离子外流使细胞膜超极化，从而关闭细胞膜电位依赖的钙通道，抑制肌浆网钙的释放而使细胞质中钙浓度降低；后者通过活化鸟苷酸环化酶，增加环磷酸鸟苷的合成促进钙泵介导的钙离子外流，并使收缩蛋白对钙离子的敏感性降低。推荐用于对硝酸酯类不能耐受的 NSTE-ACS 患者（Ⅰ,C）。

6. 主动脉内气囊泵反搏术（IABP）　当 NSTE-ACS 患者存在大面积心肌缺血或濒临坏死、血流动力学不稳定时，可在血运重建前后应用 IABP，降低心脏负担，改善心肌缺血，提高患者对手术耐受能力，有助于术后心功能恢复（Ⅰ,C）。但尚无大规模临床试验证实 IABP 对围术期心血管终点的有益影响。

（二）抗血小板治疗

2015 ESC 指南关于非 ST 段抬高型 ACS 患者应用抗血小板药物作如下若干建议：

1. 口服抗血小板药物治疗

（1）对于所有没有禁忌证的患者，建议使用口服阿司匹林，初始剂量为 150~300mg 以及维持剂量为 75~100mg/d，长期给药，与治疗策略无关（Ⅰ,A）。

（2）如果没有如重度的出血风险之类的禁忌证，建议在阿司匹林的基础上添加 P2Y12 抑制剂，维持治疗 12 个月（Ⅰ,A）；对于所有中高缺血风险（如心肌钙蛋白升高）的患者，无论初始治疗如何，即使前期已使用了氯吡格雷进行预治疗，若无禁忌证，建议停用氯吡格雷，换用替格瑞洛（180mg 符合剂量，90mg，一日 2 次）（Ⅰ,B）；对于无法服用替格瑞洛或普拉格雷或者同时需要口服抗凝药物的患者，建议使用氯吡格雷（300~600mg 负荷剂量，75mg，一日一次）（Ⅰ,B）。

（3）对于疑似有高出血风险且行 DES 植入的患者，建议在植入手术后行 3~6 个月短期的 P2Y12 抑制剂治疗方案（Ⅱb,A）。

（4）对于冠脉解剖影像学资料尚未完善的患者，不建议使用普拉格雷（Ⅲ,B）。

2. 静脉内抗血小板治疗

（1）若在 PCI 术间出现紧急情况或者血栓栓塞，建议使用 GPⅡb/Ⅲa 抑制剂（Ⅱa,C）。

（2）对于拟行 PCI 治疗，且之前未使用 P2Y12 抑制剂的患者，建议使用坎格瑞洛（Ⅱb,A）。

（3）对于冠脉解剖影像学资料尚未完善的患者，不建议使用 GPⅡb/Ⅲa 抑制剂（Ⅲ,A）。

3. 权衡出血和缺血风险，采用个体化的双联抗血小板（DAPT）治疗时间。一般情况下，PCI 后双抗治疗 1 年（Ⅰ,A）；出血风险高的患者推荐双抗治疗 3~6 个月（Ⅱb,A）；缺血风险高的患者可延长至 30 个月（Ⅱb,A）。

4. 一般治疗建议

(1) 对于有高胃肠出血风险的患者,建议在 DAPT 方案的基础上添加质子泵抑制剂(Ⅰ,B)。

(2) 除非患者有缺血事件的高危因素且临床实施困难,若服用 P2Y12 抑制剂的患者预行非紧急非心脏的大手术,建议延期手术,替格瑞洛或氯吡格雷停药后至少 5 天,普拉格雷至少 7 天(Ⅱa,C)。

(3) 如果非心脏手术无法推迟或者合并出血,建议停用 P2Y12 抑制剂,PCI 手术中植入裸金属支架和新一代的药物涂层支架分别使用药物至少 1 个月和 3 个月(Ⅱb,C)。

(三) 抗凝治疗

诊断期间,考虑到缺血和出血风险,建议肠道外抗凝药物(Ⅰ,B)。无论再灌注策略如何,建议使用磺达肝癸钠(2.5mg,皮下注射,每日一次),可取得最理想的效果和安全性(Ⅰ,B)。PCI 手术期间,建议将普通肝素 + GPⅡb/Ⅲa 抑制剂换成比伐卢定(0.75mg/kg,静脉注射;术后 4 小时内注射剂量为 1.75mg/(kg·h)(Ⅰ,A)。若患者拟行 PCI 且未服用任何抗凝药物,建议使用普通肝素,70~100IU/kg,静脉注射(如果同时使用 GPⅡb/Ⅲa 抑制剂,则将剂量调整为 50~70IU/kg)(Ⅰ,B)。对于正在服用磺达肝癸钠且拟行 PCI 的患者,建议单独使用普通肝素,静脉注射(如果同时使用 GPⅡb/Ⅲa 抑制剂,则将剂量调整为 50~60IU/kg 或者 70~80IU/kg)(Ⅰ,B)。如果磺达肝癸钠的效果不佳,建议换成低分子肝素(1mg/kg,一日 2 次)或者普通肝素(Ⅰ,B)。对于预行 PCI 手术且术前皮下注射过了低分子肝素的患者,可以考虑继续使用低分子肝素(Ⅱa,B)。在普通肝素治疗后,且有活化凝血时间作为参考的情况下,可考虑 PCI 术间大剂量给予普通肝素(Ⅱb,B)。除非有其他用药指征,否则 PCI 术后都应考虑停止抗凝药物(Ⅱa,C)。不建议交替使用普通肝素和低分子肝素(Ⅲ,B)。对于既往无卒中或 TIA,但处于高缺血风险和低出血风险的 NSTEMI 患者,在停止胃肠外抗凝药物时候可以考虑使用利伐沙班(2.5mg,一日 2 次,持续用药 1 年)(Ⅱb,B)。

对于 NSTE-ACS 和心房颤动患者,在冠脉支架植入术后,可以考虑将三联疗法更换为包括 P2Y12 抑制剂的 DAPT(Ⅱa,C)。如果出血风险较低,可以考虑使用三联抗栓 6 个月后改为 OAC+ 阿司匹林或氯吡格雷的二联抗栓(Ⅱa,C)。如果出血风险较高,不管植入支架类型如何,可以考虑在三联抗栓治疗 1 个月后改为二联抗栓维持 12 个月(Ⅱb,C)。对于部分特殊人群,亦可将上述三联抗栓换为 OAC+ 氯吡格雷的二联抗栓(Ⅱb,B)。上述抗栓方案中若使用华法林,则 INR 应控制在 2.0~2.5 之间(Ⅰ,B)。

CABG 或非心脏手术前 12~24 小时停用依诺肝素,24 小时停用磺达肝癸钠,3 小时停用比伐卢定,5 天停用华法林,必要时给予普通肝素替代(Ⅰ,B)。

(四) 他汀类治疗

NSTE-ACS 患者应在入院 24 小时内测定空腹血脂水平(Ⅰ,C)。如无禁忌证,无论基线低密度脂蛋白胆固醇(LDL-C)水平如何,所有患者(包括 PCI 术后)均应给予他汀类药物治疗(Ⅰ,A),使 LDL-C 达到 <2.60mmol/L(100mg/dl)(Ⅰ,A),进一步降至 <1.82mmol/L(70mg/dl)是合理的(Ⅱa,A)。LDL-C 达标后,长期维持治疗,有利于冠心病二级预防。

(五) 血运重建治疗

心肌血运重建使 NSTE-ACS 患者缓解症状、缩短住院期和改善预后。其指征和最佳时

间以及优先采用的方法（PCI 或 CAGB）取决于临床情况、危险分层、合并症和冠状动脉病变的程度和严重性（图 3-2-2、图 3-2-3）。

NSTE-ACS 处理策略——2015ESC 指南

对侵入性冠脉造影和血运重建的推荐	推荐等级	证据级别
存在至少下列一项表现的极高危患者，推荐立即侵入治疗（<2h）： ● 血流动力学不稳定或心源性休克 ● 再发性或药物治疗难于缓解的持续性胸痛 ● 危及生命的心律失常或心跳骤停 ● 心肌梗死的机械性并发症 ● 急性心衰 ● ST-T 动态改变，特别是间歇性 ST 段抬高	I	C
存在至少下列一项表现的高危患者，推荐早期侵入治疗（<24h）： ● 肌钙蛋白水平升高或降低与心梗一致 ● 动态 ST- 或 T 波改变（有或无症状） ● GRACE 评分 >140	I	A
存在至少下列一项表现的中危患者，推荐侵入治疗（<72h）： ● 糖尿病 ● 肾功能不全［eGFR<60ml/（min·1.73m²）］ ● LVEF<40% 或充血性心力衰竭 ● 梗死后早期心绞痛 ● 近期 PCI 史 ● 之前 CABG 史 ● GRACE 评分 >109 且 <140	I	A
无上述风险表现且无再发症状的患者，推荐在决定侵入性检查前行缺血的非侵入性检查（首选影像检查）	I	A

图 3-2-2　NSTE-ACS 早期危险分层及处理策略

1. 侵入性策略（冠状动脉造影 /PCI）　极高危患者且无严重合并疾病、冠状动脉病变适合 PCI 的患者，争取在 2 小时内紧急行 PCI 治疗。对高危患者，推荐早期（<24 小时）侵入性策略（Ⅰ，A）。而对中危患者，推荐延迟（<72 小时）侵入性策略（Ⅰ，A）。目前，对无复发性胸痛，无心力衰竭指征，入院 6~12 小时内无新的心电图演变，入院 6~12 小时 TnI 阴性的稳定的低危患者不主张常规侵入性评估，可考虑保守治疗（Ⅱb，B），3 天后行冠脉 CTA 或运动负荷心电图无创性心肌缺血评估，由医师根据病情或患者的意愿决定后续治疗。

2. 严重并存疾病患者　肝功能和肺功能衰竭或癌肿患者，因并存疾病的风险可能超过血运重建的益处，不主张行早期诊断性冠状动脉造影和血运重建（Ⅱ，C）。急性胸痛但 NSTE-ACS 可能性较小、不同意行血运重建的患者，也不推荐早期诊断性冠状动脉造影和血运重建（Ⅲ，C）。

（六）CABG

欧美国家大约 10% 的 NSTE-ACS 患者需行 CABG，常在内科治疗病情稳定数日后进行。我国极少医院开展急诊外科手术治疗，但在有条件的医院可以遵循与国外相似的血运重建策略。左主干或者三支血管病变且左心室功能减低（LVEF<50%）的患者（尤其合

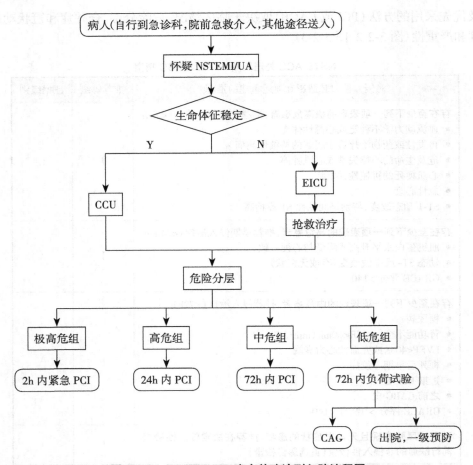

图 3-2-3　NSTEMI/UA 病人从确诊到入院流程图

NSTEMI:非 ST 段抬高急性心肌梗死;UA:不稳定型心绞痛;CCU:冠心病监护室;EICU:急诊重症监护室;PCI:经皮冠状动脉介入治疗术;CAG:冠状动脉造影

并糖尿病时),CABG 后生存率获益优于 PCI(Ⅰ,A);2 支血管病变且累及前降支近段伴左心室功能减低(LVEF<50%)或无创性检查提示心肌缺血患者宜 CABG 或 PCI(Ⅰ,A);强化药物治疗下持续心肌缺血而不适宜或不能行 PCI 时,可考虑 CABG(Ⅰ,B)。急诊手术时,需注意出血并发症。

五、二级预防

NSTE-ACS 患者经急性期处理、病情稳定后,仍可能因冠状动脉粥样硬化病变持续发展,而引起心肌缺血事件复发,出院后 1 年内再次住院率高达 20%,大于 40 岁患者的病死率在男性为 18%,在女性为 20%。所以,对患者进行严格的健康教育(包括生活方式改变)和二级预防至关重要。无禁忌证时,所有 NSTE-ACS 患者应用双联抗血小板治疗。无禁忌证时,使用β受体阻滞剂(Ⅰ,A)。长期使用他汀类药物,使 LDL-C 降至 <2.08mmol/L(80mg/dl)(Ⅰ,A),进一步降至 <1.82mmol/L(70mg/dl)是合理的(Ⅱa,A);LDL-C 未达标时,联合使用胆固醇吸收抑制剂或其他降脂药物;LDL-C 达标后,若甘油三酯 >2.26mmol/L,则联合使用贝特类或烟碱

类药物（Ⅰ，B）。甘油三酯 >1.70mmol/L 且改善生活方式治疗 3 个月后仍高时，应加用贝特类或烟酸类药物（Ⅱa，C）。若有心功能不全、高血压或糖尿病，则使用 ACEI 或 ARB（Ⅰ，A）。积极治疗高血压，将血压控制 <130/80mmHg（Ⅰ，B）。积极治疗糖尿病，使糖化血红蛋白 <6.5%（Ⅰ，B）。使用硝酸酯类药物控制心绞痛发作（Ⅰ，C）。绝对戒烟，同时还应当鼓励与患者一同生活的家庭成员戒烟，以强化戒烟效果和降低被动吸烟的危险（Ⅰ，B）。肥胖患者应当减轻体质量，强调控制饮食和适量运动（Ⅰ，B）。指导心脏康复（Ⅰ，C）。发病前已开始雌激素替代治疗的绝经后妇女，应继续该治疗（Ⅱa，B）。

（阮云军）

第三节　急性主动脉夹层的诊疗常规

一、定义及病理生理机制

主动脉夹层是指血液通过主动脉内膜裂口进入主动脉壁并造成动脉壁的分离，主动脉壁中层形成夹层血肿，并沿主动脉纵轴扩张的一种极为严重的心血管疾病。血液进入主动脉中层后，在管腔内压持续作用下，沿血管长轴分离主动脉中层，使撕裂的主动脉管壁内充满血液。典型的撕裂为主动脉前向血流导致的顺行撕裂，也有逆行撕裂导致破裂口近端受累。在血流剪切力的作用下，内膜片能进一步撕裂，导致远端假腔出口或远端破口。假腔的血液充盈扩大导致真腔受压缩小。也有部分患者由于主动脉中层滋养血管破裂导致主动脉壁间血肿发展而来。

目前对于主动脉夹层的病因了解不够，估计年发病率为 (5~10)/100 000，我国近年来的发病率呈明显上升趋势，并呈现年轻化，可能与我国的高血压控制率低有关。早期的资料显示人群中的年归因死亡率约 1.5/100 000，但对于主动脉夹层患者而言，该病却是一种高致死性疾病。未经积极治疗的急性主动脉夹层，48 小时内死亡率平均每小时 1%，两周内死亡率为 80%。不同类型的患者死亡率稍有差别：其中 Stanford A 型患者约 2/3 在急性期内死于夹层破裂或心包压塞、心律失常、冠状动脉闭塞等并发症。Stanford B 型夹层约 75% 可以度过急性期，但其 5 年生存率不超过 15%，但亦有报道 5 年生存率达 19%，其中多数患者死于夹层的破裂。而根据不同的类型及时进行腔内隔绝术或者外科血管置换术可明显降低死亡率。最新的回顾性研究表明：在我国，主动脉夹层总体住院死亡率是 17.7%，绝大多数死于住院后 1 周内。A 型患者中 75.3% 行外科手术，死亡率为 33.8%，B 型患者中 76.1% 行腔内隔绝术，死亡率为 2.2%[4]。可见在胸痛患者中早期快速的识别，采用正确的诊断方法，根据不同类型给予积极的治疗，可明显降低死亡率，改善临床预后。

二、主要临床表现

（一）急性主动脉夹层的分类

DeBakey 根据主动脉内膜撕裂口和分离范围将其分为 3 种类型：①DeBakey Ⅰ型：破裂口起自升主动脉，超越主动脉弓直至降主动脉；②DeBakey Ⅱ型：裂口起始并局限于升主动脉；③DeBakey Ⅲ型：裂口起始于降主动脉颊部，扩展范围累及降主动脉和（或）腹主

动脉。

Daily 和 Millet 根据手术需要提出了更简单的分类法：

1. Stanford A 型　凡累及升主动脉的夹层病变（包括 DeBakey Ⅰ、Ⅱ型）及破口位于左弓而逆行撕裂至升主动脉者。

2. Stanford B 型　病变始于主动脉弓颊部及以远的夹层病变（相当于 DeBakey Ⅲ型）。

Stanford 分类更有利于治疗手段的选择。亦即，A 型夹层适合外科治疗，而 B 型夹层适合腔内隔绝术治疗。

（二）急性主动脉夹层的分期

传统的分期方法，起病在 2 周以内为急性主动脉夹层，超过 2 周则为慢性主动脉夹层。分期的原因是 14 天以内主动脉夹层并发症发生率、尤其是破裂率远远高于 14 天以上的夹层。目前多根据夹层的病理生理及临床变化特点，将其分为 3 期：

1. 急性期　从发病到第 14 天，此期病情最为凶险，变化快，病死率非常高，应该积极或尽快手术治疗。

2. 亚急性期　发病第 15~28 天，此期病情相对稳定，为进一步治疗赢得了时间，但血管组织充血明显，手术难度大。

3. 慢性期　发病超过 28 天，病情比较稳定，血管组织充血水肿逐渐消退，手术缝合比较牢固，充血机会明显减少，手术安全性明显提高。

（三）症状

1. 疼痛　是急性主动脉夹层最常见的首发症状，典型的疼痛非常剧烈，持续性，多半呈撕裂样、锐利或者刀刺样。且疼痛出现后立即达到最严重程度；此外，部分患者疼痛可以沿夹层扩张路径延续。疼痛的部位对主动脉夹层的部位有一定的提示作用：最严重的在胸前，提示升主动脉受累；最严重在肩胛，提示降主动脉；背部、腹部、下肢疼痛提示累及降主动脉。大约有 5% 的患者并不出现疼痛，可见于马方综合征、激素治疗者等。

2. 血压变化　95% 的患者合并高血压，双上肢血压不对称或者上下肢血压显著差异，主要为主动脉夹层累及单侧锁骨下动脉或者股动脉导致血压变化。如果出现低血压，最常见原因的是夹层累及冠状动脉导致心肌梗死、心脏压塞、血胸或者破裂出血，同时需除外夹层累及双侧锁骨下动脉导致假性低血压。

3. 脏器或者肢体缺血　除上述症状外，根据累及的周围组织及血管分支不同，可有不同的临床表现：合并主动脉瓣严重反流者可迅速出现心衰、心脏压塞，导致低血压和晕厥；主动脉沿途的分支动脉受累可导致相应脏器的缺血症状，缺血的临床症状因受累的器官而不同。如累及冠状动脉可出现心肌缺血甚至典型急性心肌梗死症状；累及颈总动脉可出现脑卒中；左侧锁骨下动脉开口的闭塞造成左上肢无脉；肠系膜上动脉受累可以出现肠道缺血的症状；双侧肾动脉受累若致完全闭塞则可出现无尿、急性肾衰竭，但如果单侧肾动脉受累，对侧肾动脉功能正常，肾脏缺血也可能没有任何症状；髂动脉闭塞则导致一侧或双侧下肢急性缺血，表现为肢体疼痛、麻木、股动脉搏动消失。Hirst 等人对累及腹主动脉的夹层破裂死亡患者进行病理解剖分析，发现 27.7% 伴有内脏动脉受累，26.1% 伴有下肢动脉受累[5]。而 Cambria 等人根据临床资料统计的结果是内脏动脉受累率 8.7%，下肢动脉受累率 11.7%。

三、诊断和鉴别诊断

主动脉夹层死亡主要发生于急性期,而积极给予相应的处理可显著性降低死亡率,因此早期识别主动脉夹层是诊治的关键。

（一）提高首诊医师的诊治水平是识别主动脉夹层的基础环节

以胸痛为表现的患者往往就诊于急诊科和心血管内科,偶有个别患者就诊于其他科室。除心血管内科医师外,其余科室的首诊医师应该对主动脉夹层要有充分的认识。而在现实的临床实践中,由于主动脉夹层发病率低,部分医师中对该病没有足够的了解,故在胸痛患者的鉴别诊断中往往没有意识到主动脉夹层的可能性,导致诊断延误。因此对相关科室医护人员进行定期胸痛知识培训,增强"胸痛意识",了解相关的疾病知识,才能识别主动脉夹层。

（二）根据患者的症状进行初步判断

典型的主动脉夹层患者往往是 50~60 岁左右的男性,但我国主动脉夹层患者呈现明显的年轻化趋势,与我国的高血压人群的知晓率、控制率低有密切的关系。多数主动脉夹层患者既往有高血压史,以突发剧烈胸背痛为首发症状,胸痛呈剧烈刀割样、撕裂样,呈现由胸部向颈部或由胸部向腹部、下肢的撕裂样疼痛。

（三）结合体征进行判断

尽管主动脉夹层的体征存在很大变异,但体格检查尤其是血管相应征象的检查仍可以初步判断夹层的部位以及心血管系统受累的范围。血压高见于绝大多数主动脉夹层患者,左右上肢血压不对称强烈提示主动脉夹层累及锁骨下动脉;而低血压在近端夹层患者中更常见;而真正的低血压多提示心脏压塞、严重的急性主动脉关闭不全或者夹层破裂出血。在 A 型夹层患者中 50% 有舒张期主动脉瓣反流性杂音。

（四）快速鉴别主动脉夹层和急性心肌梗死

典型的主动脉夹层患者的胸痛症状不难与急性心肌梗死区别,但典型表现者并不常见。因此,许多患者单凭症状很难进行鉴别,此时需要行急诊心电图及肌钙蛋白的检测可初步鉴别主动脉夹层和心肌梗死,但在 A 型主动脉夹层累及冠脉开口时并存心肌梗死的临床表现,值得临床医师警惕,必要时可行床旁心脏超声进行鉴别。在胸痛患者的初步诊断中一旦排除急性冠脉综合征而考虑主动脉脉夹层则建议行急诊主动脉 CTA 检查。尽管 MRA 可从任意角度显示主动脉夹层真、假腔和累及范围,在设备和技术条件均成熟的医院, MRA 诊断主动脉夹层的准确性和特异性均接近 100%,但多数医院没有行急诊 MRA 的条件,且由于其扫描时间较长,不宜用于循环状态不稳定的急诊患者,体内有金属植入物的患者也不适合行该检查。在我国,大约 76.3% 的患者初次的检查项目是主动脉 CTA。值得注意的是,主动脉 CTA 扫描范围应从主动脉弓上分支以上至股动脉水平,其目的除明确诊断外,可以显示破裂口的位置,区分夹层的分型、判断受累的分支血管及判断手术的方式。对于 B 型主动脉夹层,尚应该了解破口距离左颈总动脉及左锁骨下动脉的距离、腹腔主要受累血管、腔内隔绝术的手术入路的选择等。同时不同类型的图像重建技术如 SSD、MIP、MVR 等重建的图像可提供主动脉全程的二维和三维图像,是目前最常用的术前影像学评估方法,其敏感性达 90% 以上,其特异性接近 100%。CTA 断层扫描直接征象为:游离的内膜片将主动脉分割为真假两腔,在相应层面可以看见破裂口。然而 CTA 需注射约 100ml 对比

剂,故对于主动脉夹层累及肾动脉导致肾功能不全或原有肾功能不全的患者需注意对比剂肾病的预防。同时,主动脉 CTA 不能判断是否同时合并主动脉瓣反流,故一旦 CTA 发现夹层累及主动脉根部,则同时需行心脏彩色多普勒检查,作为 CTA 的补充检查手段帮助明确是否同时存在主动脉瓣反流。尤其 A 型主动脉夹层经胸主动脉彩超(TTE)可大致定位内膜裂口,显示真、假腔的状态及血流情况,并可显示并发的主动脉瓣关闭不全、心包积液及主动脉弓分支动脉的阻塞。对于与急性冠状动脉综合征鉴别困难时,则建议行急诊冠状动脉造影加主动脉造影。然而对部分患者而言,冠状动脉狭窄可能以往已经存在;故对于难以鉴别的胸痛患者,应尽早进行冠脉造影以发现冠状动脉狭窄,最好同时行主动脉造影排除主动脉夹层。同时,随着微创化的发展,主动脉造影不仅可以明确诊断,而且对于 B 型夹层可同期行主动脉腔内隔绝术。主动脉造影的缺点是其有创伤性及导致对比剂肾病的可能。

四、治疗

主动脉夹层治疗的主要目的是阻止夹层和 / 或血肿的进展,进而减少分支血管受损或主动脉破裂。早期的基本策略是降低收缩压和减弱左室收缩力以减弱对主动脉假腔的压力。

(一)急诊内科治疗

所有高度怀疑的患者应立即给予心电监护,监测生命体征及尿量。

1. 镇痛和镇静　使用吗啡、哌替啶等强力镇痛剂与镇静剂,以减少患者的紧张情绪和疼痛。

2. 降压治疗　将收缩压降至 100~120mmHg 或是维持重要器官(心、脑、肾)的最低灌注水平。常规使用硝普钠,必要时可以同时使用乌拉地尔,使血压降低至临床治疗指标。同时口服或静脉给予足量 β 受体阻滞剂,使心率达到 60~80 次 / 分。在控制主动脉夹层患者的血压时,往往要使用超常剂量的降压药物,尤其是 β 受体阻滞剂的剂量。临床常常在使用静脉降压药物的同时开始口服美托洛尔 100~300mg/d,同时联合使用钙拮抗剂、无明显肾功能不全或肾动脉受累者可使用血管紧张素转换酶抑制剂或血管紧张素Ⅱ受体拮抗剂,以及利尿剂等口服降压药物进行治疗。如果 β 受体阻滞剂有禁忌证时,可选用维拉帕米等非二氢吡啶类钙离子拮抗剂以控制心率。

3. 对严重低血压的鉴别和处理　主动脉夹层合并低血压往往预示着可能存在心脏压塞或者主动脉破裂,多是 A 型夹层的表现,应迅速补充血容量,必要时使用多巴胺等升压药物维持血流动力学稳定。此类患者常常生命垂危,需要尽快采取有效措施进行主动脉夹层外科手术或主动脉腔内隔绝术。需要注意的问题是:若是 A 型夹层累及到左右锁骨下动脉,则双上肢的血压可能远远低于主动脉内压,导致假性低血压,应注意排除,此类患者虽有上肢血压低但可能并无器官灌注不足的表现。

(二) A 型主动脉夹层

目前,外科手术仍然是 A 型主动脉夹层治疗的最主要方法。由于 A 型主动脉夹层的急性期死亡率很高,对我国 19 家大医院的 A 型主动脉夹层调查发现即使在强有力的药物治疗下控制血压和心率,院内死亡率仍为 33.8%,而且大部分死亡发生在发病的 1 周内,引起的死亡原因包括主动脉破裂、循环衰竭或者主动脉、脑血管、内脏动脉及下肢血管缺血。尽管亚急性期及慢性期更利于手术措施的实施,但急性 A 型主动脉的危险性及死亡率十分高,诊

断明确后应尽早行急诊外科手术治疗,避免主动脉夹层破裂,改善器官的灌注,才有可能降低死亡率。手术方式需要根据是否累及主动脉瓣及主动脉弓不同而采用单纯升主动脉置换、带瓣移植及全弓置换/半弓置换或象鼻手术等。

（三）急性 B 型主动脉夹层

基于越来越多的证据,国外的指南关于外科手术及腔内隔绝时机均发生了巨大变化,但仍有争议。ESC 2014 指南建议:对于 A 型夹层,建议尽早进行手术治疗以改善预后。将急性 B 型主动脉夹层分为无并发症和有并发症两种类型,认为无并发症的 B 型夹层,建议药物保守治疗,可选择腔内隔绝;对于有并发症的 B 型夹层(再发胸痛、足量药物不能控制高血压血压、器官缺血、早期的主动脉扩张、破裂的征象)建议积极行腔内隔绝术,但仍未对腔内隔绝的时机作出明确的要求。而主动脉夹层的真正的死亡高峰是在急性期内,晚期手术并不能大幅度减少死亡率。同时,无论是 CTA,或者主动脉造影过程中发现的破口,只能代表检查当时的情况,随着患者的血流动力学以及血凝状态而不断改变,在 CTA 或主动脉造影过程中假腔内的血流可以随血压的改变或者凝血状态的变化会重新把破裂口冲开,或者原来凝固的血栓发生自溶。因此,从理论上讲指南的建议存在明显的缺陷。且从中、远期疗效比较来看,腔内隔绝治疗具有一定的优势。在相关研究中,随访 2 年后发现,腔内隔绝治疗无并发症的 B 型主动脉夹层患者中 91.3% 出现主动脉重塑(即真腔恢复,假腔血栓形成),而单纯药物治疗的患者中发生有利主动脉重塑的只有 19.4%。而随访 5 年的结果发现全因死亡率在腔内隔绝组明显下降(11.1% *vs.* 19.3%)主动脉相关的死亡率也明显下降(6.9% *vs.* 9.3%)。因此,长期以来,我中心认为在急性有并发症 B 型主动脉夹层的患者中应该紧急尽早积极行腔内隔绝术以降低死亡率并改善患者的长期预后。对于无并发症的 B 型夹层,需在严格药物治疗的基础上严密观察病情变化,反复评估,尽早行腔内隔绝治疗。行急诊腔内隔绝治疗的目的不仅在于消除假腔内血流,覆盖原破口,恢复真腔优势血流,降低假腔压力,预防破裂,更重要的是解除远端低灌注,挽救因缺血而濒临衰竭的组织和器官。而该观点也得到越来越被多的专家支持。但目前尚缺乏循证医学的证据支持。

综上所述,任何类型急性主动脉夹层,均应早期诊断、尽早采取外科手术或主动脉腔内隔绝治疗。急性主动脉夹层诊疗流程见图 3-3-1。

五、二级预防

主动脉夹层无论是否行何种治疗措施,5 年的死亡率仍较高,因此二级预防十分重要,尤其是远端遗留破口的患者。然而目前并没有太多的循证医学证据提示我们何种是最佳治疗。针对其发病机制,血压的控制十分重要,现阶段要求控制血压于 120/80mmHg 以下,心率控制于 60~80 次/分。避免情绪激动及重体力活动,保持大便通畅。建议 3 个月、6 个月、12 个月复查 CTA,以后每年复查一次,了解主动脉真假腔的变化。

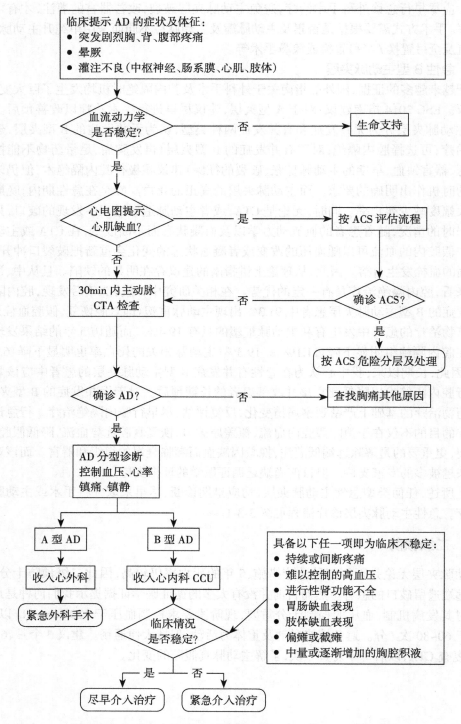

图 3-3-1　急性主动脉夹层诊治流程图（广州总医院胸痛中心）

AD：主动脉夹层；ACS：急性冠状动脉综合征；CTA：计算机断层血管造影；CCU：冠心病监护室

（肖　华　顾晓龙）

第四节　急性肺动脉栓塞的诊疗常规

肺动脉栓塞（pulmonary embolism，PE）是内源性或外源性栓子阻塞肺动脉引起肺循环功能障碍的临床和病理生理综合征，包括肺血栓栓塞症、脂肪栓塞综合征、羊水栓塞、空气栓塞、肿瘤栓塞和细菌栓塞等。

肺血栓栓塞症（pulmonary thromboembolism，PTE）是指来自静脉系统或右心的血栓阻塞肺动脉或其分支所致疾病，以肺循环（含右心）和呼吸功能障碍为主要临床表现和病理生理特征，是最常见的肺栓塞类型，通常所称的肺栓塞即指 PTE。

一、流行病学

急性肺血栓栓塞症（acute pulmonary thromboembolism，APTE）已成为我国常见的心血管系统疾病，在美国等西方国家也是常见的三大致死性心血管疾病之一，西方国家肺栓塞年发生率约为总人群的 0.5‰；美国每年约新发肺栓塞 65 万 ~70 万人，其死亡率仅次于冠心病及肿瘤，居人口死因构成第三位。主要原因为深静脉血栓形成（deep venous thrombosis，DVT）的发病率高。

二、危险因素

PTE 危险因素包括易栓倾向和获得性危险因素。易栓倾向除因子 V Leiden（导致蛋白 C 活化抵抗）、凝血酶原 20210A 基因突变、抗凝血酶Ⅲ缺乏、蛋白 C 缺乏及蛋白 S 缺乏等导致易栓症外，还发现 *ADRB2* 和 *LPL* 基因多态性与 PET 独立相关，非洲裔美国人 DVT 病死率高于白种人也提示遗传倾向是重要的危险因素。

研究还发现，PTE 病死率随着年龄增长而增加；PTE 发病率无明显性别差异性；另外肥胖患者 VTE 发病率为正常人群的 2~3 倍；肿瘤患者 VTE 发病率为非肿瘤人群的 5 倍等，提示获得性危险因素在 PTE 发病机制中起重要作用。PTE 常见的获得性危险因素有：高龄、动脉疾病包括颈动脉和冠状动脉病变、肥胖、真性红细胞增多症、管状石膏固定患肢、VTE 病史、近期手术史和创伤或活动受限如卒中、急性感染、抗磷脂抗体综合征、长时间旅行、肿瘤、妊娠、口服避孕药或激素替代治疗、起搏器植入、尤其是植入型心律转复除颤器（implantable cardioverter defibrillator，ICD）植入和中心静脉置管。

三、病理生理学改变

（一）血流动力学改变

PTE 可导致肺循环阻力增加，肺动脉压升高。肺血管床面积减少 30% 时肺动脉平均压可达 30mmHg 以上，右心室平均压可升高；肺血管床面积减少 40%~50% 时肺动脉平均压可达 40mmHg，右心室充盈压升高，心脏指数下降；肺血管床面积减少 50%~70% 时可出现持续性肺动脉高压；肺血管床面积减少 >85% 可导致猝死。

（二）右心功能不全

肺血管床阻塞范围和基础心肺功能状态是决定是否发生右心功能不全的最重要因素。

（三）心室间相互作用

肺动脉压迅速升高会导致右心室后负荷突然增加，引起右心室扩张、室壁张力增加和功能紊乱。右心室扩张会引起室间隔左移，导致左心室舒张末期容积减少和充盈减少，以及回左心血量的减少，导致心排血量减少，体循环血压下降，冠状动脉供血减少及心肌缺血。

（四）呼吸功能

气道阻力增加、相对性肺泡低通气、肺泡无效腔增大以及肺内动静脉分流等呼吸功能改变，引起低氧血症和低 CO_2 血症等病理生理学改变。

四、诊断

（一）临床表现

1. 诱发因素　按强度不同分为三种：

（1）强诱发风险因素：下肢骨折，近三个月因心力衰竭或心房颤动/心房扑动住院，髋关节或膝关节置换术，严重创伤，近三个月内心肌梗死，既往静脉血栓栓塞，脊髓损伤。

（2）中等诱发风险因素：膝关节镜手术，自身免疫性疾病，输血，中心静脉插管，化疗，充血性心力衰竭或呼吸衰竭，红细胞生成刺激剂，激素替代疗法（取决于药物配方），体外受精，感染（尤其肺炎、泌尿道感染、人类免疫缺陷病毒感染），炎症性肠病，肿瘤（肿瘤转移风险最高），口服避孕药治疗，瘫痪性脑卒中，产后期，表浅静脉血栓形成，易栓症。

（3）弱诱发风险因素：卧床>3天，糖尿病，高血压，长时间坐位静止不动（如，长时间汽车或飞机旅行），年龄的增长，腹腔镜手术。

2. 症状　PTE缺少特异性临床表现，临床表现主要取决于栓子的大小、数量、栓塞的部位及患者是否存在心、肺等器官的基础疾病。较小栓子可能无任何临床症状。较大栓子可引起呼吸困难、发绀、昏厥、猝死等。有时昏厥可能是APTE的唯一或首发症状。当PTE引起肺梗死时，临床上可出现"肺梗死三联征"，表现为：①胸痛：为胸膜炎性胸痛或心绞痛样疼痛；②咯血；③呼吸困难。合并感染时伴咳嗽、咳痰、高热等症状。由于低氧血症及右心功能不全，可出现缺氧表现，如烦躁不安、头晕、胸闷、心悸等。

3. 体征　主要是呼吸系统和循环系统体征，特别是呼吸频率增加（超过20次/分）、心率加快（超过90次/分）、血压下降及发绀。颈静脉充盈或异常搏动提示右心负荷增加；下肢体检发现单侧肢体水肿，若一侧下肢周径较对侧增加超过1cm，或下肢静脉曲张，应高度怀疑VTE。其他呼吸系统体征有肺部听诊湿啰音及哮鸣音，胸腔积液阳性等。肺动脉瓣区可闻及第2心音亢进或分裂，三尖瓣区可闻及收缩期杂音。APTE致急性右心负荷加重，可出现肝脏增大、肝颈静脉反流征和下肢水肿等右心衰竭的体征。

（二）实验室及辅助检查

1. 动脉血气分析　是诊断APTE的筛选性指标。应以患者就诊时卧位、未吸氧、首次动脉血气分析的检测值为准，特点为低氧血症、低碳酸血症或正常、肺泡动脉血氧分压差 $[P_{(A-a)}O_2]$ 增大及呼吸性碱中毒。因为动脉血氧分压随年龄的增长而下降，所以血氧分压的正常预计值应按照公式 $PaO_2(mmHg)=106-0.14×$ 年龄（岁）进行计算。值得注意的是，约20%确诊为APTE的患者血气分析结果正常。

2. D-二聚体　是交联纤维蛋白在纤溶系统作用下产生的可溶性降解产物。在血栓栓塞时，因血栓中纤维蛋白溶解使其血中浓度升高。血浆D-二聚体对APTE诊断的敏感度

达 92%~100%,但其特异度较低,仅为 40%~43%,手术、外伤、感染和急性心肌梗死时 D- 二聚体也可增高,因此血浆 D- 二聚体测定的主要价值在于能排除 APTE。其正常参考值为 <500μg/L,升高提示体内血栓存在,D- 二聚体 <500μg/L(定量 ELISA 法)可以除外 APTE。

3. 心电图 肺栓塞最为常见的心电图表现为 I 导联 S 波加深,III 导联出现 Q 波及 T 波倒置,即 $S_IQ_{III}T_{III}$;右胸前导联及 II、III、aVF 的 T 波倒置;亦可见完全性 / 不完全性右束支传导阻滞。由于心电图表现常呈一过性,因此应动态观察其演变。

4. 胸部 X 线平片 肺动脉被阻塞而呈现局部血管纹理减少、肺体积减小、肺透亮度增加;如合并肺梗死可出现肺周围浸润性阴影,典型阴影呈截断的椎体形阴影及"驼峰"征;肺门动脉增大、右肺下动脉横径增宽、上腔静脉和奇静脉增宽,可有栓塞同侧膈肌抬高;少量胸腔积液。

5. 下肢超声检查 B 型超声检查可直接看到血栓影像(血栓在静脉内呈高回声信号),静脉不能被压迫是下肢深静脉血栓形成的特征。Doppler 检查可以提示血栓形成处静脉血流消失或中断,若为非完全闭塞,则可见残余静脉管腔内的血流信号。对于有下肢静脉血栓形成症状的患者,超声诊断深静脉血栓形成的敏感性和特异性分别达到 95% 和 98%,但对于怀疑 PE 患者的诊断敏感性较低(30%~50%)。下肢静脉超声检查正常并不能排除 PE。

6. 超声心动图 直接征象:可显示肺动脉主干及左、右肺动脉干内栓子、右心房室内栓子。间接征象:右心室扩大、右心室运动减弱、心室间隔左移、左室变小呈 "D" 字形;肺动脉变宽、三尖瓣反流、三尖瓣跨瓣压差增加、肺动脉压升高。

7. 放射性核素肺通气 / 灌注扫描 典型征象是肺段灌注扫描缺损与通气显像正常不匹配。其诊断 PTE 的敏感性为 92%,特异性为 87%,且不受肺动脉直径的影响,尤其在诊断亚段以下 PTE 中具有特殊意义。但任何引起肺血流或通气受损的因素如肺部炎症、肺部肿瘤、慢性阻塞性肺疾病等均可造成局部通气血流失调,因此单凭此项检查可能造成误诊,部分有基础心肺疾病的患者和老年患者由于不耐受等因素也使其临床应用受限。此检查可同时行双下肢静脉显像,与胸部 x 线平片、CT 肺动脉造影相结合,可大大提高诊断的特异性和敏感性。

8. CT 肺动脉造影 CT 具有无创、扫描速度快、图像清晰、较经济的特点,已经逐渐取代通气血流灌注扫描机肺动脉造影成为肺动脉栓塞的首选确诊手段。PTE 的直接征象为肺动脉内低密度充盈缺损,部分或完全包围在不透光的血流之内(轨道征),或者呈完全充盈缺损,远端血管不显影;间接征象包括肺野楔形条带状的高密度区或盘状肺不张,中心肺动脉扩张及远端血管分布减少或消失等。CT 肺动脉造影是诊断 PTE 的重要无创检查技术,敏感性为 90%,特异性为 78%~100%。其局限性主要在于对亚段及以远端肺小动脉血栓的敏感性较差。

9. 肺动脉造影 是诊断 PTE 的"金标准",其敏感性为 98%,特异性为 95%~98%,PTE 的直接征象有肺动脉内造影剂充盈缺损,伴或不伴轨道征的血流阻断;间接征象有肺动脉造影剂流动缓慢,局部低灌注,静脉回流延迟,在其他检查难以肯定诊断时,如无禁忌证,可行造影检查。造影往往会给临床带来更直观的印象从而更好指导治疗。

五、APTE 诊断流程

基于风险的诊断流程和治疗策略(图 3-4-1)。急性肺栓塞严重程度的临床分级依据院

内早期死亡风险或 30 天死亡率,这对临床诊断及选择治疗方案具有重要作用。对于疑诊急性肺栓塞患者,根据是否存在休克或低血压(排除新发心律失常、血容量下降、脓毒症后,收缩压 <90mmHg 或收缩压降低≥40mmHg 并持续 15 分钟以上)分为高危和非高危,然后结合超声心动图、CT 和生物标志物等检查明确诊断。高危患者按照诊断策略一进行(图 3-4-2),非高危患者按照诊断策略二进行(图 3-4-3)。急性肺动脉栓塞的风险评估和管理策略见图 3-4-4;简化 PESI 评分见表 3-4-1,依据早期死亡率风险进行的急性肺栓塞分类见表 3-4-2。

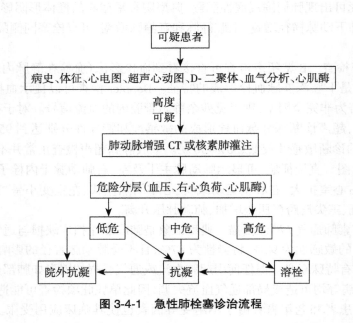

图 3-4-1　急性肺栓塞诊治流程

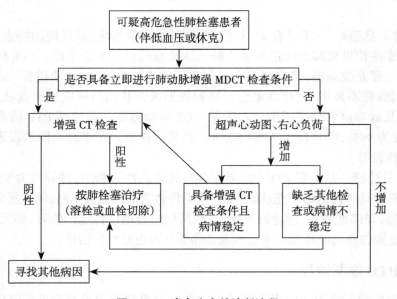

图 3-4-2　高危患者的诊断流程

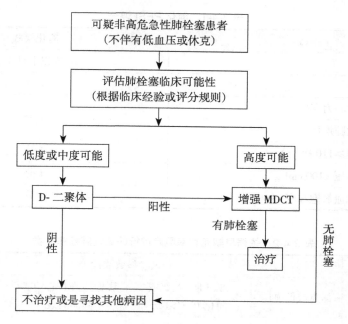

图 3-4-3　非高危患者的诊断流程

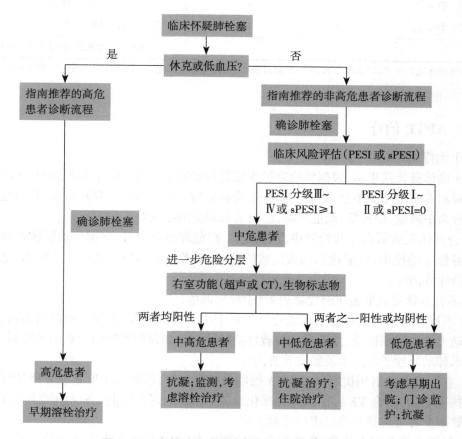

图 3-4-4　急性肺动脉栓塞的风险评估和管理策略

表 3-4-1　简化 PESI 评分

参数	简化模式
年龄	80 岁以上计 1 分
癌症	1 分
慢性心力衰竭	1 分
慢性肺疾病	
脉搏≥110 次/分	1 分
收缩压 <100mmHg	1 分
动脉血氧饱和度 <90%	1 分

表 3-4-2　依据早期死亡率风险进行的急性肺栓塞分类

早期死亡风险		风险参数或计分			
		休克或低血压	PESI Ⅲ~Ⅴ级或简化 PESI>1 分	影像检查右心功能障碍表现	心脏生物标志物
高		+	(+)ᵃ	+	(+)ᵃ
中	中~高	−	+	两项均阳性	
	中~低	−	+	只有一项（或无一项）阳性	
低		−	−	选择评估，如果评估则两者均阴性ᵇ	

ᵃ 低血压或休克的患者，均不考虑 PESI（sPESI）计分和生物标志物的检查。ᵇ 只要其中一项阳性则归为中 - 低危，而非低危

六、APTE 治疗

（一）治疗策略

对于确诊肺栓塞患者，根据肺栓塞严重指数（PESI）分级Ⅲ~Ⅳ或简化 PESI（sPESI）≥1、影像学提示右心室功能不全、心脏实验室生物标志物等风险参数的存在情况，非高危患者可进一步分为中高危、中低危、低危风险，继而采取相应治疗策略。

1. 合并休克或低血压肺栓塞患者（高危）　高危肺栓塞患者，立即启动静脉普通肝素抗凝治疗并给予溶栓治疗；溶栓禁忌或失败的患者，可考虑手术肺动脉栓子清除术，也可考虑经皮导管碎栓治疗。

2. 不合并休克或低血压肺栓塞患者（中危或低危）

（1）不推荐常规直接静脉溶栓治疗。但对于中~高危患者，必须严密观察病情，一旦发现血流动力学失代偿征象，立即启动补救性溶栓治疗。如预期溶栓后出血的风险高，也可以考虑手术肺动脉栓子切除术及经皮导管治疗。

（2）立即给予注射用抗凝剂和 VKA 的联合抗凝治疗，以低分子肝素或者磺达肝癸钠为急性期抗凝药物，联合 VKA，使国际标准化比值（INR）达到目标值 2.5（范围 2.0~3.0）。经济条件能够耐受者可选择新型口服抗凝剂治疗。

（3）早期出院和家中治疗：急性低危肺栓塞患者，如果能够提供合适的门诊治疗和抗凝

治疗,应该考虑早期出院以及持续家中治疗。

（二）治疗

1. 一般治疗 对高度疑诊或者确诊的 APTE 患者,应密切监测患者的生命体征,对有焦虑和惊恐症状的患者应适当使用镇静剂,胸痛者予止痛药治疗。对合并下肢 DVT 的患者应绝对卧床至抗凝治疗达到一定强度（INR 2.0~3.0）之间方可,保持大便通畅,避免用力。并应用抗生素控制下肢血栓性静脉炎和治疗 PTE 并发感染。动态监测心电图、动脉血气分析。加强呼吸循环支持。适当使用药物抑制和预防室上性快速心律不齐及快速房性心律失常。静脉输液最好在中心静脉压监护下进行,以防肺水肿。防止肺血管或冠状动脉反射性痉挛。

2. 呼吸循环支持治疗

（1）呼吸支持:经鼻导管或面罩吸氧;严重呼吸衰竭者,可经面罩无创机械通气或经气管插管机械通气（呼吸末正压会降低静脉回心血量,加重右心衰）;避免气管切开以免局部大出血。

（2）循环支持:血压正常者,可予具有一定肺血管扩张作用和正性肌力作用的多巴酚丁胺和多巴胺;血压下降者,可使用其他血管加压药物,如间羟胺或肾上腺素;由于扩容治疗会加重右心室扩大,减低心排出量,故控制液体入量。

3. 溶栓治疗

（1）溶栓机制:药物直接或间接将血浆蛋白纤溶酶原转变为纤溶酶,迅速裂解纤维蛋白,使血块溶解;清除和灭活凝血因子 II、V、VIII,干扰凝血作用。

（2）溶栓禁忌证:绝对禁忌:近期活动性胃肠道大出血;有自发性颅内出血或有出血性卒中病史。相对禁忌:2 周内的大手术、分娩、器官活检或不能压迫止血部位的血管穿刺;2 个月内的缺血性卒中;10 天内的胃肠道出血;15 天内的严重创伤;1 个月内的神经外科或眼科手术;难于控制的重度高血压（收缩压 >180mmHg,舒张压 >110mmHg）;近期曾行心肺复苏;血小板计数低于 $100×10^9$/L;妊娠;细菌性心内膜炎;严重肝肾功能不全;糖尿病出血性视网膜病变;出血性疾病;动脉瘤;左心房血栓;年龄 >75 岁。

（3）溶栓时间窗:通常在急性肺栓塞发病或复发后 2 周以内,症状出现 48 小时内溶栓获益最大,溶栓治疗开始越早,疗效越好。

（4）方案:尿激酶 20 000IU/kg 在 2 小时内持续静滴;r-tPA 50~100mg 持续静脉滴注 2 小时用药方法为静推 10mg,90mg 静脉注射 2 小时。

经导管肺动脉内局部注入 rtPA 未显示比静脉溶栓有任何优势。因此这种给药方式应尽量避免,因其可增加穿刺部位出血风险。

（5）疗效指标观察:症状减轻,特别是呼吸困难好转;呼吸频率和心率减慢,血压升高,脉压增宽、无创血氧饱和度升高;动脉血气分析:PaO_2:上升,$PaCO_2$:回升,pH 下降,合并代谢性酸中毒者 pH 上升;心电图提示急性心室扩张表现好转,T 波恢复直立或不变;胸部 X 线平片显示的肺纹理减少或稀疏区变多、肺血流分布范围改善;超声心动图表现如室间隔左移减轻、右心房右心室内径缩小、右心室运动功能改善、肺动脉收缩压下降、三尖瓣反流减轻等。

4. 抗凝治疗 禁忌证:活动性出血;血小板 $<100×10^9$/L;严重高血压、肝肾功能不全;近期手术史;妊娠头 3 个月和分娩前 6 周;心内膜炎、心包炎、动脉瘤;消化性溃疡并出血。

（1）普通肝素:首剂负荷量 80U/kg 或 5000~10 000U 静推,继之 18U/（kg·h）速度泵入,然

后根据 APTT 调整剂量,尽快在最初 24 小时内使 APTT 维持于正常对照值的 1.5~2.5 倍(表 3-4-3);维持有效抗凝 5~7 天临床情况平稳后过渡到口服抗凝治疗。

表 3-4-3　根据 APTT 调整普通肝素剂量的方法

APTT	普通肝素调整剂量
< 35s(<1.2 倍正常对照值)	静脉注射 80IU/kg。然后静脉滴注剂量增加 4IU/(kg·h)
35~45s(1.2~1.5 倍正常对照值)	静脉注射 40IU/kg,然后静脉滴注剂量增加 2IU/(kg·h)
46~70s(1.5~2.3 倍正常对照值)	无需调整剂量
70~90s(2.3~3.0 倍正常对照值)	静脉滴注剂量减少 2IU/(kg·h)
>90s(>3 倍正常对照值)	停药 1h,然后静脉滴注剂量减少 3IU/(kg·h)

(2) 低分子肝素:皮下注射吸收完全,生物利用度高,半衰期较长,较好的剂量-效应关系,血小板减少性出血发生率低,一般不需监测凝血指标;适用于非大面积 PE。严重肾功能不全患者不建议使用。

(3) 磺达肝癸钠:依据体重用不同剂量给予皮下注射,体重 <50kg,5mg,每天一次,体重 50~100kg,7.5mg,每天一次,体重 >100kg,10mg,每天一次。

(4) 维生素 K 拮抗剂:长期抗凝首选华法林;初始通常与低分子肝素联合使用,对于年轻(<60 岁)患者或者既往健康的院外患者而言,起始剂量通常为 5mg;而对于老年及住院患者,起始剂量通常为 2.5~3mg,3~4 天后开始测定部分凝血酶原活动度的 INR,当该比值稳定在 2.0~3.0,48 小时后停止使用低分子量肝素,继续予华法林治疗。

华法林治疗时间:危险因素可短期内消除,如口服雌激素、短期制动、创伤和手术等,抗凝治疗 3 个月即可;对于栓子来源不明的首发病例,给予抗凝治疗至少 6 个月。特发性或合并凝血因子异常的深静脉血栓形成所导致的 APTE、复发性 PTE 或合并慢性血栓栓塞性肺高压的患者,需长期抗凝。肿瘤合并 APTE 患者抗凝治疗至少 6 个月,部分病例也需长期抗凝治疗。

(5) 新型口服抗凝剂治疗:作为注射抗凝剂与 VKA 联合抗凝治疗的替代治疗,利伐沙班抗凝治疗(15mg,每日 2 次持续 3 周,随后 20mg,每日,1 次);阿哌沙班抗凝治疗(10mg,每日 2 次持续 7 天,随后 5mg,每日 2 次)。

急性期注射抗凝剂治疗后,作为 VKA 的替代抗凝治疗,推荐服用达比加群酯(150mg 每日 2 次,而≥80 岁患者或合用维拉帕米者使用 110mg,每日 2 次)或依杜沙班。

严重肾功能损害的患者不推荐使用新型口服抗凝剂(肌酐清除率 <30ml/min 不推荐利伐沙班、达比加群酯、依杜沙班,肌酐清除率 <25ml/min 不推荐阿哌沙班)。

(6) 抗凝治疗持续时间:继发于短暂(可逆性)诱发因素的肺栓塞患者,推荐口服抗凝治疗 3 个月;不明原因肺栓塞患者,推荐口服抗凝治疗至少 3 个月,如果出血风险低,应考虑延长口服抗凝治疗;不明原因肺栓塞第二次发病的患者,推荐无限期抗凝治疗;延长抗凝治疗的患者,应该定期进行风险-获益比的重新评价。拒绝服用或不能耐受任何抗凝剂的患者,作为深静脉血栓栓塞症二级预防的延长治疗,可以考虑阿司匹林。

肺栓塞合并癌症的患者,起初的 3~6 个月内应该考虑体重调整的 LMWH 皮下注射,之后应无限期或直至癌症治愈的延长抗凝治疗。

5. 肺动脉血栓摘除术　2014 年欧洲 APTE 指南指出：肺动脉血栓摘除术是高危险度、并且存在溶栓禁忌证或溶栓无效的 APTE 患者的一种值得推荐的治疗方法。

6. 下腔静脉过滤器　可防止下肢深静脉血栓再次脱落引起 PTE，不推荐肺栓塞患者常规使用下腔静脉滤器。目前较公认的主要适应证有：

（1）急性肺栓塞患者，同时具有抗凝治疗绝对禁忌，应该考虑下腔静脉滤器置入。

（2）即使抗凝强度达到治疗水平肺栓塞仍复发者。因下腔静脉血栓过滤器只能预防 PTE 复发，并不能治疗深静脉血栓形成，因此需严格掌握适应证。

植入滤器后仍需长期抗凝治疗，防止血栓形成。植入永久型滤器后能减少 PTE 的发生，但并发症发生率较高。目前更倾向于建议尽可能植入可回收滤器。可回收滤器取出时间控制在 12~14 天内。

七、APTE 的预后

APTE 的预后往往取决于很多因素，但主要是栓子的大小和发病后是否得到及时的诊断和有效治疗。首次发作的急性期可以出现：死亡、产生轻度或严重的临床后果、也可以全无症状。突然发生的大栓子所导致的栓塞往往容易致死，但小的栓子有时也可以导致死亡。APTE 的复发性也是影响预后的重要因素，尤其是发病后 4~6 周内，PE 复发危险性很大，在缺乏抗凝治疗的情况下危险性大增。因此，是否开始治疗极大地影响了 PE 初次发作后存活患者的短期预后，而这又显然取决于是否能做出早期诊断。早期的研究显示未治疗的 PE 死亡率为 25%~30%，充分的抗凝治疗后，致命性或非致命性复发性 PE 的发生率均降低至 8% 以下。因此，提高早期诊断率和及时正确的治疗是降低死亡率、改善预后的最重要手段。

当临床怀疑 PE 时，超声心动图测出的右心室后负荷过重是近期预后的主要决定因素。有较大 PE 的患者如果查到卵圆孔未闭，也是缺血性卒中和死亡的主要预测因子。右侧活动栓子对预后的影响尚不肯定。在最大规模的系统回顾研究或注册研究中，有右侧活动性栓子的患者的致死率为 35%~42%。

对于未能在急性期确诊而以呼吸困难和慢性右心衰竭和肺动脉高压为主要临床表现的患者常常是多次复发性 PE 所致，这种慢性血栓栓塞性疾病的本质与急性 PE 不同，如果不治疗，通常在发现后 2~3 年内死亡。

（肖　华　张金霞）

第五节　心肺复苏的基本技能

一、定义及概述

心搏骤停（sudden cardiac arrest，SCA）是指各种原因导致心脏射血功能突然终止。最常见的心脏机制为心室纤颤（ventricular fibrillation，VF），无脉性室性心动过速（pulseless ventricular tachycardia，pVT），无脉电活动（pulseless electrical activity，PEA）和心室静止（ventricular asystole），其中 VF 最为常见。成人发生 SCA 最常见原因为心脏疾病，包括冠心病和心脏结构异常；其他包括创伤、淹溺、中毒、窒息、代谢、出血等非心脏性原因。小儿发生 SCA 的主要原因为非心脏性的，包括呼吸疾病（如气道梗阻、烟雾吸入、溺水、感染、婴儿

猝死综合征),中毒(包括药物过量),神经系统疾病等。针对心脏、呼吸骤停所采取的抢救措施称为心肺复苏(cardiopulmonary resuscitation,CPR)。包括通过胸部按压,通过电除颤转复 VF/VT,开放气道、人工通气以及药物治疗等。心肺复苏的目的是促使患者自主循环恢复(recovery of spontaneous circulation,ROSC)和自主呼吸恢复。

SCA 很常见,全世界每年的猝死人数 600 万,占总死亡人数的 1/3,美国 40 万 / 年,中国 54 万 / 年,预计到 2020 年死亡人数还将增加 50%。已成为全球主要的公共健康威胁因素,工业化国家中,猝死的 70% 原因由心血管事件引起,心血管事件死亡的病例中 60%~70% 发生在院外,猝死不能预测,可发生在任何年龄、性别和种族。

尽管心肺复苏的理论、技能和设备取得很大的进步,但总体的心肺复苏的成功率仅有 2%~5%,而我国更低,复苏后存活率 <1%。在众多的心搏骤停中仅有 4% 的患者得到现场救治。因此,心肺复苏是急救医学中最困难,最代表综合技术水平。如何组织有效的心肺复苏,提高存活率仍是医学界难题,也是一项非常艰巨和重要的任务。

CPR 可分为基础生命支持(basic life support,BLS)和高级生命支持(advanced cardiac life support,ACLS)。BLS 主要是指徒手实施 CPR,包括 CABD 4 个步骤,即胸部按压(C,compression),开放气道(A,airway),人工呼吸(B,breathing),及电除颤(D,defibrillation)。ACLS 是指由专业急救人员到达现场或在医院内进行,通过人工气道的建立、机械通气、循环辅助设备、特殊药物应用等促进自主循环的恢复或维持循环、呼吸功能。

二、成人基本生命支持

现场复苏程序及基本要求

1. 判断患者反应 一旦发现患者无反应或目击一个成年人突然神志不清,在确定周围环境安全后,施救者立即拍打患者的双肩及呼叫"你怎么样啦?",若患者无反应则启动紧急医疗救援服务系统(emergency medical service,EMS)。专业急救者则在检查反应同时检查有无呼吸或有无正常呼吸(即仅仅是濒死样喘息),应现场立即开始 CPR。图 3-5-1 所示为专业人员进行的意识判断、开放气道和呼吸检查的示意图。

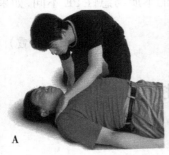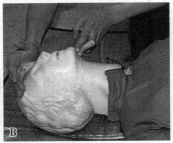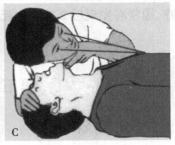

图 3-5-1 现场判断意识和呼吸的标准操作步骤
A. 拍打和呼唤;B. 开放气道;C. 检查呼吸

2. 启动 EMS
(1) 如果条件允许应拨打急救电话,然后立即开始 CPR。
(2) 对应严重创伤、溺水、中毒等导致呼吸心搏骤停的患者,应先行 CPR 再电话呼救,并

可由医务人员在电话里提供初步的救治指导。

（3）如果多人在场，应同时启动 EMS 和 CPR。

（4）若无法确定救治程序，则应优先进行 CPR。

3. 患者的体位　将患者仰卧位放在坚固的平面上，双上肢放置于身体两侧。若患者被发现时已在坚固的平面上（如地面），则注意排除患者身体下的硬物以避免 CPR 过程造成损伤。但怀疑患者有头颈部创伤时，应保持轴线翻身。

4. 循环支持

（1）脉搏检查：但非专业急救者遇到呼吸停止或呼吸不正常的无意识患者，应立即开始持续胸外按压，无需进行生命体征的评估，直至自动体外除颤仪和专业急救者到达现场。对于专业急救者，要求检查脉搏，在 10 秒内确认有无脉搏。检查的方法为患者仰头后，急救者一手按住前额，用另一手的示指、中指找到气管，两指下滑到气管与颈侧肌肉之间的沟内即可触及颈动脉搏动（图 3-5-2）。若不能确定是否存在颈动脉搏动，则应立即开始胸外按压。

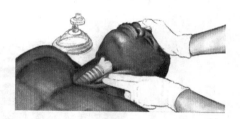

图 3-5-2　触诊颈动脉的方法

（2）胸外按压：急救者跪在患者的胸部旁或站在患者的床旁，用手指触到患者一侧的胸廓下缘（靠急救者侧），手指向中线滑动，找到肋骨与胸骨连接处，将一只手的掌根紧靠手指的患者胸骨的下半部，然后把另一只手的掌根放在第一只手上面，两手平行重叠，手指不能用力向下按压（图 3-5-3）。高质量的胸外按压包括：A. 肘关节伸直，上肢呈一直线，双肩对双手，保证每次按压与胸骨垂直；B. 给予足够频率的胸外按压：100~120 次 / 分；C. 给予足够深度的胸外按压：成人按压深度 5~6cm，婴儿和儿童按压深度至少达到胸廓前后径的 1/3，婴儿大约 4cm，儿童大约 5cm；D. 每次按压后让胸廓完全回弹，放松时双手不要依靠胸壁。若多

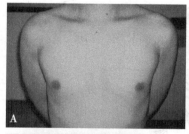
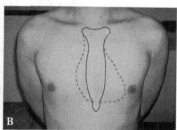
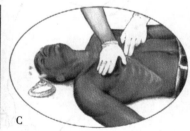
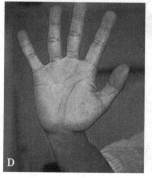
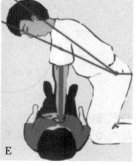

图 3-5-3　胸外心脏按压的标准操作方法示意图

A~C. 胸外按压部位；D. 手掌按压部位；E. 按压姿势：以髋关节为支点，手臂垂直下压 5~6cm

人急救则每 2 分钟交换一次按压职责；E. 尽可能减少胸外按压的中断，尽可能将中断控制在 10 秒钟以内。

5. 开放气道　应先去除气道内异物。如无颈部创伤，清除患者口中的异物和呕吐物时，可一手按压开下颌，另一手用示指将固体异物钩出，或用指套或指缠纱布清除口腔中的液体分泌物。

对于没有头或颈部创伤的患者，急救者应该使用仰头抬颏法开放气道。此法为将一手放在患者前额，用手掌用力向后推额头，使头部后仰，另一手指放在下颏骨处，向上抬颏。向上抬动下颏时，避免用力压迫下颏部软组织，避免人为造成气道阻塞（图 3-5-4）。

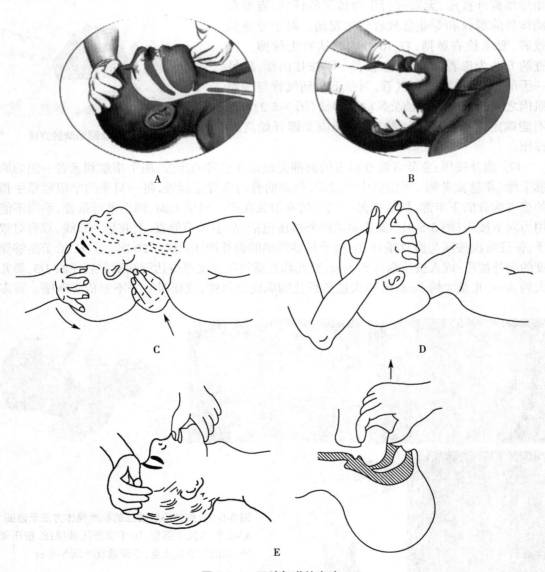

图 3-5-4　开放气道的方法
A. 仰头抬颏法；B. 托下颌法；C. 仰头抬颈法；D. 单纯托起下颌；E. 舌 - 颌上举法

6. 人工呼吸 无论以何种方式进行人工呼吸均应持续吹气一秒以上，以保证进入足量的气体并明显抬高胸廓。成人的施救按压 - 通气比率为 30∶2；儿童、婴儿单人施救按压 - 通气比率为 30∶2，2 名医务人员施救的条件下按压 - 通气比率为 15∶2。使用高级气道通气后，应每 6~8 秒钟 1 次呼吸（每分钟 8 至 10 次呼吸）。

（1）口对口呼吸：首先开放患者气道，并捏住患者的鼻孔防止漏气，急救者和患者口对口密封，缓慢吹气，每次吹气应持续一秒钟以上，确保观察到胸廓起伏，然后正常吸气（不需深吸气），再进行第二次呼吸。

（2）口对鼻呼吸：若患者口腔有严重损伤或口腔不能打开，或者口对口很难密闭时，推荐进行口对鼻通气。

（3）用球囊和面罩通气：急救者可用空气或氧气做球囊 - 面罩通气。球囊 - 面罩装置可以在没有高级气道时产生正压通气，因此会导致胃胀气。对于成人患者，如果气道开放得好，面罩与脸之间能密闭，要达到所需潮气量，用 1L 容量的气囊要挤压大约 2/3，用 2L 球囊时要挤压大约 1/3。

7. 除颤与除颤方法 早期除颤对于心搏骤停的存活极其关键，原因是：院外目击的心搏骤停的常见初始心律是心室颤动，心室颤动的治疗方法为除颤，除颤成功的概率随时间的流逝而迅速下降。研究表明如果没有实施 CPR，从患者倒下到除颤每过去一分钟，心室颤动导致心搏骤停的存活率就下降 7%~10%。因此，目前多主张在条件具备时尽可能实施除颤，即使在没有心电依据时也应如此。

（1）除颤与 CPR：如果任何急救者目睹发生院外心搏骤停且现场有自动除颤器（AED），急救者应从胸外按压开始心肺复苏，并尽快使用 AED。在院内发生心搏骤停，应立即进行心肺复苏，一旦除颤仪准备就绪就立即除颤。对于院外发生的心搏骤停且持续时间 >4~5 分钟或者无目击者的心搏骤停患者，可以考虑进行 1.5~3 分钟的心肺复苏（5 个周期的 CPR），一旦除颤仪准备就绪就立即除颤。

（2）除颤方法：安放电极（图 3-5-5）：右电极：右锁骨下胸骨右缘第 2 肋间处；左电极：左乳头下方心尖处，电极板中心在左腋前线第 5 肋间。除颤前非目击者除颤前先给予 CPR 两分钟使心肌氧合改善，如 ECG 显示为粗颤，其除颤效果更好。除颤电极要紧贴皮肤，并涂一层导电糊或用盐水浸湿的纱布放在患者的胸壁皮肤上，防止灼伤皮肤。

（3）除颤方案：除颤能力选择：单相波首次电击，其能量选择 360J；双相波除颤首次能量选择为 150~200J。第二次、第三次除颤使用同等能量。

除颤后立即进行 5 个周期 30∶2 的心脏按压（约 2 分钟）后再进行循环评估，其原因是除颤后最初几分钟心脏不能有效泵血，不能有效灌注，除颤后立即进行几分钟 CPR 直至适当的灌注出现，减少心脏按压中断时间。

研究证据表明，单次电击除颤方案较 3 次电击方案可显著提高存活率。如果 1 次电击不能消除心室颤动，再进行一次电击的递增优势很小，与马上进行再次电击相比，尽快恢复人工心肺复苏操作可能更有价值。所以支持进行单次电击，之后立即进行心肺复苏而不是连续电击以尝试除颤的建议。

目前尚不确定儿童患者的最佳除颤剂量。可以使用 2~4J/kg 的剂量作为初始除颤能量，但为了方便培训，可考虑使用 2~4J/kg 的首剂量。对于后续电击，能量级别应至少为 4J/kg 并可以考虑更高能量级别，但不超过 10J/kg 或成人最大剂量。

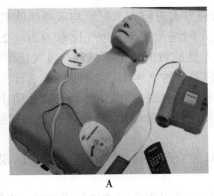

A

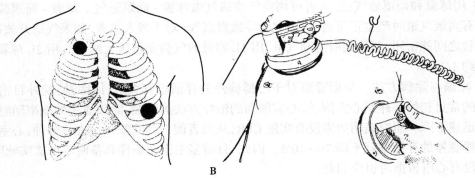

B

图 3-5-5　除颤电击位置

成人心搏骤停操作流程图（2015 AHA 更新，图 3-5-6）。

三、高级生命支持

高级生命支持是在 BLS 的基础上同时应用附属器械和特殊技术建立和维持有效的通气和循环；给予心电监护；建立和维持静脉通路及使用复苏药物；尽快明确心脏或呼吸停止患者的致病原因并行对症治疗。

（一）通气与氧供

1. 氧浓度　成人 CPR 期间最佳的吸氧浓度还没有确定。目前没有足够证据证明成人短时间 CPR 期间 100% 浓度吸氧会出现毒性。CPR 期间经验性使用 100% 的吸氧浓度可提高动脉血氧含量。所以复苏期间使用 100% 的吸氧浓度是合理的。

在 CPR 过程中，每 30 次胸部按压之后利用短暂的间歇（大约 3~4 秒）进行人工呼吸。当高级气道（如气管内插管、食管气管插管或者喉罩气道）建立后，急救者应每分钟给予 8~10 次通气，每次通气维持 1 秒钟，同时给予 100~120 次 / 分的胸部按压。对于存在严重的阻塞性肺疾病以及呼气阻力增加的患者，应用低呼吸频率（6~8 次 / 分）。

2. 机械通气　自动转运呼吸机（automatic transport ventilator，ATV）无论院内还是院外 SCA，ATV 均可用于已建立人工气道的成年患者，对于未建立人工气道的成年 SCA 患者，可使用不具备呼气末正压（positive end-expiratory pressure，PEEP）功能的 ATV。如果 ATV 潮气量可调，潮气量的设置应使胸廓有明显的起伏（6~7ml/kg 或 500~600ml），且送气时间 >1 秒。如未建立人工气道，急救者应提供一个渐升渐降的压力以避免胃胀气的发生。一旦建立人

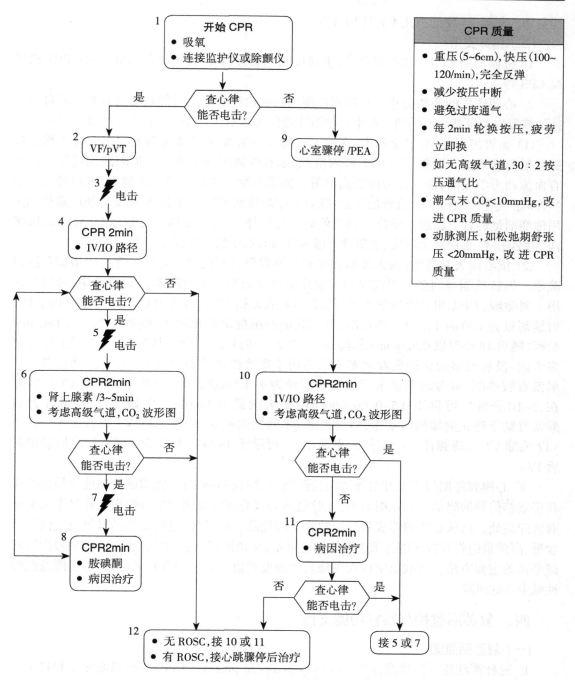

图 3-5-6 成人心跳骤停操作流程图(2015AHA)
IV. 静脉注射;IO. 骨髓腔内注射

工气道,CPR 期间呼吸频率应为 8~10 次 / 分。一个对 73 例气管插管患者的研究显示,绝大多数患者发生院内或院外 SCA 时,使用 ATV 与使用带储氧袋的面罩比较,血气分析指标没有差别。ATV 的缺点包括需要氧源和电源。因此,急救者应配备有效的带储氧袋的面罩作

为备用。年龄 <5 岁的小儿不宜使用 ATV。

（二）循环支持

1. 机械辅助 CPR　如阻阈设备、主动按压 - 减压 CPR、充气背心 CPR（vest-CPR）、机械泵 CPR 等。

2. 心搏骤停的药物治疗　心搏骤停期间药物治疗的主要目的是促进有灌注的自主心律的恢复以及维持。但早期复苏中药物治疗地位远远不如心脏按压和人工呼吸重要。

（1）血管加压药：A. 肾上腺素：在成人心搏骤停期间，每 3~5 分钟使用 1mg 肾上腺素静脉注射是合理的。高剂量可用于特殊情况，如 β 受体阻滞剂或钙通道阻滞剂过量。如果有血流动力学监测，也可以考虑更高剂量。如果静脉通道延误或无法建立，可用肾上腺素 2~2.5mg 气管内给药。B. 血管加压素：联合使用加压素和肾上腺素，单独使用加压素相比使用标准剂量的肾上腺素在治疗心搏骤停时没有优势。因此，加压素已被 2015 AHA 新版指南"除名"。C. 去甲肾上腺素、去氧肾上腺素并没有被证实有提高存活率。

（2）抗心律失常药物：尚无证据表明对心搏骤停常规使用抗心律失常药能增加存活出院率。但胺碘酮与利多卡因或安慰剂相比能增加短期存活出院率。A. 胺碘酮：可以考虑用于对除颤、CPR 和血管加压要无反应的 VF 或无脉 VT 患者的治疗。首剂为 300mg IV，后续剂量为 150mg IV。VF 终止后，可用胺碘酮维持量静脉滴注，最初 6 小时以 1mg/min 给药，随后 18 小时以 0.5mg/min 给药，第一个 24 小时用药总量控制在 2.0~2.2g 之间。B. 利多卡因：没有足够的证据推荐利多卡因使用于难治性室性心动过速 / 心室颤动患者。如果没有胺碘酮，可考虑利多卡因。初始剂量为 1~1.5mg/kg IV，如果 VF/ 无脉 VT 持续存在，5~10 分钟后可再用 0.5~0.75mg/kg IV，最大剂量为 3mg/kg。C. 硫酸镁：静脉注射硫酸镁有助于终止尖端扭转室速，但对正常 QT 间期的不规则 / 多形性 VT 患者无效。如果 VF/ 无脉 VT 心搏骤停与尖端扭转室速相关，可给予 1~2g 硫酸镁 5% 葡萄糖注射液稀释后 IV。

（3）心搏骤停期间不推荐常规使用的药物：A. 阿托品：阿托品能阻断胆碱能介导的心律和房室结传导的降低。有证据表明，无脉电活动或心室停搏期间常规使用阿托品不太可能有治疗益处。已从心搏骤停流程图中删除了阿托品。B. 碳酸氢钠：适当的有氧通气恢复氧含量、高质量的胸外按压维持组织灌注和心排量，尽快恢复自主循环是恢复心搏骤停期间酸碱平衡的主要方法。碳酸氢钠应在碳酸氢根浓度或血气分析的资料来治疗，尽量降低医源性碱中毒的风险。

四、复苏后监护与器官功能支持

（一）复苏后监测

1. 冠脉灌注压　冠脉灌注压（coronary perfusion pressure，CPP）与心肌血流量和自主循环恢复相关。>15mmHg 是自主循环恢复的前奏。复苏中应最大限度提高动脉舒张压以提高 CPP。

2. 动脉血气分析　主要用来了解低氧血症的程度和通气是否适当。动脉血 CO_2 分压（$PaCO_2$）是反映通气是否适当的指标，如果通气持续稳定，$PaCO_2$ 升高可能是潜在的灌注改善的标志。

3. 呼气末 CO_2 监测　作为自主循环恢复的指标，可用来指导治疗。与心输出量、CPP、

二氧化碳图波形

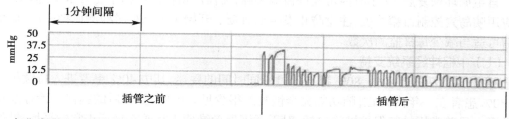

二氧化碳图用于确认气管插管位置。该二氧化碳描记功能在插管期间，在竖轴上显示不同时间的呼出二氧化碳(P_{ETCO_2})分压，单位是mmHg,患者插管后，就会检测呼出二氧化碳，用于确认气管插管的位置。呼吸期间的P_{ETCO_2}会不断变化，并在呼气末达到最高值

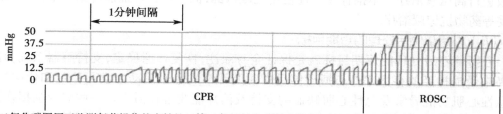

二氧化碳图用于监测复苏操作的有效性。第二条二氧化碳图迹线在竖轴上显示不同时间的P_{ETCO_2}，单位是mmHg。该患者已插管，正在对其进行心肺复苏操作。请注意，通气速率约为每分钟8~10次人工呼吸。以略高于每分钟100次的速率持续进行胸外按压，但不会连同该迹线一起显示。第一分钟内的初始P_{ETCO_2}低于12.5mmHg，指示血流非常小。在第二分钟和第三分钟，P_{ETCO_2}上升到12.5~25mmHg之间，这与后续复苏过程中的血流增加情况一致。第四分钟会恢复自主循环(ROSC)。ROSC可通过P_{ETCO_2}(仅在第四条竖线后可见)突然上升到40mmHg以上确定，这与血流的显著增加一致

图 3-5-7　二氧化碳图用于监测复苏操作的有效性

复苏成功等有关。自主循环恢复后,持续或间断监测呼气末 CO_2 浓度,可了解气管导管是否在气管内(图 3-5-7)。

（二）循环功能支持

ACS 是导致心搏骤停的最主要的原因,在自主循环恢复后,应尽早进行 12 导联心电图、胸部 X 线、超声心动图、电解质和心肌标志物检查及有创血压监测。一旦发现为 STEMI 者应尽早给予 PCI 治疗。相关治疗参照有关 ACS 指南。

（三）呼吸功能支持

部分患者仍需要机械通气和高浓度氧疗,注意避免过度通气。胸部 X 线检查,及时发现与处理复苏后心肺并发症(如气胸、气管导管移位等)。适当镇静,尽量少用肌肉松弛药。

（四）肾功能支持

监测尿量,检查尿常规、血尿素氮和肌酐。对非肾前性肾功能不全,若血压稳定宜早期进行血液净化治疗。

（五）控制体温

院外 VF 或院内外非 VF 所致的 SCA,以及自主循环恢复后无意识但有满意血压的患者,应尽早开始亚低温治疗。溺水、低温所致的 SCA 及复苏后低体温患者一般不实施诱导低温。亚低温治疗的方法:通过血管内置入冷却导管,膀胱内注入冰生理盐水,应用冰毯、冰袋、冰帽等,迅速将患者体温降至 32~34℃,持续 12~24 小时。所有 SCA 患者均应避免高热。

（六）控制血糖

自主循环恢复后 12 小时内可允许血糖偏高,无需严格控制血糖于正常水平,但 12 小时后应用胰岛素控制血糖浓度,注意防止发生低血糖。开始至少每小时检测血糖一次,血糖稳定后可适当减少每日监测次数。

（七）中枢神经系统支持

经 CPR 存活的患者中,80% 都经历过不同时间的昏迷,其中 40% 患者进入持续植物状态,80% 患者在一年内死亡,脑功能完全恢复的很少见。因此,复苏后的脑保护治疗显得尤为重要。目前常用的脑保护措施包括:对无意识患者维持正常或略高于正常的平均动脉压;控制高热,诱导低温(亚低温治疗),尤其注意保持头部低温;酌情应用脱水剂和神经营养药;积极进行高压氧治疗。不推荐预防性使用抗癫痫药,但一旦出现抽搐可给予地西泮或苯巴比妥等药物抗惊厥治疗。

（八）心搏骤停后处理的短期目标

心搏骤停后处理的短期目标就是保证全身灌注,恢复代谢稳定,支持脏器系统功能以提高未受损神经的存活率。心搏骤停后的时期常常发生血流动力学不稳定和代谢异常。对急性心肌功能异常及急性心肌缺血的支持及治疗能改善存活率。一些减少脑损伤的措施,如亚低温治疗,能改善存活率及神经学的康复。在这个时期每个脏器系统都是危险的,患者也很容易发生多器官功能障碍。心搏骤停后各种问题的综合治疗需要多学科协同,包括危重方面、心脏学、神经学等,需要给予良好的监护和综合治疗,以达到患者全面的复苏。

五、复苏的质量的监控和管理

心肺复苏是社会和医院急救的系统工作,其中最为关键的是各个环节的时间管理,急救团体的熟练技能和默契配合,也是取得复苏成功的关键,复苏中应做好以下的登记和管理:发生心搏骤停的时间、地点、有无非心源性病因、接到求救电话时间、救护车出发时间、确定心脏停搏、目击者询问、开始实施心肺复苏时间、最初心电图、给予各类药物的时间、除颤时间、自主循环恢复时间、最后病情、到达急诊室时患者的病情、离开急诊室时患者的病情、住院时患者的病情、出院时患者的病情、出院时间和死亡时间等,上述时间点的记录必须精确到分钟。急救者应记录好每次复苏的情况,定期进行质量分析,不断改进复苏方法,并进行反复的整个医疗团队的整体复苏训练,以逐步提高团队的心肺复苏成功率。

（钱洪津）

第六节　急性心肌梗死的康复计划

随着经济的发展和人民生活水平的提高,心脑血管疾病的发病率和死亡率日趋增高,已经成为重大的公共卫生问题。2016 年 5 月 10 日,国家心血管病中心发布《中国心血管病报告 2015》指出,心血管疾病死亡占我国城乡居民总死亡原因的首位,农村为 44.6%,城市为 42.51%。每 5 例死亡者中就有 2 例死于心血管疾病。其中,相关统计数据表明,急性心肌梗死(AMI)的死亡率年均增长是最快的,2002~2014 年 AMI 死亡率总体呈上升态势,从 2005

年开始呈快速上升趋势。无论城市、农村、男性或女性，AMI死亡率均随年龄的增长而增高，40岁开始显著上升，其递增趋势近似于指数关系。AMI死亡率高，危害性大，已经成为威胁人类生命健康的"第一杀手"。

先进的心脏诊疗技术的普及，特别是急诊PCI的广泛开展，使AMI抢救成功率有了显著的增高，但长期观察AMI患者的死亡率并没有明显下降，这是因为先进的心脏治疗技术只能解决急性问题，但要进一步改善部分患者的心脏功能，提高其日常生活质量，促使其最终回归社会，还需加强心脏康复。

心脏康复开展已有50多年的历史，已经与心血管疾病的临床治疗密不可分，可以大大提高临床治疗的有效性，大幅度降低心血管疾病患者的死亡率和复发率。针对AMI患者的心脏康复越来越受到关注，已成为现代心脏康复医学的重要发展领域。本文就AMI患者的心脏康复计划相关内容进行介绍。

一、心脏康复的概念

自1964年世界卫生组织（WHO）成立心血管康复委员会并提出心脏康复的最初概念，历经数十年发展，2007年美国心肺康复协会/美国心脏病学会基金会/美国心脏协会（AACVPR/ACCF/AHA）将心脏康复定义为一项综合的长期计划，其内容包括医疗评估、运动处方、纠正心血管疾病危险因素、教育、咨询及行为干预等，其最终目的在于减少心血管疾病对患者心理和生理的影响，控制心血管疾病的症状，稳定并逆转疾病的进程，提高患者的生活质量，促使其重返社会，减少猝死及再发急性心血管事件的风险。心脏康复在西方发达国家已有50多年的发展历史，已取得广泛的循证医学证据支持，荟萃分析显示，心脏康复降低心肌梗死后患者全因死亡率8%~37%，降低心血管死亡率7%~38%，而AMI接受心脏康复的患者1年内猝死风险降低45%，因此心脏康复已陆续被各国指南所推荐，用于改善心肌梗死患者预后。然而，全球心脏康复的参与率和执行效率依旧很低，特别是发展中国家平均只有28.2%的参与率。而我国的心脏康复工作现阶段刚刚起步，参与率低、缺乏系统科学管理，相关统计数据显示，约76%的大型医疗机构尚未开展心脏康复，面对日渐增加的AMI发病率及死亡率，心脏康复工作的执行更是迫在眉睫。

二、AMI心脏康复的目的和意义

AMI心脏康复的目的不仅是体力训练，更多是使患者能够更好的协调疾病与生活，对自己的健康负责。通过心脏康复改善患者心脏功能，使患者形成对慢性疾病的心理适应，并使患者建立可以改善远期预后的长期行为与生活方式。

心脏康复可引导患者获得健康的生活方式和积极的生活态度，提高患者生活质量，最终使患者回归正常的家庭和社会生活；可提升患者应对心血管急性事件和慢性稳定期的能力；可减少住院时间，降低再住院率、死亡率，减轻家庭及社会负担，其临床疗效及经济社会价值已得到广泛认同。

三、AMI心脏康复的分期

根据2013年4月出版的《冠心病康复与二级预防中国专家共识》，冠心病心脏康复主要分三期，院内康复期（第Ⅰ期）、院外早期康复/门诊康复期（第Ⅱ期）、院外长期康复/社区或家

庭康复期(第Ⅲ期),对于 AMI 的心脏康复患者同样适用,心脏康复分期详见表 3-6-1。

表 3-6-1　AMI 心脏康复分期

期别	第Ⅰ期(院内康复期)	第Ⅱ期(院外早期康复 / 门诊康复期)	第Ⅲ期(院外长期康复 / 社区或家庭康复期)
时间	病情稳定:入院 24 小时内开始 病情不稳定:术后 3~7 天开始,酌情决定	出院后 1~6 个月、PCI 或 CABG 术后 2~5 周开始	门诊康复后或心血管事件 1 年后
目的	缩短住院时间,促进日常生活及运动能力的恢复,增加患者自信心,减少心理痛苦,减少再住院;避免卧床带来的不利影响	最大程度恢复或提高患者日常生活及运动功能,综合措施控制危险因素,促进患者回归社会	预防心血管事件再发,形成健康生活和运动习惯,促进社会心理状态恢复
内容	1. 早期病情评估　一般评估,危险因素 2. 患者教育　生存教育和戒烟 3. 运动康复及日常生活指导 4. 出院计划　出院运动及日常生活指导、运动功能状态评估、复诊计划	1. 一般临床评估 2. 心肺运动实验及危险分层 3. 纠正不良生活方式 4. 用药管理 5. 常规运动康复 有氧训练、抗阻训练、柔韧性训练、协调训练、平衡训练等 6. 日常生活指导 7. 恢复工作等能力指导 8. 其他康复方法	1. 运动康复 2. 危险因素控制 3. 循证用药 4. 定期复诊

注:PCI,经皮冠状动脉介入治疗;CABG,冠状动脉旁路移植术

四、AMI 心脏康复计划的组成

　　为了方便临床心脏康复工作的开展,我们根据现行的心脏康复指南和专家共识,结合心脏康复的内涵,将 AMI 心脏康复计划分为 5 部分,包括:运动康复、营养与饮食计划、戒烟管理、心理治疗及循证用药。

　　(一) AMI 的运动康复

　　1. AMI 运动康复的对象　　以无心脏合并症患者为主,即无严重心律失常、无充血性心力衰竭、无心源性休克和低血压状态、无明显的持续和发作性胸痛。有合并症的患者,只有在合并症得到稳定的控制之后,才可以逐渐开始康复程序。此外,有些学者认为虽无心脏合并症,但有心外疾病,如肺气肿、贫血、骨关节病、神经精神疾病等也应排除在外。相关文献显示,大面积心肌梗死后,即使患者 NYHA 心功能分级为Ⅲ级或Ⅳ级也可以从运动训练中获益,但需要定期对其心脏的大小及左室功能进行评估。

　　AMI 运动康复需要保证患者安全的前提下进行,所以必须在运动治疗前对患者进行运动风险评估,根据危险分层方案评价患者运动风险,然后再制订个体化的运动处方,临床上应根据 AMI 心脏康复的分期对患者制订不同的运动方案:

　　(1) 第Ⅰ期(院内康复期):目的是帮助患者恢复体力及日常生活能力,出院时达到生活基本自理。早期运动康复计划应循序渐进,病情重、预后差的患者应缓慢开展,反之可适度加

快进程。一般来说,患者一旦脱离急性危险期,病情处于稳定状态,运动康复即可开始。参考标准:①过去 8 小时内无新发或再发胸痛;②心肌损伤标志物水平(肌酸激酶和肌钙蛋白)没有进一步升高;③无明显心力衰竭失代偿征兆(静息时呼吸困难伴湿性啰音);④过去 8 小时内无新发严重心律失常或心电图改变。

通常康复干预于入院 24 小时内开始,如果病情不稳定,应延迟至 3~7 天以后酌情进行。早期康复根据危险分层及急诊 PCI 和择期 PCI 不同的住院特点,可拟定不同的具体康复程序,详见表 3-6-2 和表 3-6-3。这个时期患者运动康复和恢复日常活动的指导必须在心电和血压监护下进行,运动量宜控制在较静息心率增加 20 次 / 分左右,同时患者感觉不大费力(Borg 评分 <12,Borg 评分见表 3-6-4)。如果运动或日常活动后心率增加大于 20 次 / 分,患

表 3-6-2　中、高危患者(急诊 PCI,多支病变或未完全血运重建)后的 1 周康复程序

	第一阶段	第二阶段	第三阶段	第四阶段	第五阶段	第六阶段
时间	第 1 天	第 2 天	第 3 天	第 4 天	第 5 天	第 6~7 天
能量消耗	1~2METs	1~2METs	2~3METs	3~4METs	4~5METs	5~7METs
生活料理	绝对卧床,在护理人员帮助下进食	在床上自己进食,在护理人员协助下洗脸、修指甲、梳头、擦浴、刷牙	可在床上坐 1~3 小时,在床边擦洗	椅上自己进餐,可在椅上坐 1~3 小时,在他人帮助下擦身、穿、脱衣服	可在椅子上坐 2~4 小时,自己擦身、穿、脱衣服	继续前述活动,可稍强于原来强度的活动
步行活动与锻炼	穿刺部位加压包扎 12 小时,被动活动关节、大肌群	主动活动对侧肢体,穿刺侧制动 12 小时后可床边用马桶	可下床站立,走到盥洗室,病房内走动 25~50m	允许在走廊内慢行 75~100m	慢走 200~350m 或踏车 50~75W(上午),下午可上、下一层楼	步行 400~500m,每日 2 次,可上、下二层楼
娱乐	病情稳定后允许听收音机	允许看报	允许会客、谈话	允许看书、报、杂志	允许看电视	
宣传教育	介绍 CCU,解除顾虑	介绍心肌梗死及心脏康复程序	介绍心脏解剖及冠心病发病机制	介绍冠心病易患因素(高血压、吸烟等)	讲解药物,饮食,运动与监测,性生活	讲解随访事项,心理咨询及注意事项
其他	4~6 小时拔除鞘管,下肢制动 12 小时	开始脱离 CCU 监护	有条件应作心电遥测监护	教会患者做脉率自测	亚极量运动试验	
注意事项	多饮水	每次活动后应休息 15~30 分钟	每次活动后应休息 15~30 分钟	各种活动都要在可耐受的情况下进行	各种活动的时间应控制在 15~30 分钟	准备安排出院

注:PCI,经皮冠状动脉介入治疗;CCU,冠心病重症监护室;本程序适用于中、高危患者(急诊 PCI,多支病变或未完全血运重建)术后早期康复:①本程序应个体化:根据患者对程序活动的反映决定下一步的程序安排,住院时间可缩短或延长;②活动须在监护下进行,应密切观察活动指标的变化;③本程序第 4 天起的步行距离适用于桡动脉穿刺者;而对于股动脉穿刺者要代之以上肢运动,如体操等,因一周内应避免穿刺部位关节(下肢)的大幅度运动;④暂停活动指标,活动中遇有下列情况应立即停止,然后视情况延长活动程序:A. 心率≥110 次 / 分;B. 出现心绞痛、胸闷、气短、心悸、眩晕、晕厥、面色苍白、大汗等表现;C. 活动时 ST 下移≥0.1mV,或上移≥0.2mV;D. 收缩压上升 20mmHg,或反而下降≥10mmHg;E. 出现严重心律失常;F. 运动试验可早在 PCI 后 1 周进行,但更常见的是在 PCI 后 2~5 周进行,而且要在术后 3~6 个月至少再做一次,评价是否发生了再狭窄,对于评价体力,制订运动处方也有作用

表 3-6-3　择期经皮冠状动脉介入治疗（PCI）后的（1~3 天）康复程序

时间	第一天	第二天	第三天
能量消耗	2~3METs	3~5METs	6~7METs
生活料理	经桡动脉穿刺患者可下床上厕所、擦脸、进食等简单生活活动（应避免使用穿刺侧上肢），经股动脉穿刺患者需卧床约 12 小时	可生活自理，自己进食，进行洗漱、擦身等活动	
步行活动与锻炼	穿刺部位加压包扎 12 小时，经桡动脉穿刺患者术后即可床边坐位及床旁轻微活动	经股动脉穿刺患者下床站立及慢步行走；经桡动脉穿刺患者可床旁站立，走动 5~10 分钟，2~3 次 / 天	床旁站立，大厅走动 5~10 分钟，3~4 次 / 天，上 1~2 层楼梯或固定踏车训练，坐位淋浴
娱乐	病情稳定后允许听收音机	允许会客、谈话，看书报，看电视	
宣传教育	介绍 CCU，解除顾虑	介绍冠心病易患因素（高血压、吸烟等）及不良生活方式的矫正	出院前教育，包括随访事项，脉率等简易运动指标的自测，用药注意事项等
其他注意事项	紧急情况的处置	运动时间以 10~30 分钟为宜。运动强度在 RPE 11（稍轻）~13（稍累）级，靶心率以休息心率增加 20~30 次为宜	准备出院

注：PCI，经皮冠状动脉介入治疗；CCU，冠心病重症监护室；RPE，自感劳累分级法。本程序适用于低危患者（择期 PCI）的早期康复，此类患者由于无急性心肌损伤，心功能及体力无急速下降，危险程度相对较低，住院时间短。由于穿刺伤口尚未痊愈，一周内应避免穿刺部位关节的大幅度运动，故本程序第 2、3 天的步行距离仅适用于桡动脉穿刺者，对于股动脉穿刺者不宜进行下肢大的运动，应代之以上肢运动，如体操等

表 3-6-4　对自我感知劳累用力程度进行计分的 Borg 评分表

Borg 评分（分）	自我理解的用力程度
6~8	非常非常轻
9~10	很轻
11~12	轻
13~14	有点用力
15~16	用力
17~18	很用力
19~20	非常非常用力

者感觉费力，宜减少运动量或日常活动。另外需指出，CABG 患者术后需进行呼吸训练，用力咳嗽，促进排痰，预防肺部感染。

　　患者出院前应制订好出院计划，给予出院后的日常生活及运动康复指导，告诉患者出院后注意事项；评估出院前功能状态，如病情允许，建议出院前行运动负荷试验或 6 分钟步行试验，客观评估患者运动能力，为指导日常生活或进一步运动康复计划提供客观依据；并告知患者复诊时间，重点推荐患者参加院外早期心脏康复计划。

（2）第Ⅱ期（院外早期康复/门诊康复期）：对 AMI 恢复期、PCI 或 CABG 后 6 个月内的患者，建议尽早进行运动康复计划。同时应除外暂缓康复治疗的患者，即不稳定型心绞痛，心功能Ⅳ级，未控制的严重心律失常，未控制的高血压（静息收缩压 >160mmHg 或静息舒张压 >100mmHg）。

运动负荷试验是患者进行运动康复前最重要检测指标，用于诊断、预后判断、日常生活指导和运动处方制订以及疗效评定。常用的运动负荷试验方法有心电图运动负荷试验和心肺运动负荷试验，后者方法更准确，但设备昂贵且操作的要求较高。两种测试方法均有一定风险，须严格掌握适应证和禁忌证以及终止试验的指征，保证测试安全性。较低水平的次级量运动试验常用于 AMI 后 4~6 天的住院患者，作为早期运动康复的指导或为评价患者日常生活活动的能力提供依据。而症状限制性运动试验设计为直到患者出现运动试验必须终止的症状和体征才停止，通常用于 AMI 后 14 天以上的患者。如果无设备条件完成运动负荷试验，可酌情使用 6 分钟步行试验、代谢当量活动问卷等替代方式。

根据患者的评估及危险分层，给予有指导的运动。经典的运动康复程序包括 3 个步骤：第一步：准备活动，即热身运动，多采用低水平有氧运动，持续 5~10 分钟；第二步：训练阶段，包括有氧运动、阻抗运动、柔韧性运动等，总时间 30~90 分钟，有氧运动是基础，阻抗运动柔韧性运动是补充；第三步：放松运动，可以是慢节奏有氧运动的延续或柔韧性训练，根据病情轻重可持续 5~10 分钟，病情越重放松运动的持续时间宜越长。

1）有氧运动：①常用有氧运动方式有行走、慢跑、骑自行车、游泳、爬楼梯，以及在器械上完成的行走、踏车、划船等，每次运动 20~40 分钟；②建议初始从 20 分钟开始，根据患者运动能力逐步增加运动时间；③运动频率 3~5 次/周，运动强度为最大运动强度的 50~80%；④体能差的患者，运动强度水平设定为 50%，随着体能改善，逐步增加运动强度；⑤对于体能好的患者，运动强度应设为 80%。通常采用心率评估运动强度；⑥常用的确定运动强度的方法有：心率储备法、无氧阈法、目标心率法、自我感知劳累程度分级法。其中，前三种需心电图负荷试验或心肺运动负荷试验获得相关参数。推荐联合应用上述方法。A. 心率储备法：此法不受药物（β 受体阻滞剂等）的影响，临床上最常用，方法如下：目标心率 =（最大心率 − 静息心率）× 运动强度 %+ 静息心率。例如：患者最大心率 160 次/分，静息心率 70 次/分，选择的运动强度为 60%，目标心率 =（160–70）×60%+70=124 次/分。B. 无氧阈法：无氧阈水平相当于最大摄氧量的 60% 左右，此水平的运动是冠心病患者最佳运动强度，此参数需通过运动心肺试验或血乳酸阈值获得，需一定的设备和熟悉的技术人员。C. 目标心率法：在静息心率的基础上增加 30 次/分。此方法简单方便，但欠精确。D. 自我感知劳累程度分级法：多采用 Borg 评分表（6~20 分），通常建议患者在 12~16 分范围内运动。

2）阻抗运动：冠心病的阻抗运动形式多为循环阻抗力量训练，即一系列中等负荷、持续、缓慢、大肌群、多次重复的阻抗力量训练，常用的方法有利用自身质量（如俯卧撑）、哑铃或杠铃、运动器械以及弹力带。每次训练 8~10 组肌群，躯体上部和下部肌群可交替训练，每周 2~3 次或隔天 1 次，初始推荐强度为：上肢为一次最大负荷量（1-RM，即在保持正确的方法且没有疲劳感的情况下，一个人仅一次重复能举起的重大重量）的 30%~40%，下肢为 50%~60%，Brog 评分 11~13 分。应注意训练前必须有 5~10 分钟的有氧热身，最大运动强度不超过 50%~80%，切记运动过程中用力呼气，放松时吸气，不要憋气，避免 Valsalva 动作。

阻抗运动的时期选择：PCI 后至少 3 周，且应在连续 2 周有医学监护的有氧训练之后进

行;心肌梗死或 CABG 后至少 5 周,且应在连续 4 周有医学监护的有氧训练之后进行;CABG 后 3 个月内不应进行中到高强度上肢力量训练,以免影响胸骨的稳定性和胸骨伤口的愈合。

3) 柔韧性运动:骨骼肌最佳功能需患者的关节活动维持在应有范围内,保持躯干上部和下部、颈部和臀部的灵活性和柔韧性尤其重要,如果这些区域缺乏柔韧性,会增加慢性颈肩腰背痛的危险。训练原则应以缓慢、可控制的方式进行,并逐渐加大活动范围。训练方法:每一部位拉伸时间 6~15 秒,逐渐增加到 30 秒,如可耐受可增加到 90 秒,期间正常呼吸,强度会有牵拉感觉同时不感觉疼痛,每个动作重复 3~5 次,总时间 10 分钟左右,每周 3~5 次。

4) 安全的运动康复除制订正确的运动处方和医务人员指导外,还需运动中心电及血压等监护。低危患者运动康复时无需医学监护,中危患者可间断医学监护,高危患者需严格连续医学监护(冠心病患者的危险分层见表 3-6-5)。对于部分低、中危患者,可酌情使用心率表监护心率。同时密切观察患者运动中表现,在患者出现不适反应时能正确判断并及时处理,并教会患者识别可能的危险信号。运动中有如下症状时,如胸痛,有放射至臂部、耳部、颌部、背部的疼痛;头晕目眩;过度劳累;气短;出汗过多;恶性呕吐;脉搏不规则,应马上停止运动,停止运动上述症状仍持续,特别是停止运动 5~6 分钟后,心率仍增加,应进一步观察和处理。如果感觉到有任何关节或肌肉不寻常疼痛,可能存在骨骼、肌肉的损伤,也应立即停止运动。

(3) 第Ⅲ期(院外长期康复/社区或家庭康复期):为减少心肌梗死或其他心血管疾病的风险,强化生活方式改变,进一步的运动康复是必要的。此期的关键是维持已形成的健康生活方式和运动习惯。另外运动的指导应因人而异,低危患者的运动康复无需医学监护,中、高危患者的运动康复中仍需医学监护。因此对患者的评估十分重要,低危及部分中危患者可进一步进行Ⅲ期康复,高危及部分中危患者应转上级医院继续康复。

表 3-6-5　冠心病患者的危险分层

危险分层	运动或恢复期症状及心电图改变	心律失常	再血管化后并发症	心理障碍	左心室射血分数	功能储备(METs)	血肌钙蛋白浓度
低危	运动或恢复期无心绞痛症状或心电图缺血改变	无休息或运动引起的复杂心律失常	AMI 溶栓血管再通,PCI 或 CABG 后血管再通且无合并症	无心理障碍(抑郁、焦虑等)	>50%	≥7.0	正常
中危	运动或恢复期无心绞痛症状或心电图缺血改变	休息或运动时未出现复杂室性心律失常	AMI、PCI 或 CABG 后无合并心源性休克或心力衰竭	无严重心理障碍(抑郁、焦虑等)	40%~49%	5.0~7.0	正常
高危	低水平运动(<5.0METs)或恢复期出现心绞痛症状或心电图缺血改变	休息或运动时出现的复杂室性心律失常	AMI、PCI 或 CABG 后合并心源性休克或心力衰竭	严重心理障碍	<40%	≤5.0	升高

注:AMI,急性心肌梗死;PCI,经皮冠状动脉介入治疗;CABG,冠状动脉旁路移植术;METs,代谢当量;低危,指每一项都存在时为低危;高危,指存在任何一项为高危

（二）AMI 的营养与饮食计划

营养对血脂、血压、体重、血糖、抗氧化状态、同型半胱氨酸、内皮功能和纤溶活性的作用关系对到心血管疾病和心血管健康的影响。营养类型是影响心血管疾病进展的重要因素之一，合理营养和饮食计划对于 AMI 患者康复及预防并发症发生有重要作用。AMI 患者的营养和饮食计划应随病情轻重及病期早晚而调整。根据 2014 年 2 月出版的《心血管疾病营养处方专家共识》，AMI 患者营养处方的制订应遵循以下原则：

1. 制订营养治疗方案前　应了解患者用药情况，包括利尿药、降压药；血钠、血钾水平、肾功能、补液量及电解质种类、数量；了解患者饮食习惯等。根据病情和患者接受情况，征求主管医师意见，处方营养治疗方案，并通过随访适时修订。

2. 急性期 1~3 天　一般每天低脂流质饮食。根据病情，控制液体量。可进食浓米汤、厚藕粉、枣泥汤、去油肉茸、鸡茸汤、薄面糊等食品，经过摄入能量以 500~800kcal 为宜。病情好转，可渐改为低脂半流质饮食，全日能量 1000~1500kcal，可食用鱼类、鸡蛋清、瘦肉末、切碎的嫩蔬菜及水果、面条、面片、馄饨、面包、米粉、粥等。禁止可能导致患者肠胀气和浓烈刺激性的食物（如辣椒、豆浆、牛奶、浓茶、咖啡等）。避免过冷过热食物；少食多餐，5~6 餐 / 天，以减轻心脏负担。病情稳定后，可进食清淡和易消化的食品，营养素组成比例可参考冠心病饮食原则。

3. 限制脂类　低脂肪、低胆固醇、高多不饱和脂肪酸饮食原则。病情稳定逐渐恢复活动后，饮食可逐渐增加或进软食。脂肪限制在 40g/d 以内，伴有肥胖者应控制能量和碳水化合物。

4. 注意维持血液钾、钠平衡　对合并有高血压或心衰者仍应注意限钠摄入。应用利尿剂有大量电解质自尿中丢失时，则不宜限制过严。镁对缺血性心肌有良好的保护作用，膳食中应有一定的镁，建议成人镁的适宜摄入量为 300~450mg/d，主要从富含镁的食物如有色蔬菜、小米、面粉、肉、水产品、豆制品等中获取。

5. 对于治疗后需要服用华法林等抗凝药物的患者，应注意维生素 K 与抗凝药的拮抗作用，保持每天维生素 K 摄入量稳定。维生素 K 含量丰富的食物有绿色蔬菜、动物肝脏、鱼类、肉类、乳和乳制品、豆类、麦麸等。

（三）AMI 的戒烟管理

相关统计数据显示，吸烟使首次发生心肌梗死时间提前 10 年，急性心肌梗死发病风险增加 7 倍。戒烟使冠心病远期死亡风险降低 36%，使经皮冠状动脉介入治疗术后患者心血管死亡相对风险降低 44%，使冠状动脉旁路移植术后患者心血管死亡相对风险降低 75%，心搏骤停绝对风险降低 8%，因心衰再次住院或死亡风险降低 40%。因此，对 AMI 患者进行戒烟管理意义重大。

现行欧美和我国的心血管疾病相关指南中，均将戒烟列为重要的干预措施，并推荐以下人群应进行戒烟干预：

1. 针对心血管疾病一级预防，对 20 岁以上的所有成人，需要评估吸烟情况，建议戒烟。

2. 针对心血管疾病二级预防，所有冠状动脉粥样硬化和（或）外周血管动脉硬化患者，需要评估吸烟情况，建议戒烟。

3. 特别强调需要戒烟的疾病包括：PCI 围术期和术后、冠状动脉旁路移植术围术期和术后、慢性稳定型心绞痛、不稳定型心绞痛 / 非 ST 段抬高心肌梗死、ST 段抬高心肌梗死和外周血管疾病。

根据《中国临床戒烟指南（2015 版）的内容，戒烟管理的主要措施包括：

1. 心理和行为干预 对愿意戒烟者采用 5A 法,即采用询问(ask)、建议(advice)、评估(assess)、帮助(assist)和安排随访(arrange)等步骤为该患者提供心理干预与行为支持。对不愿意戒烟者采用 5R 法增强吸烟者戒烟动机,即相关(relevance):要尽量帮助吸烟者懂得戒烟是与个人密切相关的事;风险(risks):应让吸烟者知道吸烟可能造成的对其本人的短期和长期的负面影响以及吸烟的环境危害;益处(rewards):应当让吸烟者认识戒烟的潜在益处,并说明和强调那些与吸烟者最可能相关的益处;障碍(roadblocks):医师应告知吸烟者在戒烟过程中可能遇到的障碍及挫折,并告知吸烟者如何处理;重复(repetition):每遇到不愿意戒烟的吸烟者,都应重复上述干预。对于曾经在戒烟尝试中失败的吸烟者,要告知他们大多数人都是在经历过数次戒烟尝试后才成功戒烟的。

2. 药物干预

(1) 戒烟药物可以缓解戒断症状,辅助有戒烟意愿的吸烟者提高戒烟成功率。

(2) 不是所有吸烟者都需要使用戒烟药物才能成功戒烟,但医师应向每一位希望获得戒烟帮助的吸烟者提供有效戒烟药物的信息。

(3) 对于存在药物禁忌或使用戒烟药物后疗效尚不明确的人群(如非燃吸烟草制品使用者、每日吸烟少于 10 支者、孕妇、哺乳期妇女以及未成年人等),目前尚不推荐使用戒烟药物。

(4) 目前我国已被批准使用的戒烟药物有:尼古丁贴片、尼古丁咀嚼胶(非处方药),盐酸安非他酮缓释片(处方药),伐尼克兰(处方药)。

(5) 盐酸安非他酮缓释片和伐尼克兰存在一些禁忌证和需要慎用的情况,医师应严格依照说明书指导戒烟者使用。

(6) 应对使用戒烟药物者的情况进行监测,包括是否发生不良反应、规律服用情况以及戒烟效果等。

(7) 戒烟药物可能会影响体内其他药物的代谢(如氯氮平、华法林等),必要时应根据药物说明书调整这些药物的使用剂量。

3. 识别与处理相关的烟草戒断症状 戒断症状是烟草依赖的主要表现,包括戒烟后出现烦躁不安、易怒、焦虑、情绪低落、注意力不集中、失眠、心率降低、食欲增加、体重增加、口腔溃疡、咳嗽流涕等。停止吸烟后 1 天内出现戒断症状,在戒烟前 14 天最为强烈,大约 1 个月后减弱,可能持续长达 6 个月。此时临床医师除给予心理疏导和行为指导外,可适当选择药物治疗,以缓解戒断症状。

4. 随访 随访是戒烟干预的重要内容,出院后 2 个月内是患者复吸的高发时间。对于患者的随访需要注意以下内容:

(1) 随访时间:至少 6 个月。

(2) 随访频率:在戒烟日之后的第 1 个星期、第 2 个星期和第 1 个月、第 3 个月和第 6 个月,总共随访次数不少于 6 次。

(3) 随访形式:戒烟者到戒烟门诊复诊、电话、短信或邮件形式。

(4) 随访内容:了解戒烟情况,就以下问题进行讨论:

1) 戒烟者是否从戒烟中获得了益处;获得了什么益处。

2) 在戒烟方面取得了哪些成绩。

3) 在戒烟过程中遇到了哪些困难,如何解决这些困难。

4) 戒烟药物的效果和存在的问题。

5）在今后可能遇到的困难。

（四）AMI 的心理治疗

对于心血管患者来说，躯体的疾病只是一方面，心理上的问题有时可能更严重。大量临床研究证实，负面的心理因素导致了心血管疾病的发生，特别是冠心病。相关数据显示，A 型性格患冠脉病变的风险性增高，而积极情绪的人冠心病的发生率低。而 AMI 发生后患者的心理变化是极其复杂的，容易出现焦虑、抑郁、烦躁等负面情绪，对于疾病的康复、预后都会产生不良影响。作为临床一线医师，要学会"双心治疗，双管齐下"，为患者诊疗心脏与心理问题，帮助患者实现真正意义上的康复。结合 2014 年 1 月出版的《在心血管科就诊患者的心理处方中国专家共识》，对于 AMI 患者的心理干预可遵循以下流程：

1. 精神心理问题的评估　心脏科的临床诊疗节奏快，心理问题筛查尤为重要。可以通过简短的三问法，初步筛出可能有问题的患者。3 个问题是：①是否有睡眠不好，已经明显影响白天的精神状态或需要用药？②是否有心烦不安，对以前感兴趣的事情失去兴趣？③是否有明显身体不适，但多次检查都没有发现能够解释的原因？3 个问题中如果有 2 个回答是，符合精神障碍的可能性 80% 左右。也可以采用评价情绪状态的量表筛查，推荐躯体化症状自评量表、PHQ-9、GAD-7、综合医院焦虑抑郁量表（HADs）等对患者进行评估。

2. AMI 的心理治疗流程

（1）详细询问病史：现病史、既往史及用药情况，询问一般生活中普通症状（食欲、二便、睡眠等），适当问及情绪困扰（如遇事紧张或难以平复、兴趣活动缩窄等）以及负性生活事件、对疾病的看法，弄清症状发生与情绪背景是否相关，对患者认识某些躯体症状与情绪的关系有帮助。

（2）做必要的相关心血管疾病方面的检查，比如：患者初发心悸，除详细询问病史外，需要检查甲状腺功能、血常规、电解质、超声心动图、动态心电图，以明确患者心悸是器质性的，还是功能性的。

（3）给予抑郁状态、焦虑状态的诊断，便于对患者及时进行治疗。如果患者 3 问筛查中有 2 个以上给予肯定回答，或发现其他心理问题线索，可有针对性进行相关量表评估。如患者需要疾病学的诊断，建议转诊精神科。

（4）如果精神症状存在已较长时间（1 个月以上）或明显造成生活紊乱，在心理支持和征得患者认同情况下，及时给予抗抑郁焦虑药物治疗。推荐抗抑郁药物包括 5- 羟色胺（5-HT）再摄氧抑制剂和氟哌噻吨美利曲辛片。治疗前需做好患者沟通工作，使其了解药物疗效特点，包括服用方法、起效时间、不良反应等。此外，5-HT 再摄氧抑制剂与他汀类、抗心律失常药物等联合用药时要从小剂量开始，监测药物不良反应。

（五）AMI 的循证用药

通过药物管理实现药物最大疗效是心脏康复中的重要内容之一。心脏康复药物处方管理应遵循如下原则：

1. 遵循指南建议给予规范化药物处方。

2. 个体化选择用药方案。

3. 关注药物的相互作用和不良反应。

4. 关注药物对运动耐量的影响。

5. 提高患者的服药依从性。

6. 发挥临床药师的作用。

国内外指南一致建议将冠心病治疗药物分为改善预后和改善心绞痛两类。改善预后的药物包括阿司匹林（如不能耐受选择氯吡格雷）、他汀类药物、血管紧张素转换酶抑制剂（如不能耐受，可选择血管紧张素Ⅱ受体拮抗剂替代）、β受体阻滞剂；改善心绞痛的药物包括β受体阻滞剂钙通道阻滞剂、硝酸酯类、伊伐布雷定和心肌代谢药物曲美他嗪，药物的具体使用方法见我国和欧美国家的稳定性冠心病诊断治疗指南。建议根据指南结合患者的病情、合并症和生命体征等选择药物；根据治疗靶目标结合年龄、性别、体重和既往用药史等调整药物剂量。此外，对于参与运动康复的患者药物管理还需考虑以下问题：

1. 了解患者是否服用抗心绞痛药物　对服用β受体阻滞剂、非二氢吡啶类CCB和硝酸酯类药物的患者，运动康复时药物的服用时间和服用剂量应与运动评估前的服用方法保持一致，尤其是以免不同时间和剂量导致的药效不同，影响运动评估或运动训练效果。如更改上述药物剂量，需重新评估和制订新的运动处方。治疗师在开展运动治疗时需备有硝酸甘油，并提醒患者运动时携带硝酸甘油，以防止严重心血管事件的发生。

2. 了解诱发患者发生心肌缺血的运动阈值　在运动处方和运动指导中，避免使用高于缺血阈值的运动强度。急性心肌梗死患者容易发生急性左心衰竭，心脏康复医师和治疗师在进行康复治疗时需警惕急性左心衰竭的症状，如频繁咳嗽、呼吸困难、肺部啰音和泡沫痰。

3. 将心率作为运动靶目标时应考虑药物对心率的影响　一些药物可能会钝化心脏对急性运动负荷的反应能力，如β受体阻滞剂和非二氢吡啶类CCB，服用后患者的心肌变时性（心率反应）和变力反应（泵血功能）都相应下降。更改上述药物剂量或服药时间，需重新评估和制订新的运动处方，避免仍然继续使用原心率靶目标，或使用自我感觉用力程度分级（Borg评分）来判断患者的运动强度。

4. 关注药物不良反应对运动康复的影响　硝酸酯类和CCB都具有外周血管扩张作用，运动时骨骼肌血管床扩张，在服用降压药物的基础上，可能会进一步增加外周血管的扩张。使用扩张外周血管的药物后，在运动康复时需注意低血压和直立性低血压的发生，避免让患者突然改变体位或从事其他活动。同时，导致外周血管扩张的其他因素，如环境温度过高或高强度运动，可能导致患者发生低血压相关的头晕或晕厥。心脏康复医师在给患者开运动处方以及治疗师在指导患者运动时，应注意调整运动强度和运动方式。

五、结论

尽管心脏康复的获益已得到证实，但是在我国心脏康复的参与率仍比较低，除了医患观念的滞后及社会保障体系的缺失，缺乏规范化的心脏康复计划亦严重制约着心脏康复的发展，更多基于本国循证医学证据康复方案急需制订。

（徐　琳）

第四篇

第二篇
胸痛中心建设规范

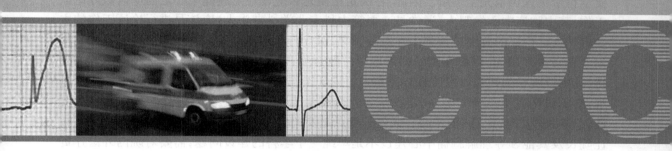

第四章

医院对是否成立胸痛中心的
论证及胸痛中心建设流程

第一节　医院进行胸痛中心建设论证的必要性

胸痛中心的诊疗模式在我国出现的时间相对较短,许多非心血管和急诊专业人员尤其是行政领导对其胸痛中心建设的必要性和意义并不了解,甚至部分急诊和心血管专业的主要学科带头人也未完全理解。因此,在决定医院是否应该建立胸痛中心之前应该做好论证工作,其中胸痛中心发起人(通常是心血管内科专业学科带头人)应该是进行论证工作的主要责任人。论证的范围应该集中在医院领导、医疗行政部门、急诊、心血管内科以及相关科室学科带头人层面,以便在医院内部取得一致意见,才能在实际开展工作时获得各方的支持,其中以院长为代表的医院领导是重点。论证工作同时也是对院长及行政领导的培训过程,必须讲明以下三个问题:一是我院为什么需要建立胸痛中心? 即建立胸痛中心的必要性;二是我院如何建立胸痛中心? 此处的重点是要把建立区域协同救治体系的理念讲明白,让院长及其他领导理解胸痛中心建设不是单纯一个学科的建设问题,需要对院内外医疗资源(包括院内多学科、本地区急救中心、基层医院等)进行整合,使从急性胸痛患者发生首次医疗接触(FMC)后就开始进入快速诊疗通道,而不仅仅是原来倡导的院内绿色通道。上述工作远远超出了一个科室主任的工作范围和权力范围,必须由院长挂帅才能实现;同时也要讲明胸痛中心所建立的是整个急危重症的救治体系而不是单一的急性心肌梗死救治体系,获益的是全部急危重症患者,对医院多个学科建设和整体救治能力以及医院在区域的影响力均有显著的提升,同时客观上也会显著提高经济效益;三是要说明需要医院层面解决的主要问题有哪些? 应列出解决问题的几种方案以及各自的利弊,供医院领导层讨论时选择。而不应该仅仅提出问题不给出解决方案,也就是说要让院领导做选择题而不是做问答题。因为把问题交给尚不太了解胸痛中心建设的人员去寻求解决办法,远不如直接提出可供选择的方案更有利于问题的快速、有效解决。

在让院长及其他领导们理解了上述三个问题之后,再来讨论胸痛中心相关的具体问题就会比较容易。因此,医院层面的论证工作至关重要。

要想做好论证工作,论证之前的准备和评估至关重要,实际上也不是所有医院均适合建

立胸痛中心,必须事先做好充分的客观评估后决定是否应该建议并说服医院启动胸痛中心建设项目。其中需要客观评估的主要是医院能否承担起胸痛中心建设所要求的区域协同救治体系建设任务,重点是从医院的基本条件与资质以及对本地区医疗尤其是急救资源的整合能力进行评估,后续两节将分别叙述。

(向定成)

第二节　对基本条件与资质的分析

胸痛中心建设最终要实现的是建立区域协同救治体系,以便为急性胸痛患者提供快速而规范的诊疗服务,其中在建设阶段最容易进行量化考核的是急性心肌梗死尤其是 ST 段抬高急性心肌梗死(STEMI),因此,目前的认证标准和通过认证后的持续质量控制指标主要是围绕着急性胸痛的早期诊断及急性心肌梗死的救治而制订的,其中 STEMI 的时间节点管理是重点。因此,结合认证标准的基本要求对医院基本条件及资质进行客观评估是决定医院能否胜任区域协同救治体系建设任务的重要甚至是主要依据。在评估中应重点把握以下几个关键问题:

一、医院的心血管专科实力是否能胜任急性胸痛尤其是急性心肌梗死的救治任务

这是最重要的评估内容,为了方便各家医院做好从胸痛中心建设到申请认证的工作,中国胸痛中心认证工作委员会专门发布了胸痛中心建设标准(第十八章第二节),以及认证标准,前者是专门为各家医院开始启动胸痛中心建设而设置,也是引导医院评估是否具备胸痛中心建设基本条件的主要内容。如果满足这些内容即可开始启动胸痛中心建设。从刚启动建设到申请认证应该是要经过一个过程才能达到的。比如认证标准要求申请胸痛中心认证单位的心血管内科整体救治能力应具有地区优势,除了能够规范诊治急性心肌梗死等常见心血管急危重症患者外,能为当地其他医院提供急危重症及复杂疑难患者的会诊、接受转诊等服务,并能为基层医院提供继续教育、培训等服务。在认证标准中尚有具体条目对专科条件作了详细的界定,建议医院认真对照要素一的全部条款进行客观评估,以确定当前的差距及未来是否能够满足认证条件,若部分条款当前不能满足,则应从发展的角度预计通过胸痛中心建设后能否在预计的时间内使学科建设水平和软硬件条件到达认证标准。

二、心血管内科内部以及与急诊能否实现整合

1. 心血管内科内部的统一是胸痛中心建设的基本条件。胸痛中心建设要求心血管学科内部必须高度统一,有些医院的心血管内科实力强大,细分为多个亚专科或病区,但对于胸痛中心而言,要求学科内部各亚专科及病区均要参与,因为一方面心血管系统疾病本身具有复杂多样性特征,不可能完全按照各亚专科分布;另一方面所有心血管内科医师都要承担各级值班任务,值班期间均要严格执行胸痛中心制定的标准流程和管理制度。因此,任何亚专科心血管内科医师均应积极参与胸痛中心建设。在过去的认证过程中发现,有些医院分了多个病区,其中仅有几个病区参与胸痛中心建设,而其他病区收治的急性胸痛患者并未按

照胸痛中心的标准流程诊治和管理,常难以通过认证。

2. 心血管内科与急诊科的充分整合是决定胸痛中心院内绿色通道是否畅通的前提条件。从学科定位来看,胸痛中心建设必须是急诊科与心血管内科共同支撑的诊疗模式,可以把两个学科比喻为左右两条腿,胸痛中心的正常运行就像人走路一样,左右腿缺一不可。许多医院在建设胸痛中心过程中完全由心血管内科主导,使急诊科处于配角地位或者辅助地位,常常很难充分调动急诊科的积极性和主观能动性。建议在成立胸痛中心之前的学科协调中明确将急诊科定位为胸痛中心建设的主体而不是配角。同时医院领导和急诊科主任也要从更长远和广阔的角度看待胸痛中心建设的地位,尽管急诊科在胸痛中心建设中要承担许多工作量,尤其是现场核查和微服私访的重点几乎都在急诊科,但急诊科可以通过胸痛中心建设建立起规范的急性胸痛诊疗流程和时间节点管理标准,可以大大提高急诊医师的诊疗水平、提高诊疗效率、降低误诊、漏诊率、加快急诊周转并减少医疗纠纷。而且在胸痛中心建设中建立的各类规范流程和管理制度完全可以类推到脑卒中、创伤以及其他急危重症患者的救治之中,以提高整体急危重症的救治水平。因此,是有利于急诊科的学科建设和人才队伍培养的。而从国家未来医疗体制改革的长远目标来看,大的医院未来主要是解决急危重症和复杂疑难患者的救治,而慢病管理主要回归到社区为主的基层医院。因此,做好做强急诊科建设将是符合国家医疗体制改革的总体方向的,越早增强急诊科建设,医院在未来的区域优势将会越大。而积极开展胸痛中心建设将是建立未来优势的主要突破口。只有在解决了急诊科在胸痛中心建设中的定位和作用认识之后,才能充分发挥其堡垒和枢纽作用,此乃胸痛中心论证的最关键部分。

三、急性胸痛诊断及鉴别诊断所需要的基本条件是否具备

胸痛中心是要为急性胸痛患者提供快速而规范的诊疗服务的,而急性胸痛的早期诊断和鉴别诊断常常依赖多学科的合作,其中最重要的诊断及鉴别诊断工具是床旁心电图、肌钙蛋白、主动脉和肺动脉的急诊 CTA、床旁超声等,需要合作的科室除了心血管内科和急诊科外,检验科、主动脉夹层急诊介入和外科手术相关的科室、急性胸痛鉴别诊断相关的呼吸科、胸外科等临床科室均是胸痛中心建设必不可少的组成部门。因此,在胸痛中心论证过程中必须充分评估上述学科的现有和未来条件是否能满足胸痛中心建设和发展的需要。

四、院领导是否全力支持胸痛中心建设

前已述及胸痛中心建设需要协调院内外诸多资源以建立区域协同救治体系,要实现这个目标,医院领导必须全力支持,尤其是在与急救中心(120 或 999)、基层医院等签署联合救治协议、优化院内流程、实行先救治后收费机制等方面均需要院长的亲自参与才能实现。因此,胸痛中心实际上是院长工程,只有当以院长为代表的医院领导层全力支持时才能完成胸痛中心的建设任务。正是基于此,在《中国胸痛中心认证标准》和《中国基层胸痛中心认证标准》中均明确要求医院在成立胸痛中心时必须正式发文承诺全力支持胸痛中心建设,而在申请认证时也必须提交院长全力支持胸痛中心认证的承诺函。因此,建议所有胸痛中心发起人在进行胸痛中心论证前必须完成与医院主要领导的沟通协调,只有取得了主要领导尤其是院长的支持后才能启动后续工作。

(向定成)

第三节 对急救资源的分析与展望

对急救资源的分析应包括院内急救资源以及区域急救资源的分析,评估时应注意的重点内容分述如下。

一、院内急救资源的分析与展望

院内急救资源包括急诊室、冠心病监护病房(CCU)、导管室的设置、各类生命支持设备的配置、人员资质和临床能力等能否胜任急性心肌梗死合并心源性休克、心力衰竭和各类恶性心律失常以及主动脉夹层、肺动脉栓塞的紧急救治能力等,同时要考虑到未来是否具备扩容空间等,因为随着胸痛中心和区域协同救治体系的建立和完善,早期就诊患者的增加以及基层医院诊治能力的提高,本地区内急性心肌梗死、主动脉夹层和肺动脉栓塞患者的转诊量会显著增加。

二、区域急救资源的分析与展望

区域急救资源的分析包括对院前急救系统(120 或 999)的类型和对本院的划区、周边具有转诊关系的医院以及未来可以拓展的医院,对于具有转诊关系的医院应依据转诊所需要的时间确定 STEMI 患者的最佳再灌注策略及备选策略,同时应评估基层医院是否具备实施最佳和次选再灌注策略的能力,包括转运救护车的派遣等具体实施能力的评估。

(向定成)

第四节 中国胸痛中心建设标准

为了促进中国胸痛中心建设,加快我国心血管疾病急救体系建设,使政府行政主管部门、医疗机构和专业人员更好地了解胸痛中心的基本条件和要求,提前做好胸痛中心申请和认证的准备工作,推动广泛的医疗机构,尤其是区域医疗机构参与胸痛中心建设的工作,根据《中国胸痛中心认证标准》和《中国基层胸痛中心认证标准》,中国胸痛中心认证工作委员会特制定下列两项建设标准,并为符合下列两项标准之一的胸痛中心建设单位提供进一步支持。

一、中国胸痛中心建设标准

本建设标准专门针对已经具备急诊冠状动脉介入治疗(PCI)条件且能够全天候开展此项技术的医院而设置,凡具备以下基本条件者可以开始进行胸痛中心建设工作。

1. 医院领导层理解胸痛中心建设的意义,明确承诺支持胸痛中心建设,为胸痛中心的建设和发展提供人力、资金、流程优化、院内外协调等方面的行政支持。

2. 成立了胸痛中心的组织机构,包括医院层面的胸痛中心委员会以及任命了总监和协调员。

3. 制定了胸痛中心管理制度 至少包括数据库管理制度、联合例会制度、质量分析会制度、典型病例讨论会制度、培训制度、奖惩制度等。

4. 心血管内科专业基本条件要求　①心血管内科在区域内为优势学科,能为本地区其他医疗机构提供心血管急危重症抢救、复杂疑难病例诊治以及继续教育等服务和支持;②配备有不少于 6 张床位的冠心病监护室(CCU);③具备急诊 PCI 能力,导管室基本设备能满足急诊 PCI 的需要,并常备急诊 PCI 所需的各类耗材;导管室 365 天 /24 小时全天候开放能力;④导管室过去 1 年 PCI 手术量不少于 200 台,急诊 PCI(包括直接 PCI 及补救性 PCI)不低于 50 例。

5. 急诊科基本要求　①急诊科主任愿意承担胸痛中心建设任务;②设置了胸痛中心的功能分区:包括分诊台、急性胸痛诊室、抢救室、急性胸痛观察室等区域;③建立了指导急性胸痛快速分诊、快速诊疗以及急性冠状动脉综合征规范诊疗的流程图,并已经开始执行上述流程图;④对于急性胸痛患者,能够在首次医疗接触后 10 分钟内完成首份心电图;⑤开展了床旁快速检测肌钙蛋白。

6. 已经按照《中国胸痛中心认证标准》开展工作,并持续改进。

7. 已经完成在中国胸痛中心网站注册过程、正式启用云平台数据库,开始填报急性胸痛数据。

二、中国基层胸痛中心建设标准

本建设标准专门针对不具备急诊 PCI 条件或不能全天候开展急诊 PCI 技术或年 PCI 量和(或)急诊 PCI 量达不到中国胸痛中心标准的医院而设置,凡具备以下基本条件者可以开始进行胸痛中心建设工作。

1. 医院领导层理解胸痛中心建设的意义,明确承诺支持胸痛中心建设,为胸痛中心的建设和发展提供人力、资金、流程优化、院内外协调等方面的行政支持。

2. 成立了胸痛中心的组织机构,包括医院层面的胸痛中心委员会以及任命了总监和协调员。

3. 制定了胸痛中心管理制度　至少包括数据库管理制度、联合例会制度、质量分析会制度、典型病例讨论会制度、培训制度、奖惩制度等。

4. 心血管内科专业基本条件要求　①至少有 2 名取得中级职称资格且从事心血管内科临床工作 3 年以上的心血管内科专业医师;②设有开放床位不小于 20 张的心脏专科病房或心脏病患者专用床位;③应配有不少于 2 张的心脏重症监护室(CCU、ICU 或 EICU)或心脏重症专用床位;④每年接诊 / 转诊的急性心肌梗死患者不少于 30 例。

5. 急诊科基本要求　①急诊科主任承诺承担胸痛中心建设任务;②设置了胸痛中心的功能分区:包括分诊台、急性胸痛诊室、抢救室、急性胸痛观察室等区域;③建立了指导急性胸痛快速分诊、快速诊疗以及急性冠状动脉综合征规范诊疗的流程图,并已经开始执行上述流程图;④对于所有急性胸痛患者,能够在首次医疗接触后 10 分钟内完成首份心电图;⑤开展了床旁快速检测肌钙蛋白。

6. 已经按照《中国基层胸痛中心认证标准》开展工作,并持续改进。

7. 已经完成在中国胸痛中心网站注册过程、正式启用云平台数据库,开始填报急性胸痛数据。

（中国胸痛中心认证工作委员会）

第五节 中国胸痛中心建设流程

为方便各医院在学习中国胸痛中心建设的有关要求后循序渐进地启动胸痛中心建设工作,根据作者多年的工作体会,制定了胸痛中心建设流程图(图4-5-1)。该流图仅供准备开展胸痛中心建设或者正处于建设早期的单位参考。流程图中左边栏目是胸痛中心建设的基本步骤,箭头指向的右边栏目列出的是每个步骤需要进行的具体工作内容,按照该流程图的指引即可从无到有逐步做好胸痛中心的起步工作。

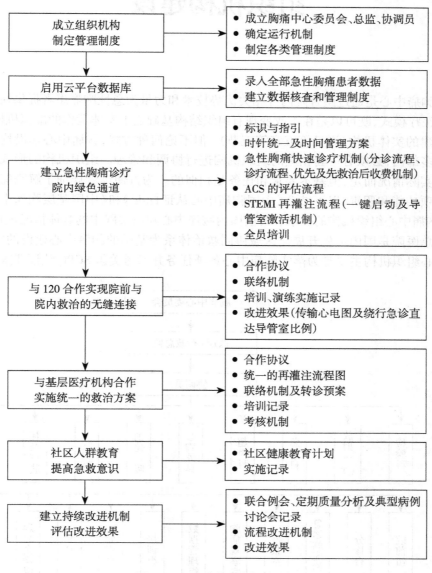

图 4-5-1 胸痛中心建设流程图

(向定成)

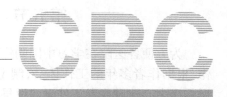

第五章

组织机构建设

由于胸痛中心是通过整合院内外相关优势技术和力量为急性胸痛患者提供快速诊疗通道的新型医疗模式,既可以是在不改变现有组织结构基础之上实体运作的虚拟机构,也可以是重新组建的实体机构(详见第五章第五节)。但不论何种方式,胸痛中心建设均要涉及医院内外许多部门,必须有一套相应的组织机构进行协调和管理。组织机构的形式可以因不同医院的实际情况而定,但基本要求和任务是相似的。为方便读者详细了解胸痛中心组织机构的各项功能和职责,以下结合《中国胸痛中心认证标准》和《中国基层胸痛中心认证标准》中对胸痛中心组织机构的要求和目前国内胸痛中心建设实践中的具体情况进行介绍。

广州总医院是国内最先开展以区域协同救治体系为基础的胸痛中心建设的医院,当时的胸痛中心组织机构主要是为落实胸痛中心各项任务并参考美国 SCPC 认证要求而设置的

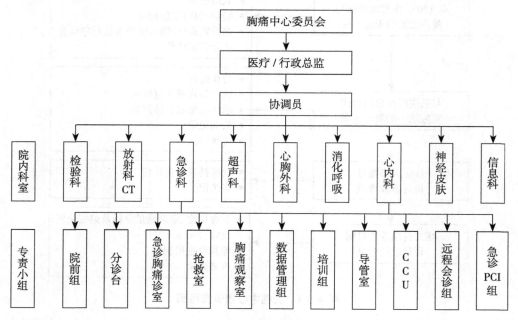

图 5-0-1 胸痛中心组织机构框架图

实体运作的虚拟机构。其设计的基本理念是在胸痛中心委员会领导之下的总监负责制,为体现心血管内科与急诊科两个学科在胸痛中心建设中的平等地位,当时设置了技术(医疗)和行政两个总监(美国 SCPC 的要求为医疗总监),并设置了多个分工负责的专责小组。由于广州总医院是国内早期被中华医学会心血管病学分会指定的唯一的全国胸痛中心示范基地,全国绝大多数胸痛中心均参考此种模式而设置,后来亦被《中国胸痛中心认证标准》采纳为胸痛中心的标准组织机构。其基本设置包括:胸痛中心委员会、总监及协调员、专责小组,涵盖胸痛中心建设相关的各临床及辅助检查科室,详见图 5-0-1。以下分节叙述各级组织的构成及职责。

第一节 胸痛中心委员会

一、胸痛中心委员会的组成及基本要求

胸痛中心委员会是医院层面领导和协调胸痛中心全面工作的最高组织机构,对胸痛中心的建设和发展负责。该委员会必须具备调动院内外各种资源共同为胸痛中心建设和认证服务的能力,为此,一般应由医院主要领导担任该委员会的核心领导,即胸痛中心委员会主任委员应由医院院长或分管医疗工作的副院长担任;副主任委员由医务部门主要领导担任,医院医疗管理、护理管理、各相关临床和辅助检查科室主任或主要领导作为胸痛中心委员会的成员,相关的临床及辅助科室主要包括:急诊科、心血管内科、心胸外科、呼吸科、消化科、皮肤科、放射科(CT 室)、超声诊断科、检验科、信息科等,如果导管室和 CCU 是独立的科室,其科室领导亦应进入委员会。

胸痛中心委员会主任委员是核心领导,负责胸痛中心的全面建设和发展,调动全院资源,解决各种矛盾,主任委员对胸痛中心的全力支持是推动胸痛中心规范化建设的必要条件。

医务部门承担具体规划、协调和业务指导工作,要求具有较强的医疗行政综合素质,尤其是较强协调能力和规划能力的人担任该委员会的常务副主任委员较为合适,另外,还要求具有能调动和使用医院内外各种资源完成胸痛中心建设任务的能力。护理部门由有临床护理工作任职经历的人员具体负责,重点是指导护理人员接受培训、熟悉工作流程并不断持续改进。后勤部门重点是在胸痛中心各种功能分区、标识与指引改进、电梯保障、医疗辅助人员培训等方面承担相应的任务。

部分医院还将负责社会和大众宣传教育的部门领导或具体工作人员纳入胸痛中心委员会,主要目的在于方便协助胸痛中心进行对外宣传和大众教育。

二、胸痛中心委员会的基本职责和任务

1. 制定胸痛中心的总体发展战略和阶段性目标,要为胸痛中心提出明确的年度数质量指标和阶段性任务,比如在胸痛中心成立后多长时间内申请或通过中国胸痛中心认证等具体目标。

2. 负责协调、解决胸痛中心在流程优化、建立先救治后收费机制、急性胸痛优先机制中遇到的重大问题。

3. 负责对外协调工作,重点落实与急救中心(120 或 999)以及基层医院的联合救治协议的签署、培训、联合演练等事宜。

4. 支持、落实胸痛中心围绕着急性胸痛诊治需要对急诊区域进行功能分区的计划以及各种标识与指引的制作。

5. 定期召开委员会会议,审核、批准胸痛中心的重大发展计划和培训计划。

6. 为胸痛中心建设和发展提供财政预算,并根据胸痛中心建设中的实际情况制定相应的利益调整政策。

7. 定期主持召开胸痛中心的联合例会。

8. 协调处理胸痛中心总监提请解决的其他问题。

(向定成)

第二节 医疗总监与行政总监

国外的胸痛中心一般设置一名总监或主任负责胸痛中心的日常工作,通常总监由心血管病专家或急诊专家担任,最好具有较高的专业技术水平同时兼备较好的协调和管理能力。鉴于胸痛中心建设中涉及心血管内科和急诊科以及院内多个学科的协调,广州总医院在早期探索胸痛中心运行模式时设置了医疗总监(亦称技术总监)和行政总监,分别来自心血管内科和急诊科,两位总监分工各有重点,但需要密切协调,该模式被国内绝大多数胸痛中心采纳。目前,许多医院将行政总监改由医疗管理部门领导担任,可以更好地发挥行政协调作用,但如何提高急诊科主任对胸痛中心建设的积极性和主观能动性是一个不可忽视的重要问题。目前《中国胸痛中心认证标准》和《中国基层胸痛中心认证标准》中只将医疗总监设置为必备条件,并未强制要求设置行政总监。医疗总监和行政总监的主要职责和任务分述如下。

一、医疗总监职责与任务

1. 全面负责胸痛中心医疗工作,直接对胸痛中心委员会负责。

2. 主持制定胸痛中心的发展战略和计划、各类培训计划和方案。

3. 负责技术队伍建设和管理,包括会诊制度的制定和落实、培训讲师队伍的训练、管理和任务分配及实施。

4. 主持制定并组织实施胸痛中心的各类工作流程、诊疗流程图、确定质量控制指标及阶段性奋斗目标值。

5. 定期主持召开质量分析会和典型病例讨论会,根据对确定的主要监控指标实际运行情况(含与历史对照)了解胸痛中心的总体运行质量,通过典型病例讨论会寻找影响救治效率的主要原因并制定改进措施。

6. 提出并参与制定与胸痛中心"关键要素"有关的战略规划、实施以及财政预算。

7. 负责协调解决复杂疑难病例的诊疗工作,加强与各学科合作,提高协同效率。

8. 负责协调解决网络医院在急性胸痛患者诊疗中的各类复杂疑难医疗问题。

二、行政总监职责和任务

1. 全面负责胸痛中心的日常行政管理及协调,直接对胸痛中心委员会负责。

2. 与医疗总监共同主持制定胸痛中心的发展战略和计划,确定阶段性发展目标及质量监控指标和目标值,协助培训计划的制定和组织实施。

3. 主持制定胸痛中心的各项管理制度,参与制定胸痛中心的工作流程和诊疗流程图。

4. 负责联合例会的组织工作,对需要会议讨论的重大问题,提前组织调研并提出建议。

5. 负责落实胸痛中心委员会及联合例会的决定,根据制定的工作计划和质量监控指标及奋斗目标值,定期组织检查落实情况,并及时向委员会和其他科室反馈信息。

6. 参与制定与胸痛中心"关键要素"有关的战略规划、实施以及财政预算。

7. 负责胸痛中心的急诊及院前急救工作与120及网络医院的协调工作。

(向定成)

第三节　协　调　员

胸痛中心的日常工作需要在各相关科室之间进行协调,事务性工作很多,因此,所有胸痛中心应该设立协调员,国外多数胸痛中心的协调员是专职人员,应由良好的心血管急救的专业背景,可来自心血管内科也可来自急诊专业,作为总监助手,在总监领导之下实际承担胸痛中心的日常事务性管理和部门之间的沟通协调工作,同时也是与中国胸痛中心网站及认证办公室之间联络、沟通、协调的直接责任人。也有些单位设置两名协调员,一名来自医院的医疗管理部门,其主要职责是作为行政总监的助手,负责胸痛中心日常行政事务、科间协调以及对外协调工作;另一名是来自心内科或急诊科,主要负责胸痛中心内部的运作、日常医疗事务处理、数据管理和流程落实等方面的协调以及与中国胸痛中心网站及认证办公室的联络工作。两名协调员必须紧密合作,相互沟通与协作,才能使胸痛中心健康运行。

协调员的主要职责和任务可以具体概括为:

1. 配合技术总监和行政总监做好日常医疗工作的管理及主要科室之间的协调工作。

2. 参与制定与胸痛中心"关键要素"有关的战略规划及财政预算。

3. 参与胸痛中心的工作流程、各种诊疗流程图、监控指标及目标值的制定和修订。

4. 定期进行数据分析和质量分析,及时发现数据库管理和胸痛中心运行中存在的问题,并及时向总监汇报。

5. 在总监领导下具体落实各类培训及教育任务并负责收集和保存各类活动的原始资料。

6. 在总监领导下负责进行联合例会、质量分析会和典型病例讨论会的组织准备,并负责督促和检查会议记录及相关原始资料的留存、上传。

7. 负责督促数据管理员及时向"中国胸痛中心数据管理云平台"填报、提交各类基本信息和运行中产生的各类文件资料,及时与云平台管理员和认证办公室沟通协调,解决与云平台数据库及认证有关的各类问题。

(向定成)

第四节　胸痛中心专责工作小组

胸痛中心的日常工作任务很繁重,涉及的环节很多,需要很多部门的相互配合才能完

成,为了分工合作,明确责任,胸痛中心应该根据不同的分工成立相应的专责工作小组,以便统一协调指挥。专责小组的分类和组成可以根据当地院前急救模式和医院的实际情况而定,对于独立型 120 地区,应将与 120 的对接纳入统一管理之中,而指挥型 120 地区则应有专门的院前小组,急诊 PCI 小组的组成等也应根据医院的急诊量大小设置不同的模式和组合。总之,专责工作小组的设置必须结合医院的实际情况,从需要出发,不要流于形式。由于指挥型 120 模式地区的院前急救归属于医院,相比于独立型和依托型 120 模式地区,指挥型地区的医院承担的院前救治任务更多,因此,下面就指挥型 120 模式地区胸痛中心实际运行中所设立的各专责小组的主要任务和职责分别介绍如下,仅供各胸痛中心参考。独立型和依托型 120 地区可以根据医院的具体情况进行适当调整,其中主要是院前急救组的工作职责要做相应的调整。

一、院前急救组

院前急救组是区域协同救治体系建设的枢纽,既是将 PCI 医院与发病现场、基层医院连接起来的纽带,也是决定院外 FMC 后救治成功率的关键环节,同时也是实现绕行急诊和 CCU 直达导管室的必备条件。尽管不同急救模式下院前急救的组织难度不同,但均必须强化院前急救队伍的建设,使院前急救与院内绿色通道实现无缝衔接。

1. 组长 指挥型和依托型(急救中心所依托的医院)120 地区应由急诊科院前急救组长或负责救护车派遣任务的住院总医师等担任,独立型 120 地区或依托型 120 地区的非依托医院建议与急救中心协商最好由调度科长担任组长。其中依托型 120 模式相对更复杂,各地区的依托型 120 急救中心与所依托的医院之间的关系也不一致,可根据内部架构情况决定。

2. 成员 由承担院前急救任务的医师、护士和救护车司机共同组成。

3. 职责 负责呼救 120 的急性胸痛患者的院前急救、网络医院急性胸痛患者的转运途中救治。

4. 基本要求 所有院前急救医师、护士、司机必须接受统一培训,熟悉胸痛中心的所有急救流程和救治方案,医护人员能独立判读 ACS 患者的心电图、熟练掌握 12 导联心电图远程实时传输系统以及微信群的使用,有条件的医院或地区应配备承担心源性休克患者转运任务的救护车即移动 ICU,院前急救组成员应能独立完成移动 ICU 救护车上的所有急救设备的技术操作,要求能在移动的救护车上完成气管插管、呼吸机的使用、临时起搏器的使用和 IABP 的调节、自动心肺复苏仪的使用等操作,熟悉各类抢救用药品的使用。同时院前急救组在转运途中必须通过 12 导联心电图远程实时传输监护系统与院内专科人员尤其是心血管内科人员随时保持联系,熟练掌握远程会诊联络图,在诊疗过程中随时得到专业医师的远程指导;熟悉各类胸痛患者应该如何实现院前急救与院内诊疗环节的无缝衔接,如绕行急诊方案、绕行 CCU 方案以及方案中所涉及的每一个具体环节的处理原则。

二、分诊组

分诊是自行来院急性胸痛患者诊疗工作的第一关,也是绝大多数急性胸痛患者首次医疗接触环节,正确的分诊可以使患者得到及时诊疗且不会过分浪费医疗资源,一旦分诊错误,将会导致患者的后续诊治流程延误。因此,所有胸痛中心必须高度重视分诊工作。分诊

台往往也是现场核查和微服私访的重点考察场所。

1. 组长　通常应由经过专门训练且富有经验的分诊护士担任。

2. 成员　所有承担分诊任务的护士。

3. 职责　①根据本院分诊流程图实施规范化分诊,在最短时间内(通常要求在3分钟内)完成对急性胸痛患者的分类并分别送至相应的诊疗场合进行后续诊疗工作,即将生命体征不稳定或仍有严重胸痛的患者送进抢救室进行后续紧急处理,而生命体征稳定且就诊时已无胸痛的患者送至能在FMC后10分钟内完成首份心电图的岗位,在完成首份心电图后交由首诊医师进行后续处理。②在FMC时开始启用、填报时间节点管理表。

4. 基本要求　一是要根据本院实际情况制定急性胸痛分诊流程图,分诊流程图必须紧密结合分诊岗位的实际工作流程制定,突出分诊岗位的实际工作内容,与分诊岗位工作无关的部分不应纳入。分诊流程图中的评估性指标和步骤必须明确、具体,具有可操作性,防止使用不确定性的描述(详见第八章第二节)。该流程图必须经过胸痛中心集体讨论后开始实施并应定期进行改进;二是要针对分诊流程图对全体分诊组成员进行强化培训,使所有分诊人员熟练掌握分诊流程;三是要强化在FMC时启用急性胸痛时间节点管理表的意识,建立前瞻性记录时间节点的工作机制,这是防止回顾性记录所导致的时间节点不准确、漏填漏报急性胸痛病例的关键环节。

5. 对于胸痛急诊量较少、不具备设置全天候分诊条件的医院,尤其是基层医院所建立的胸痛中心,应在无人分诊时段建立相应的替代机制承担上述急诊分诊功能,实现对急性胸痛患者的快速指引,防止出现因分诊岗位缺失导致患者的院内延误。常用的替代机制包括将分诊与挂号合并、非正班时间由抢救室护士承担分诊任务等,各基层医院可根据医院的实际情况,按照方便患者且可行的原则决定。

三、急性胸痛诊室

急性胸痛诊室是胸痛中心的核心环节,是绝大多数自行来院和部分经救护车入院急性胸痛患者的最重要诊疗环节,因此,也是胸痛中心认证过程中现场核查和微服私访环节的重点考察点。

1. 组长　通常应由急诊科主任或负责急性胸痛诊室工作的医师承担。

2. 成员　负责急性胸痛门诊工作的全体医师。在心血管急诊量较大的医院可以开设心血管专科急诊承担急性胸痛诊室工作,但在心血管急诊量不大的医院建议由普通急诊室承担,以防止人力资源的浪费。

3. 职责　承担急性胸痛、胸闷患者的接诊及后续在急诊室期间的诊疗任务,包括留院观察(简称留观)患者的后续处理。

4. 基本要求　急性胸痛诊室的基本工作要求包括:①"快而准":与分诊护士紧密合作,在急性胸痛诊疗流程图指引下尽快完成急性胸痛患者的早期诊疗流程,落实先救治后收费及急性胸痛优先机制,确保FMC后10分钟内完成首份心电图记录、判读以及首次接诊,对于需要专科会诊的患者,必须及时发出会诊请求并要求在10分钟内完成会诊任务。防止FMC后的诊治延误。其中急性胸痛诊疗流程图以及STEMI患者的早期再灌注流程、NSTEMI/UA的危险分层、低危胸痛患者的评估流程是胸痛诊室工作的基本指南,必须由心血管内科和急诊学科带头人牵头制定、经全体成员讨论后确定,并要反复对急性胸痛诊室医

师培训、检查,才能使非心血管专业医师熟练掌握。②全体急诊医师必须建立起前瞻性时间节点记录的意识,在诊治急性胸痛过程中随时填报时间节点。③防止医疗资源的浪费:一方面是指人力资源的浪费,工作机制应根据医院的实际情况制定,另一方面是指急诊医师在诊疗过程中坚持规范、防止乱用辅助检查和非指南推荐治疗药物,这也是微服私访团队考察的内容之一。

四、急诊抢救组

急诊抢救组是指配置在急诊科承担生命体征不稳定急性胸痛患者抢救任务的团队,是胸痛中心的重要组成部分,其救治能力往往决定了极高危胸痛患者的抢救成功率,早期成功的心肺复苏对后续治疗至关重要,是胸痛中心建设水平的重要标志。

1. 组长　通常由急诊抢救室(或急诊监护室-EICU)的负责医师承担,规模较小的医院也可由急诊科主任亲自担任。

2. 成员　急诊抢救室(EICU)全体医师及护士,心血管内科负责急性胸痛会诊的总住院或值班医师。

3. 职责　负责经120途径、自行来院以及部分转诊入院、生命体征不稳定患者的紧急救治任务,为后续专科救治创造条件。

4. 基本要求　因急性胸痛进入急诊抢救室的患者可以分为三类,一类是生命体征不稳定的急性胸痛患者,需要进行包括心肺复苏在内的紧急抢救以使患者的生命体征稳定下来,为后续诊疗工作创造条件;第二类为诊断明确的STEMI或极高危的NSTEMI/UA患者,需要进入抢救室进行简单的急诊PCI术前准备,为绕行CCU直达导管室创造条件;第三类是诊断不明确的急性胸痛患者,虽然生命体征稳定但症状持续或者临床情况复杂需要进行严密监护下进行后续诊疗的患者。无论是哪类患者,急诊抢救室团队均应熟练掌握相关的救治流程,因此,胸痛中心必须为抢救室一线人员提供指示明确的各类抢救流程图,其中包括心肺复苏流程图、急性胸痛诊治流程图、STEMI再灌注流程图、NSTEMI/UA危险分层及治疗流程图、主动脉夹层的诊疗流程图、肺动脉栓塞的诊疗流程图等。必须建立针对上述流程图的培训、实施、反馈、改进的流程改进机制,使急诊抢救室岗位人员熟练掌握、自觉执行上述流程,以提高抢救成功率。

五、远程会诊组

通常由心血管内科负责,可根据医院的学科任务分布情况适当调整,比如应将承担主动脉夹层及肺动脉栓塞诊断及治疗任务的医师纳入,有些医院主动脉夹层不归属在心血管内科,则应将承担此任务的医师纳入远程会诊组。

1. 组长　从事冠心病诊疗工作的副高职称以上人员,最好是科室主任或副主任。

2. 成员　心血管内科高年资主治医师以上人员组成。

3. 职责　负责网络医院远程心电及临床会诊,指导网络医院及转运救护车上的救治、出院患者的康复指导和远程监护会诊。

4. 基本要求　总体要求是能随时为救护车和网络医院提供远程会诊服务,不能出现"有求无应"现象。可根据网络医院的规模和会诊量等决定是否应采取分片包干形式,原则上在会诊量不大时应尽可能节省人力资源的方式进行远程会诊管理,使所有网络医院均能

有以"一键启动"工作模式为主的快速应急响应负责人,并且要建立梯次配置的远程会诊责任人,以确保随时有人能响应救护车或网络医院的远程会诊请求。一旦一线承担会诊任务的人不能及时响应时,必须有备用联络机制,以保证救护车或网络医院能随时得到胸痛中心专家的远程支持。

在一线会诊责任人设置上目前有两种模式可供参考,一是全部由值班医师(专门的远程会诊班或急诊 PCI 值班或心内科值班医师兼任)持有一键启动电话承担一线会诊任务,二是采用分片包干模式,即为每一家网络医院指定一名常规联系人,由其承担一线会诊任务。两种方式各有利弊,前者有利于节省人力资源,让非值班医师得到良好休息,但不利于网络医院的连续性培训、管理、反馈及交流,后者正好相反。各胸痛中心可以根据医院的实际情况决定最佳的工作模式。但无论如何,均必须制定与之配套的一线会诊管理制度和流程,确保有人及时响应。比如若是值班医师通过持有"一键启动"电话负责一线会诊,则必须在自己不方便接听电话的时段(如抢救、各种诊疗操作时等)将电话交由能够代为接听或会诊的人员持有,并确保接听电话后能及时完成会诊任务。图 5-4-1 是广州总医院的远程会诊工作流程图,该流程图是基于物联网的远程实时传输系统而建立的,基于当前广泛使用的微信群亦可按照此流程图执行。救护车或网络医院以及急诊科需要远程会诊时,在连接好 12 导联心电图远程实时传输系统或上传心电图照片至微信群后,通过"一键启动"电话联系会诊,正

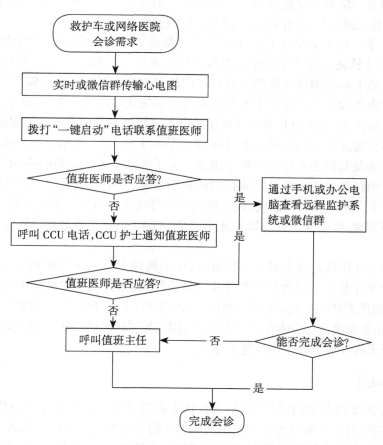

图 5-4-1　广州总医院胸痛中心远程会诊流程图

班时间由住院总医师负责响应"一键启动"电话,非正班时间由值班医师响应并进行会诊,当"一键启动"电话无人响应时,请求会诊人拨打 CCU 电话,由 CCU 护士负责协调会诊,若因病情复杂一线人员不能完成会诊任务时,请求值班主任完成会诊任务。

关于"一键启动"的含义,其原始含义是指当需要多人同时参与某项工作时,通过程控系统发出一次性通知,让相关的全部人员得到指令。目前在胸痛中心的应用中逐渐发生了一些演变,常常也指"一次性拨打某个电话解决全部后续问题"的意思。胸痛中心认证标准中要求胸痛中心为救护车、急诊室和基层网络医院配备"一键启动"电话,主要是指通过拨打该电话就可以解决急性胸痛患者的后续会诊、手术团队启动等全部问题,从而大大方便了救护车、急诊室及基层医院。对于远程会诊而言,就是接听电话者要完成全部会诊任务,若接听电话者难以完成会诊任务则应由其负责请求上级医师协助完成,而不能由请求会诊方再次或多次拨打其他电话寻求帮助。对于启动导管室而言,"一键启动"意味着接听电话者必须负责将导管室全部人员召集到位。

六、急诊 PCI 团队

1. 组长　心血管内科急诊 PCI 技术负责人。

2. 成员　承担急诊 PCI、主动脉疾病介入诊疗任务的介入医师、导管室护士、技师。

3. 主要职责　随时开展急诊 PCI、主动脉夹层的急诊介入诊疗手术,并在诊疗过程中按照相关诊疗流程规范操作、严格执行时间节点管理制度。

4. 基本要求　因为胸痛中心的主要工作对象是 ACS、主动脉夹层和急性肺动脉栓塞,其中 ACS 和主动脉夹层患者中的绝大多数高危患者均是需要急诊介入手术作为主要救治手段,因此,胸痛中心必须建立包括节假日在内的每周 7 天、每天 24 小时开放的导管室,并要有能独立完成急诊介入诊疗手术的相关人员作为快速应急反应队伍,要求能在接到启动导管室指令后最长 30 分钟内开放导管室接纳患者开始急诊诊疗手术。为实现上述目标,急诊 PCI 团队必须按照工作岗位分工组成不同的手术小组,每个小组应至少由具备急诊 PCI 能力的介入医师及其助手和导管室护士组成。为了确保全天候应急响应能力,必须制定当手术值班人员因特殊原因不能及时到位时的备用方案,其中应包括介入手术医师及护士的备用方案。对于手术量较大的医院,还应制定当导管室被占用时的备用方案,包括导管室备用和人员备用方案,以确保急性心肌梗死尤其是 STEMI 患者能在最短的时间内得到最佳的再灌注治疗。

上述急诊 PCI 团队的要求对于申报通过《中国胸痛中心认证标准》的医院是强制性的,对于具备急诊 PCI 条件但因为 PCI 数量及其他条件无法到达《中国胸痛中心认证标准》、申请通过《中国基层胸痛中心认证标准》的医院,若选择了直接 PCI 作为 STEMI 患者的唯一再灌注策略时,亦必须满足导管室全天候开放的要求;若同时选择了转运 PCI 和(或)溶栓策略,则导管室的全天候开放不作为强制达标要求。

七、培训组

胸痛中心需要协调院内多个学科、与急救中心及基层医院建立院际合作,共同形成区域协同救治体系,并且需要在协作网络内实施统一的诊疗方案和流程。因而,胸痛中心必须主动承担艰巨的培训教育任务,通过对所在医院的全员培训、对急救中心以及基层医院的培

训、社区人群培训等实现统一的诊疗流程和方案。为此,胸痛中心必须成立培训工作小组。

1. 组长　原则上由医疗总监担任组长,也可以由心血管内科专业的其他高级职称人员担任。

2. 成员　由熟悉胸痛中心建设流程、具备较强临床和理论基础的心血管内科和急诊科中级职称以上人员组成。

3. 基本职责　制定统一的培训计划和讲稿,实施院内外的各项培训任务。

4. 基本要求　培训小组是胸痛中心建设的重要组成部分,首先必须按照认证标准所规定的培训教育内容制定培训计划和统一的培训讲稿。所有培训计划必须以认证标准为依据,根据培训对象的岗位特点确定具体的培训内容,做到因材施教。讲稿的制作应分工合作,由专人负责制作,其中有关认证标准和数据库的管理等内容可以以中国胸痛中心总部/认证办公室提供的标准讲稿为依据,结合医院的实际情况修订而成;急性胸痛相关疾病的诊疗常规部分必须以当前最新的专业指南为依据,结合医院和本地区的实际情况制定;诊疗流程是胸痛中心培训的关键内容,必须在制定统一的诊疗流程图基础上进行讲稿的制作,其中STEMI 的再灌注流程图必须根据网络医院的实际情况制定。比如能否在 120 分钟内完成转运 PCI、是否具备溶栓条件等,严禁将其他医院的流程图拿来直接使用或者将指南的指导性原则作为流程图进行培训,所有流程图和讲稿必须由医疗总监最后统一审定。

培训过程中必须围绕着区域协同救治体系建设的核心即急性胸痛患者的诊疗流程展开,具体到如何落实诊疗流程而不是单纯讲述理论,也就是说要把从被培训对象的岗位上如何做到更加有效地帮助急性胸痛患者得到及时治疗作为培训重点,或者说是告诉他实际工作中要怎么做而不是谈理论上应该如何做。

八、数据管理组

胸痛中心追求的是持续质量改进,而持续质量改进的评价手段即为各项监控指标的定期评价,如果没有可靠的数据库就无从谈及质量监控和持续改进。因此,数据库是胸痛中心建设和评价,尤其是认证和通过认证后持续质量监控的基础。为了方便各医院在胸痛中心建设中的数据采集、填报、申请认证及质控,认证办公室于 2014 年正式委托广州市医疗物联网重点实验室开发了中国胸痛中心认证云平台数据库,免费提供给全国注册的胸痛中心使用,但各胸痛中心必须认真做好数据的采集、填报和核查工作,才能建立可信的胸痛中心评估平台。在申请认证时以及通过认证后的持续质量监控中,数据库的真实性将是核查的重要内容。为此,各胸痛中心必须设置数据管理组以加强对云平台数据库的管理。

1. 组长　通常由胸痛中心协调员或专门负责数据审查的人员担任。

2. 成员　根据各胸痛中心实际运行机制而定,多数应有专职或兼职的数据管理员。但建议将与急性胸痛诊疗流程相关的岗位人员均应纳入数据管理组之中。因为胸痛中心所强调的时间节点必须做到前瞻性记录,回顾性记录难免会产生一定的误差,只有实现岗位职责制才能做到前瞻性采集时间节点数据。

3. 职责　负责急性胸痛病例的数据时间节点、诊疗过程及预后等信息的采集、填报、核对、分析和管理。

4. 基本要求　胸痛中心应建立分级负责制的数据库管理制度,建议按照以下分工负责:①云平台数据库的填报,建议实行基于岗位责任制的前瞻性填报,从 FMC 时开始建立急

性胸痛档案,随着诊疗过程的推进由执行相应流程的岗位人员进行填报。至于哪些患者应该录入数据库的问题,凡是在首次医疗接触时不能通过问诊和体检直接排除心血管病因性疾病(如外伤、已经出疹的带状疱疹、有明确压痛点的肋软骨炎等)、而是需要经过心电图等进一步检查和观察、会诊等才能明确排除或诊断的急性胸痛患者,均应纳入急性胸痛的时间节点管理。②应有专职或兼职数据管理员,其职责不是负责收集数据而是负责检查数据库填报完整性和质量、是否有漏填的急性胸痛病例、是否存在时间节点和其他资料填写的错误等,并负责原始资料的收集、核对及保存,也可以承担把一线人员填写的纸质数据表转录入云平台数据库的任务。定期分析阶段性数据质量,为质量分析会和典型病例讨论会做准备。③数据库核对:可以根据医院的情况设置专人负责进行数据核查,也可以由负责质量监控的专职或兼职数据管理员承担,但不能由同一人既负责录入又负责核对。数据核对的主要职责是检查发现并纠正错误、虚假数据,确保数据的真实可靠性。

广州军区广州总医院的数据库管理设置了三级核查制度,各岗位的一线人员负责实时收集和填报数据库,专职数据管理员负责检查数据的漏填、漏报及溯源资料的核对、补充,每天早上对前一天的数据填报情况通过微信群通报,并提醒漏填、漏报病例的责任人,上述两类人员构成数据库的一级责任人。诊疗工作结束后数据归档前由一名兼职高级数据管理员进行核对,确认无误后提交,总监不定期进行抽查。三级质控确保了数据库的可靠性。可供读者借鉴。

(张金霞　赵新元)

第五节　胸痛中心的运行机制

从目前国际、国内的胸痛中心建设现状来看,胸痛中心的运行机制有两种不同的类型,一种是绝大多数医院所采用的"虚拟机构、实体运作"模式,另一类则是建立实体的胸痛中心机构,两种模式各有优缺点。下面简单介绍两种模式的基本特点。

一、"虚拟机构、实体运作"模式的运行机制及特点

(一)"虚拟机构、实体运作"的基本概念

我国胸痛中心建设的立足点是通过对区域医疗资源进行整合以建立区域协同救治体系,以便为急性胸痛患者提供快速而规范的诊疗服务。其工作范围已经不再局限于院内绿色通道的建设,需要整合的区域医疗资源既包括胸痛中心所在医院的院内急诊科、心血管内科、心脏外科等多个学科,也包括当地的院前急救系统以及与医院具有转诊关系的多家基层医疗机构。因此,胸痛中心建设的实质是一个围绕着专业救治需要的系统管理工程而不是单纯的专业技术工程。因此,胸痛中心应该是一个协调机构而不是一个单纯的诊疗单元,急性胸痛救治不可能依靠单纯的一个学科完成,需要协调多个学科和部门共同完成,如果把涉及急性胸痛救治相关的多个学科合并形成一个单独的医疗单元实际上是不现实的,涉及的学科太多,所形成的将是一个专科医院;同时,即使是胸痛中心的核心科室也不可能专注于急性胸痛相关疾病,必须同时承担其他非胸痛疾病的救治任务。正是基于此考虑,在广州军区广州总医院组建胸痛中心之时,我们提出了"虚拟机构,实体运作"的构想,并成功地将此构想转化为现实的胸痛中心运行模式。由于该模式符合中国绝大多数医院的实际情况,后

来成为胸痛中心建设的主流运行机制。所谓"虚拟机构、实体运作"机制就是依托各类协议、诊疗工作流程和管理制度将院内外各个相关部门协调起来共同为急性胸痛患者提供诊疗服务,胸痛中心并未建立实体的组织机构,仅有一个虚拟的机构,各主要人员均来自于急性胸痛疾病诊疗相关的单位和部门,人事关系和分配关系均属于各自单位和部门,但代表所在单位和部门参与胸痛中心的组织工作或者承担急性胸痛疾病救治中某个环节的具体诊治任务。各部门人员在胸痛中心制定的管理制度和工作流程协调下共同为急性胸痛患者提供规范、快捷的诊疗服务,并通过参与持续质量改进活动而逐步提高诊疗水平和运作效率。这便是"虚拟机构、实体运行"的基本概念。

(二)"虚拟机构、实体运作"的工作机制

在此模式下的胸痛中心由于不是统一的实体组织机构,各类人员分属于不同部门,组织协调工作相对难度较大,因此,建立强力、高效的虚拟组织机构和切实可行的运行机制是确保胸痛中心规范运行的基础也是胸痛中心建设最关键的工作内容。

1. 建立具有实权和威信的"虚拟机构"　"虚拟机构、实体运作"的运行机制总体原则是"在胸痛中心委员会领导下的总监负责制",其中最重要的是两个层次的组织架构,一是医院成立的胸痛中心委员会作为重大决策和为胸痛中心提供权力支持的机构,第二是由心血管内科、急诊科或医疗管理部门负责人共同担任医疗、行政总监,是强力推动和维持胸痛中心常态化运行的核心力量。在这种工作机制下,胸痛中心委员会必须具备调动全院以及院外各个部门和资源的能力,因此,要求必须是院长或分管医疗的副院长担任胸痛中心委员会主任委员(主席),而委员会的组成必须包括医疗管理、护理、后勤保障、人力资源、对外联络与宣传等职能部门以及急性胸痛救治相关的各临床和辅助检查科室的领导。胸痛中心委员会形成的决议、发出的通知、制定或更新的工作流程在涉及急性胸痛救治相关的各部门、各岗位必须具有权威性,各部门必须严格遵照执行,否则这种虚拟的机构是难以实际运行的。而医疗总监和行政总监是推动胸痛中心建设和发展的直接动力,医疗总监的主要职责是从专业救治的需要出发为胸痛中心建设制定各类诊疗工作流程、持续质量改进目标、制定和落实各项培训计划、解决胸痛中心实际运行中的专业救治问题等;而行政总监则主要负责各项管理制度的制定和落实,并负责院内外各部门的协调及管理,为实现医疗总监提出的各类流程优化和持续质量改进提供人力、设备、环境改造等资源支持。因此,所谓"虚拟机构"并不虚,一定是要有实际的调动资源的权力、坚强的执行力才能推动胸痛中心的发展。

2. 通过制定规范的流程图协调各部门的工作　从急性胸痛患者首次医疗接触后开始直到完成各主要疾病的关键治疗结束的各类诊疗流程图是维持胸痛中心运行的"基本法规",分属不同单位和部门的人员要在流程图的统一下协调工作。因此,胸痛中心要高度重视流程图的制定和优化工作。在制定和修订流程图的过程中必须经过与实际流程执行人进行商讨,通常要求流程图涉及的部门人员均要参与流程图制定与修订。制定和修订过程中既要以指南要求为基准,也要兼顾实际可行性,以最大限度优化、高效、规范为原则。制定的流程图需要经过培训使流程执行人和上下流程相关岗位人员均要充分理解,才能提高实际执行中的主动性和积极性。

3. 通过持续质量改进机制推动虚拟的机构常态化实体运行　在流程图指引下进行急性胸痛的规范化诊疗工作是胸痛中心的主要工作方式,而保证这种工作机制能够持续运行并持续改进的关键是要落实各类管理制度,尤其是要建立持续质量改进机制才能实现。其

中最重要的是落实好三个会议制度,即联合例会、质量分析会和典型病例讨论会制度。坚持落实好这三个制度就能把急性胸痛救治相关的各部门充分整合,通过在统一的目标下进行集体协商、讨论后制定和修订工作流程,持续改进工作效率,提高合作水平,最终逐步形成常态化高效运行的机构。

二、实体胸痛中心机构的运行机制及特点

国际上以德国为主的"胸痛单元"具有一定的实体性质,主要工作模式是在急诊室专门划分相应的区域作为急性胸痛患者诊治区域,并为之配备相应的人力和设备资源。其主要职责是为急性胸痛患者提供快速分诊、早期鉴别诊断服务,对于明确诊断的 ACS、主动脉夹层等患者则以将患者送进导管室、CCU、外科手术室等为主要工作终点。其实质是以急诊室为主要工作基地,建立急性胸痛的快速、规范的早期甄别机制,后续的心血管专业救治则属于相对独立的工作部分。此种模式的最大优势在于可较好地调动急诊科的积极性。但需要投入的人力资源、硬件设备和环境空间较大。目前国内少数医院成立了专门的实体胸痛中心组织架构,其基本运行机制与德国的胸痛单元模式也不完全相同,基本原则是在急诊区域成立专门的胸痛中心,负责急性胸痛患者的全部诊疗工作任务,包括分诊、接诊、常规检查检验以及导管室内的介入治疗等,配备从主任(总监)、急诊接诊及介入医师、护士、技师等专门的团队,在依托或指挥型 120 地区甚至可以将院前急救队伍划归胸痛中心统一管理,胸痛中心独立承担从首次医疗接触到完成急性心肌梗死的直接 PCI 的全程救治任务。

此种实体胸痛中心最明显优势是胸痛中心内部容易协调,工作较顺畅,执行力较强,效率较高。但最大的问题是容易产生与传统的急诊科和心血管内科之间的矛盾,因为涉及专科定位、竞争病源等问题。其次是在急性胸痛急诊量和接诊量不大的医院,存在工作效率较低、人力和设备资源利用不足的问题。

(向定成)

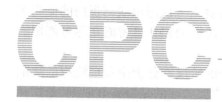

第六章

制定管理制度

胸痛中心是一种虚拟的机构、实体运作的跨学科工作模式,不同学科甚至不同单位之间要高度紧密地合作才能为急性胸痛患者提供高效、快捷而规范的急救服务。维持这种虚拟的机构实体运作的核心机制是各种诊疗流程图,而管理制度是确保流程图被遵循的重要措施。因此,胸痛中心必须制定各类重要的管理制度。胸痛中心的管理制度的种类和具体内容可以因单位而异,但基本的管理应包括以下几种。

第一节　时钟统一管理制度

急性冠状动脉综合征(包括 UA、NSTEMI 和 STEMI)、主动脉夹层、肺栓塞和张力性气胸是胸痛中心常见的四大急危重症,诊治时间的及时与否严重影响其救治效果,尤以 STEMI 的救治对时间依赖性更高,"时间就是心肌、时间就是生命"即是对 STEMI 患者早期救治的最好诠释,对诊疗时间的要求精确到分钟。美国 STEMI 指南要求 STEMI 患者从进入医院大门到球囊扩张时间(D-to-B)<90 分钟,2013 年 ACCF/AHA 在强调总缺血时间的前提下,已将直接就诊于具有 PCI 能力医院患者的首次医疗接触到球囊扩张(FMC-to-B)时间限定为 90 分钟,而就诊于非 PCI 医院的转诊 PCI 的 FMC-to-B 时间则为 120 分钟。要实现这一目标,胸痛中心必须加强时间管理,从患者开始发病到得到完成关键性救治的过程中的点点滴滴和分分秒秒都非常重要,因此抓好该救治过程中的流程和时间管理意义重大。

胸痛中心的建立即为规范胸痛的诊断和治疗,尽最大努力缩短患者诊疗时间,避免误诊。不断优化和改进胸痛诊治的临床路径,时间的管理贯穿在胸痛诊治的每个环节,设定不同流程的时间节点并进行有效监测将有助于诊治流程的完善和改进、提高救治效率和质量。所以,胸痛中心的建设过程中建立时钟统一管理制度是不可或缺的重要环节。

一、流程的时间控制

流程的时间控制是指对于胸痛中心所制定的所有流程中,每一个环节均必须有严格的时间要求,如对于所有经拨打 120 急救的患者,急救中心必须在 3 分钟内派出救护车;急性胸痛患者在首次医疗接触或接诊后必须在 10 分钟内完成常规心电图检查或连接具有远程

实时传输功能的 12 导联心电图监护系统，以便对是否存在心肌缺血进行准确的判断；如果怀疑非 ST 段抬高的急性冠状动脉综合征，则必须在 20 分钟内完成超敏肌钙蛋白的监测等等。设置流程的时间限制的主要目的是为了急性胸痛尤其是 STEMI 患者能在尽可能短的时间内得到及时诊治。

对流程实施时间管理的另一重要意义是从执行流程的阶段性分析中发现流程的缺陷和改进工作的重点。以 STEMI 为例，早期胸痛中心建设主要关注的是 D-to-B 时间，是指从患者进入医院大门到球囊扩张时间，因此，多数胸痛中心仅仅以建立院内绿色通道为主要手段，只要患者到达医院急诊科立即启动快速通道，因此，如果仅仅以 D-to-B 为指标，则很容易达到 90 分钟以内的标准；但中国急性冠状动脉综合征的临床路径调查（CPACS）显示，ACS 患者平均在发病后 5 小时才到达二级医院就诊，而需要额外的 3 小时才能转诊到大医院，因此，多数患者在入院前已经耽误了大量的救治时间，仅仅缩短 D-to-B 时间并不能真正改善患者的预后。因此，规范化胸痛中心的建设必须以缩短从发病到就诊、和从就诊到血管开通的全程时间，才能真正改善患者的预后。从时间管理角度出发，将 STEMI 从发病到罪犯血管开通分为三个时段，患者就诊时段、转运时段和院内时段，其中，患者就诊时段为从患者出现胸痛症状到决定就医的时段；转运时段包括两部分，从决定就医到到达首次就诊医院和从非 PCI 医院转运到 PCI 医院的时间；院内时段为患者到达 PCI 医院直至球囊打开的时段。因此，工作的重点应该分别是：缩短从发病到就诊时段需要进入社区进行长期的健康教育；缩短医疗接触后的时间需要胸痛中心与急救系统和基层医院共同工作，建立区域协同救治网络和快速反应机制，其中 PCI 医院和基层医院的协同联动机制、快速转运机制和院内绿色通道则是缩短从首次医疗接触到再灌注时间的三个关键工作环节，胸痛中心在制定或改进工作流程时必须对上述关键时间点进行时间限制，才能实现缩短从发病到再灌注的时间。

流程的时间管理的最终目标是缩短总缺血时间，即从发病到再灌注时间，而总体的救治时间要求必须以专业指南为依据。如对于 STEMI 患者初诊于有急诊 PCI 资质的医院，其总体的时间要求是 D-to-B<90 分钟，为达到此目标需要将院内诊疗环节进行细微分解，并均制定相应的时间控制标准，如入门后需在 10 分钟内完成 12 导联心电图检查，必要时需行 18 导联检查，若确诊为 STEMI 患者，应尽快完成再灌注治疗，尽可能减少心肌缺血时间，恢复心肌血供；若因导管室占台或家属知情同意等原因不能行直接 PCI，应在 30 分钟内行溶栓治疗。若溶栓成功后，可在 3~24 小时进行冠脉造影；若溶栓不成功，可尽快完成补救性 PCI 治疗。若诊断为 NSTEMI/UA 患者，需进行 GRACE 评分，极高危患者需在 2 小时行再灌注治疗，高危患者 24 小时内行再灌注治疗，中危患者 72 小时内行再灌注治疗，低危患者在 72 小时内行负荷试验，阳性患者行冠脉造影，阴性患者出院，进行一级预防。

二、时钟统一的概念及意义

数据库的建立是胸痛中心最重要的工作之一，而胸痛中心数据库的灵魂则是时间管理数据，所有急性胸痛患者的诊治过程必须以时间节点为基础，没有时间节点的数据是没有任何意义的。因为要评价胸痛中心的质量，则必须考察各类流程和流程的时间控制要求是否得到遵守。由于胸痛中心救治患者的流程涉及很多部门和环节，除了以心内科和急诊科为核心外，同时包括多个临床科室和辅助检查科室如心脏外科、胸外科、呼吸科、CT 室、超声诊

断科、检验科等,除了诊疗操作步骤的人工记录时间需要标准化和统一外,每个科室均有大量的仪器、设备、办公电脑等,由于当前的技术原因,这些仪器设备和电脑的时间很难与北京时间完全同步,各设备之间存在数分钟至数小时的差异。不同的部门所执行的流程环节组成了流程图中的时间节点链,也称为时间轴。如何保证各部门的时间记录是准确的呢?不能以每个流程环节或部门的各自手表、时钟、手机或电脑时钟为标准,因为这些时间不可能完全同步,如果采集到的时间就不准确,就不可能得到可靠的时间轴,甚至出现时间轴的逻辑错误,即先完成的诊疗操作时间迟于后完成的诊疗操作时间。因此,胸痛中心必须建立时钟统一方案。所谓时钟统一方案是指在胸痛中心的各个流程环节所采集的时间是来自完全同步的时钟,胸痛中心的所有设备、仪器和时间显示器的时钟均完全一致。只有实现了时钟统一才有可能建立起可靠的病例记录和数据库,因此时钟统一是所有规范化胸痛中心必须落实的一项基础工作,胸痛中心必须重视时钟统一,否则无法得到准确的时间数据,如果时间记录不可靠,则胸痛中心的所有数据将失去可信度和参考价值,没有时钟统一方案的胸痛中心是不可能得到认证许可的。

三、时钟统一管理制度的内容

医院各部门工作都会涉及时间的记录,保证各部门时钟的一致性是患者能够得到连续有效的医疗服务的有力保障,能够最大程度保障医疗质量。为保证各科室能够及时准确的校准时钟,胸痛中心需制定时钟统一管理制度,该制度需包含以下内容。

(一)时钟统一的方案

各胸痛中心应根据各自的实际情况决定采用何种方案,目前国际上所常使用的时钟统一方案有伴行时钟法、具有自动同步校时功能的电波钟表、时间同步服务器等。

(二)计时点及方法

要对所有涉及时间节点记录的人员进行培训,明确时间节点的定义,并熟练掌握各时间节点的计时方法,如发病时间,是指患者出现胸痛、胸闷等症状开始的时间,主要是通过问诊方式获得;首份心电图时间,是指完成第一份12或18导联心电图的时间,以开始接触医疗人员到完成第一份心电图最后一个导联记录为准;抽血时间,是指首次抽血查 Tnl 的时间,以抽血护士完成标本采集时刻为计时点;开始转运时间,是指在确诊为 ACS 并离开现场/医院的时间,由转运医护人员在接到患者启动车辆时计时等等。

(三)时钟统一地点

应明确需要时钟统一的地点及相应设备。

急诊科:分诊区、胸痛诊室、抢救室、急诊采血室、救护车、EICU 等。

心内科:医师办公室、护士站、CCU、导管室等。

其他科室:检验科、CT 室、磁共振室、超声科、心外科、手术室等。

(四)时间数据检查方法

制定 ACS 数据库管理,定期对 ACS 病例资料进行汇总,并回顾性统计分析每例病例的时间管理,分析时间轴各环节的时间控制合格率,并分析存在问题的原因,讨论并提出对胸痛中心各流程进行不断改进的方案。

(五)时钟校对及记录

由于各仪器或者设备的时间在使用过程中存在误差,所以,为保证各仪器、设备时间的

统一性,必须建立时钟校正机制,要求明确时间校正的范围、核查的时间、周期、人员及方法,并将各时钟的误差和校对记录客观真实地记录并保存。

(苏晞　张勇)

第二节　数据库管理制度

高效率运作的现代化胸痛中心的基本特点之一是以物联网技术为基础,实现多学科、区域性医疗资源整合,使胸痛患者得到最佳治疗。规范化胸痛中心运行的核心是严格的、标准的流程管理,其中严格执行流程和流程的时间管理就是胸痛中心管理的最主要内容,而流程是否在规定时间限定范围内被执行则必须依赖及时性病例监控和关键指标数据的阶段性统计结果来反映。因此,建立规范的胸痛中心专用数据库以便对胸痛急救的关键数据进行及时的监控、统计至关重要。胸痛数据库是评价胸痛中心建设质量和水平的主要依据,是胸痛中心持续改进的保证,是进行质量分析会和典型病例分析会的基础,是胸痛中心质量管理和控制的主要手段,是临床科研的重要资料,也是胸痛中心认证的评价依据和现场核查的重点。如果没有数据就没有质量评价依据;如果没有胸痛数据库或者没有符合认证标准的数据库,就不可能通过中国胸痛中心认证。

传统意义上的"数据",是指有根据的数字,但在进入信息时代之后,"数据"二字的内涵在不断扩大,在胸痛数据库中,它不仅指代与胸痛有关的"数字",更包括与胸痛相关的临床资料,如病历、各种表格、诊疗记录、影像学资料等,以及数据库资料,如胸痛电子病历、数据统计(时间节点)、数据分析等,临床资料与数据库资料相互佐证、彼此补充,使胸痛数据库更完整、更真实。

目前我国多数医院都没有专用的胸痛数据库,或胸痛急救的数据都不集中,而是分别分布于急诊病历及住院病历中,并且均处于互相割裂状态,无法用于实现对胸痛中心的质量监督、评估、改进,尤其无法对时间流程进行监控,这就需要专门建立一个基于电子急救病历的数据库系统。理想的数据库应该是能将从患者发病开始到院前急救系统和医院内的病历管理系统融合起来,涵盖了患者从发病到救治的全过程,而不仅仅是最终到达医院的急救过程,并且具有不同医院之间共享的功能。

由中国胸痛中心认证办公室开发并免费提供给全国注册的胸痛中心使用的胸痛中心数据管理云平台是中国胸痛中心认证的主要依据,该数据库主要包括急救信息、胸痛诊疗、患者转归三部分,之后会逐步和 STEMI Ⅱ 及介入直报系统数据整合,在该数据平台,区域协同救治网络内的所有患者的医疗信息可以共享,同时,该数据库具备一定的查询统计功能。为加强胸痛中心数据库的管理,保证数据库正常、有效运行,确保数据库安全,使数据库能更好地服务于胸痛患者的救治工作,胸痛中心需制定数据库的管理规范、使用细则及监督管理制度,并有数据审核制度,确保数据库的真实、客观、准确。

一、胸痛中心数据库的基本内容和要求

1. 数据库的内容必须涵盖主要的胸痛疾病的诊疗环节,从发病到救治直到最后离院的全过程。

2. 为方便快速录入、查询、统计,数据库的格式以选项、填写数字为主。

3. 胸痛数据资料要完整,不仅包括胸痛急救的时间节点数据,还需记录心电图、CT、超声、介入造影结果等影像学资料。

4. 在某些关键环节,医务人员填写基本数据后,系统可以及时进行评估,以指导下一步诊治流程。

5. 每个患者具有唯一识别码(急救ID号),与其基本资料、住院号相对应,可通过标识码、姓名、住院号等多种途径查询。

二、胸痛中心数据库数据录入的基本要求

1. 填写人员必须客观、准确、真实、及时、完整地填写各项数据。

2. 记录数据及日期均使用阿拉伯数字,记录时间采用24小时制,并准确到分钟。

3. 数据库的建档录入建议首诊负责制,如果数据覆盖多个部门或科室,建议尽可能采用岗位责任制的前瞻性实时记录,即"谁诊疗谁填写",由执行诊疗工作的责任人负责填写,分段负责,各环节注意交接,审查归档;急性胸痛患者的首次医疗接触人员应及时在数据库中建档,若不能及时在线填报,应有纸质版的时间记录表格从首次医疗接触开始伴随急性胸痛患者诊疗的全过程,进行时间节点的前瞻性记录,尽可能地避免回顾性记录,以提高记录的准确性。

4. 对数据填写的相关人员进行培训,明确并统一各时间节点的定义。

5. 数据库的完整性应满足以下全部条件　①所有进入医院的急性胸痛(明确为创伤性胸痛除外)患者的登记比例不得低于75%,应包括各类因急性胸痛就诊于门、急诊或入院的患者的基本信息和最后诊断;②ACS患者登记比例应达到100%;③STEMI患者的录入比例必须达到100%,且各项关键时间节点的填报应齐全,关键时间节点的缺失率不能高于10%,其中院内时间节点记录的有效率应到达100%。

6. 强调数据资料的溯源性　确保STEMI患者的上述关键时间节点可以溯源,其中起病时间、呼叫120、达到医院等时间应能从急诊病历(电子病历或复印件)、入院病历、首次病程记录、心电图纸、检验报告、病情告知或知情同意书等原始记录中溯源,并要求尽可能精确到分钟。

三、胸痛中心数据库的统计分析

数据库的优势在于方便查询、统计、分析,可以选择任意时间段、疾病分类、就诊医院等进行病例数统计;对ACS可进行更详尽的各类技术参数统计,根据统计目的选择不同选项,便于根据统计结果,发现问题,不断改进流程,是持续改进效果的具体体现方式,是质量分析会和典型病例讨论会的基础。因此,需要定期对数据库的统计分析结果进行反馈。

四、胸痛中心数据库的管理及质控

由于胸痛数据库是由多科室协作完成,数据由不同部门医务人员在紧急情况下填写,难免出现遗漏或者差错,所以数据库的质量管理和监控是重要的环节。制定数据库的管理规范、使用细则及监督管理制度,该制度必须为胸痛中心数据库的责任人员做出明确规定;应有专职或兼职的数据管理员,如果胸痛中心的急性胸痛患者病例数很大,应由专职人员进行数据管理,否则可以采用兼职人员进行,但必须明确数据管理员的职责不是填报数据而是负

责数据库检查和核查,防止出现漏报、错报,及时提醒填报责任人进行补报或修改;数据库管理制度必须明确对执行急性胸痛诊疗流程相关的人员进行数据库使用方法和相关制度的培训;为保证数据录入的真实、客观、准确及保护患者隐私,数据库应实行分级管理,即三级质量监控及审核制度,原则上一级填写、二级检查核实、三级审查。该制度应将数据库的录入、检查、核查、统计分析等过程的操作流程和要求做出明确的规定,每一级人员的职责、权利和义务也必须在制度中得到体现。

胸痛中心数据库的建立是胸痛中心认证的核心内容之一,如何规范化地建立数据库也是胸痛中心建设工作中的一个难点,如果掌握好数据库的填写要求,杜绝造假、防治漏填、减少错误填写,保证数据的溯源性,牢记"没有记录就没有发生"的概念,并对数据库进行高质量、常态化的管理和质控,通过胸痛中心认证的概率将会极大提升。

(苏 晞)

第三节 联合例会制度

急性胸痛是常见急症,具有起病急,病情进展速度快,症状差异大,可救治时间窗短,诊断难度高,病死率高等特点,在整个救治环节中,胸痛急救网的建立,早期的启动和快速安全转运是抢救成功的重要环节,也是急性胸痛救治的难点。ACS发病率高,早期再灌注是最有效的治疗手段,而具有较强早期再灌注能力的医院多集中在城区中,在人口众多的边远乡镇常常无法提供良好的救治条件。此外,救治体制不健全、急救设备落后、急救效率低下、院前、院内脱节是急性胸痛整体救治成功率低下的重要原因。因此,胸痛急救网的建立,安全快速地将急性心肌梗死患者转运到能够进行急诊PCI或溶栓医院,对于挽救患者生命,改善预后至关重要。

胸痛急救网主要包括急救医疗体系(EMS)和合作基层医院,急救网的建立是胸痛中心建设极为重要的组成部分,可以更好地加强调整个区域间的协调运作。在遵循共同的标准、流程和时间管理的条件下可以有多种发展形式,相互依赖和生存,共同提高急性胸痛救治水平。中心与各级胸痛急救网点之间具有良好的运行协议和统一的技术标准,中心有责任培训各急救网点的人员及时掌握和更新ACS知识和急救技能,并定期组织讨论、制定和改进有关ACS处理方案和转运流程,共同对每一例ACS患者进行时间管理和救治质量监控;在胸痛中心平台上实行统一的管理,资源共享,共同讨论胸痛患者的诊治和转运方案,研究和制定工作流程。

联合例会是胸痛中心为协调院内外各相关部门立场和矛盾、共同为胸痛中心的建设和发展而设立的专门会议,重点解决胸痛患者救治中存在的问题,以不断改进胸痛救治工作的流程。在中国胸痛中心认证标准中,非常重视联合例会制度和实施效果,要求在提交认证材料和现场考查时均要有胸痛中心与120系统以及其他具有业务联系的单位的联合例会制度和会议记录。因此,胸痛中心必须重视该制度的建立和完善,联合例会制度的主要内容包括:必须就参加例会的人员、举行的时间、例会讨论的主要议题及例会记录、材料保存等做明确的规定。

一、参加胸痛中心联合例会的相关部门和人员

联合例会的全体参会人员如下述,但每次会议可根据主要议题决定参会人员。

（一）胸痛中心相关人员

胸痛中心委员会全体成员、技术总监和行政总监、协调员、质量控制人员。

（二）有关职能管理部门或科室

主要有医院管理部门、护理部、对外联络部门、医学信息科、医疗设备管理、病案室、医学统计室等，主要是负责与胸痛相关的医疗行政，环境治理和改进，科间协调，流程制定与落实，工作质量管理，培训与推广，患者随访及其预后和健康管理等。

（三）急救医疗体系（EMS）

即 120 系统，主要是院前急救医疗服务，包括急救指挥中心和院前急救医护人员。胸痛尤其是高危胸痛患者，主要依靠 EMS 急救，其在早期识别，快速启动相关的医院，安全转运以及和目标医院的无缝对接的过程中起到极为重要的作用，胸痛中心的例会讨论中，凡涉及院前急救过程的分析讨论或流程修订，均应邀请 120 系统人员参加。

（四）基层医院的领导或急诊及心血管内科主任

主要是参与基层医院胸痛急救的负责人，因为急性胸痛患者很多来自转诊的基层医院，要想缩短救治时间必须与基层医院共同努力，采用共同的救治方案和流程，因此，需要与基层医院协调，共同解决实际运行中的问题和难题。

（五）院内相关科室

胸痛是多种疾病的综合表现，其最为困难的是早期诊断和快速治疗，尤其在大型综合医院，分科过细，最易导致诊疗的延误，与胸痛相关的学科有急诊科、心血管内科、心血管外科、呼吸内科、胸外科、神经科、消化科、皮肤科、老年科、导管室、手术室、麻醉科、放射影像科、超声科、检验科、药剂科和门诊部等，胸痛中心例会可以根据会议的主题和议题的不同邀请相关专科的人员参加。

二、胸痛中心联合例会的组织

举行联合例会的时间间隔可以因地制宜、因时制宜，在成立胸痛中心之初，需要协调的工作内容较多，新出现的矛盾也会较多，联合例会的时间间隔应该在每个季度一次比较合适，但胸痛中心进入正轨后，可以适当延长间隔时间到每半年一次。

1. 胸痛中心联合例会的组织和准备　胸痛中心联合例会通常由胸痛中心技术总监和行政总监根据胸痛中心运行情况提出召开会议的倡议，报请胸痛中心委员会主任委员决定召开的时间，胸痛中心委员会与技术总监和行政总监共同协商会议议题和议程，并负责会议的相关组织工作。

2. 联合例会讨论的内容

（1）胸痛中心的阶段性工作情况总结，通常由行政总监负责汇报。

（2）胸痛中心实际运行中存在的问题和矛盾，共同讨论解决的办法。

（3）急性胸痛救治流程中需要单位之间或科室之间协调的问题。

（4）胸痛中心的培训情况及后续培训计划。

（5）近期工作计划。

（6）其他与胸痛中心建设相关的问题。

上述讨论的问题均应有结论，若能解决的问题应明确解决的办法和负责人，需要协调的工作各单位均应要落实具体的负责人或联络人。

3. 联合例会的记录

4. 联合例会是胸痛中心的重要活动内容之一,必须指定人员做好记录并存档,会议记录应该使用专用记录本,记录要客观、真实,若要申请认证将是重要的被考察内容和认证依据之一。

三、联合例会的记录

联合例会是胸痛中心的重要活动内容之一,必须指定人员做好记录并存档,会议记录应该使用专用记录本,记录要客观、真实,若要申请认证将是重要的被考察内容和认证依据之一。会议记录应涵盖会议召开时间、地点、主持人、参会人员单位及人数(与签到表一致)、主要讨论内容、会议总结,并要保存带有拍摄时间的会议现场照片或视频等影像学资料备查,照片必须能够显示会议主题、主要人员和时间三大要素。并要有会议记录人和核对人员的签名。当前中国胸痛中心认证标准中要求在会议之后的 5 个工作日之内将会议记录、视频资料及会议讲稿、签到表上传至中国胸痛中心数据管理云平台,以便申请认证时自动考核计分。

(苏　晞)

第四节　质量分析会制度

医疗质量持续改进是胸痛中心生存和发展的根本,也是胸痛中心建设的永恒主题。通过持续性的研究总结,探索更有效的方法,使医疗质量达到更优、更高标准,是胸痛中心质量管理发展的重点。在胸痛中心的规范运作过程中,胸痛中心委员会、总监(技术总监和行政总监)应当宏观把控持续改进的路径和方向,将质量控制作为监督、考核和评价的重要手段,通过对胸痛中心内在的质量管理和监控,借鉴现代管理学的理念和方法,不断建立目标、规范流程、整合能力和协调利益,保证持续改进的顺利进行。因此,健全管理制度进行质量控制和持续改进是胸痛中心建设的重要内容,其中质量分析会是提高胸痛中心质量持续改进最有效的手段。

质量分析会是胸痛中心运行质量评价的需要。建立胸痛中心的目的是降低胸痛确诊时间、降低 STEMI 再灌注治疗时间、缩短住院时间、减少再次就诊次数和再住院次数、降低不必要检查费用,改善患者健康相关生活质量和就诊满意度。而患者从进入胸痛中心后要接触到 120 急救中心、急诊科、心内科、导管室以及检验科等相关科室,各科室协调一致,争取缩短救治时间就成为救治质量的关键。只有定期将各相关科室召集在一起,以救治时间轴为工具,具体分析救治过程中出现的问题,才能具体提出针对性的措施,提高胸痛救治质量。

胸痛中心组成单位众多,互相没有隶属关系,要做到协调一致很难,有时候为救治患者甚至需要牺牲某些部门的利益。只有通过质量分析会才能让各部门知道救治延误出在什么地方,需要在什么地方整改,做到部门利益服从整个胸痛中心建设的整体需要。持续改进是胸痛中心认证的核心价值,胸痛中心建设要求制定各类督促流程改进的措施和方法,并通过数据显示持续改进的效果。通过质量分析会胸痛中心才能根据当前的实际情况确定本中心关键监控指标及质量改进计划。

质量分析会是胸痛中心建设的重要内容,主要是通过对胸痛中心运行过程中的阶段性

数据分析,肯定取得的工作成绩,发现存在的问题,并制定改进的措施。为此,胸痛中心应该制定质量分析会的相应制度,其主要内容应包括如下内容:质量分析会的参加人员范围、召开时间间隔、主要讨论内容、决议的效力等。

一、参加胸痛中心质量分析会的相关部门和人员

质量分析会是胸痛中心各组成单位相互整合,提高工作效率的要求。由于胸痛中心建设所涉及的部门较多,在医院内部,除了以心血管内科和急诊科为核心外,心脏外科、胸外科、呼吸科、皮肤科等相关临床学科、放射科(含 CT 室)、超声科、检验科等辅助检查科室以及医务管理等部门均与胸痛中心的规范化建设和日常运作具有密切的关系。因此,参加质量分析会的人员主要来自以下部门,但其中心血管内科和急诊相关人员是每次会议均必须参加的,而其他部门的人员则根据实际讨论的问题是否被涉及而定。

1. 院内核心科室医护人员 在急性胸痛的救治过程中,虽然涉及相关科室很多,但胸痛中心质控的关键性效率指标多和几个核心科室有关,包括急诊科、心内科、CCU 和导管室,胸痛中心的关键指标能否达标,这几个科室起到很大的作用,而且,他们是胸痛中心实际工作的主要承担者,对胸痛中心运行过程中出现的问题更有体会,也更有发言权,他们的意见对于胸痛中心的持续改进工作有着十分重要的意义,胸痛中心的工作要想得到很好的落实,也离不开他们的配合,因此,急诊科、心内科、CCU 和导管室等几个科室核心人员,或涉及讨论问题的相关人员必须参加质量分析会,主要岗位的负责人更是不能缺席。

2. 医院有关职能管理部门或科室 主要有医务科、财务科、护理部、对外联络部门、医学信息科、医疗设备管理科、病案室、医学统计室等,主要是负责与胸痛相关的医疗行政,环境治理和改进,科间及和院外协调,流程制定与落实,工作质量管理,培训与推广等。比如需要落实先救治后收费制度,需要医院财务部门支持;需要购置床旁肌钙蛋白检测仪,需要和医疗设备管理科、检验科沟通;院外指引标识的投放,需要对外联络部门出面协调,等等。胸痛中心的规范化运行中,医疗流程的改进很大程度上依赖医院行政力量的支持,如果涉及相关职能管理部门的流程改进,则相关职能管理部门的负责人必须出席质量分析会。

3. 院内相关科室医护人员 胸痛是多种疾病的综合表现,其诊治过程可能涉及多个科室,尤其在大型综合医院,容易造成胸痛患者诊断及治疗的延误,但在除心内科、急诊科以外的其他科室,相对而言出现急性胸痛患者概率较低,所以,例行的质量分析会这些科室可以不用参加,但如果涉及该科室的病例或者流程改进,则也需要出席质量分析会。

4. 急救医疗服务体系(EMS) 质量分析会需要改进的不仅仅是院内流程,也包括院前流程。急救医疗服务体系主要是院前急救医疗服务,包括急救指挥中心,院前急救医护人员,尤其是高危胸痛患者,主要依靠 EMS 急救,其在早期识别、快速启动相关的医院、安全转运以及和目标医院的无缝对接的过程中起到极为重要的作用,胸痛中心质量分析会中,对院前急救过程进行分析讨论十分重要,对于一些院前质控关键指标如 120 出车时间、院前心电图传输比例等,也是质量分析会重点分析的指标。

5. 胸痛中心数据管理人员和质控人员 胸痛数据库是评价胸痛中心建设质量和水平的主要依据,是胸痛中心持续改进的保证,是进行质量分析会的基础,也是胸痛中心质量管理和控制的主要手段,作为胸痛中心数据管理人员和质控人员,必须对数据负责,在大家对数据有疑问时,需要对数据进行解释,因此,胸痛中心数据管理人员和质控人员必须参加质

量分析会。

二、胸痛中心质量分析会的组织

胸痛中心的质量分析会也是胸痛中心进行质量改进的重要形式之一,一般每个月召开一次,在各项胸痛中心关键监控指标均符合要求、并能持续改进的良好的情况下亦可每个季度至少召开一次。

1. 会前准备　由胸痛中心数据管理员对前一阶段的主要数据进行分析,必须包括胸痛急救人数、各疾病分类人数、救治成功率、死亡率、STEMI 患者的平均 D-to-B 时间、FMC-to-B 时间、各类指标达标率、平均住院日、经济效益指标等,将数据分析结果汇报给总监,总监根据这一阶段的数据趋势情况,包括持续改进效果好的,也包括持续改进效果差的,由总监根据结果提出召开质量分析会的时机以及质量分析会需要讨论的内容,并由数据管理员或者总监指定人员负责制作课件供讨论。

2. 质量分析会基本流程　①会议一般由胸痛中心医疗总监和行政总监联合主持。②由数据管理员汇报上次质量分析会以来胸痛中心的阶段性数据分析结果,包括胸痛中心的主要考核指标如胸痛急救人数、救治成功率、死亡率、STEMI 患者的平均 D-to-B 时间、FMC-to-B 时间、各类指标达标率、平均住院日、经济效益指标等。③对不达标的数据或改进不明显数据,在主持人引导下由相关责任人就该数据进行解释和说明,共同分析、讨论数据不达标或改进不明显的原因是属于主观还是客观因素所导致? 这些因素是否可以改变? 是否与现行的流程有关? 如果有关是否应该修改流程? 是否需要管理职能部门或其他科室的协作或者配合? 如果需要,相关管理职能部门或科室该如何协作或者配合? 同时,也需要对存在问题如何进行奖惩等均应做出明确的规定,以激励或敦促大家更好地开展工作。④总结:总监对本阶段的质量分析会进行概括性归纳,提出存在的问题和改进意见,是否需要调整关键监控指标及其目标值,并对胸痛中心运行情况和存在的问题进行总结。

三、胸痛中心质量分析会的记录

质量分析会是胸痛中心的重要活动内容之一,必须指定人员做好记录并存档,会议记录应该使用专用记录本,记录要客观、真实,若要申请认证将是重要的被考察内容和认证依据之一。会议记录应涵盖会议召开时间、地点、主持人、参会人员类别及人数(与签到表一致)、主要质量分析内容、讨论内容及会议总结,并要保存带有拍摄时间的会议现场照片或视频等影像学资料备查,照片必须能够显示会议主题、主要人员和时间三大要素。并要有会议记录人和核对人员的签名。当前中国胸痛中心认证标准中要求在会议之后的 5 个工作日之内将会议记录、视频资料及会议讲稿、签到表上传至中国胸痛中心数据管理云平台,以便申请认证时自动考核计分。

(张　勇)

第五节　典型病例讨论会制度

急性胸痛是一组常见的非特异性的临床症状,患者具有特殊性,病情急且复杂,在日常门诊或急诊中相关学科始终面临着诊断和治疗的难题,在所有内科疾病中胸痛所带来的临

床风险最高,浪费医疗资源最多,其诊疗工作不能仅从书本或指南中的条款提供帮助,必须经常总结,因为每一次的诊疗过程都是不同的,可以是成功但充满挑战的。评估这些案例可以帮助我们了解什么是正确的,什么是错误的,以及哪些可以归咎于意外事件。从成功的案例中,总结成功的实践经验并将其应用到以后的临床实践之中。而从失败或救治延迟的病例中可以总结出教训,分析失败或延迟的原因,若是流程不合理则需要对不合理的部分进行修改或是改善,以防类似的情况发生,若是由人为因素所导致的救治失败或延误,则要具体分析是可以避免的主观性原因还是无法改变的客观性原因,对于主观性原因导致的诊疗延误或失败,则必须让全体医护人员认识到问题的严重性,并要求当事人进行深刻的反省,以防今后发生类似的问题。这便是胸痛中心病例讨论会的主要目的和意义。

典型病例讨论会是提高胸痛中心工作质量最有效的工作形式之一,可与质量分析会同时举行,一般是从质量分析会中发现宏观问题,再将存在问题的典型病例挑选出来作为剖析的对象,将所有与执行胸痛中心流程相关的人员集中进行讨论和分析。在典型病例讨论会中,时间轴分析是最有效的工具,将典型 ACS 病例救治过程中的所有关键时间节点用一根数据轴串联起来,既可以一目了然地发现耽误救治的关键环节,也可以对总缺血时间的分布有更清晰的了解,更容易明晰改进和努力的方向。

通过典型病例分析会有利于取长补短,交流经验。由于胸痛中心中每个接诊医师专业技术水平不一样,看待疾病的角度不同,救治水平也不一样。通过典型病例分析会,经过讨论可以使大家更加熟悉胸痛患者救治流程,把握相关胸痛疾病的发生发展、诊断治疗及转归等相关问题,使各级医师都受教育,提高胸痛中心的救治水平。

典型病例讨论会有利于促进胸痛中心医疗质量的提升,通过典型病例讨论这种个案讨论例会,达到了反馈、提示、警醒医疗质量的目的,达到了胸痛中心各部门,各级医师重视医疗过程质量,反促其遵守胸痛中心救治规范和指南的目的。

胸痛中心典型病例讨论会制度是为病例讨论会制定规则,各医院胸痛中心可以根据实际情况制定相应的规则,主要内容包括参与讨论的人员范围、会议的组织工作及流程等。

需要特别提醒的是,胸痛中心的典型病例讨论会是针对救治流程和时间管理为主的,以患者发病后的时间轴为主要依据,分析诊疗过程中的时间节点管理和诊疗过程是否符合胸痛中心制定的流程图及时间要求,即主要是对是否在规定的时间内完成了规定的诊疗过程、是否偏离流程图、是否延误、延误的原因等进行分析,不是单纯地从专业角度讨论诊疗等问题。

一、参加胸痛中心典型病例讨论会的相关部门和人员

胸痛患者在完成救治的过程中需经历胸痛症状发作和决定求医、途中转运、首诊接诊、病情诊断、专科处置和转归的最为基本的五个阶段,每个阶段都有大量的专业质量改进和整体工作的指导,例如在胸痛起病阶段,如何使高危人群认识胸痛,及时呼救或就诊,如何建立社区的心血管急救体系等等,只有通过很好的病例讨论才能制定出符合实际的工作流程。因此,胸痛中心的病例分析制度是其工作的核心内容。

参加典型病例讨论会的人员主要来自以下部门,但其中心血管内科和急诊相关人员是每次会议均必须参加的,而其他部门的人员则根据实际讨论的病例是否被涉及而定。

1. 基层医院或社区心血管急救及保健体系　主要包括基层医务人员、社会保障体系人

员、社区老年工作者和社区健康卫生组织,这些机构人员与社区内所有患者接触密切,掌握社区内人群的健康状况,他们的胸痛知识决定了胸痛患者的早期启动就医,对缩短从发病到打开球囊起到最为重要的作用,因此在病例讨论中胸痛中心应尽可能的组织这部分人员参加。

2. 急救医疗服务体系(EMS) 急救医疗服务体系主要是院前急救医疗服务,包括急救指挥中心,院前急救医护人员,尤其是高危胸痛患者,主要依靠 EMS 急救,其在早期识别、快速启动相关的医院、安全转运以及和目标医院的无缝对接的过程中起到极为重要的作用,胸痛中心病例讨论中,对院前急救过程进行分析讨论十分重要,由于影响院前急救过程的因素很多,必须不断地分析总结和改进工作流程。

3. 院内相关科室医护人员 胸痛是多种疾病的综合表现,其最为困难的是早期诊断和快速治疗,尤其在大型综合医院,分科过细,最易导致诊疗的延误,与胸痛相关的学科有急诊科、心血管内科、心血管外科、呼吸内科、普通胸科、神经科、消化科、皮肤科、老年科、导管室、手术室、麻醉科、放射影像科、超声科、检验科、药剂科和门诊部等,要根据每个病例的实际情况进行不同的学科组合进行讨论,其中最为重要的是急诊科和心血管内科病例讨论,在所发生的每一例 ACS 患者中这两个学科的密切合作,对提高胸痛救治质量有着极为重要的意义。要求与胸痛中心常规工作相关的主要科室和主要岗位人员如心血管内科全体医师、导管室所有人员、CCU 护士、院前人员、EICU 人员等均是必须参与病例讨论会的核心队伍。主要岗位的负责人更是不能缺席所有的分析讨论过程。

4. 医院有关职能管理部门或科室 主要有医院管理部门、护理部、对外联络部门、卫生健康保健部门、医学信息科、医疗设备管理、病案室、医学统计室等,主要是负责与胸痛相关的医疗行政,环境治理和改进,科间协调,流程制定与落实,工作质量管理,培训与推广,设备维护,患者随访及其预后和健康管理等。胸痛中心应根据实际运作过程中存在的问题和困难选择性邀请上述相关部门参与病例分析会,共同分析问题的原因并商议改进的方法。

5. 胸痛中心的质量控制和数据管理人员

二、胸痛中心典型病例讨论会的组织

胸痛中心的病例讨论会是胸痛中心进行质量改进的重要形式之一,一般每个月召开一次,但在胸痛中心运行早期或者急性胸痛病人流量很大的中心,可适当缩短召开时间,防止因病例数太多印象不深刻、记忆不准确,在所有急性胸痛的救治均符合要求、质量监控指标良好的情况下亦可每个季度至少召开一次。

1. 会前准备 总监每个月对胸痛中心运作中的统计数据进行初步分析后根据实际情况提出召开病例讨论会的时机。会前由质量监控员对明显延误诊疗时机的病例进行初步筛选,并提交给医疗总监进行专业分析,从中挑选出具有典型代表性的病例供会议讨论用,并至少在会前两天通知该病例相关的责任医护人员进行准备,包括执行接诊(或院前急救人员)、首次检诊、知情同意、转诊、介入手术相关人员等过程的人员,提前做好病例分析准备,要求在会议正式讨论之前必须将病例的所有诊疗环节和时间以及期间的时间客观的还原出来,并由质量控制人员负责制作课件供讨论,其中应包含心电图、肌钙蛋白、冠状动脉影像资料和诊疗过程的时间轴,此外,原始病历的相关记录要一并准备供随时查阅。

2. 病例讨论会基本流程 ①会议一般由胸痛中心医疗总监和行政总监联合主持。②由质量控制人员汇报上次病例讨论会以来胸痛中心的阶段性数据分析结果,包括胸痛中

心的主要考核指标如总病例数及各单病种病例数、门-球时间、首次医疗接触至再灌注时间、死亡率等。③典型病例介绍：由质量控制人员或指定医师介绍典型病例的诊疗过程和相关客观资料，最后重点展示时间轴。④在主持人引导下由相关责任人就时间轴所显示的延误环节进行解释和说明，共同分析、讨论延误的原因是属于主观还是客观因素所导致？这些因素是否可以改变？是否与现行的流程有关？如果有关是否应该修改流程？⑤病例小结：由技术总监和行政总监分别对该病例进行点评，如果是医护人员的主观性因素所导致的延误，则对相关责任人提出批评和改进的建议，如果是现行流程不合理，则应提出修改意见。⑥进入下一典型病例分析。⑦总结：对本阶段的典型病例进行概括性归纳，提出存在的问题和改进意见，并对胸痛中心运行情况和存在的问题进行总结。

三、胸痛中心典型病例讨论会的记录

典型病例讨论会是胸痛中心的重要活动内容之一，必须指定人员做好记录并存档，会议记录应该使用专用记录本，记录要客观、真实，若要申请认证将是重要的被考察内容和认证依据之一。会议记录应涵盖会议召开时间、地点、主持人、参会人员类别及人数（与签到表一致）、讨论病例的简要情况、延误原因分析及提出的改进意见，并要保存带有拍摄时间的会议现场照片或视频等影像学资料备查，照片必须能够显示会议主题、主要人员和时间三大要素。并要有会议记录人和核对人员的签名。当前中国胸痛中心认证标准中要求在会议之后的5个工作日之内将会议记录、视频资料及会议讲稿、签到表上传至中国胸痛中心数据管理云平台，以便申请认证时自动考核计分。

四、胸痛中心典型病例讨论会所发现问题的解决途径

病例讨论会是从对实际的胸痛急救病例的救治中发现诊疗过程的延误，重在分析延误的原因，其中可能涉及的原因常常包括患方的原因和医疗系统内的原因，前者包括经济原因、知情同意过程延误、病情不稳定或表现不典型等。系统内原因则是与医疗系统相关的各类延误，如诊断不及时、判断失误、转运延误（救护车调配困难、人员召集延误、交通堵塞、通讯不畅）、会诊不及时、绕行方案是否合理、办理检查或住院手续延误、导管室占台、导管室人员或介入治疗人员到位延迟等。在病例讨论会总结时，总监应将主要问题概况为以下几种不同的类别，并分别采取不同的处理途径加以解决。

1. 涉及诊疗流程的问题　应尽可能在该流程所涉及的人员范围内进行讨论是否应对现行流程进行修改，修订后应及时更新胸痛中心的相关技术文件，任何修订内容均需在胸痛中心记录在案，并及时组织与执行该流程环节相关的全体人员重新学习修改后的流程。

2. 涉及管理制度的问题　胸痛中心的管理制度的制定和修改由胸痛中心委员会负责，因此，若病例讨论会上发现现行的管理制度不合理，应将会议讨论的内容形成统一的文件提交胸痛中心委员会，并择期召开委员会会议进行修订，医疗总监和行政总监应在胸痛中心委员会上对修订的理由进行说明，并提出修订的具体意见供委员会讨论。

3. 涉及医院以外的其他单位问题　一般性问题由胸痛中心对外联络部负责协调解决，重大问题则由胸痛中心委员会组织并邀请相关单位领导参加的联合例会（协调会）进行沟通、协同解决。

（张　勇）

第六节　奖　惩　制　度

急性胸痛患者的救治对时间依赖性很高,因此临床工作过程中需要建立规范的工作流程,提高工作效率,缩短诊断及救治时间,减少延误,并要求胸痛中心工作人员自觉遵照工作流程。胸痛中心工作涉及的面很广、人员很多,任何一次的质量分析和典型病例分析都是对质量进行改进的手段,但仅仅停留于数据表面的分析是不可能改进质量的,必须要从数据分析中发现问题和产生问题的责任人,并通过一定的奖惩手段来鼓励先进,惩罚责任人。但该奖惩制度应以教育提高为主,不宜打击面过大、惩罚不宜过严,否则不利于团队和协作。

一、建立和完善奖惩制度的意义

奖惩制度使胸痛中心建设做到有法可依,有章可循。胸痛中心有自己的规章制度、岗位规范和各级人员的岗位职责,胸痛中心委员会主任委员、医疗总监以及协调员要全面了解和掌握胸痛中心制度、规范、职责等要求,做到心中有数,才能照章办事。在制度面前要做到人人平等,奖惩适当,才有利于发挥胸痛中心工作人员的主人翁意识,调动工作积极性。

奖惩制度是胸痛中心的管理手段。在胸痛管理工作中利用经济杠杆加以调节发挥作用,形成一套完善的奖惩措施。成绩突出的个人进行奖励,特别是对节假日或者夜间开展急诊 PCI 手术的介入团队、夜间值班的 CT 室工作人员、超声医师等给予适当的奖励,对未尽到职责的责任人以及每次胸痛中心相关数据分析落后的医师予以适当惩罚,奖惩应及时兑现,以此促进胸痛中心工作的开展。为提高胸痛数据质控水平,胸痛中心必须明确数据质控组的职责及奖惩办法,落实胸痛数据质控标准的相关制度,才能使胸痛中心管理工作做到有的放矢。

二、奖励制度的评估方法

胸痛救治中最重要的是流程的制定和执行率,不能执行的流程再完美也不过是纸上谈兵,时间的管理可使整个救治流程留下轨迹,能够让我们进行质量评估,改进和提高,同时为临床研究和新方法的应用提供科学的观察窗口。因此,时间的管理与记录可以作为奖励制度的评估方法。

记录时间节点是时间管理的关键环节,也是分析评价指标的直接依据。胸痛患者在接诊时必须从患者发病到救治的患者时段、转运时段以及医院时段,应用不同的方法采集时间信息,按胸痛中心认证的标准方式制定时间采集点,如发病时间、呼救时间、首次医疗接触时间、首份心电图时间、抽血时间、心肌酶报告时间、医师阅读首份心电图时间、进入医院大门时间、挂号时间、确诊 STEMI 时间、专科会诊时间、CT 室时间、开始知情同意时间、签署知情同意书时间、开始溶栓时间、导管室启动时间、导管团队到达时间、患者到达导管室时间、开始穿刺时间、开始造影时间、球囊扩张时间、手术结束时间等等,制作统一的时间管理表格。将时钟、时间管理表格和患者病历资料放在一起,跟随者患者,要求每个接诊环节做好时间记录直到手术结束。

胸痛中心应根据当前的实际情况,以时间节点为依据,确定本中心监控指标和规范的工作流程,例如首次医疗接触至首份心电图时间、首份心电图至确诊时间、首次医疗接触 - 球

囊扩张时间（FMC-to-B）、首次医疗接触到溶栓时间、进门 - 球囊扩张时间（D-to-B）、介入中心大门 - 球囊扩张时间、启动导管室到导管室激活时间、入门 - 出门时间、ACS死亡率等，并确立关键性效率指标和预后指标，这些指标可作为临床工作的评价指标。比如质量分析会时，可将一定时间内接诊医师 D-to-B 平均时间进行排名，对 D-to-B 时间最长者进行分析，明确时间长的原因，并给予适当惩罚措施，以利其按照工作流程，改变工作方式，加强沟通技巧，尽最大可能提高胸痛患者救治效率，而对 D-to-B 时间最短者，可适当给予奖励措施，并将其经验进行推广。

三、奖惩制度的最终目的——持续改进

奖励制度的目的不是打击某一个人，也不是凸显英雄主义，是为了建立一个团队，构建可行的工作流程，并依靠这个工作团队执行工作流程，在执行过程中积极发现问题，进行积极改进，体现胸痛中心的持续改进。典型病例分析会和联合例会是改进胸痛中心工作质量最有效的工作形式之一，从质量分析会中发现宏观问题，再将存在问题的典型病例挑选出来作为剖析的对象，将所有与执行胸痛中心流程相关的人员集中进行讨论和分析。

根据监控指标的变化或典型病例分析会发现的问题或流程执行人的反馈意见等作为启动流程改进的基本条件，并落实到具体责任人。在发现问题—分析原因—解决手段—实践检验的过程中，充分运用归纳、统计、对比等手段，对临床实践的偏倚进行纠正和改进。胸痛中心质量控制的全部过程，也就是质量计划的制定和组织实现的过程，这个过程就是按照PDCA循环，不停顿地周而复始地运转的。P（计划，plan）代表从问题的定义到行动计划，也即对应在胸痛中心的质量控制中发现问题。D（实施，do）代表实施行动计划，也就是分析延误原因和制定改进措施。C（检查，check）和 A（处理，act）是评估结果、标准化和进一步推广，也即在胸痛中心的持续改进中通过实践和时间来检验改进的监控的效果，并长期落实在胸痛中心的规范运作当中去。

流程图的改进是整个持续改进和质量控制的关键措施之一。从某种角度来说，胸痛中心的运作手段就是将指南流程化，将临床实践图表化。治疗策略发生了改进，专业指南进行更新以后，都应该积极对流程图进行修订，使其符合最新的指南，达到最佳的治疗要求。新的流程图改变了传统的习惯、改变了原来人们熟知的旧有工作模式，一定会遇到来到各方面的阻力，这时就应该采取民主会议和商讨的方式，把与此流程图有关的各个部门的工作人员召集在一起，共同改进流程图，以期得到各方的许可并达成一定妥协，新的流程图在确定之前，应经过实际工作的检验，改进前的流程图也要做好存档，并注明改进的时间、参加的人员、改进的内容等，一旦新的流程得到大多数人的认可，就需要胸痛中心所有人员遵照执行，奖惩制度就是突破阻力的手段。

（苏　晞）

第七节　其他制度

一、胸痛中心值班制度

胸痛中心的值班制度由各部门的值班制度组成，其中最重要的是要强调导管室的全天

候开放,即包括节假日在内的每周 7 天、每天 24 小时的开放,并要求能在发出启动指令后 30 分钟内完成介入手术术前准备工作,并能接受患者进行急诊手术。美国 2014 年 STEMI 指南中将导管室启动时间进一步缩短至 20 分钟,提出了更高的要求。各胸痛中心可根据自己的实际情况决定导管室启动的时间限定,但原则上不能低于胸痛中心认证标准时间。此外,对于介入团队的值班制度要强调的是介入人员的资质和独立完成急诊 PCI 术的能力,制度中做出明确的限定,并且必须符合政策法规的要求。

二、新型会诊制度

新型会诊制度有别于传统的会诊制度,传统的会诊机制是当基层医院有需求时向大医院提出申请,由大医院派出专家赶到基层医院对患者现场诊查后,给予诊疗建议,再由基层医院负责实施。由于急诊胸痛患者的死亡多发生在发病后的早期,任何时间的延误往往就意味着患者的死亡。因此,这种传统的会诊方式并不适用于急诊胸痛患者的救治需要。区域协同救治网络是通过 12 导联心电图实时传输系统,把周围医院与介入中心医院连接起来,形成一个区域协同救治的网络群,当任何基层医院收治了急性胸痛的患者,中心医院专家可以通过手机、电脑网络、微信群、心内科或者急诊科检测设备查看患者心电图、血压、心率、指脉氧饱和度等监护参数,该系统还可以显示患者的 cTnI、D- 二聚体、血糖等诊断和鉴别诊断所需要的常用检验指标,以便对患者进行远程会诊,同时通过电话指挥基层医院的现场抢救,从而提高基层医院的抢救成功率,使生命体征不稳定的胸痛患者得到早期及时的救治为后续救治创造条件。对于 ST 段抬高型的急性心肌梗死患者,中心医院专家可以通过远程会诊,结合患者的发病时间、临床情况和转诊所需要的时间等综合分析后决定是应该在当地医院先行溶栓治疗再转诊还是直接转诊行直接 PCI 治疗。

新型会诊治疗同样适合应用于院前急救的急性胸痛患者。120 或者 999 救护车接诊急性胸痛的患者,可完成 12 导联心电图,通过远程心电图传输系统、远程视频、微信群等系统,将心电图、血压、心率、指脉氧饱和度等指标快速上传就近具备救治能力的胸痛中心,特别是急性 ST 段抬高型急性心肌梗死的患者,会诊医院可以帮助发心电图报告,给出下一步诊疗指示,提高救护车上医师的救治能力。

对于远程心电传输系统或者微信群等媒介建立的区域协同救治网络的中心医院,需要安排专人 24 小时值班制度,对于基层医院或者救护车传输的患者辅助检查信息需要及时回复,一般 3 分钟内实行回复,如不能回复,需要及时请示二线值班、三线值班或者介入术者,并及时将中心医院处理意见转达基层医院或者救护车。救治中心医院同时配备备用联系电话,由专人看护,如基层医院或者救护车上传信息在规定时间没有得到回复时,可以直接拨打备用联系电话,减少等待时间,提高会诊效率。

三、院内非胸痛科室接诊胸痛患者急会诊制度

胸痛中心建设过程中,会在医院醒目位置张贴明显的胸痛指引标识,引导胸痛患者到急诊科或者胸痛诊室就诊,尽量避免不必要延误。但是,实际临床工作中,胸痛患者,特别是一些 STEMI 患者尤其是症状不典型的患者,比如腹痛性心肌梗死或者头晕为主要表现的急性心肌梗死患者,没有第一时间到达急诊科或者胸痛诊室就诊,部分医院有自动挂号系统,无需分诊,可由患者及家属直接挂号,这类患者直接通过门诊挂号到心内科普通门诊、消

化科门诊、呼吸科门诊等科室就诊，开具心电图、心肌酶、D-二聚体等相关检查，到辅助科室完善相关检查。对于这类患者，从挂号到就诊，再到完善辅助检查，会耽误大量时间，甚至有些患者被收入院，收治到非心内科病房。对于这类没有直接到急诊科或者胸痛诊室就诊的 STEMI、急性肺栓塞以及急性主动脉夹层患者，门诊、辅助科室、病房任何人员怀疑或者诊断该患者为急性胸痛患者时，应该请心内科或者胸痛诊室医师急会诊，会诊医师需要在 10 分钟内到场并完成会诊，并将患者在 10 分钟内转诊到胸痛诊室或者心内科重症监护病房，并启动胸痛患者救治流程，其他科室应该予以积极配合，不得以任何理由延误这类患者的转科。

四、培训制度

规范化胸痛中心建设是一个系统工程，必须建立整体的救治原则、快速反应体系、协同和管理机制以及制定相应的实施细则，但上述原则通常是由心血管内科和急诊科负责制定，其他相关部门对胸痛中心的运作机制、要求、体系和各项流程并不了解，必须经过反复的教育、培训和演练，使胸痛中心所涉及的各有关部门、人员在全面了解胸痛中心的主要目标和运作机制的基础上，明确自身的职责和任务，才能使整个胸痛中心系统正常运行，并发挥各部门和人员的主观能动性，推动胸痛中心工作质量的持续改进，最终达到提高区域协同救治水平的目的。

胸痛中心的培训制度应包括以下几个方面：培训计划（包括预计培训时间、授课人、课时等内容）、培训对象、培训内容、培训地点等，并需要有讲稿（或者幻灯）、培训记录、相片（或视频资料）、签到表等原始资料留存。

（苏　晞）

第七章

中国胸痛中心网站注册与
云平台数据库的使用

第一节 中国胸痛中心网站及云平台数据库介绍

2012 年 9 月 9 日,全国第一个胸痛中心的专业学术组织——广东省胸痛中心协会在广州成立。为推动广东省胸痛中心的建设和发展,广东省胸痛中心协会开设了国内第一个胸痛中心专业网站——中国胸痛中心网,主要目的是为广东省乃至全国胸痛中心建设提供信息交流平台。为进一步引导我国胸痛中心建设朝着规范、健康的方向发展,避免走先建设后规范的老路,中华医学会心血管病学分会于 2013 年 9 月 14 日正式启动了中国胸痛中心的自主认证体系,成立了中国胸痛中心认证专家委员会和工作委员会,并委托广东省胸痛中心协会和广州军区广州总医院进行全国胸痛中心认证的组织协调工作。为此,从 2013 年 10 月起,中国胸痛中心网正式被改造为中国胸痛中心的会员注册(个人及机构)、申请认证、认证材料提交、网上评审、培训宣教、新闻发布的公共平台。依托中国胸痛中心网,全国认证工作委员会已圆满地完成了 9 个批次的认证工作,并在近期进行了升级和改版,将认证材料的提交与云平台数据库进一步整合。2016 年 7 月中国胸痛中心总部成立之后也注册了总部网站,该网站尚处于建站初期阶段,也拟将胸痛中心认证相关内容纳入其中,目前中国胸痛中心网正在与中国胸痛中心总部网站进行整合,以期最大限度简化用户使用流程,同时方便总部、认证、质控等各方信息获取需要。由于网站整合和流程优化是一个渐进过程,有关最新登录和注册信息请及时关注两个网站的信息更新公告。本书重点介绍运行较成熟的中国胸痛中心网站。

中国胸痛中心网的网址是 https://www.cpccn.org/。主要有 7 个功能区,分别是认证、通知与公告、胸痛中心榜、新闻发布、会议动态、胸痛知识、下载区。认证栏包括认证机构介绍、认证流程简介、认证的目的及意义、胸痛中心建设基本方案以及认证监督管理制度。另外还提供了中国胸痛中心认证标准和中国基层胸痛中心认证标准,无需注册即可全文阅读,最后还提供了认证资质基本条件评估,主要是供各胸痛中心在申请认证前进行初步的自评,进一步熟悉认证标准的基本要求。通知与公告栏是发布各项重要文件的窗口,例如每批次认证的时间节点、现场核查的通知、符合本批次申请资格的单位名单、进入现场核查的名单以及

通过认证的名单等,该栏目的内容通常会集中在首页显示,各单位应随时关注网站的信息更新,避免重要信息的遗漏。胸痛中心以地图的形式展示了全国各地区胸痛中心建设的情况,各单位在申报时可以了解本地区各胸痛中心的分布和注册信息。新闻发布汇集了全国有关胸痛中心建设的相关新闻报道,便于了解其他区域的同行在胸痛中心建设方面所作的努力,便于大家交流与借鉴。有关胸痛中心的学术会议在会议动态一栏展示,近几年来,随着胸痛中心建设理念的不断传播,各地利用各种学术会议对胸痛中心做了大力推广,同时也开办了多场次的培训班,进行规范的胸痛中心培训和宣教,在胸痛中心建设的初期,建议各单位委派胸痛中心建设的骨干力量,积极参加培训和学习班,早日理解胸痛中心规范建设的精髓。胸痛知识栏目汇集了部分专业的指南,主要包括胸痛相关疾病例如 ACS、主动脉夹层、肺动脉栓塞等的指南与治疗共识,供各单位在制定流程和制作流程图时参考。下载区将过去部分培训会的课件做了整理,各单位可以挑选感兴趣的部分进行下载,并以此为参考制作本单位的培训课件,另外还附上了时间节点记录表格的模板、胸痛中心宣教挂图以及手册等。

　　胸痛中心的终极目标是缩短患者总的缺血时间,实现该目标的主要方法是进行高效的流程管理,提高效率,简化环节,对现有的医疗习惯和模式进行改进。因此我们需要对所有患者关键救治环节的全程时间节点进行记录,根据时间延误的分析找出存在的问题,再进行流程的改进。每一个患者的时间节点数据是非常宝贵的临床资料,包含时间节点记录的临床资料汇总起来就成了胸痛中心的数据库。该数据库与我们一般的病例数据库不同,有其自身的特点,数据库的建立和数据的搜集整理也有一定难度,如何利用数据库的功能进行时间趋势的分析和展示持续改进的效果也是胸痛中心在认证审核过程中的重点内容。为了帮助各单位养成良好的时间节点记录习惯,并利用数据资料进行典型病例分析,中国胸痛中心认证工作委员会和认证办公室依托广州医疗物联网重点实验室开发了中国胸痛中心云平台数据。该数据库以临床医师的工作路径为线索,围绕认证标准对数据库的要求,覆盖了胸痛患者关键救治环节的全程,并具备资料查询、数据分析、趋势汇总、时间轴显示等功能,能较好地满足各单位对胸痛患者的时间节点记录以及数据管理功能。在前期的认证的过程中,云平台数据库本身也经历了持续改进,目前已与认证申请与审核融合为一体,是胸痛中心建设过程中的主要工具。

　　云平台数据库中的患者列表是所有登记在云平台胸痛病例详细数据,每个病例的数据内容除包含一般资料外,主要是关键救治环节的时间节点记录,例如发病时间、首次心电图时间、球囊扩张时间等,在每个病例的条目后面,提供了时间轴选项,可以方便地调出该患者的时间节点分析信息。概要信息提供了近半年的整体数据趋势,例如不同诊断的胸痛患者的分布,也可根据所筛选的时间进行分析。数据统计是云平台数据库的重点内容,该栏目以认证标准为中心,列出了需要满足的关键时间趋势以及非必需满足的关键时间趋势,分别用红色及无色表示,各单位在胸痛中心建设过程中,要经常浏览趋势变化,并注意数据的三级审核,在认证审核过程中,网上提交的相关证明材料会实时连接到各单位的数据库云平台,供专家调阅相关认证必需的趋势信息,并作为评判的重要标准。建设材料栏目改变了既往提交网上材料需要集中提交的做法,改成实时限期的提交方式,督促各单位将日常工作落到实处,帮助各单位留存和整理持续改进资料,也是认证审核中专家关注的重点。系统管理提供了增添子账号以及添加自定义项目的功能。公共字典将所有在云平台上有所涉及的时间节点定义进行了详细解释,建议所有单位在启用云平台数据库后开始填报数据库之前一定

要集中所有与胸痛中心核心科室的全体人员以及与数据填报和审核有关的人员进行公共字典的培训,避免对时间节点理解偏差,确保数据填报的真实性和可靠性。

中国胸痛中心网和云平台数据库是胸痛中心建设过程中的主要工具,也是认证工作的唯一平台,各单位应熟悉网站的内容,关注消息的更新,并扎实做好数据库填报,为通过认证打下良好的基础。

（易绍东）

第二节　网站注册

中国胸痛中心网 https://www.cpccn.org 是由中华医学会心血管病学分会及中国胸痛中心认证工作委员会授权下的网站机构,网站已经在工业和信息化部进行了注册,备案/许可证号:粤 ICP 备 14099653 号 -1,中国胸痛中心网主要是用于全国胸痛中心认证工作、培训教育以及全国胸痛中心认证信息发布与沟通的平台。

一、网站注册可分为机构注册与个人注册

机构注册:是指拟申请中国胸痛中心认证或者拟开展胸痛中心建设并希望通过胸痛中心专用云平台数据库引导规范化建设的单位,登录中国胸痛中心网 https://www.cpccn.org,以具有组织机构代码证的医院法人名誉进行在线注册,同时完善胸痛中心试运行时间、认证负责人及联络员等相关信息。

个人注册:是以本人的真实姓名与邮箱,在中国胸痛中心网进行注册。

二、在注册的过程中,请详细阅读使用条款与和隐私政策

1. 隐私策略　我们承诺将在当前技术可及的范围内努力保护您的个人信息。我们保证将尽力严格地保护你的信息处于保密状态,不被任何未经授权的人或组织使用。

2. 信息搜集　当您在本网站提交申请时,您将提供您的个人信息,例如,姓名、电子邮件地址、邮政地址、联系电话等等。

3. 信息使用　我们将在处理申请和进行后续服务的过程中使用您提供的信息。我们还将在以提高服务质量为目的评估与分析中使用您提供的信息。除上述使用外,我们承诺不使用您提供的任何信息。

4. 信息披露　我们承诺,未经您的同意,我们不会将您提供的信息披露给任何第三方,但下列行为除外:披露您提供的信息给我们的关联机构或认证专家协助处理您提交的申请;或根据法律程序要求披露您提供的信息。

5. 安全性　我们将采取合理的措施保护您提供的信息。您所提供的信息的使用仅限于为了上述目的需要知道该信息的员工。我们采取物理的、电子的、程序上的安全措施搜集、储存和使用您所提供的信息。

三、机构注册信息

登录中国胸痛中心网(http://www.cpccn.org),阅览认证机构信息,了解胸痛中心认证流程、目的及意义;下载认证标准与细则、建设流程图。如医院有意向申请中国胸痛中心认证,

请在线进行机构注册（见文末彩图 7-2-1）。

图 7-2-1　中国胸痛中心网机构注册页面

机构名称：是指医院法人注册的、具有组织机构代码证的医院名称；同时完善机构所在的省份、城市、地址、法人、等级、床位、职工人数等相关信息。

申请时间：是指注册当天的时间。

胸痛中心试运行时间：是指医院正式成立胸痛中心的时间（或者医院下发公文的时间），点击功能键进行年、月、日的选择。

认证负责人信息：是指医院胸痛中心的实际领导人，可以是胸痛中心任委员会主任委员或院长，如果主任委员或者院长对胸痛中心建设情况不了解，建议注册医院行政总监或技术总监。

登录的名称：是指网站登录的用户名，建议以机构中文名称注册，以便于医院工作人员登录系统（部分单位注册时以个人英文信息注册，导致容易忘记用户名及密码，也不利于医

院其他工作人员的使用)。

密码:密码必须由数字、字符组成,长度不能少于 8 位! 否则进入数据管理云平台将会提示密码过于简单,需重新更改密码,易造成密码混乱,不便于工作人员实际应用。

四、机构注册审核

网站收到机构注册信息后,认证办公室工作人员在 3 个工作日后将会与认证负责人或联络员电话联系沟通,确认机构注册信息是否真实。

如果部分注册信息不符合要求或者不真实,机构审核拒绝,系统将会自动提醒用户拒绝的原因,需完善机构信息,再次提交注册。

机构审核通过,系统将以邮件方式告知申请单位,机构审核通过,请用户凭注册的登录名称及密码,进入网站系统进行下一步的操作,并提醒单位尽快登录中国胸痛中心数据管理云平台开始录入胸痛病例,提交相关建设材料,做好认证筹备工作。

(夏　斌)

第三节　激活与启用云平台数据库

医院在中国胸痛中心网以机构名义在线注册并通过认证办公室审核后,可以凭机构会员账号和密码登录中国胸痛中心认证数据管理云平台(以下简称"云平台"),该平台免费提供给已在中国胸痛中心网站注册的胸痛中心使用,并将作为申请中国胸痛中心认证和质控的主要数据来源。

一、激活云平台数据库

首次登录中国胸痛中心数据管理云平台的单位,需要激活云平台才能使用。请点击数据库云平台的首页《中国胸痛中心认证数据管理云平台使用协议》,仔细阅读以下条款,完全同意后并勾选"同意"选项,云平台数据库才能被激活(见文末彩图 7-3-1)。云平台使用协议内容如下:

1. 云平台数据库需在线录入,必须在连接互联网情况下填写,为保证数据顺利录入并保存,用户须确保在良好的网络环境下工作,并同意承担在使用云平台数据库时由于网络连接中断或不稳定而造成的风险和损失。

2. 云平台数据库的录入、核对、修改等权限由用户与云平台管理员协商确定,用户保证只有经其授权的数据管理员才能对云平台上的用户数据库进行操作和管理,并妥善保管用户名及密码,用户对其名下云平台数据库的所有操作管理活动负责,须防止未经授权人员使用或盗用用户名及密码,尤其要严防泄露数据库中的患者个人相关信息,由此产生的法律后果由用户承担。

3. 用户郑重承诺及时、客观、真实、准确、完整地录入云平台数据库所要求的数据和资料,并保存数据溯源资料(原始资料)备查,中国胸痛中心认证办公室将在认证期间派出专家调阅、核对原始资料,以确认数据和资料的真实性和可靠性,在通过认证后,还将不定期进行数据质量监控,用户必须全力配合核查。

4. 云平台上各用户数据库保持独立性,用户未经其他用户的授权无法调阅、修改其他

用户云平台数据库的资料;云平台管理员可以在用户请求下进行数据库维护,也有权在中国胸痛中心认证工作委员会和认证办公室授权下获取各用户的阶段性统计数据用于胸痛中心的质量监控,但无权修改数据库;中国胸痛中心认证工作委员会和认证办公室所获取的云平台相关统计数据可用于胸痛中心认证相关的质量管理及数据发布,并依法保护云平台数据库中患者个人的隐私权等合法权利。

5. 云平台是根据中国胸痛中心认证标准所设计,可随着认证标准的更新而升级,用户承诺配合云平台升级进行相关的培训及操作。

6. 中国胸痛中心认证办公室委托广州市医疗物联网重点实验室负责云平台的维护和升级,并设立云平台管理员。用户在使用中有任何问题,请随时与中国胸痛中心认证办公室云平台管理员联系。

7. 云平台(包括数据库)的版权等全部法律权益归中国胸痛中心认证办公室与广州市医疗物联网重点实验室共同拥有,未经授权不得使用。用户有权免费使用其名下云平台数据库,并承诺保障和维护云平台权利人的合法权益。如用户在使用云平台数据库时违反本协议规定,中国胸痛中心认证办公室有权要求用户改正或直接采取一切必要的措施(包括但不限于暂停或终止用户使用云平台数据库的权利)以减轻用户不当行为造成的影响。

8. 中国胸痛中心认证办公室有权随时修改本协议,用户在使用云平台数据库时应当及时关注,用户同意中国胸痛中心认证办公室不承担通知义务。如果用户继续使用云平台数据库,则视为用户接受中国胸痛中心认证办公室对本协议相关条款所做的修改。

9. 本协议的订立、执行和解释及争议的解决均适用中华人民共和国法律,并受中国胸痛中心认证办公室所在地的法院管辖。

用户在完成对上述内容阅读后勾选同意协议方可启用云平台数据库(见文末彩图 7-3-2)。

图 7-3-1　中国胸痛中心认证数据管理云平台首页

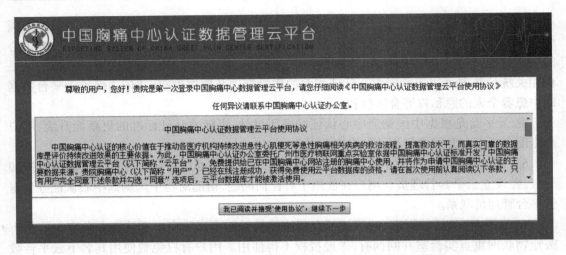

图 7-3-2　用户阅读并同意使用协议后方可启用云平台数据库

二、设置权限

云平台数据库被激活后,请先在"系统管理"菜单栏中设置"数据管理员"及"网络医院",以便于在填写数据时使用人的权限及网络医院的统计(见文末彩图 7-3-3)。

数据管理员可以是专职人员,也可以是兼职人员,需具备医学相关教育背景,且每年接受 ACS 培训并获得证书。系统可设置 20 个数据管理员,达到默认数据管理员个数上限时,系统将提示不能再增加数据管理员。设置的数据管理员为一级权限,只可以录入病例资料等数据信息;机构用户为二级权限,可以审核并修改病例资料,查看到概要信息及所有数据统计趋势图。

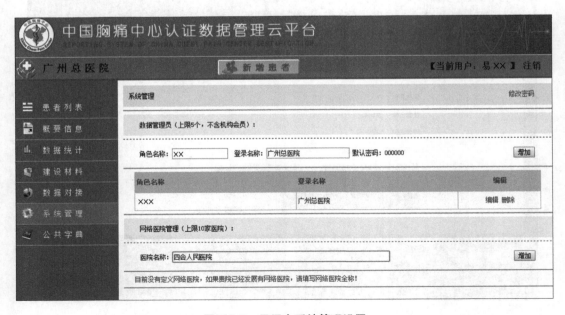

图 7-3-3　云平台系统管理设置

网络医院是指在胸痛中心建设过程中签订的协议医院，也可以是经常合作的基层医院、社区医疗中心。预设的网络医院上限20家医院，达到默认网络医院上限时，系统将提示不能再增加网络医院，若需增加，需与云平台管理员联系。

三、启用云平台数据库

云平台激活并设置权限后，就可以启用云平台数据库了，请点击"新增患者"，录入胸痛患者的基本信息（见文末彩图7-3-4）。

图7-3-4　新增患者

胸痛患者基本信息填写完整后，点击"提交"，系统将根据胸痛诊断显示不同的数据界面，请根据患者实际情况完善急救信息、胸痛诊疗、患者转归等相关数据信息（见文末彩图7-3-5）。

图7-3-5　急救信息、胸痛诊疗、患者转归

（夏　斌）

第四节 上传胸痛中心基本资料

中国胸痛中心认证标准内容共包含五大要素,分别是:基本条件与资质、对急性胸痛患者的评估和救治、院前急救系统与院内绿色通道的整合、培训与教育、持续改进,认证工作是围绕着该五大要素展开的。为了便于对五大要素评价,认证工作委员会和认证办公室制定了针对各要素的评分细则,各要素的评分细则共同构成对该要素的评价体系。申请认证时申请单位必须提供各评分细则条目的佐证材料,以供认证时评估。这些材料大致分为三类,一是胸痛中心的组织机构、管理制度、专业及人员的资质证明材料等基本材料,通常需要一次性提交即可;二是需要及时更新的证明材料,包括各类流程图、培训教育、各类会议的证明材料,需要在首次生成文件时提交,并在更新或举办相应的活动之后及时补充提交;三是胸痛中心的各项质量评价指标,这些指标是通过各胸痛中心填报急性胸痛病例后数据库自动累计产生的统计数据,目前的认证平台可以与云平台数据库直接对接获取实时数据,不需要申请单位额外提交。上述第一类以及第二类材料中的首次提交材料均属于胸痛中心建设的基本资料,要求在启动胸痛中心建设时就要在线提交,尽管当前也可以在申请认证时再提交,但从认证发展趋势来看,未来是要逐步过渡到全部材料实行实时提交,即在完成一项胸痛中心建设工作之后即时提交相应的资料,不再支持补充提交。

本节重点介绍如何提交上述胸痛中心建设和认证的基本材料。

1. 使用申请单位用户名从中国胸痛中心认证管理云平台数据库登录网站。

2. 点击网页左侧导航区浅蓝色条框中的胸痛中心“建设材料”,右侧出现工作区界面(见文末彩图 7-4-1),工作区最上方显示胸痛中心建设需要提交的材料条目数的当前状态,不同的颜色代表不同状态的条目数,如:“●红色“材料”表示都没有上传:“92 条”表示当前尚有 92 个条目的材料处于未上传状态;“●蓝色“材料”表示已部分上传:“4 条”表示已经部

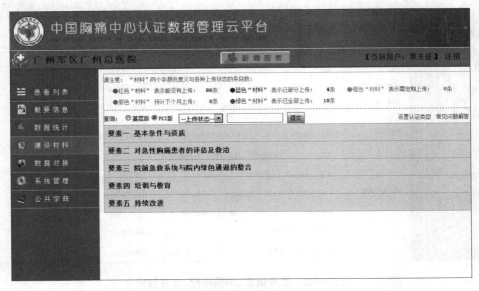

图 7-4-1 中国胸痛中心认证数据管理云平台建设材料上传界面

分上传 4 个条目;橙色表示需要定期上传的材料,紫色表示预计下个月需要上传的材料(通常是各类需要定期召开的持续质量改进会议资料);绿色代表完成上传的资料。

3. 单击(请勿双击)要素一(基本条件与资质),将会出现要素一之下要求提交的 5 个类别佐证材料,分别为:文件与协议、人员资质及专科救治条件、诊断及鉴别诊断、时钟统一、数据库(见文末彩图 7-4-2),每个类别之后的数字显示该类别共要提交几个文件,分别为文件与协议为 4 个文件,人员资质及专科条件为 8 个文件,诊断及鉴别诊断为 6 个文件,时钟统一为 3 个文件,数据库为 5 个文件。

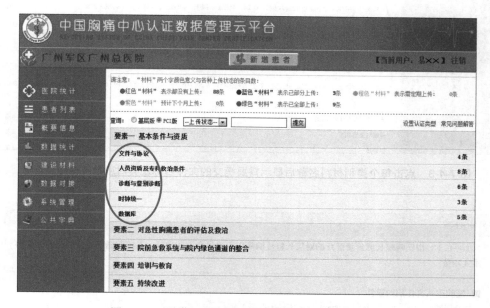

图 7-4-2　要素一要求提交的胸痛中心建设材料类别

4. 单击"文件与协议",显示要求提交的 4 个文件名称,分别是医院成立胸痛中心委员会的正式文件、总监和协调员的任命文件、医院支持胸痛中心建设的承诺函,四份文件前面标识的数字代表该文件分别对应支持认证细则中的条款(见文末彩图 7-4-3),比如医院成立胸痛中心委员会的正式文件对应支持细则中的 1.10~1.13,以此类推。开始上传基本资料,直到完成要素五(持续改进)的全部条目。

5. 单击要求提交的文件名称后面的红色字体"材料",显示该文件的材料上传页面(见文末彩图 7-4-4),点击左侧"执行日期"空格,在下拉的日历表中选择该文件发布或生成的日期;再点击"浏览"按钮,从本地选择预先准备好的文件后确认,再点击"上传"按钮,上传该份文件,再依次上传本文件目录下的其他文件,直到完成此文件目录下的全部文件上传,再进入下一个文件目录。

6. 完成要素一的建设材料上传后依次进入要素三、四、五,直到完成全部五个要素的建设材料上传。

值得注意的是,在上传页面上对每个上传材料有明确的要求及说明,比如是某份文件的扫描件、或者是 PDF 文档或者 JPEG 文件等,请确保文件格式正确且质量分辨率足以满足浏

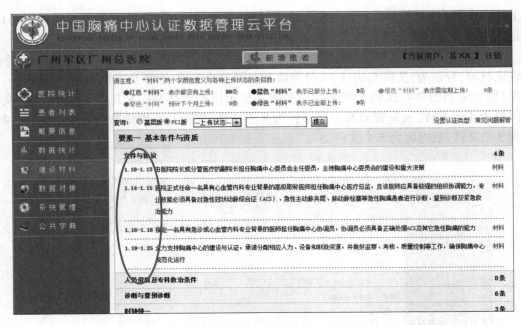

图 7-4-3 点击每个类别材料名称后显示需要提交的文件名称及其对应的评分细则条款

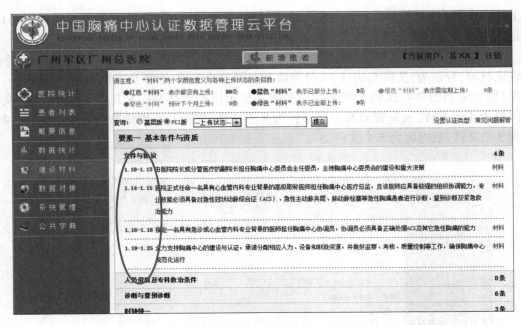

图 7-4-4 点击执行日期选择文件上传

览需要,如果格式不正确或者文件太大或者文件分辨率太低或照片质量太差不符合要求可能导致无法上传,或者上传的资料无法正确显示而影响办公室人员及专家对申请单位的客观评估。

(张 琰 向定成)

第五节　确定数据管理员及数据核对机制

为规范胸痛中心的运作,做好精确的时间管理,对胸痛急救病例的关键数据进行实时记录、监控、统计和分析,实现对胸痛中心运作的全程质量监督、评估和持续改进,认证标准要求各医院应设立专职或兼职的数据管理员,并制定数据库的管理规范、使用细则及监督管理制度,并落实数据的三级审核制度,确保数据库的真实、客观、准确。

一、确定数据管理员

(一)确定设置数据管理员岗位性质

胸痛中心的数据管理员是一个重要的岗位,可以根据医院的实际情况确定是设置专职或兼职的数据管理员,如果医院的胸痛中心规模小、急性胸痛病例数少、数据量较小,数据管理员可以设置为兼职岗位,如果胸痛中心规模较大,急性胸痛患者病例数很多、数据量较大,应设专职数据管理员,甚至需要多名数据管理员。

(二)数据管理员的基本素质要求

最好能满足以下基本要求:①教育经历:应具有医学、最好是临床医学(护理)相关教育背景。②态度与能力:工作细致、责任心强,同时要有较好的沟通协调能力,愿意从事胸痛中心数据库管理和质量控制工作。③工作经历:熟悉胸痛中心工作流程以及 ACS 流程过程,若有心血管内科或急诊科临床工作经历将更加有利于开展工作。④继续教育:每年均需参与 ACS 相关以及胸痛中心专题培训并获得证书,并参加有关数据库管理的专门培训及考核。

(三)制定数据管理员工作职责

各胸痛中心应根据数据管理员的岗位性质和医院胸痛中心数据量大小等情况制定数据管理员工作职责,通常应包括以下内容:①数据管理员是在胸痛中心总监和协调员领导下工作,主要是负责数据库管理工作,对数据库的完整性、准确性、真实性和及时性负责,负责数据核对和校正;②及时检查、提醒、督导各一线岗位职责人员及时填报急性胸痛病例的数据,为一线岗位人员提供数据管理方面的咨询、培训服务;③负责协助总监组织质量分析会、典型病例讨论会以及联合例会,及时发布胸痛中心各类监控指标的实时数据和阶段性数据;④负责与中国胸痛中心总部及胸痛中心认证办公室协调数据管理、认证以及质量控制等方面的事宜。

(四)数据管理员的培训

原则上所有数据管理员均需经过中国胸痛中心认证工作委员会、总部、认证办公室组织的各类培训并且熟练掌握云平台数据库的启用、填报和数据核对、统计功能使用方法后方可正式上岗。

二、建立数据库填报及审核机制

(一)数据库的填报机制

中国胸痛中心认证标准强调云平台数据填报应尽可能采用岗位负责制的前瞻性实时填报。不同岗位的首诊工作人员例如院前急救人员、急诊科医护人员、心内科医护人员、导管室技师/护士、网络医院的医务人员为数据的第一责任人,由急性胸痛患者的首次医疗接触

人员在首次医疗接触的当时进行建档,实时填写急救信息、胸痛诊疗等相关资料。具备条件者可以直接在线填报,不具备条件者应使用纸质版的时间节点记录表作为伴行急性胸痛患者。无论采用网络在线填写还是纸质版表格,均由各诊疗流程执行人负责填写自己执行的诊疗环节的时间,要求精确到分钟。应该尽可能避免事后回顾性填报,因为回顾性填报很难保证数据的准确性;同时也不鼓励由专人进行跟踪性记录时间节点的填报方式;因为一方面不可能保证随时有专人跟踪所有急性胸痛患者进行记录,另一方面也是对人力资源的极大浪费,因为急性患者就诊的时间分布缺乏规律,可能一段时间没有急性胸痛患者,而另一段时间又可能同时来几个急性胸痛患者。

（二）数据库核对机制

无论采用在线填报还是采用纸质版表格伴随填写,均难免因各种原因出现填报错误。因此,胸痛中心必须建立数据核对机制,以及时纠正可能存在的数据错误。具体措施可以因医院而异,应该根据医院的急性胸痛数据量大小建立定期或每天进行的数据库核对机制,以确保数据的准确性。为保证数据库的准确性和专业性,建议对数据库落实三级审核制度(详见本章第十节)。

（夏　斌　易绍东）

第六节　制定时钟校对方案、校对记录表及时间节点管理记录表

时间节点管理是胸痛中心建设的核心内容之一,也是认证核查的重点。为了确保在云平台数据库中记录下的时间节点都准确无误,要制定有关全院时钟统一的时钟校对制度和方案。

一、时钟统一的概念及意义

数据库的建立是胸痛中心最重要的工作之一,而胸痛中心数据库的灵魂则是围绕着时间节点管理的数据,所有急性胸痛患者的诊治过程必须以时间节点为基础,没有时间节点的数据是没有任何意义的。因为要评价胸痛中心的质量则必须考察各类流程和流程的时间控制要求是否得到遵守。由于胸痛中心救治患者的流程涉及很多部门和环节,除了以心内科和急诊科为核心,同时包括多个临床科室和辅助检查科室如心脏外科、胸外科、呼吸科、CT室、超声诊断科、检验科等,除了诊疗操作步骤的人工记录时间需要标准化和统一外,每个科室均有大量的仪器、设备、办公电脑等,由于各种不同的原因,这些仪器设备和电脑的时间很难与北京时间完全同步,各设备之间存在数分钟至数小时的差异。不同的部门所执行的流程环节组成了流程图中的时间节点链,也称为时间轴。如何保证各部门的时间记录是准确的呢? 不能以每个流程环节或部门的各自手表、时钟、手机或电脑时钟为标准,因为这些时间不可能完全同步,如果采集到的时间就不准确,就不可能得到可靠的时间轴,甚至出现时间轴的逻辑错误,即先完成的诊疗操作时间记录晚于实际上是后完成的诊疗操作时间。因此,胸痛中心必须建立时钟统一方案。所谓时钟统一方案是指在胸痛中心的各个流程环节所采集的时间是来自完全同步的时钟,胸痛中心的所有设备、仪器和时间显示器的时钟均完全一致。只有实现了时钟统一才有可能建立起可靠的病例记录和数据库,因此,与数据库管

理一样,时钟统一也是所有规范化胸痛中心必须强制落实的一项基础工作。

二、时钟统一方案

上已述及时钟统一方案是胸痛中心建设的重要内容之一,各胸痛中心必须重视时钟统一,否则无法得到准确的时间数据,如果时间记录不可靠,则胸痛中心的所有数据将失去可信度和参考价值。以下重点介绍目前国际上所使用的各种时钟统一方案,以供拟建胸痛中心的单位参考。

1. 伴行时钟法　国际上多数胸痛中心的时钟统一方案是将一个类似小型怀表的时钟与急性胸痛患者的专用时间控制表格相伴行,并随同患者走行流程直到完成最终的治疗方案,患者每到达一处诊疗环节就由负责执行该流程环节的人员在时间控制表格上记录该岗位流程开始和完成的时间,而时间则来自与患者伴行的时钟。上述方案是最原始和应用最广泛的时钟统一方案,简单易行,成本低,但伴行时钟很难与各类检验和检查设备实现时钟的统一,而且很难核查记录的客观性。

2. 具有自动同步校时功能的电波钟表法　电波钟表是在石英电子钟表内增加了接收无线电长波信号、数据处理、自动校正的功能结构,这样就能接收地面发射站以长波发送的标准时间信号,每只电波钟表在接收到这一精确的时码后,经数据处理器处理,即可自动校正石英电子钟表的走时误差,使每只电波钟的走时都受统一精确的时码控制,从而实现了所有电波钟高精度的计量时间和显示时间的一致性。胸痛中心可以利用电波钟的这一自动校时功能达到时间同步的目的。一般要求在胸痛中心的流程所涉及的关键部位均应悬挂电波钟,以便提高各环节计时的准确性;同时各类检验和检查设备则需要定期与电波钟表进行手动的时间同步调整。电波钟表主要缺陷是受信号强弱的影响比较大,由于我国国家授时中心发射台位于河南商丘,理论上可以覆盖大陆绝大多数地区,但超过2000公里后,信号明显减弱,且低频长波发射的授时信号比较容易受建筑物、自然地势等障碍物的影响,在远离发射中心的室内使用固定电波钟表有可能因发射信号不够强而不能自动接收校时信号,因而出现走时误差,需要定时将电波钟表放置于信号相对较强的方位(面向商丘方向且近距离无明显障碍物)接受授时中心的信号进行自动校时。

3. 时间同步服务器　是一种高科技智能化、可独立基于NTP/SNTP协议工作的时间服务器,时间同步服务器从GPS卫星上获取标准时钟信号信息,将这些信息在胸痛中心的局域网络中传输,网络中需要时间信号的设备如计算机、控制器等设备就可以与标准时间源同步。时间同步服务器的基本特点是准确度高,可以自动进行同步校时。目前较多医院采用的就是时钟同步服务器系统,也称为子母钟系统。由于胸痛救治流程中有多地点、多台医疗设备需要时间同步,采用这种精确稳定的授时设备非常重要,可以提高时间统计的准确性,减少逻辑错误,提高时间管理的效率。

时钟同步系统工作原理是由时间发生器和3G子钟通过CDMA接收3G基站时间信息来实现统一;时间发生器通过串口为3G时钟服务器提供3G时钟源信号,安装有专有时间同步软件和Windows时间同步软件的设备通过3G专网获取3G服务器时间,从而实现全院各部门统一的时间标准,满足每天24小时不间断连续运行的需求。系统设计采用分布式结构,由时间发生器、3G时钟显示屏、RS232/RS485转换接口、3G专网传输通道、3G时钟服务器、安装有时钟同步软件的各类医疗设备等组成,可以产生精确时间码,采用RS232/RS485

标准通讯接口与 3G 时钟服务器系统进行通讯,从而保证整个医院时间严格同步。时钟同步服务器的工作原理和广州总医院胸痛中心时钟统一方案分别见文末彩图 7-6-1 和文末彩图 7-6-2 所示,其中 3G 时钟分布于胸痛中心所涉及的所有科室需要进行时间记录的各部位如急诊科挂号处分诊台、EICU、胸痛门诊、救护车、心内科监护室、导管室、CT 室、检验科等,同时所有与急性胸痛检查、检验相关的计算机化设备将被直接安装时钟同步软件,设备所显示的时钟将会自动与网络时钟同步,从而实现了所有流程环节的时钟统一。

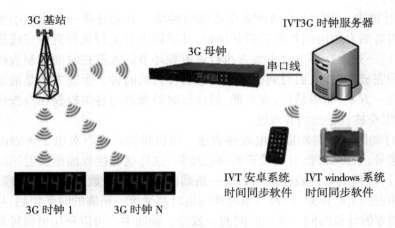

图 7-6-1　时钟同步服务器工作原理

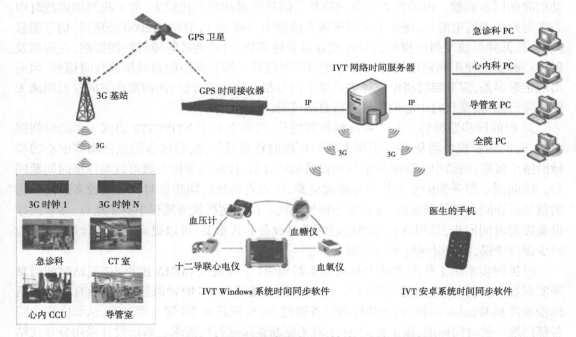

图 7-6-2　广州总医院胸痛中心时钟统一方案示意图

三、时间自动采集系统

由于时间记录是胸痛中心管理的主要依据,即使有良好的时钟同步系统保证了全院显示时间的一致性和准确性,但仍不能确保各个流程环节所记录的时间是客观真实的,同时人为记录时间也难以确保其准确性。为此,在胸痛中心建设中专门引入了时间自动采集系统。该系统依托 3G 网络,将时间自动采集系统与装配时间发射功能的移动平板电脑和手机等终端联系在一起;通过网络将时间采集器接收装置接入云平台。将时间自动采集器接收装置安装在医院的需要进行时间采集的各个关键位置:如救护车上、急诊科患者或救护车入口、急诊科抢救室、CT 室、进入导管室大楼的电梯入口、CCU 门口、导管室门口等。当急性胸痛患者进入救护车或胸痛中心后,将时间采集器佩戴在患者的手腕上,开通电源后通过蓝牙发送信号,接收器负责接收,并从网络服务器取时,并将此刻的时间记录到云平台,保证每次取时来源于 3G 网络(见文末彩图 7-6-3)。患者的在历经诊疗过程中的各个环节时间被自动记录到云平台,保存在数据库中,免去了人工记录的麻烦和人为造假之可能。主要特点是客观、真实、准确、方便。在后续的诊疗过程中,患者到达和离开各个部门的时间都会被时间采集器自动记录,直至完成急诊 PCI 手术离开导管室。

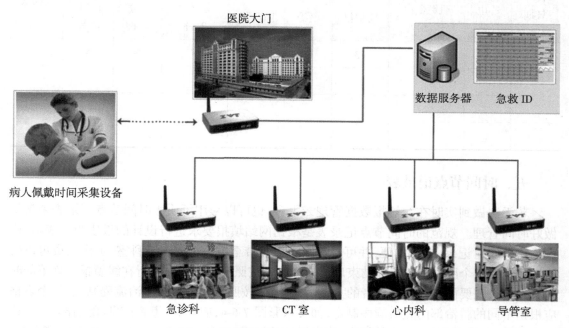

图 7-6-3　时间自动采集系统工作示意图

装配在各科室的子钟内置 3G 卡,也从 3G 网络取时,保证了各子钟和时间发生器的时间完全同步,为各个科室的工作提供了准确的时间;当由于各种未知的因素导致时间采集器不能正常工作,而又需要采集时间时,子钟就可以取而代之为人工取时提供标准时间。

四、时间校对记录表

不管采取哪种时钟统一方案,各医疗设备的时间统一通常都需要进行人工校对并进行记录,医疗设备的时钟统一是数据原始溯源的主要依据,也是认证核查的重点,要引起高度重视。胸痛中心的建设强调没有记录就没有发生,时钟校对也需要有规范的校对记录,是认证过程中非常重要的证明材料。规范的时钟校对记录表可自行设计,但要能够体现出几个主要的要素信息,分别是地点、仪器、校对日期、时间误差、校对人员等(表7-6-1)。在日常工作中,要专人兼职负责进行校对,可以根据医院实际情况分片区进行时钟校对,比如急诊区、导管室、CCU区等,胸痛中心工作流程涉及部门相对集中的医院(导管室前置在急诊科内等)也可以集中进行。校对周期各医院根据本院实际时间误差情况进行调整,若各设备每周就会发生1分钟以上的误差,就应该每周校对一次,若几个星期都无明显误差,也可一个月校对一次。表格中校对各时钟误差时应采用最简洁明了、最快捷省时的方法,比如时间误差用"0"或者"N"表示,走时快1分钟用"+1"表示,走时慢2分钟用"-2"分钟表示。

表7-6-1   急诊科时钟校对记录表

校对日期	EICU 仪器					时钟			校对人
	心电图机	肌钙蛋白检测仪	监护仪	电脑	除颤仪	分诊台时钟	诊室时钟	EICU时钟	
12.3	N	+2	−3	+1	N	N	N	N	

五、时间节点记录表

若无法做到实时在线填报数据管理云平台,也可以采用纸质版时间节点记录表来帮助做好时间管理。规范的时间节点记录表是根据网站填报要求进行设计的纸质版的表格,优点是能够实时记录,携带方便,并可全程跟随患者带至下一个岗位或科室,工作人员可以持续填写。在整个胸痛救治流程结束后可安排专人按照纸质版表格进行在线填报。规范的时间节点记录表要能体现胸痛患者的关键个人信息,按照胸痛患者的救治流程制定,整个表格应根据不同的救治部门先后顺序制定,如文末彩图7-6-4,应包含:患者信息、院前部分、急诊院内部分、心外科部分、心内科部分、转归部分。以STEMI患者为例,必须记录的时间节点有:发病时间、呼叫120时间、到达医院大门时间、首次医疗接触时间、首份心电图时间、心电图传输时间、确诊时间、开始知情同意时间、签署知情同意时间、溶栓开始时间、转出患者离开医院大门时间。

针对NSTEMI/UA的胸痛患者,通常需要检查肌钙蛋白、呼叫会诊等其他辅助检查,应在时间节点记录表中能够记录相关时间节点。也可将不同岗位负责的部分以不同颜色区分开,可以有效避免填写错误。

急性胸痛患者时间管理表

患者姓名 _____ 性别：□ 男 □ 女 年龄_____ 门诊 ID:_____ 住院 ID:_____

来院方式：□呼叫 120 □转院 □自行来院 □ 院内发病 联系电话：_____

初步诊断：_____ 初步诊断时间：_____ 医生：_____

院前部分：

发病时间： 发病地点：

首次医疗接触地点 首次医疗接触时间：

呼叫 120 时间： 接听电话时间： 通知出车时间： 救护车出发时间：

到达现场时间： 离开现场时间： 接诊医生： 接诊护士：

院前检查项目：□心电图 □血常规 □凝血四项 □急诊生化 □急诊电解质 □心梗三项 □心脏生化 □CT □B 超 □X 线

院前心电图时间： 心电图诊断时间： 院前抽血时间：

院前双抗给药时间： 院前双抗给药的名称及剂量：

院前抗凝给药时间： 院前抗凝给药的名称及剂量：

院前传输 12 导联心电图时间：

院前诊断时间： 院前启动导管室时间： 到达医院时间：

院前溶栓开始时间： 院前溶栓结束时间：

患者送入急诊科时间： 患者送入导管室时间： 患者送入 CCU 时间

急诊院内部分：

急诊科接诊医生：_____ 急诊科接诊护士：_____ □转诊 □急诊门诊 □EICU

转出医院入门时间：_____ 到达我院大门时间：_____ 接诊时间：_____ 挂号时间：_____

院前检查项目：□心电图 □血常规 □凝血四项 □急诊生化 □急诊电解质 □输血前七项 □心梗三项 □CT □B 超 □X 线

采血时间：_____ 血标本送检时间：_____ 肌钙蛋白出结果时间：_____

院内首份心电图时间：_____ 心电图诊断时间：_____

呼叫_____科会诊时间：_____ 会诊医师到达时间：_____ 会诊结束时间：_____

护士给药时间：_____ 药物的名称及剂量：_____ 决定住院时间：_____

院内溶栓开始时间：_____ 院内溶栓开始时间：_____ 溶栓药物名称及剂量：_____

院内抗凝给药时间：_____ 院内抗凝给药的名称及剂量：_____

决定启动导管室时间：_____ 开始知情同意时间：_____ 签定知情同意时间：_____

检验技师姓名：_____ 血液标本送达时间：_____ 检验开始时间：_____ 检验结束时间：_____ 检验报告时间：_____

通知 CT 室时间：_____ CT 室技师姓名：_____ 患者到达 CT 室时间：_____ CT 检查开始时间：_____

CT 检查出报告时间：_____ 患者离开 CT 室时间：_____

通知 B 超室时间：_____ B 超室技师姓名：_____ 患者到达 B 超室时间：_____ B 超检查开始时间：_____

B 超检查出报告时间：_____ 放射科技师姓名：_____ 患者离开 B 超室时间：_____

通知放射科时间：_____ 患者到达放射科时间：_____ 胸片检查开始时间：_____

胸片检查出报告时间：_____ 患者离开放射科时间：_____

通知核医学科时间：_____ 核医学科技师姓名：_____ 患者到达核医学科时间：_____ ECT 检查开始时间：_____

ECT 检查出报告时间：_____ 患者离开核医学科时间：_____

心外科部分：

心外科接诊医师：_____ 决定手术时间：_____ 开始谈知情同意时间：_____

图 7-6-4 广州总医院时间节点管理表

接触患者的一线医疗人员负责填写时间节点记录表,必须要做到前瞻性实时记录,才能保证数据的可靠性,表格跟随患者进入到下一个救治流程,后面接触的医疗人员负责继续填报,直至整个救治流程结束,由数据管理员将表格收回填报,并进行统一的归档管理,目前主要有两种管理方式,一是归入患者病历,存放在病案室,另一种就是由数据管理员统一存档放置,不同医院可以根据实际情况制定相应的管理措施。

以上重点介绍了目前国际上所通用的时钟统一方案,各胸痛中心应根据各自的实际情况决定采用何种方案。但无论如何,时钟统一是胸痛中心建设必须重视的重要工作内容,没有时钟统一方案的胸痛中心是不可能得到认证许可的。

(赵彭涛　易绍东)

第七节　云平台数据库填报及数据库管理培训

高效率运作的现代化胸痛中心的基本特点之一是以物联网技术为基础,实现多学科、区域性医疗资源整合,使急性胸痛患者得到最佳治疗。规范化胸痛中心运行的核心是严格的、标准的流程管理,其中严格执行流程和流程的时间节点管理就是胸痛中心管理的最主要内容,而流程是否在规定时间限定范围内被执行则必须依赖即时性病例监控和关键指标数据的阶段性统计结果来反映。因此,建立规范的胸痛中心专用数据库以便对胸痛急救的关键数据进行及时的监控、统计至关重要。但目前多数医院的胸痛急救数据都不集中,而是分别分布于急诊病历及住院病历中,并且均处于相互割裂状态,无法用于实现对胸痛中心的质量监督、评估、改进,尤其是无法对时间节点进行管理,这就需要专门建立一个基于电子急救病历的数据库系统。理想的数据库应该是能将从患者发病开始到院前急救系统和医院内的病历管理系统融合起来,涵盖患者从发病到救治的全过程,而不仅仅是最终达到医院的急救过程,并且具有不同医院之间共享的功能。广州军区广州总医院在建设规范化胸痛中心过程中通过与 IVT 信息技术公司的合作研发了一套完整的网络平台数据库用于对急性胸痛病例的时间节点管理,在区域协同救治网络内的所有患者的急救信息可以共享,从而建立了一个能对区域协同救治过程进行流程和时间监控的数据平台。在中国胸痛中心认证工作开始后,由认证办公室组织协调,依托广州市医疗物联网重点实验室的技术力量,在原有数据库基础上开发成为供胸痛中心认证使用的云平台数据库,免费提供给全国在线注册的胸痛中心使用,该数据库既是中国胸痛中心质控工作的数据来源,也是未来国家医疗大数据的重要组成部分。因此,及时、准确、客观填报云平台数据库既是胸痛中心建设和申请认证的前提条件,也是医院和全国胸痛中心质控办公室对胸痛中心实时质控的基础。

鉴于云平台数据库的重要性,中国胸痛中心认证标准强调所有胸痛中心在成立之初必须进行云平台数据库使用和管理的培训,通过培训使所有参与急性胸痛救治过程的一线人员均能熟练掌握云平台数据库的填报方法、理解各时间节点的定义和数据填报要求,并要在临床实际工作中认证、及时、客观、准确地填报急性胸痛的时间节点数据库。为了各胸痛中心建设单位做好云平台数据库填报与管理的培训,笔者根据多年从事胸痛中心数据管理的体会,建议按照以下思路进行培训工作。

一、制定明确的数据库填报与管理培训的目标

有关胸痛中心认证云平台数据库的培训目标是为了让所有参与急性胸痛救治过程的一线工作人员实现以下三个目标：①理解数据库的总体设计目的和总体构架；②正确理解和掌握云平台数据库上公共字典对时间节点的定义；③熟练掌握数据库的填写方法。

对于数据库管理人员的培训，除了完全达到上述三个要求外，还必须熟练掌握数据库的统计分析功能以及能够解答临床一线人员的各类疑问，也要熟练掌握数据库的各类指标的基本规律、极端数据的确认和处理，其中各种分类统计查询功能是胸痛中心进行质量分析的主要手段，数据管理员必须熟练掌握。

二、制定培训计划和讲稿

（一）培训内容

云平台数据库填报和管理的培训内容包括：急性胸痛定义（哪些患者应该录入云平台数据库）、公共字典、云平台急性胸痛病例的填报、系统管理、胸痛中心资料的来源、概要信息、数据查询、数据统计。其中数据统计主要是数据管理以及胸痛中心总监必须掌握的内容，其余均是全部人员要掌握的内容。

（二）培训讲稿

目前中国胸痛中心认证办公室在网站上免费提供了可供自行下载的培训讲稿以及公共字典，公共字典主要是对各个时间节点进行标准定义，以防因理解差异出现时间节点记录和填报的错误，这是数据库管理最重要的基础知识，要求所有胸痛中心一线人员及管理人员均必须认真学习，以便在统一定义基础上进行时间节点管理和记录。各胸痛中心必须严格按照公共字典的时间节点定义进行培训，不能自行定义或解释，否则，定义不一致是无法进行全国胸痛中心的质量控制的。比如，"门‐球时间"中对"门"的定义就必须按照患者进入医院大门（急诊、门诊或其他大门）的时刻计算，不能甲医院按照医院大门计算，乙医院按照进入住院大楼的建筑物就按，而丙医院又按照导管室的门计算。因此，各胸痛中心在制定培训计划时应将公共字典作为最重要的第一课进行培训。在完成公共字典培训之后就应该进入数据库使用的培训，中国胸痛中心网站也提供了可供免费下载的数据库使用培训讲稿。此外，目前多家 IT 公司正在开发与数据库自动对接的应用 APP，如果医院已经引进，则应加入培训内容之中，应用 APP 的培训讲稿则应由生产厂家提供。

（三）参加培训人员

作为培训计划的重要内容之一，明确哪些人员应该参加数据库使用和管理的培训也是十分重要的。通常要求所有参与急性胸痛救治工作一线的全体医护人员（院前救护车上医师和护士、急诊科分诊台护士、急诊抢救室及观察室护士、承担急性胸痛接诊任务的急诊医师、心电图室技师、全体心内科医师、CCU 和导管室护士等）、胸痛中心总监、协调员以及数据管理员均应接受培训。培训要实行签到表制度及考核制度，强调要求所有上述人员必须完成培训和考核后才能填报，未经培训的人员填报数据是导致数据库不准确、出现极端数据的常见原因。

（四）培训讲师

培训讲师应具备能够回答培训对象各类提问的能力，其中对公共字典的理解和对数

库的熟悉程度至关重要。因此,通常应由参加过各类胸痛中心规范化建设培训班全程培训的人员进行本单位胸痛中心的数据库使用培训,也可以外请专家进行培训。

三、培训方式

集体授课是最常用的培训方式,但最好能在无线网络环境下以示范形式进行;若培训对象能在界面上一边接受培训一边进行实际操作则效果会更好。通常数据库的培训必须附加讨论环节,因为在初始使用时一定会有许多疑问,需要在讨论时提出并达成一致意见,否则在执行中容易出现偏差。对于人员数量不多的单位,完全可以在实际界面上一边操作一边讲解。

四、云平台数据库基础知识培训

(一)急性胸痛病例的定义及来源

急性胸痛患者的定义:①自行到急诊科就诊或者由 120 急救系统送入院以及网络医院转入的急性胸痛患者;②其他来院方式的胸痛患者,例如在普通门诊就诊、熟人介绍入院等,在首次医疗接触后发现该胸痛患者需要紧急处理的,以及因其他疾病在医院住院期间发生的急性胸痛患者,均要填报数据库。

(二)公共字典的培训

前已述及,云平台数据库内嵌的公共字典,是整个数据库平台的时间记录标准,必须作为培训工作的重点,做到完全理解、认证执行。公共字典在云平台界面的左侧导航区最下端,点击"公共字典"即可进入公共字典(见文末彩图 7-7-1),其详细内容见表 7-7-1。其中"类别"

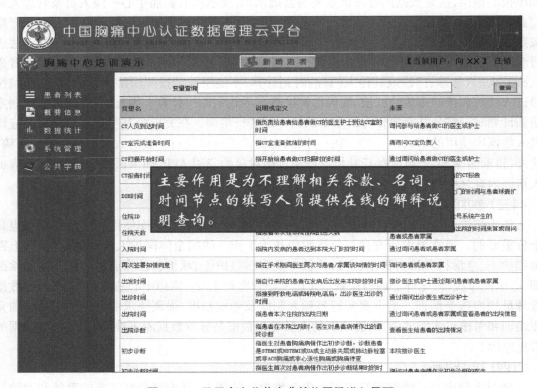

图 7-7-1 云平台上公共字典的位置及进入界面

是指该指标在数据库结构中所属的类别；"变量名"是指云平台数据库中需要填报的指标从哪里获取，通常也是溯源资料的来源；"责任人"是指负责获取该项指标岗位人员；"是否核心数据"是指该指标是否属于中国胸痛中心质控的关键指标。

表 7-7-1　中国胸痛中心认证管理云平台数据库公共字典说明表

类别	变量名	定义及说明	信息来源	填报责任人	是否核心数据
基本信息	门诊 ID	指患者门诊挂号用的 ID 号	挂号卡 / 门诊病历	首诊医务人员收集	
	住院 ID	指患者住院用的 ID 号	住院病历	首诊医务人员收集	
	发病时间	导致本次急诊就医的症状开始时间	患者 / 家属	首诊医务人员收集	√
	呼救时间	首次呼叫医疗系统的时间	患者 / 家属 / 首诊医务人员 /120 记录	首诊医务人员收集填写	√
来院方式	来院方式	患者到达本院的方式 单选（呼救 120 出车、转院、自行来院、院内发病）	家属 / 患者 / 时间节点管理表 / 非 PCI 医院信息表	首诊医务人员收集填写，若首诊人员非本院，则在患者到达本院后，由院内接诊 / 管床医师负责	√
呼救（120 或其他）出车	患者绕行急诊	患者到达本院后未在急诊科、门诊停留，直接到达检查或治疗场所 ➤ 如选是，勾选患者去向哪个部门（导管室、CCU、心内科病房、其他），并记录到达该部门的时间，精确到分钟； ➤ 如选否，请注明到达时间与离开急诊科时间，精确到分钟	救护车上时间节点记录表、时间自动采集器、询问转运人员、家属	本院救护车 / 院内首诊医务人员	√
	出诊医师到达时间	救护车医师到达呼救现场的时间，精确到分钟	出诊记录	出诊医师	
	医院大门	胸痛患者到达本院大门的时间，不好界定时，可根据医院实际情况采用挂号或患者到达分诊台时间作为大门时间，急诊分诊台距离大门较远时可根据实际情况增加提前量，精确到分钟	首诊医师 / 护士或时间采集器自动采集	经本院救护车入院者由救护车医师填写，自行来院者由分诊人员填写，外院转诊者由院内首诊人员填写	√
	挂号时间	指胸痛患者本院挂号时间，精确到分钟	查看患者就诊信息	首诊医师 / 分诊护士	
	接诊时间	患者到达本院后，院内医师首次接诊时间，精确到分钟	急诊病历记录 / 时间节点记录表	首诊医师	√

续表

类别	变量名	定义及说明	信息来源	填报责任人	是否核心数据
转院(包含任何医疗机构)	转 院(包含任何医疗机构)	指患者首诊不在本院,患者从其他医院转送到本院	患者/家属/外院转运人员/本院首诊医务人员	本院首诊医师	
	网络医院	本区域协同救治系统中基层医院的名称(请先在系统管理中添加该网络医院),勾选	首诊医师/护士	首诊医师填写	
自行来院	自行来院	自行到达医院就诊	患者/家属/首诊医务人员	首诊医师	
	绕行CCU	患者来院后未在心内科或CCU停留,直接进入导管室;如勾选未绕行CCU,注明到达CCU的具体时间	首诊医务人员	心内科医师	√
院内发病	院内发病	指患者在本院诊治期间(包括门诊及住院)发病	询问患者/家属/发病现场医护人员	经治医师	
	发病科室	院内患者出现胸痛症状当时所在的科室	病情记录/经治医师	经治医师	
	会诊时间	心血管内科医师会诊时间	会诊记录/会诊医师	经治医师	
	离开科室	转科时间,注明患者离开发病科室时间,具体到分钟	转科记录	经治医师	
首次医疗接触	首次医疗接触	指患者发病后首次就诊的相关信息,包括急诊医疗单位、人员、时间等	询问患者/家属	院内首诊医师/护士/救护车医师	
	首次医疗接触时间	患者发病后首次同医务人员接触的时间、强调的是首次,具体到分钟	询问患者/家属	院内首诊医师/护士/救护车医师	√
	院前首份心电图	指患者本次发病后在其他医疗机构(包括在救护车上)做的第一份心电图的时间,以心电图机显示的时间为准,若图纸上无打印时间,则以完成心电图时间为准并人工记录于图纸上	查看外院首份心电图资料/时间节点记录表	院内首诊医师/护士/救护车医师	√
	院内首份心电图	指患者入本院做的首份心电图的时间(包括门诊及急诊心电图),以心电图机显示的时间为准,若图纸上无打印时间,则以完成心电图时间为准并人工记录于图纸上	查看院内首份心电图/时间节点记录表	院内心电图完成人/首诊医师	√
	心电图诊断时间	心电图明确诊断的时间	院内首诊/会诊医师	院内首诊医师	√

续表

类别	变量名	定义及说明	信息来源	填报责任人	是否核心数据
远程心电传输	远程心电传输	指是否将心电图传输至信息共享平台,传输方式包括:实时监护、微信、短信。如选是,勾选传输的类型及具体时间	上传心电信息医务人员/接收心电信息医务人员	院内首诊医师	√
辅助检查	肌钙蛋白抽血时间	指对患者进行首次肌钙蛋白检测开始抽血时间	抽血护士/患者及家属	抽血护士/检测人员	√
	报告时间	指患者首次肌钙蛋白检测的报告时间	患者/家属/首诊医务人员	检测人员	√
	Killip分级	Killip分级用于评估急性心肌梗死患者的心功能状态。分为IV级:I级:无肺部啰音和第三心音;II级:肺部有啰音,但啰音的范围<1/2肺野;III级:肺部啰音的范围>1/2肺野(肺水肿);IV级:心源性休克	病程记录/上级医师查房记录/BMP检测结果	经治医师	√
初步诊断	初步诊断	指首诊医院或本院医师对患者胸痛病情作出的初步诊断,勾选诊断(单选)是STEMI或NSTEMI或UA或主动脉夹层或肺动脉栓塞或非ACS胸痛或非心源性胸痛或胸痛查因	病历资料/转院记录	首诊医师	√
	诊断中	到目前为止尚不能明确初步诊断,需进一步评估	首诊医师	首诊医师	
	非ACS胸痛	指非ACS的心源性胸痛,例如急性心包炎等	首诊医师	首诊医师	
	非心源性胸痛	指心脏之外的原因导致的胸痛,例如气胸等	首诊医师	首诊医师	
	放弃治疗、病因未明	指患者拒绝进一步诊治,导致无法明确胸痛原因,本次诊疗活动已终止	首诊医师	经治医师	
ACS给药	双联抗血小板药物负荷时间	本次发病后首次服用双联抗血小板药物的时间,精确到分钟,并填写药物品种及剂量	时间节点管理表/护理记录/急诊病历/医嘱	岗位护士或医师	√
	首次抗凝治疗时间	诊断明确后开始使用肝素、低分子肝素、比伐卢定等抗凝药物的时间,精确到分钟	时间节点记录表/护理记录/急诊病历/医嘱	岗位护士或医师	√

续表

类别	变量名	定义及说明	信息来源	填报责任人	是否核心数据
溶栓治疗	溶栓治疗	指患者发病后是否进行静脉溶栓治疗,如选有,勾选静脉溶栓的地点	急诊病历/转院记录	首诊/救护车/经治医师	√
	开始知情同意时间	拟行溶栓时,医师开始与患者/家属交谈、知情的时间,精确到分钟	溶栓知情同意书	溶栓/经治医师	√
	签署知情同意时间	拟行溶栓时,患者/家属签署知情同意书的时间,精确到分钟	溶栓知情同意书	溶栓/经治医师	√
	药物和剂量	对静脉溶栓患者,请双击后勾选溶栓药物为第一代、第二代、第三代及剂量	病程记录/经治医师	经治医师	
GRACE积分	危险分层	要求根据医院的 NSTE-ACS 诊疗常规进行危险分层,其中绝大多数建议根据 ESC 制定的最新 NSTE-ACS 危险分层标准进行。在首次医疗接触完成相关检查之后进行首次评估,必要时再次评估。将患者分为极高危、高危、中危及低危组人群	病程记录/检验、检查结果/经治医师	经治医师	
	院内心内科医师首诊时间(包含远程会诊)	本院心内科医师首次接触患者或(和)阅读心电图等关键信息的时间,精确到分钟	急诊病历、会诊记录、时间节点管理表/微信群	经治医师	√
	决定医师	指决定给胸痛患者做急诊 PCI 手术医师的名字	首诊医师/会诊记录/微信群	导管室护士	
	介入人员	参加介入手术的医、护、技人员名字	导管室手术登记本	导管室护士	
	决定介入手术时间	指决定介入治疗的时间,精确到分钟	时间节点记录表/导管室手术登记本/微信群	导管室护士	√
	启动导管室时间	首次通知导管室值班人员的时间,精确到分钟	电话记录/微信群/时间节点记录表/导管室手术登记本	导管室护士	√
	开始知情同意时间	拟行介入手术时,医师开始与患者/家属谈话、知情的时间,精确到分钟	知情同意书	经治医师	√

续表

类别	变量名	定义及说明	信息来源	填报责任人	是否核心数据
	签署知情同意时间	拟行介入手术时,患者/家属签署知情同意书的时间,精确到分钟	知情同意书	经治医师	√
	急诊 PCI				
	导管室激活时间	指导管室准备就绪能够接受手术患者进入的时间,精确到分钟	导管室手术登记本	导管室护士	√
	患者到达导管室时间	患者实际进入导管室的时间,精确到分钟	导管室手术登记本	导管室护士	√
	开始穿刺时间	指术者/助手开始穿刺桡/股动脉的时间,精确到分钟	手术报告/导管室手术登记本	导管室护士	
	造影开始时间	开始插入造影导管的时间,精确到分钟	手术报告/导管室手术登记本	导管室护士	
	造影结束时间	完成最后一个体位造影的时间,冠脉造影结束时间,精确到分钟	手术报告/导管室手术登记本	导管室护士	
	球囊扩张时间	开始首次球囊导管扩张/抽吸血栓时间,对于导丝通过后即到达 TIMI 3 级血流者,记录导丝通过时间,精确到分钟	导管室手术登记本	导管室护士	√
	手术结束时间	冠脉介入手术结束的时间,精确到分钟	手术报告/导管室手术登记本	导管室护士	
	D2B 时间	患者进入本院大门到球囊扩张之间的时间差,系统自动计算(需填写患者到达医院大门的时间与患者手术时球囊扩张/抽吸血栓的时间)		系统自动计算	√
	是否延误	对 STEMI 急诊 PCI 患者,D2B 时间>本院当前的目标值即为延误;对紧急介入治疗的极高危 NSTEMI 患者,D2B 时间>120 分钟即为延误;若选是,请勾选延误原因,可多选		经治医师填写	√
	进入医院大门到造影开始时间	进入本院大门到冠脉造影开始的时间差,精确到分钟		系统自动计算	
	决定CABG时间	决定给患者进行冠状动脉搭桥手术的时间,精确到分钟	会诊记录等病历资料	经治医师	

续表

类别	变量名	定义及说明	信息来源	填报责任人	是否核心数据
	实际介入治疗时间	对采取非紧急介入治疗的患者实际进行介入治疗的时间	介入报告/介入室手术登记本/病程记录	导管室护士/经治医师	
急诊 CT	通知 CT 时间	疑似主动脉夹层及肺动脉栓塞的,首次通知 CT 室时间	检查申请医师	检查申请医师	√
	CT 扫描开始时间	指开始给患者 CT 扫描的时间,精确到分钟	CT 室操作记录、时间节点记录表	经治医师	√
	CT 报告时间	得到的 CT 报告(包括有诊断能力医师的口头报告)时间,临床医师自行阅片诊断者,为获得 CT 片的时间,精确到分钟	CT 室技师/有资质医师	经治医师	
超声	通知超声检查时间	指医师决定需要进行超声检查后通知超声诊断室的时间,精确到分钟	时间采集器/陪同患者检查的医护人员	经治医师	
	超声检查时间	指开始给患者做超声的时间,精确到分钟	超声室技师	经治医师	
	超声结果时间	指得出超声结果的时间,精确到分钟	超声检查报告单	经治医师	
	心内科会诊时间	指心内科医师进行会诊的时间,精确到分钟	会诊记录单、急诊病历	首诊医师	√
	紧急介入治疗	指 B 型主动脉夹层患者病情不稳定,24 小时内介入治疗	手术医师	经治医师	
	手术结果	指主动脉夹层患者做外科手术后的临床转归,单选项,根据患者实际情况勾选	术后记录	手术医师术后评估患者病情后填写术后结果	
转归	出院诊断	指患者出院时,医师对患者病情作出的诊断(单选)	病程记录/出院记录/病历首页	经治医师填写	√
	院内出现左心衰	本次发病后诊疗过程中新发生的急性左心衰,包括 Kilipp2 级以上患者或者恢复期出现典型心力衰竭表现	病程记录/出院记录/病历首页/BNP 检测结果	经治医师	√
	出院时间	记录患者本次住院的出院日期时间	出院记录/病历首页	经治医师	√
	治疗效果	记录患者本次住院的治疗效果(单选),勾选治愈、好转、其他原因离院、脑死亡离院	出院记录/病历首页	经治医师	√

续表

类别	变量名	定义及说明	信息来源	填报责任人	是否核心数据
转归	脑死亡离院	患者住院期间脑死亡放弃继续治疗出院，未在本院填写死亡证明	出院记录/病历首页	经治医师	√
	死亡	被诊断临床死亡并填写了死亡证明。如是死亡，记录死亡时间，勾选死亡是与本次胸痛相关死亡或其他原因死亡	死亡记录/抢救记录	经治医师	√
	与本次胸痛相关	由经治医师判断患者死亡是否由本次急性胸痛疾病直接导致死亡，若是，则勾选此项，否则勾选其他原因	死亡记录	经治医师	√
	其他原因	死因与本次胸痛相关疾病无直接相关	死亡记录	经治医师	

注：“定义及说明”是对指标的定义，是字典的核心内容；“信息来源”是指该指标应该从哪里获取，通常也是溯源资料的来源；“责任人”是指负责获取该项指标岗位人员；“是否核心数据”是指该指标是否属于中国胸痛中心质控的关键指标

（三）云平台数据库的查询与统计功能

云平台数据库的统计方法包括了数据库的概要信息查询、急性胸痛病例的索引以及分类和汇总查询及统计等功能，下面简单介绍其主要使用方法。

1. 概要信息查询　该功能可以为胸痛中心管理层提供胸痛中心的阶段性总体数据构成，也可以提供单个病例的详细情况查询。文末彩图 7-7-2 所示为某一时段的急性胸痛病因

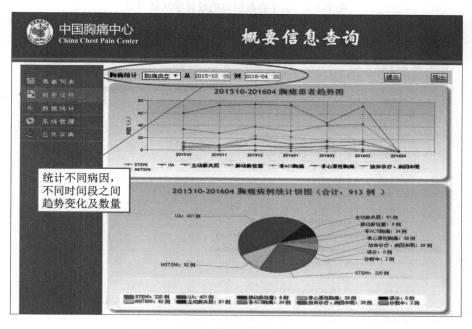

图 7-7-2　云平台数据库的概要信息查询

构成(饼图)及各种急性胸痛疾病病例数的月趋势图。

　　2. 数据统计　云平台数据统计模块提供了根据胸痛中心管理需要设定的简单统计处理功能,包括任意设置各项监控指标的不同时段对比分析,显示形式可以是柱状图、月趋势图、比例图、前后不同时段的对照图。为方便进行院内流程的分析,数据库设置了门 - 球时间延误原因的分类查询功能,并可以进行排除特定原因后的延误原因统计(见文末彩图 7-7-3)。上述功能主要用于胸痛中心的质量控制,如为质量分析会提供各项指标的变化趋势图及对照变化图,直观地显示数据变化趋势(见文末彩图 7-7-4 和文末彩图 7-7-5),但该云平台目前

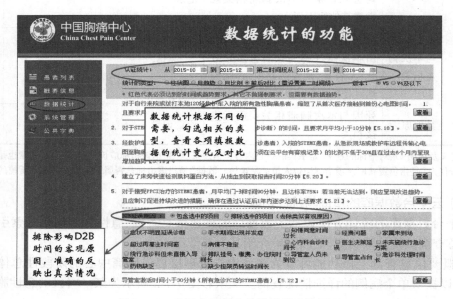

图 7-7-3　云平台数据库的统计学功能界面

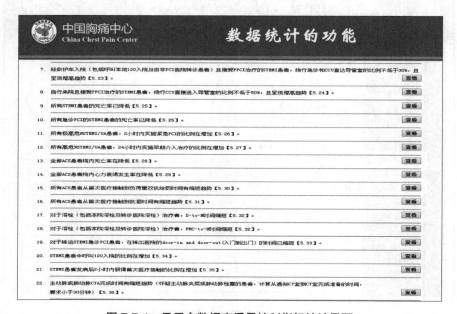

图 7-7-4　云平台数据库质量控制指标统计界面

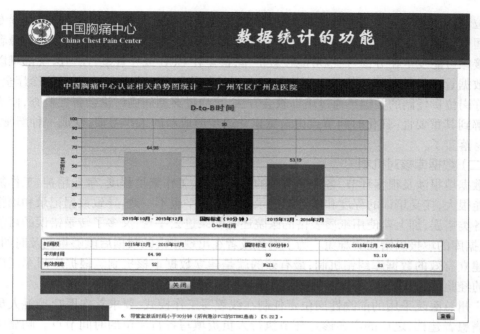

图 7-7-5　主要监控指标的分时段统计柱状图

并未设计统计学效能检验功能。

（四）云平台数据库病例填报方法（详见本章第八节）

五、云平台数据库培训中应强调的问题

　　中国胸痛中心认证管理云平台数据库主要是针对急性胸痛的诊疗过程设计的以时间节点管理为核心的数据库，其主要目的是通过对过程的时间节点管理实现快速而规范的诊疗，并通过阶段性数据统计显示总体的趋势而实施质量控制。因此，云平台数据库的培训必须要围绕着如何提高数据库填报准确性、客观性而展开。建议在数据库培训中要强调数据库填报的以下机制：

（一）前瞻性实时填报机制

　　前瞻性实时填报急性胸痛病例的时间节点是确保数据库准确性的最重要措施，就是要求从首次医疗接触开始进行记录患者的诊疗时间节点，随着诊疗过程的进展，所有诊疗环节发生的事件均在发生的当时进行记录。要实行前瞻性实时记录，必须做到以下几点：①胸痛中心必须奠定前瞻性记录的环境和条件，目前可以有两种方式实现前瞻性记录，一是网络条件和终端设备（监护设备、平板电脑、手机、iPAD 等移动终端）可以在急性胸痛患者首次医疗接触时即可用，就可以直接在线建档、进行前瞻性填报，终端设备需要伴行患者的全部诊疗过程；二是不具备在线实时填报条件者，可以使用伴行的纸质时间记录表格，该表格模板可以从中国胸痛中心网站下载，但需结合医院实际情况进行修改后使用。②确定时间节点记录责任人：从确保数据填报客观、准确的角度来看，建议所有胸痛中心应以岗位责任制为主的数据填报责任人，也就是在哪个岗位发生的诊疗事件，就由该岗位的诊疗执行人在伴行的终端设备或者纸质表格上填写时间节点，如果能够使用 APP，则直接在手机上登录填写。这

种岗位责任制与专人填写相比的最大优势:既节省劳动力也确保准确、客观,而设置专人填写时间节点记录表的工作模式是不可能做到实时填写的,多数为回顾性填写,因为患者首次医疗接触可能发生在分诊台、也可能在救护车,甚至在 CCU 或导管室,任何医院都难以确保专职数据管理员随时能够从首次医疗接触点开始陪伴每一个急性胸痛患者的诊疗全程的。落实好岗位责任制的关键是通过培训教会方法,再通过典型病例讨论会督促检查,使大家能够理解到其重要性,强化时间节点记录意识并逐步形成新的工作习惯,变成一种新常态,也就容易落实了。

(二) 数据库核对机制

数据填报涉及很多环节,各个环节中的人员身份、工作繁忙程度、敬业精神、工作能力差异可能很大,接受培训的程度和对数据记录的认识水平也不一致,导致数据记录和填报容易出现各类错误,加上若使用纸质表格的医院还有转录进云平台,又多了转录错误的可能。因此,数据库的填报出错在所难免。为了避免或者在出现错误的数据后能够得到及时纠正,就必须建立有效的数据库纠错机制,最有效的就是建立数据审核机制。根据广州军区广州总医院的经验,数据库的三级审核制度是确保数据准确、可靠的唯一措施。

广州总医院采用的前瞻性岗位责任制在线填写工作模式,要求首次医疗接触人员为急性胸痛患者建档,之后的由各诊疗环节执行人负责填写各自岗位的时间节点。胸痛中心专职数据管理员作为一级数据审核,每天按时进行数据检查和核对,对发现的问题及时提醒责任人确认、纠正;二级质量审核员是兼职心血管内科专家,定期对完成一级审核的病例进行全部审核,重点是防止数据错误,确认极端数据产生的原因,同时从专业角度审查诊疗流程是否规范。三级质量审核由总监对数据库进行不定期抽查,同时浏览总体数据趋势情况,决定质量分析会的讨论重点内容。

(三) 溯源机制

数据是否客观、准确是必须通过溯源才能得出结论的。因此,在胸痛中心建设中必须强调所有有客观来源的数据必须可以溯源。比如呼叫 120 时间、首份心电图时间、各类检验检查报告、挂号时间、接诊时间、会诊时间、知情同意时间、球囊扩张或抽吸导管时间等,另一些不会自动产生客观记录的重要时间节点也必须在各种医疗文件中进行记录以作为溯源证据,比如患者发病时间、在当地首诊时间、进入本院医院大门时间、服用双联抗血小板药物时间等难以在事件发生的当地自动留下客观记录供溯源,就必须由首次医疗接触人员、首诊医师、住院后的经治医师等在各类医疗文件(急诊病历、护理病历、首次病程记录、入院病历中的现病史等)中记录上述关键时间节点,以供溯源。溯源机制涉及广大的医护人员要建立起"没有记录就没有发生"的理念,要改变长期形成的工作和记录习惯,增强时间节点管理意识,这个过程是艰难的,尤其是在胸痛中心建设的早期,必须要建立强势的氛围引导大家去改变过去的习惯,建立起新的工作机制和习惯。

(向定成　张琰)

第八节　云平台填报急性胸痛病例资料

为了方便各胸痛中心进行数据管理并有利于胸痛中心认证审查,中国胸痛中心认证办公室委托广州市医疗物联网重点实验室专门开发了中国胸痛中心认证管理云平台数据库,

免费供全国注册的胸痛中心使用。为了及时、客观、准确地采集急性胸痛时间节点数据,认证标准中要急性胸痛患者的首次医疗接触人员应及时在数据库中建档,若不能及时进行在线填报,应有纸质版的时间记录表格伴随患者诊疗的全过程,进行时间节点的前瞻性实时记录,尽可能避免回顾性记录,以提高记录的准确性。目前中国胸痛中心网和中国胸痛中心总部网站均可提供可供下载的纸质版的时间节点管理表模板,该模板也是按照云平台数据库的结构设计的(见图7-6-4),因此,在线填写和使用纸质版的表格要求是一样的,以下就急性胸痛病例资料的填写要求进行介绍。

一、获取用户名和密码

单位在中国胸痛中心认证网站注册后,机构数据管理员自动获得本机构的用户管理权限,该用户具有为本单位参与急性胸痛救治的一线工作人员分配用户名和密码的权限,最多可以为20名用户分配权限。在经过云平台数据库培训后的用户可以向机构数据管理员申请用户名和密码,用户可以更改密码但需妥善保管,以防被他人使用,导致数据管理的责任不清和泄露患者隐私。用户在登录后即可进入病例填报页面(见文末彩图7-8-1)。使用纸质版表格的单位就可以由急性胸痛诊疗流程执行人先填写纸质版表格,再有专人转录进云平台,但纸质版表格必须作为原始资料保存备查。

图7-8-1　登录中国胸痛中心认证云平台数据库进入数据管理页面

二、如何在云平台填报急性胸痛病例资料

(一)创建新增急性胸痛病例

当具有云平台用户权限的一线医护人员接诊新的急性胸痛患者后,登录云平台数据库点击"新增患者",出现新增患者界面(见文末彩图7-8-2),开始填报患者的一般信息及急救信息。系统自动显示当前时间,如果是后补登记病历,则可以对当前时间进行修改。给予患

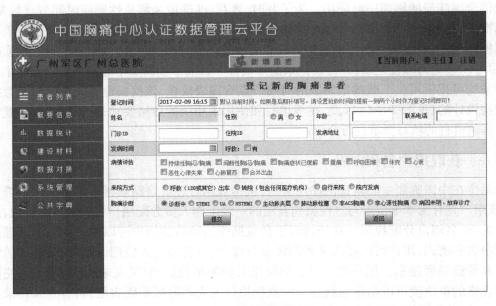

图 7-8-2 新增病例界面

者唯一标识码（ID 号），并填写基本信息，包括：姓名、性别、年龄、联系人、联系电话、发病时间、发病地址、有否呼救 120，及来院方式。其中发病地址如在院外，填写至县区一级，如发生在院内则填写至科室。

（二）填写急救信息

在完成基本建档和基本信息录入后，由本院首诊医师负责进行"病情评估"，包括：初步高危状态评估。如果评估患者出现持续胸闷、胸痛、呼吸困难、休克、心衰、恶性心律失常、合并出血、意识障碍、需进行心肺复苏等危重症状应迅速将患者送入 EICU、CCU 或导管室。

"来院方式"包括呼叫（120 或其他）出车、转院（包含任何医疗机构）、自行来院、院内发病共四种途径，根据实际情况如实填写。到达本院大门时间与院内接诊时间要精确到分钟，并记录除院内发病患者外是否绕行急诊及具体的到达时间；如为转院（包含任何医疗机构），记录转诊医院名称、签订协议的网络医院可直接勾选医院名称，转出医院入门时间、决定转院时间、转运救护车到达时间、离开转出医院的时间、到达本院医院大门时间、院内接诊时间、是否绕行急诊及到达地点与到达时间；出车单位如为外院救护车，无需记录转运救护车时间；如为院内发病，需明确发病科室，会诊时间及离开科室时间。

记录首次医护接触情况，分为外院与本院。记录医护人员、首次医疗接触时间本院首份心电图完成时间及解读时间。外院情况包括其他医疗机构与 120 的首次医疗接触，记录院前首份心电图完成时间及解读时间；本院情况包括本院急诊科、本院心内科门诊、本院心内科病区（ICU）、本院其他科室的首次医疗接触。

根据是否传输远程心电图在"远程心电图传输栏"勾选"是"或"否"，若选择"是"则用下拉菜单选择传输心电图的方式，目前可供选择的是实时传输、微信、短信三种方式，并需要填写传输时间（见文末彩图 7-8-3）。

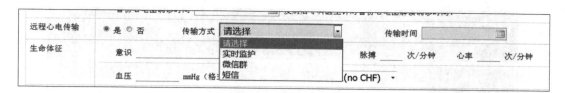

图 7-8-3　远程心电传输方式

记录生命体征：包括意识情况、呼吸、脉搏、心率、血压、体温、Killip 分级。

记录辅助检查结果：记录介入术前肌钙蛋白抽血时间与报告时间、血清肌酐值，要求精确至分钟。NSTEMI、UA 尽量填写肌酐水平，否则无法进行 GRACE 评分。

胸痛诊断包括：STEMI、NSTEMI、UA、主动脉夹层、肺动脉栓塞、非 ACS 胸痛、非心源性胸痛、病因未明、放弃诊疗。需明确初步诊断时间，如外院已明确诊断的则以外院诊断时间为准，如为进入本院后才明确诊断的应以本院诊断时间为准，并填写医师姓名。

ACS 给药，包括首次抗血小板药物和是否有首次抗凝给药，给药时间均需准确到分钟，并填写或勾选药物名称和剂量。

针对 STEMI 和肺栓塞患者，还需记录溶栓筛查是否适合，如果进行了溶栓，需记录溶栓场所、开始知情同意时间、签署知情同意书时间、开始溶栓时间、溶栓结束时间以及药物名称和剂量。

对于非 ACS 胸痛患者和非心源性胸痛的患者需记录处理措施与时间、患者去向以及医师姓名。对于基本排除急性心肌梗死、主动脉夹层、肺动脉栓塞、气胸、急性心包炎等中高危急性胸痛、且诊断不明确的患者，应归入低危胸痛范畴，应对此类患者给出具体的评估方法，确保既不浪费医疗资源又不漏诊。可采用的方法包括：急诊短期留观、重复心电图检查、心脏生化标志物、心脏负荷试验、影像学检查等。对于明确排除了 ACS 的低危胸痛患者，离院时应告知随访时机，并进行相关宣教。

（三）胸痛诊疗

胸痛诊疗部分由心内科经治医师、导管室护士及相关科室经治医师负责填写。所有患者均需记录本院心内科医师首诊包括远程会诊的时间、是否接受了 24 小时强化他汀治疗，是否使用 β 受体阻滞剂等。

对于诊断 STEMI 患者，首先选择再灌注措施：包括急诊 PCI、溶栓、补救 PCI、急诊仅造影、择期 PCI、择期仅造影、CABG、无再灌注措施、其他等。

1. 急诊 PCI（见文末彩图 7-8-4）记录决定和执行手术的医师姓名及决定介入的时间、启动导管室时间、开始知情同意时间、签署知情同意时间、导管室激活时间、患者到达导管室时间、开始穿刺时间、造影开始时间、造影结束时间、球囊扩张时间、手术结束时间。以上时间填写完成后系统将自动计算出 D-to-B 时间（分钟）、超过 90 分钟需勾选延误为"是"。并选择延误的原因（见文末彩图 7-8-5）。

若实际延误原因不在可选范围，则填写其他原因并填写延误备注。对延误原因定义不明确可点击右下角"查看原因的定义"。

2. 若为院内溶栓，需记录溶栓场所、药物名称和剂量、开始知情同意时间、签署知情同意书时间、开始溶栓时间、结束溶栓时间以及溶栓是否再通。

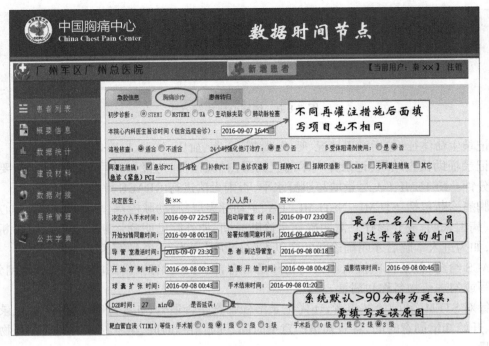

图 7-8-4　急诊 PCI 信息界面

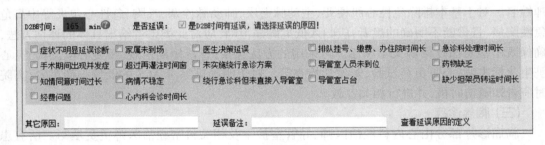

图 7-8-5　延误原因选择

3. 若行补救 PCI 或择期 PCI,需记录造影开始时间、介入手术开始与结束时间。

4. 若行急诊仅造影,需记录决定医师姓名、及决定介入手术时间、启动导管室时间、开始知情同意时间、签署知情同意时间、导管室激活时间、患者到达导管室、开始穿刺时间、造影开始时间、造影结束时间。填写完毕后系统将自动计算进入医院大门到造影开始时间(分钟)。

5. 若行择期仅造影的患者,需记录造影开始时间并上传介入报告。

6. 急诊 CABG 者,记录决定 CABG 时间、开始 CABG 时间、CABG 结束时间。

7. 无再灌注措施者要记录原因,选择是否有以下情况:无明显胸痛且生命体征平稳、错过灌注时间、出血、严重肝肾功能不全、经济原因、家属放弃、其他(填写其他治疗措施)。

8. 对于 NSTEMI 及 UA 患者,根据临床症状及 GRACE 评分进行危险分层:极高危、高危、中危、低危。治疗策略包括:紧急介入治疗、紧急仅造影、24 小时内介入治疗、72 小时内介入

治疗、早期仅造影、择期介入治疗、保守治疗、CABG、其他。

（1）紧急介入治疗及造影的患者危险分层为极高危，需在 2 小时即 120 分钟内完成介入治疗。填写电子病历所需记录的时间信息同 STEMI 患者行急诊 PCI 的患者，区别在于计算的是入门到造影开始时间（分钟），并选择是否延误及延误原因。

（2）早期介入治疗：评分为高危的患者，于 24 小时内介入治疗，记录实际介入治疗时间。

（3）延迟介入治疗：评分为中危的患者，于 72 小时内行介入治疗，记录实际介入治疗时间。

（4）早期仅造影：指评分为低危以及虽为较高危险层但未行介入治疗仅造影的患者，记录实际造影开始时间。

（5）保守治疗：仅保守用药的患者，请勾选"保守治疗"选择，无需填写时间点。

（6）CABG 者，记录决定 CABG 时间、开始 CABG 时间、CABG 结束时间。

9．主动脉夹层　如行急诊 CTA，记录通知 CT 室时间、CT 室完成准备时间、CT 室人员到达时间、患者到达 CT 室时间、CT 扫描开始时间、CT 报告时间；如行彩超，记录通知彩超室时间、彩超检查时间、彩超结果报告时间，通知心内科会诊时间、心内科医师到场时间、通知心脏外科会诊时间、心脏外科医师到场时间。根据 CTA 检查结果明确夹层类型为 A 型还是 B 型，本数据库采用 Stanford 分型方法。如为 A 型记录为保守治疗或外科手术，手术者记录决定手术时间、开始知情同意时间、签署手术同意书时间、手术开始时间、手术结束时间及手术结果。如为 B 型，治疗策略包括：紧急与择期介入治疗、保守治疗、外科手术与其他。介入治疗记录进入 CCU 时间、开始介入治疗时间及支架释放时间；外科手术者记录决定手术时间、开始知情同意时间、签署手术同意书时间、手术开始时间、手术结束时间及手术结果；非手术而进行其他治疗的，记录治疗策略及原因描述。

10．肺动脉栓塞患者要记录通知 CT 室时间、CT 室完成准备时间、CT 室人员到达时间、患者到达 CT 室时间、CT 扫描开始时间、CT 报告时间。根据病情与肺动脉栓塞的 APTE 死亡危险进行危险分层，对于符合溶栓方案的患者记录溶栓地点、开始知情同意时间、签署知情同意书时间、溶栓开始时间、溶栓结束时间、溶栓药物及剂量；对于未溶栓者，记录抗凝开始时间。

（四）患者转归填写，由经治医师填写

1．确诊时间　记录确诊时间。

2．住院天数 = 出院日期 – 入院日期。

3．患者转归（见文末彩图 7-8-6）。

（1）出院：患者正常出院，记录出院时间和出院带药及治疗结果：包括治愈、好转、脑死亡、其他原因离院。

（2）转送其他医院：病情尚未稳定，但由于其他原因转其他医院治疗的患者，记录出院时间和转送的医院名称、是否转运 PCI、是否直达导管室及未转运 PCI 原因。

（3）转送其他科室：患者入科治疗后因其他病症转送其他科室治疗，记录转科时间、接诊科室并描述转科原因。

（4）死亡：急诊科留观期间或住院后院内死亡、患者濒临死亡自动出院，记录死亡时间、是否心源性原因以及具体描述。

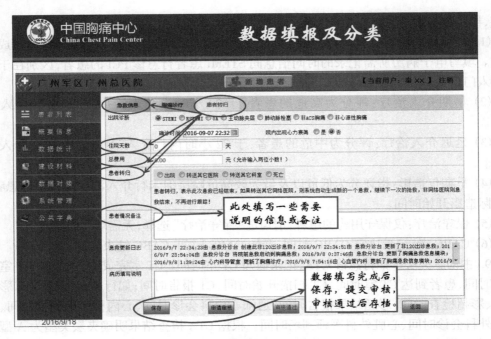

图 7-8-6　患者转归的填写及选择

4. 患者情况备注　所有患者进入健康管理系统,由专人进行随访并登记相关资料。

(向定成　廖炜红　龚志华)

第九节　实时上传胸痛中心运行资料

为了帮助胸痛中心持续质量改进,认证办公室致力于逐步完善云平台数据库的设计。数据库的改进原则以促进胸痛中心质量改进、有利于质控、尽可能减少一线人员工作量为基本原则。目前数据库已经增加了实时上传胸痛中心运行资料功能,即各胸痛中心在实际运行中所开展的各项持续质量改进措施,包括但不限于定期召开的联合例会、质量分析会、典型病例讨论会、流程图修订、人员培训、组织机构调整等活动,均可以在活动举办之后的 5 个工作日内上传相关的实施记录和客观证据。同时也按照认证标准设定了相应的提醒功能,在认证标准允许的最大时限内若未能完成某些预定的工作,系统将发送提醒通知,以促进胸痛中心的持续质量改进。一旦医院提出申请认证,这些上传的资料将自动作为认证评估资料,而不再需要为申请认证专门提交这些材料,认证办公室和认证专家也可以直接依据在线提交的材料对各申请单位进行评估,既减少了申请单位突击申请认证的工作量和突击造假材料的机会,也能更加客观地评价胸痛中心的实际运行情况,同时也有助于质控中心进行全面质控。

一、胸痛中心运行资料的类型

评价胸痛中心实际运行是否规范的资料主要分为两个大的方面,一是运行过程中自动产生的数据,是通过对急性胸痛病例的收集、填报数据库而产生的,通过各类监控指标的变化趋势进行评价;另一类则是为推动或维持胸痛中心建设持续改进而做出的各类主观性管理活动,

包括根据人事变动做出的组织机构调整、各类培训与教育活动、流程图修订、与质量改进有关的各类会议等。前一类数据已经通过数据库的管理而实现了自动产生,后一类则是需要在活动实施后一定时间内由胸痛中心主动向认证云平台提交。需要实时上传的材料分类如下:

(一) 培训与教育资料

胸痛中心应按照培训与教育计划实施对全院、基层医院、院前急救系统、社区等的各类培训,此类活动不是一劳永逸的,应该定期举办,才能维持并逐步提高培训对象对胸痛中心工作的理解和配合程度。认证标准要求在完成首轮培训之后,以后每年进行一轮以确保新增人员得到及时培训、原培训过的人员知识得到及时更新。

(二) 修订或新增流程图

胸痛中心在建立之初需根据当时的工作流程与救治流程制定岗位流程图,然而随着区域协同救治体系的建立,多部门的配合与协调,目标化管理,不断地进行持续改进过程,其中最重要的体现即为不断地优化、新增各岗位工作流程图,以便达到胸痛中心的最终目标“在最短的时间内将急性胸痛患者送至具有救治能力的医院接受最佳治疗”。岗位流程图修订后需提交胸痛中心委员会讨论,一致通过后还需对相关人员进行培训与传达并落实到临床工作中,同时应在修订完成后 5 个工作日内将修订后的流程图实时上传到数据管理云平台建设材料相对应的条款。

(三) 联合例会、质量分析会与病例讨论会资料

上述三个会议(简称“三会”)是推动胸痛中心持续质量改进的主要手段,既可以通过定期展示胸痛中心运行成果、提高各单位和个人参与胸痛中心建设的积极性,也是胸痛中心运行过程中最重要的监督机制及改进措施。通过阶段性的数据分析,协调院内外的各项工作,肯定取得的工作成绩,发现存在的问题,并制定改进措施。各类会议的实现要求不同,比如认证标准要求各家医院应遵循实事求是的原则决定各类会议的召开频次,胸痛中心成立之初存在的问题和需要协调的工作较多,应尽可能多召开会议及时解决存在的问题,建议每月进行质量分析会与病例讨论会;而当胸痛中心运行日渐成熟后,可适当延长间隔期,但原则上不能超过一个季度一次。而典型病例讨论会则还应参考急性胸痛病例数的多少决定,在北方发病率高、急性心肌梗死集中的大的心脏中心,甚至应每周一次典型病例讨论会。

(四) 人事变动及组织机构调整

胸痛中心是持续运行的常态化机构,但各单位的人事变化也是常态化的。当遇到与胸痛中心组织机构有关的人事变动时,胸痛中心的主要工作岗位人员也应做相应的调整,以维持胸痛中心的正常运行,同时也要及时将调整后的组织机构文件及时上传云平台,以供评估胸痛中心持续改进之用。

二、实时上传运行资料的要求

(一) 时限要求

上述所有资料均在事件发生或活动实施后 5 个工作日内上传至云平台,对于有时限管理要求的活动,比如定期召开的“三会”资料,若不能在认证标准规定的最长期限内提交,则系统自动判断为此阶段的会议未召开,将会影响对胸痛中心的持续质量改进的评价。

(二) 各类资料的基本要求

各类材料的基本要求详见认证标准及评分细则。其基本要素如下:

1. 培训与教育活动资料应提交的资料　培训计划、讲稿、培训记录、签到表、照片或视频资料。

2. 流程图　修订的流程图应上传修订前后的流程图,新增流程图只需要上传此流程图即可。

3. 会议资料　会议记录、签到表、显示活动时间、内容和场所的现场照片、视频。

4. 组织结构调整资料　新的任命文件。

三、胸痛中心运行资料的上传方法

同胸痛中心建设材料的上传,详见本章第四节。

(夏　斌　向定成)

第十节　云平台数据库的审核

云平台数据库是根据胸痛中心认证要求研发,其主要目的是对胸痛急救的关键数据进行及时、准确的收集,是胸痛中心质量管理的主要手段,是临床科研的重要资料,也是胸痛中心认证核查的重点。云平台数据库发挥作用的前提是数据库良好的质量控制,也就是对数据进行采集、录入、存储管理等过程中有效地进行质量控制和管理,确保数据的真实准确、安全可靠,数据库的审核制度就是其质量控制的重要环节。

一、云平台数据库的错误类型

理论上数据库质量不是完全可控的,尤其是原始数据的填写可能会出现一些错误,错误的种类可以分为以下四类:

1. 数据不完整

(1) 缺失病历,某些急性胸痛病历未纳入。

(2) 缺失值太多,尤其是关键时间点未填写。

(3) 记录丢失,这也可能发生在数据传输、储存时。

2. 数据填写失误

(1) 不合逻辑的错误:例如初步诊断早于首次医疗接触。

(2) 数据合乎逻辑,但不在纳入的范围。

(3) 数据填写没有按照编码的要求填写,例如时间不是使用 24 小时制,数字不是使用阿拉伯数字。

3. 数据失真,与原始资料不符,或者无原始资料。

4. 指标数据或内容背离指标意愿,未按照数据库字典定义填写。例如首次医疗接触时间误认为是首次接触本院心内科医师时间。发生这些错误的原因,可能是:

(1) 人为因素:①由于录入人员的粗心,在录入的过程中所造成的数据的缺损、错误等,是影响数据库建设质量的直接因素;②由于录入人员知识水平限制,或未能准确理解各指标含义,不能正确相关填写数据;③人为修改数据,使其更"合理、理想",或故意遗漏未按流程诊治的病例。

(2) 数据来源错误:例如医院各科室时钟未统一,患者隐瞒外院就诊经历,记错发病时间等。

　　数据库的审核就是在数据填写完成后且使用前,数据管理员针对以上各种可能出现的问题,通过各种方式发现缺失、错误数据,进一步完善缺失数据、更正错误数据,并确认最终数据。

二、数据库审核机制

　　胸痛中心云平台数据库是一个专业性较强的数据库,建议实施分级管理,有专人负责数据管理。可设置三级质量控制制度,分级审核数据。一级审核由专职数据管理员负责,主要职责是每天定时检查并督促责任人及时填写数据、采集和录入随访资料、进行数据的核对,在完成所有数据录入后提交给二级质量管理员审核;二级质量控制由兼职的高年资专科医师担任,主要职责是从专业角度对数据库进行审核,对不符合逻辑或错误的数据病例返回给一级质量控制员进行校对;三级质量控制由胸痛中心总监担任,不定期抽查数据库并进行阶段性评估。

三、数据库审核方法

（一）计算机自动逻辑检查

　　云平台数据库对关键数据缺失或严重逻辑错误数据以背景黄色显示,并有对话框提示错误原因,不允许保存,录入人员可根据提示及时修改。

（二）人工审核

　　主要是依据审核人员的经验对数据进行审查。人工审核借助于经验判断,注重从数据的真实性、指标概念和统计口径把握的角度对数据的准确性进行检查,以发现计算机检查难以发现甚至根本无法发现的填报错误。

（三）异常数据审核

　　异常数据也称为极端数据,是指严重偏离常规的数据,在计算机自动逻辑检查和人工审核阶段不一定能检查出来。经审核确定的异常数据应向填报人员核实,对确有错误的数据应予以更正。异常数据的发现主要是根据数据库的胸痛急救时间轴及数据统计给出的数据。

（四）根据阶段性数据趋势审查

　　胸痛中心认证云平台数据库的一个显著特点就是以对时间节点的管理为核心,时间节点是对实际救治过程中的具体事件的时间定义描述;强调对救治过程中重要诊疗事件发生时刻的记录,通过以两个事件之间的时长作为衡量时间节点是否达到标准的指标,比如门 - 球时间就是指 STEMI 患者从进入医院大门到完成球囊扩张所需要的时间;而认证标准中均对各项时间节点指标给出了明确的参考时长要求,参考时长可能来自专业学术组织制定的指南,也可能来自临床常规或者本单位的规定。在云平台数据库的管理中必须首先理解上述时间节点的含义。

　　数据库本身设置了一些自动提醒用户纠正错误的功能,比如,如果当某个数据背景显示为黄色时,表示此时间点的填写,距离上一个时间节点的时长超出了系统预定义的参考时长,不表示错误,表示可能是救治流程的延误问题,也可能是异常数据,就需要数据录入员核查原因,如果是客观真实的,判断为有效数据,不用修改;如果判断为异常,需要查询原始资料修改时间节点记录。云平台目前可以进行统计分析的数据都是认证和和质控相关的统计指标,可以充分利用数据库的阶段性统计结果所显示的数据趋势作为需要进行数据核查的

依据,如果统计显示的结果与预期不一致或某个指标出现严重偏离,则应对该项指标进行单独分析,并找到导致指标偏离的病例,核对原始数据以确认数据的可靠性。除了填报错误外,认证和质控指标常常也可能因为未严格按照对字典定义进行填报而导致的系统性误差,以下就常见的错误分析如下:

1.“对于自行来院或拨打本地120经救护车入院的所有急性胸痛患者,从首次医疗接触到首份心电图时间” 经常出现0数据,常常是因未能正确理解对首次医疗接触和首份心电图的定义导致的错误,该指标的定义是从首次医疗接触到完成首份心电图之间的时间,其中首次医疗接触是患者到达分诊台或挂号处的时刻或救护车到达现场的时刻,即使是医护人员携带心电图机到达现场,从开始连接到完成心电图也至少需要一分钟的时间,不可能是0分钟;此外,此指标的心电图时间是指完成心电图检查时间而不是开始进行心电图检查的时间。第二个常见的错误是院外发生首次医疗,当地已经完成首份心电图,但被填报的是院内首份心电图,导致时段的延误;或者反过来填报院外首份心电图时间,而首次医疗接触为院内时间,从而出现首份心电图早于首次医疗接触的逻辑错误。

2.“对于STEMI患者,从首份心电图完成至首份心电图确诊时间” 这是指从完成首份心电图到完成心电图诊断的时间,如果不建立前瞻性实时记录时间节点的机制,则完成心电图确诊时间常常追溯较困难,导致确诊时间常常是臆测性的,容易出现较大误差。

3.“经救护车入院的STEMI患者,远程传输心电图的比例” 此指标主要是要求勾选是否远程传输心电图。需要明确的是,对于当前广泛通过微信传输心电图实现远程诊断的,应该计入远程传输之中,但必须将微信传输的首份心电图及时上传至数据库。

4.“从抽血到获取肌钙蛋白报告时间” 这是胸痛中心认证的一个强制性指标,起点是从抽血开始,到获取结果的时间。有些单位竟然统计结果为10分钟以下,这在当期的检测条件是不可能的,因为目前市面设备从血样上机后均要15分钟左右才能显示结果。这种错误多是故意性的,有明显的造假之嫌。

5.“对于接受PPCI治疗的STEMI患者,月平均门-球时间” 最重要的院内绿色通道综合评价指标,其中对“门”的理解是导致数据偏离的主要原因。详见数据库的培训内容。

6.“导管室激活时间” 是指从通知导管室人员到最后一名导管室人员达导管室可以开始进行介入手术的时间,其中最后一名人员包括了按照医院规定参与急诊PCI手术的全部人员,如护士、技师及介入医师。

7.“绕行急诊及绕行CCU的比例” 此指标相对出错的概率较低。

8.“所有STEMI患者的死亡率” 是指院内发生的死亡,这里是指全部死亡,不能仅限于心血管死亡。此外,对于那些放弃治疗自行出院但实际已经死亡的患者,应该归入死亡统计。

9.“所有急诊PCI的STEMI患者的死亡率”同上。

10.“所有极高危NSTEMI/UA患者,2小时内实施紧急PCI的比例” 2小时是指本次住院后2小时,因此,在各项时间节点的管理上要求与STEMI患者相似。此项指标由于当前不是强制性指标,许多单位漏填较普遍,希望引起重视,因此在通过认证之后此指标将纳入质控之中。

11.“所有高危NSTEMI/UA患者,24小时内实施早期介入治疗的比例” 同第10点。

12.“全部ACS患者院内心力衰竭发生率” 其定义是整个住院期间是否有心力衰竭发生,数据管理员要从住院病程记录以及用药记录中寻找心力衰竭的证据,不能单从出院诊断

中获取信息,否则会漏报心力衰竭比例。

13. "所有 ACS 患者从首次医疗接触到负荷量双抗给药时间"　目前认证标准中没有设定具体的时间要求,但要求实事求是填写患者确诊后服用双联抗血小板药物的具体时间。

14. "所有 ACS 患者从首次医疗接触到抗凝给药时间"　同第 13 点。

15. "对于溶栓治疗者,D-to-N 时间"　"N"是指开始注射溶栓药物的时间。

16. "对于溶栓治疗者,FMC-to-N 时间"　同第 15 点。

17. "对于转运 STEMI 急诊 PCI 患者,在转出医院的 door-in and door-out(入门到出门)的时间"　该项指标的缺失率很高,主要原因是当地转出医院没有记录,只能通过培训基层医院加以解决。

18. "STEMI 患者中呼叫 120 入院的比例"　需要注意的是此项指标中除了呼叫本地120 外,也包括了呼叫当地 120 后被 120 送进当地医院、然后转诊到达本院的患者。

19. "STEMI 患者发病后 2 小时内获得首次医疗接触的比例"　这是用于评价大众教育效果的一个指标,启动生成的数据,关键在对发病时间的追溯是否可靠。

20. "主动脉或肺动脉 CTA 完成时间"　指从提出申请、通知 CT 室开始到完成 CT 检查的时间。

上述这些统计指标的阶段性数据如果出现明显异常波动,应查找原因,以明确是否存在填写错误,这是进行数据库核查的有效手段。

四、各级审核的重点内容

(一) 一级审核

数据管理员每日上午对前一日的电子病历资料,尤其是前一日新增患者资料进行审核,包括:

1. 审核病历是否符合急性胸痛标准,核对姓名、性别、年龄、住院号等基本资料。

2. 核对发病时间、首次医疗接触时间、首份心电图完成及确诊时间、进入医院大门时间、抽血到获取肌钙蛋白报告时间、负荷量双抗给药时间、抗凝给药时间、溶栓时间、导管室激活时间、球囊打开时间、主动脉或肺动脉 CTA 完成时间等时间点。

3. 核对各检验数据、检查结果,做到可以溯源。

4. 追踪患者是否发生心衰、死亡,尤其对怀疑脑死亡出院患者进行核查。

5. 核对诊断分类,尤其注意某些修改诊断患者,及时更新电子病历。

6. 查看急诊科诊治登记册,核对是否有遗漏病历。

7. 数据库监督员在二级审核过程中发现的问题进行重新审核。

对数据管理员发现数据有缺失、错误或可疑,均需同当事工作人员沟通,及时改正。所有经过一级审核的病历都进入等待审核状态,提交给数据库监督员进行二级审核。

(二) 二级审核

数据库监督员,由高年资主治医师或主任医师兼任,具有对急性胸痛患者的评估和救治的专业知识,了解本胸痛中心从院前急救系统、住院、到患者出院、随访的一系列流程,并熟悉云平台数据库,可以熟练使用云平台提供的统计功能。对所有完成原始资料填写、等待审核的病历均需再次审核。对每个具体病历,首先查看胸痛急救时间轴,对计算机提示的可能异常时间点进行重点核查,一般通过对比数据库数据与原始资料数据,同当事医务人员、患

者沟通,基本可以确定可疑异常数据是填写错误还是真实情况。然后对此病历进行人工核查,重点核查以下项目:

1. 诊断是否正确,有无矛盾之处,比如某些病历诊断非 ST 抬高性心肌梗死,但心肌酶是阴性,此时需要进一步审核。

2. 急性心肌梗死再灌注措施选项是否正确。

3. 危险分层是否正确。

4. 对发生心衰、死亡、脑死亡出院等特殊病情变化是否正确记录。

5. 关键时间点记录是否正确。比如急性心肌梗死患者发病时间应记录导致本次急诊来院的胸痛开始时间,而不是数天前不稳定心绞痛发作时间。首次医疗接触时间是指患者本次发病后首次接触医务人员时间,可以是外院人员,而不是首次接触本院心内科医师时间。某些病历时间点可能出现矛盾,比如初步诊断时间早于首次医疗接触,发现这种情况,一般都是填写错误,需进一步核查;

6. 是否有数据缺失,有些数据因无法得到,允许缺失。

数据库监督员除每天审核当日病历外,每周进行数据统计,如发现相关数据统计明显异常,也需进一步寻找原因。另外有些急性胸痛病历未能按要求登录,数据库监督员需要定期检索医院病案室资料,发现未登记急性胸痛病历应查找原因,即使这次无法补录,也要完善流程,以免以后再发生类似情况。数据库监督员对不合格者进入审核拒绝状态,反馈给数据管理员,数据管理员完善修改后病历数据再次返回等待审核状态,审核通过则保存病历。

(三) 三级审核

胸痛中心负责人。对重点病历和疑难病例进行复审,对已保存数据必要时进行随机抽查,并可在依据确凿情况下修改电子病历。

五、数据库审核流程

(一) 监督

数据管理员如发现电子病历未按时完成或缺失,及时通知相关填写人员,要求其尽快填写,对不配合人员登记并上报胸痛中心负责人。对有疑问的数据应向填报单位查询。

(二) 修改

对审核中发现的可疑错误及缺失,数据管理员每日下午到相关科室仔细核对后进行修改、补充。

(三) 二级审核

患者出院之后电子病历进入等待审核状态,数据监督员对所有数据进行再次审核,不合格者进入审核拒绝状态,反馈给数据管理员,数据管理员完善修改后病历数据再次返回等待审核状态,直至数据监督员审核通过则保存病历。

(四) 三级审核

数据管理员登记门 - 球时间延误及死亡患者资料,每日上报数据监督员,数据监督员汇总并初步分析后,每周上报胸痛中心负责人,由胸痛中心负责人定期组织胸痛中心相关人员开会,分析病历,总结经验教训,进一步完善流程。如此过程中发现数据填写不合理,胸痛中心负责人可指示修改数据库,并做好记录备案。

(董凤英)

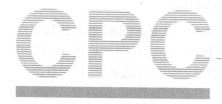

第八章

急性胸痛诊疗的院内绿色通道建设

第一节　院内绿色通道的基本概念

　　尽管规范化胸痛中心建设强调的是要建立区域协同救治体系,但院内绿色通道仍然是胸痛中心建设的基础工作和核心内容,可以说,没有标准的院内绿色通道,就不可能有规范化的区域协同救治基础。因此,胸痛中心的建设必须首先建立标准的院内绿色通道,然后才能将院前急救系统和基层医院与院内绿色通道进行有机的结合,实现无缝衔接,形成规范化的区域协同救治体系。

　　最早的绿色通道是针对急性心肌梗死患者而言的,尤其是 STEMI 患者,需要在患者到达医院后通过优化的流程在最短时间内完成再灌注治疗。现代院内绿色通道的概念已经发生了较大变化,主要体现在以下几个方面:

一、院内绿色通道针对的人群从单纯的急性心肌梗死扩展到所有急性胸痛患者

　　早期的院内绿色通道主要是针对已经明确诊断的急性心肌梗死患者,要求一旦明确诊断后就要进入快速通道。但实际上急性心肌梗死患者不可能从首次医疗接触时就明确诊断,患者常常是因急性胸痛或胸闷就诊,需要经过分诊、接诊、辅助检查等过程后才能明确诊断,上述任一环节的延误均可能导致总体院内救治时间的延误。而多数患者从就诊到明确诊断这段时间的延误是非常严重的,若仅仅以明确诊断后为起点,就无法解决从就诊到明确诊断期间的延误。因此,现代胸痛中心要求针对的人群必须是因急性胸痛、胸闷就诊的所有患者而不仅仅是急性心肌梗死患者,只有将所有可疑的急性胸痛、胸闷患者均纳入绿色通道管理,并将从患者到达医院急诊科后的首次医疗接触即分诊开始进行规范化的流程管理和时间节点管理,包括急性胸痛的诊断及鉴别诊断的所有环节,直至完成开通梗死相关血管的关键性治疗手段如急诊 PCI 或溶栓治疗的全过程均纳入绿色通道的管理之中,才能防止漏诊、误诊和诊疗过程的延误。

二、从单一 STEMI 绿色通道到多种疾病的绿色通道

如前所述,原来的院内绿色通道主要是针对急性心肌梗死尤其是 STEMI 患者,因此,也被称为急性心肌梗死或 STEMI 的院内绿色通道。但现代胸痛中心已经远远超出了 STEMI 甚至急性心肌梗死的救治范围。主要原因有两点:①除了急性心肌梗死患者外,以急性胸痛为主要首发症状且随时威胁患者生命的还有主动脉夹层、急性肺动脉栓塞、张力性气胸等多种疾病,与急性心肌梗死患者一样,此类疾病也是发病急、变化快、发病后早期死亡率高、若能及时明确诊断,现代医疗技术能够挽救患者的生命和生活质量,这些患者同样需要强调"时间就是生命"的概念,抓住发病后早期有限的黄金时间尽快明确诊断给予规范性治疗。因此,此类患者亦应纳入绿色通道的救治范围之中。②急性胸痛患者的病因五花八门,既有上述随时可能威胁患者生命的几大病种,也有更多临床表现严重但并不会直接威胁患者生命的疾病,如带状疱疹、肋间神经痛、流行性胸痛、胸椎小关节功能紊乱等,如何迅速将以急性胸痛、胸闷为主诉的患者尽快区分为需要立即进行抢救以稳定生命体征的人群、需要尽快实施关键救治措施以降低死亡率和改善未来生活质量的人群、需要住院进行一般急诊治疗的人群、需要在急诊室观察进一步明确或排除重要疾病的人群以及可以直接排除重要疾病的人群,胸痛中心必须为上述不同类型的急性胸痛患者提供标准的诊疗流程图,以指引一线工作人员进行快捷而规范的诊疗工作。鉴于上述两个重要的原因,尽管区域协同救治体系建设的主要工作目标是为降低急性心肌梗死患者的死亡率,但服务对象已不再是单纯为急性心肌梗死患者而是扩展到所有急性胸痛患者。因此,除了要建立急性心肌梗死救治的绿色通道外,还应建立急性主动脉夹层和肺动脉栓塞的救治绿色通道,以使此类患者亦能得到及时、规范、有效的救治,以挽救患者的生命和未来的生活质量。因此,我们将此种诊疗模式称之为胸痛中心而不是急性心肌梗死救治中心。

三、院内绿色通道的起点从单纯的急诊室扩展到多部门

在未提出区域协同救治体系理念之前,包括急性心肌梗死在内的所有急性胸痛患者均是到达急诊室就诊,不论是自行来院看病还是呼叫 120 入院的患者或外院转诊患者,急诊室是急性胸痛患者的唯一入口,因此自然成为院内绿色通道的唯一起点。但在区域协同救治体系理念指导下的胸痛中心要求经救护车入院(包括拨打本地 120 或外院转诊)且诊断明确需要行直接 PCI 或补救性 PCI 的 STEMI 患者应实施绕行急诊室和绕行 CCU 方案,将患者直接送进导管室接受急诊 PCI 治疗;而高度怀疑主动脉夹层或肺动脉栓塞的患者,则应直接送至 CT 室进行急诊 CT 增强扫描;诊断明确暂时不需要急诊 PCI 治疗的 ACS 患者应该绕行急诊室直达 CCU;只有不符合上述条件或生命体征不稳定的急性胸痛患者才被救护车送至急诊室进行紧急救治及后续诊断及鉴别诊断。通过流程优化后实现上述绕行急诊方案的主要目的是为了最大限度节省救治环节、缩短救治时间。国外研究表明,使用绕行急诊可以使门-球时间缩短 25~30 分钟,而广州总医院的早期研究表明,绕行急诊室和 CCU 方案可以使接受直接 PCI 治疗的 STEMI 患者平均门球时间缩短 45 分钟,因此,绕行急诊室是区域协同救治体系建设强调的重要流程优化措施。但实施绕行急诊室方案已经使院内绿色通道的起点从过去单一的急诊室改变为急诊室、导管室、CCU 和 CT 室,因此,上述多个部门和岗位均可能成为院内首次医疗接触点及院内绿色通道的起点,因此,均需要纳入院内绿色通道的起点

管理,比如时间节点记录的院内起点应该从发生首次医疗接触的地点开始,凡是涉及首次医疗接触的岗位均应备有时间节点记录表,必须纳入时钟统一的培训和管理之中,该岗位人员必须熟悉时间节点管理的要求及一键启动联络机制等。

四、绿色通道包括的学科从急诊科和心血管内科发展到多学科

在单一的急性心肌梗死绿色通道时代,通常只需要将医院内的急诊科和心血管内科协调起来进行简单整合即可满足快速进行 STEMI 再灌注治疗的要求。因为,STEMI 的确诊主要依赖心电图,若能解决心血管内科医师及时参与心电图诊断的问题即可完成确诊,后续几乎都是以急诊室与心血管内科值班或介入医师之间的合作为主,都局限在两个科室之间。但现代院内绿色通道已经将工作范围扩展至所有急性胸痛患者,病种扩展和战线前移(从确诊前移到首次医疗接触)使所有急性胸痛、胸闷的诊断、鉴别诊断环节全部要纳入绿色通道管理之中,因此,需要将许多涉及胸痛鉴别诊断的临床及辅助检查科室包括在内,如放射科、CT 室、超声诊断科、检验科均涉及急性胸痛的急诊检查、检验,必须要在规定的时限内完成相关检查和检验,如急诊 CT 增强扫描必须在启动 CT 室后 30 分钟内完成以便使高度怀疑主动脉夹层或肺动脉栓塞的急性胸痛患者能够尽快明确或排除诊断;要求在抽血后 20 分钟内获取肌钙蛋白结果以明确是否有急性心肌损伤并为非 ST 段抬高型 ACS 及急性肺动脉栓塞患者进行危险分层提供重要依据;急诊 X 线胸片可以及时明确或排除张力性气胸等等。此外,除心血管内科和急诊外,心脏外科、呼吸科、胸外科、消化科、皮肤科等均要参与急性胸痛的鉴别诊断,胸痛中心要求在发出会诊通知后被邀请会诊医师必须在 10 分钟内达到会诊场所,心脏外科还涉及 A 型夹层的急诊外科手术,因为 A 型夹层患者在发病后的头 2 天内平均每小时死亡率增加 1%,任何时间的延误均意味着更多的患者死亡,应争分夺秒为 A 型夹层患者实施主动脉置换手术。因此,从院内绿色通道建设的需要而言,胸痛中心已经远远超越了急诊科和心血管内科合作的范围,应是全院多学科共同参与的系统工程。这也是我们反复强调胸痛中心是“院长工程”和认证标准中要求院长或分管医疗的副院长担任胸痛中心委员会主任委员的主要原因,没有强有力的行政力量的参与和主导,很难实现院内绿色通道建设的目标。

五、院内绿色通道从单纯的追求“快”到强调“快而规范”

原始的绿色通道建设主要强调将急性心肌梗死患者尽快送进导管室或开始进行溶栓治疗,因此,追求的时间上的“快”是主要目标。现代胸痛中心的基本理念是“将患者送至具有救治能力的医院接受最佳治疗”,其中“最佳治疗”所强调的是“快而规范”。要实现这一目标,胸痛中心要求:①将从首次医疗接触开始直至完成关键救治的全部诊疗过程流程化,流程图的制定必须依据当前专业指南并与本院实际情况相结合,突出对指南的依从性,这是规范的基础。比如,对于到达具有急诊 PCI 能力医院的 STEMI 患者,若能在首次医疗接触后 90 分钟内完成急诊 PCI 治疗,则应首选直接 PCI;但若遇到导管室占台、手术人员不能及时到位等情况,应建立相应的备用机制,若备用机制仍无法保证在 90 分钟内完成急诊 PCI 治疗,则应选择溶栓治疗,以防因长时间等待而延误开通血管的时间。因此,所谓的“最佳治疗”应是根据患者病情的理论需要和当时实际能够提供的条件相结合的结果。在流程图中必须将类似上述情况的各种可能均应罗列出来,以防一线人员遇到流程图未涵盖的情况而

无所适从。从岗位流程图的细节要求上看,必须要突出实用性和可执行性,比如在《中国胸痛中心认证标准》中强调应制定将急性心肌梗死患者从急诊室转运至导管室的流程图,该流程图必须体现确保患者转运途中安全的措施。因此,该流程图就应该包括转运前的准备、转运过程的详细人员安排、监护设备和抢救药品和设备、到达导管室后的交接内容等环节的细节,让负责转运工作的人员能够完全遵照流程图完成整个转运过程。此种规范化的标准流程图另一主要优点是防止出现因值班人员的个人学术观念差异、经验不足、忙乱等因素导致误诊、漏诊、诊治延误或突发事件的应急处理不当。②对上述全部诊疗环节实施时间节点管理,比如首次医疗接触到完成首份心电图、首份心电图完成到心电图确诊、首次医疗接触到首次医师接诊、急诊室停留时间、从急诊室转运至导管室时间、从穿刺到造影时间、从进入导管室到球囊扩张时间等全部过程均应根据指南或认证标准的要求及医院当前的实际水平制定每个时段的目标管理值(该目标值必须高于当前实际水平,以促使持续质量改进),作为最低时间要求,即没有特殊原因必须在规定的时间以内完成全部工作,并强调进行时间节点记录。时间节点记录是胸痛中心质量评价的基础,若没有时间节点记录,胸痛中心就无法实施质量控制。为了保证时间节点记录的准确性,前瞻性记录至关重要,即在执行临床诊疗流程时同步记录执行时间并要精确到分钟,防止事后回顾性记录导致的不准确。

六、强调"没有记录就没有发生"的理念,注重原始资料的溯源性

胸痛中心追求的持续质量改进是以云平台数据库中各项监控指标的实际数据为依据的,因此,各项数据本身的真实性和可靠性至关重要。为了确保数据库的真实可靠,认证标准要求各胸痛中心建立数据库管理制度,其中最重要的内容即是落实数据核对制度。同时,数据核查也是胸痛中心认证现场核查的主要内容之一,而数据核对和核查的主要方法就是核对原始资料。胸痛中心的原始资料主要是指在急性胸痛诊疗过程产生的各类原始记录,包括但不限于分诊或挂号记录、急诊登记本、首份心电图、首诊/会诊的接诊记录、各类检验/检查记录及报告、电话记录本、120出车记录、导管室急诊手术登记表、DSA/PCI光盘、住院病历的首次病程记录、知情同意书、时间节点记录表等,上述原始记录将是数据库真实性检查的主要来源资料。胸痛中心一定要通过培训使各岗位人员树立牢固的资料溯源性意识,即"没有记录就没有发生"的概念,要在实际执行流程时留下客观、原始的记录并要保留备查。为方便一线人员记录原始资料,中国胸痛中心认证办公室已经制作并提供了供各医院参考修改的时间节点记录表,即将主要流程和工作内容用表格的形式列出,留下空白的时间节点供流程执行人填写(精确到分钟),这样就可以大大节省时间,方便在诊疗操作同时进行记录时间节点。

以上重点介绍了现代院内绿色通道的基本特点,至于院内绿色通道建设的主要内容很多,包括了从急诊分诊开始如何使急性胸痛、胸闷患者尽快明确诊断、诊断为STEMI后如何快速而安全地将患者送进导管室并完成急诊PCI治疗、非ST段抬高ACS如何规范进行首次及再次评估,根据危险分层决定患者的介入诊疗时机、明确诊断主动脉夹层和肺动脉栓塞患者如何进行后续的治疗、低危胸痛患者如何进行观察和再次评估等等,其中包含了建立急性胸痛优先机制、先救治后收费机制、以心电图为主的信息共享平台及快速联络机制、一键启动机制以及流程图制定和优化机制等。将在后续章节中逐一详细介绍。

(向定成)

第二节　急诊科功能设置与分区

一、急诊科的功能设置

医院急诊科是急危重患者最为集中、病种最繁多和复杂、各类医疗工作最繁重的场所。综合医院急诊科必须 24 小时不间断地开展各类医疗活动,为所有急诊患者提供医疗服务。当前绝大多数医院急诊科不仅要完成各类急危重症的诊断和急救治疗任务,还必须承担非正班时间的门诊医疗工作。此外,在指挥型 120 及依托型院前急救模式地区的 120 依托医院,急诊科同时也是急救医疗服务体系(EMS)的重要组成部分。即使是独立型 120 地区或非 120 依托医院,急诊科也必须接受 120 院前急救调度,参加突发公共卫生事件应急医疗工作。因此,急诊科的功能设置必须与其工作的特点和所担负的任务相匹配。

自 20 世纪 80 年代起我国综合医院的急诊科开始专科化建设,经过 30 多年的发展,全国二级以上的医院均建立了急诊专科。2009 年 5 月,国家卫生部发布了《急诊科建设与管理指南》(卫医政发〔2009〕50 号文件),对规范的急诊科建设提出了要求,大大地提高了急诊科规范化建设水平,指南中关于急诊科的设置做了以下几方面的要求:

1. 急诊科应当设在医院内便于患者迅速到达的区域,并邻近大型影像检查等急诊医疗依赖较强的部门。

2. 急诊科入口应当通畅,设有无障碍通道,方便轮椅、平车出入,并设有救护车通道和专用停靠处;有条件的可分设普通急诊患者、危重伤病患者和救护车出入通道。

3. 急诊科应当设医疗区和支持区。医疗区包括分诊处、就诊室、治疗室、处置室、抢救室和观察室,三级综合医院和有条件的二级综合医院应当设急诊手术室和急诊重症监护室;支持区包括挂号、各类辅助检查部门、药房、收费等部门。

4. 急诊科应当有醒目的路标和标识,以方便和引导患者就诊,与手术室、重症医学科等相连接的院内紧急救治绿色通道标识应当清楚明显。在医院挂号、化验、药房、收费等窗口应当有抢救患者优先的措施。

5. 急诊科医疗急救应当与院前急救有效衔接,并与紧急诊疗相关科室的服务保持连续与畅通,保障患者获得连贯医疗的可及性。

6. 急诊科应当明亮,通风良好,候诊区宽敞,就诊流程便捷通畅,建筑格局和设施应当符合医院感染管理的要求。儿科急诊应当根据儿童的特点,提供适合患儿的就诊环境。

7. 急诊科抢救室应当邻近急诊分诊处,根据需要设置相应数量的抢救床,每床净使用面积不少于 $12m^2$。抢救室内应当备有急救药品、器械及心肺复苏、监护等抢救设备,并应当具有必要时施行紧急外科处置的功能。

尽管《指南》对综合医院急诊科的设置做了上述的规定,但由于我国地域广阔,各地区社会发展和经济水平差距较大,医院建设规模、占地面积、医院管理层对急诊科建设的理念以及不同地区对医院急诊科功能的定位均对急诊科建设有着很大的影响,使得急诊科建设存在巨大的差异。目前国内急诊科建设的模式大致分为三种,通道型(依赖型)、半自主型(支援型)、自主型(独立型),各型的特点见表 8-2-1。

表 8-2-1 不同急诊科运行模式的功能设置

运行模式	工作特点	科室设置	人员配置	分布地区
通道型（依赖型）	接诊后，完成基本抢救后迅速分流到各专科	接诊室、抢救室、留观输液室等	医师由各科室抽组轮转，护士相对固定	县、乡、镇、部分三级和大部分二级医院
半自主型（支援型）	主要完成急诊内科工作，其他由专科支持	院前急救、分诊、内外科诊室、抢救室、留观室、输液室	固定的急诊内科医师、急诊护士	市级的三级、二级医院、县医院
自主型（独立型）	独立完成各类急诊急救工作，为急诊患者提供一站式服务	院前急救、分诊、内外科、专科（妇产、儿科、五官科）EICU、胸痛、卒中、创伤中心、手术室、输液区、留观区、急诊病房、检验、放射、其他辅助部门（药房、收费、安保）	各类急诊专科医护人员和辅助人员	省市级综合医院急诊科

通道型模式，是早期急诊室的模式，是门诊部的一个部门，从事急诊的医护人员是由临床科室轮流出诊，急救理论和技能水平较低，其主要任务是分流急诊患者到医院相关科室处置，急诊室仅能进行基本的抢救工作，因此，科室的配置简单急救设备不足，只有接诊室和抢救室，而且医护人员配置严重不足。随着急诊医学的不断进步，这种模式的急诊室越来越少，目前仅存在于经济文化比较落后的地区和部分急诊医疗服务需求不高的二级医院或社区医疗服务机构。胸痛中心建设中对于这种模式的急诊科应该以培训基层医护人员和转运患者到有救治能力的胸痛中心的方式，解决其诊治能力不足的问题。

半自主型也称之为支援型急诊科模式，这种急诊科的设置的模式已经具备急诊科的基本功能，主要设置有急诊分诊、急诊内科和外科诊室、抢救室、清创室、留观室、输液室，辅助的科室检验、影像、药房、收费等与门诊共用。部分急诊科还担负了院前急救工作，包括调度指挥和院前现场急救。人员配置以固定急诊专业的医务人员为主，急诊专业能力较强，能够承担日常的急诊门诊和急救工作，与专科配合能够完成各类重大抢救和突发公共卫生事件的救治任务。目前我国大部分地区的急诊科采取这种模式运作，在胸痛中心的建设中，这种模式能够较好的进行多学科联合，实现胸痛救治的一体化运作。

自主型模式，这种模式重点体现快速、高效和一站式的急救医疗服务理念，设置上除基本的急诊内科和急诊外科外，还配置了儿科、妇产科、五官科、急诊手术室、急诊重症监护病房（EICU）、急诊留观病房、急诊住院病房等。有些急救中心还建立了创伤中心、胸痛中心、卒中中心、中毒救治中心和大型突发事件应急救治区等。在急救中心功能检查方面配置了CT、磁共振、DSA、超声等影像检查室、微创腔镜等。有急诊化验室、急诊药房、急诊收费等。人员配置上除急诊专业人才外，还配置了亚急诊专业的人才，如危重症医学、心血管、创伤、麻醉、中毒、介入、腔镜等专家。急救中心可以在任何时段提供全面的急救医疗服务，并能够展开高水平的专科急救。这一模式代表当今急诊医学发展的最新理念和方向，由于投入大，人才要求高这种模式多在省级、教学医院、或急诊专科培训基地等大型医院。这类医院建立胸痛中心由于部门多，协调复杂，主要取决于医院领导层的认识和决心。其成功的认证对推动区域的胸痛中心建设有着巨大的影响力。

总之,无论哪种急诊运作模式,在胸痛中心建设中都必须对急诊科的设置进行功能与结构改进,按照胸痛诊治的流程优化科室布局,设置胸痛诊治所需要的功能区,减少患者在急诊区域内的反复流转,使患者能够迅速到达诊疗区,医护人员能够在最短的时间内完成胸痛的诊疗工作。

二、胸痛中心建设对急诊科功能区的改进要求

研究显示,人群中约 20%~40% 的个体一生中有过胸痛主诉,年发生率约为 15.5%。占医院急诊就诊人数的 15%~30%。胸痛症状随年龄增加而增长,老年人群中高发,以男性为著。我国北京地区的横断面研究显示胸痛患者占急诊就的4.7%。医院急诊科是胸痛患者诊疗的重要场所,任何时刻可能接收来自 120 急救网络、胸痛救治网络医院或社区医疗机构和自行来院的各类胸痛患者,包括猝死、严重心力衰竭和心律失常、严重缺氧的呼吸困难等重症患者。由于致死性胸痛是时间依赖性的,急诊接诊中必须在规定的时间内完成胸痛患者的初级诊疗和术前准备工作,并能安全迅速地将需要专科治疗的患者送达介入室或手术室。因此,在胸痛中心的建设中急诊科功能的分区和改进是十分重要的环节。

(一) 急诊功能区设置对胸痛患者的影响

急诊科由于其业务和功能的特点决定了在这个区内要接诊所有常见急诊和急救的患者。因此,任何级别的医院,急诊科的功能分区基本相似,主要有接诊区、抢救区、辅助检查区(检验、放射)、处置和观察区、辅助医疗区(挂号、收费、药房)。这些功能分区保障了急诊患者的就诊、抢救和治疗,但由于早期建设缺乏科学的设计和以流程主导的功能建设,导致了现在大多数急诊科功能分区方面存在着巨大的缺陷,主要表现为:①功能设置不全,无法适应急诊工作的基本要求,如缺乏急诊分诊区、挂号、留观室、处置室和检验室等。②功能区布局不合理,导致患者在急诊区或各个功能区之间来回穿插,影响诊治效率。③功能分区不清晰,普通急诊、危重患者和陪人等混杂在一起,功能分区不明显,没有明显标识和指引。④诊疗区内通道不畅,过于狭窄,转运车床通过困难。急诊科人口车辆和人流共用,急救患者进入急诊科困难。急诊区公共空间面积过小,人员拥挤,安全隐患频发。⑤急诊科各诊区滞留大量的等待处置或住院的患者,致使医护人员无法集中精力完成急诊诊疗工作。上述急诊科的功能分区的缺陷对胸痛的诊疗和救治带来极大的影响,由于胸痛病因多元化,个体对胸痛敏感性不一,就诊时胸痛患者表现可以从危重状态到类似正常人。根据广州军区广州总医院胸痛中心的统计数据,急性胸痛患者入院方式中,通过呼叫 120 入院的约占 30%左右,70% 的患者选择了自行来院就诊。由于急性胸痛的潜在风险高,自行来院的患者往往要花费较长时间去挂号、排队,常常会耽误最佳救治时机,亦可能在此过程中发生心脏意外事件而导致严重后果。因此,胸痛中心建设中必须为所有来院的胸痛患者就医提供专门通道,将胸痛患者与普通急诊患者区分开来,及时有效的实现胸痛的快速诊疗。

(二) 与胸痛诊治相关的急诊科功能区设置和改进

胸痛中心建设中,急诊科功能区的设置和改进重点是院前急救、急诊分诊、胸痛诊室、抢救室、胸痛观察室和其他辅助功能区(挂号收费、检查检验)。

1. 与院前急救衔接的功能区设置,在我国院前急救模式多样,有以政府主导的独立型院前急救(调度指挥 + 院前急救人员和车辆),有以指挥调度和网络医院组成的指挥型模式(网络医院急诊科人员出车)和以依托区域中心医院为主的依托型院前急救模式(中心医院

配置的调度指挥和院前急救),还有其他混合型模式的院前急救,这些模式都以不同的方式与医院急诊科衔接。无论哪种模式,在胸痛中心建设中尤其强调院前急救与急诊科和心血管科的无缝对接。这就要求在急诊科功能区设置中必须考虑到与院前急救对接的接口和通道的相关问题,在医院的大门入口处应设立 120 急救和胸痛急救专用通道,并保证任何时刻畅通无阻。在医院的主要入口处应有明显的标牌和地标,指引急救车辆迅速到达急诊科入口。在急诊科入口应设置 120 急救或其他急救车、床进入的专用通道并有明确的标识(见文末彩图 8-2-1),急诊科应在抢救区或邻近抢救区处设立救护车卸载患者和与医院急诊科医护人员交接区,此区域的急救床位应确保任何时候能够接收 120 或其他医疗机构送入的胸痛急救患者。在此区域内应配置标准时钟、床旁心电图机、除颤仪、急救车、与急性胸痛急救相关的急诊检验抽血试管等,以方便胸痛患者到达后迅速展开胸痛诊疗处置工作。急诊科在日常值班

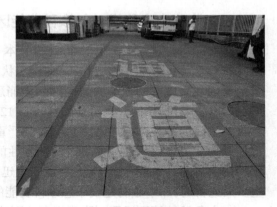

图 8-2-1　急诊科的救护车入口通道要求

中应指定在班人员中有专门负责与 120 急救或其他方式送入医院的医护人员对接,实现完整的患者和相关院前急救资料的交接(包括首份心电图、院前急救病历、胸痛时间节点记录表等)。急诊分诊区和急诊抢救区应配置用于与急救指挥中心和 120 出诊人员沟通的专线电话。有条件的急诊科在分诊台和抢救区可配置 120 急救出诊终端、救护车 GPS 跟踪显示屏、胸痛时间记录终端和心电远程传输采集设备等。

　　2. 急诊分诊区的改进　急诊分诊区是接诊和分流所有急诊患者的地点,对于胸痛的患者,急诊分诊必须接待大量的自行来院的患者并引导他们到相应的诊区处置。此外,还必须接诊来自 120 院前急救、胸痛网络医院或其他医疗机构送入的胸痛患者。因此,急诊分诊区的设置应遵循以下基本原则:①急诊分诊台应设置在易于识别且靠近抢救区的位置,方便患者进入急诊科时发现,并有醒目的标识指引急性胸痛患者得到优先分诊;对于夜间急诊量较小、不具备设置夜间急诊分诊条件的基层医疗机构,必须指定急诊值班人员负责接诊急性胸痛患者,以确保患者能够得到快速诊疗。②急诊分诊台或功能替代区应配置专用的急救电话,以便进行院内、外的沟通协调,其中应包括与院前救护车、向本院转诊的基层医院的联络。有条件的医院,急诊分诊区应安装快速急诊分诊、患者信息及生命体征自动采集记录、时间管理、远程心电采集传输、中国胸痛中心认证云平台数据平台录入等系统,提高分诊的效率,缩短患者在分诊滞留的时间。③急诊分诊台配挂胸痛中心统一时钟,应常备急性胸痛患者时间管理节点记录表,以及伴随时钟(如果需要),以便在首次医疗接触时开始进行前瞻性实时记录时间节点,有条件的急诊科可在院前救护车、网络医院、急诊分诊等地点配置时间感应器和时间感应腕带,以减轻一线人员数据记录工作量并提高准确性可靠性,应能够在急诊分诊台开始启动填报胸痛中心云平台数据库。④急诊分诊区有标准的急诊和胸痛分诊流程图,指引分诊护士在初步评估后将患者分流到胸痛诊室、急诊抢救室、胸痛留观室或直接送入导管室。⑤急诊科分诊处应根据配备足够的轮椅和担架车,方便多个患者同时就诊时使用,分诊有担负首份心电图检查工作的,应在靠近分诊区设立心电图检查室或

专用于接诊胸痛患者的车床,并设立相应的隐私保护区以方便操作人员迅速完成心电图检查。

3. 急诊科胸痛门诊的设置　目前国内各级医院的急诊科主要功能是两方面:一是急危重症的抢救;二是接诊日常非危重症的急诊患者,而在非正班时间还需接诊大量的那些需要就诊的非急诊患者,从而导致急诊普通门诊患者较多,患者等候就诊时间多在 30~60 分钟左右,在大型综合医院的急诊科等候时间更长。在自行来院就诊的患者中,以胸痛、胸闷为主诉的患者高达 20% 之多,其中 80% 存在心血管疾患可能性。由于急性胸痛的潜在风险高,自行来院的患者往往要花费较长时间去挂号、排队,常常会耽误最佳救治时机,亦可能在此过程中发生心脏意外事件而导致严重后果。因此,急诊科必须为胸痛患者就医提供专门通道,以避免潜在的高危胸痛患者延误诊治。

胸痛诊室的设置要求:在急性胸痛患者多、流量大的医院,胸痛诊室最好为独立诊室,避免与其他急诊患者混为一体,部分医院急诊科将胸痛接诊和观察合二为一,便于医护人员更好的处置胸痛患者。但若急性胸痛或者整个心血管急诊量不大,尤其是基层医院,胸痛诊室可以与内科急诊室兼用,但必须建立急性胸痛优先的机制。

(1) 位置:要求设置在急诊科内邻近急诊挂号处、分诊台和急诊抢救室或 EICU,便于急诊患者及时的发现和快速到达的位置。胸痛诊室周围交通便利,通道宽敞,标识清晰可见。

(2) 诊室面积:一般要求不少于 $15m^2$;诊室内除满足一般接诊工作外,还必须满足突发心血管意外的抢救要求,能容纳一般性诊疗设备和展开现场心肺复苏抢救的足够空间,且便于转运车床的出入。诊室应将本院制定的与胸痛诊治相关的流程图(胸痛鉴别诊断流程图、ACS 诊断处理总流程图、STEMI 诊治流程图、NSTEMI 诊治流程图等)挂于诊室相关位置,便于急诊医师使用。

(3) 设备配置:诊室应配置检查床或多功能转运床(便于移动并能调节患者体位和高度)轮椅、多导联心电图机、心脏除颤器监护仪、紧急气管插管等初级心肺复苏设备、吸氧设备、血压计和血氧饱和度监测仪、急救车、有条件可配备 12 导联心电图远程传输设备,以便节省院内会诊时间。此外,诊室还必须配置胸痛的统一时钟、工作电脑及其相应的胸痛诊疗软件,该工作电脑能够访问胸痛云数据平台,实时记录胸痛诊疗的时间节点等。

(4) 急救药品的配置:常备急救药品:硝酸甘油片及喷雾剂、硝苯地平片、阿司匹林、氯吡格雷或替格瑞洛、肝素或低分子肝素、多巴胺、肾上腺素、异丙基肾上腺素、阿托品注射液、硝酸甘油注射液、硝普钠注射液、尼可刹米注射液、络贝林注射液,吗啡注射液和哌替啶等强镇痛药根据具体情况决定是否备用,如果胸痛急诊室与抢救室或 EICU 毗邻则不必单独备用。

(5) 胸痛诊室的管理:胸痛门诊的运行和管理应根据医院的具体实际情况而定,多数情况下胸痛诊室应归于胸痛中心的急诊区域或急诊科管理,由急诊科医师或心血管内科出诊;其运行机制中最重要的是能在最短时间内完成胸痛的鉴别诊断和紧急救治,为后续专科救治创造条件。胸痛诊室要求每天 24 小时、每周 7 天全天候开放,随时为急诊胸痛患者提供诊疗服务。负责胸痛急诊室的医师必须具备丰富的心血管内科和急诊科工作经验,接受过胸痛中心的严格培训,熟悉胸痛中心所制定的急、慢性胸痛诊疗流程,能独立承担急性胸痛的诊疗任务,出诊医师向胸痛中心总监或急诊科主任负责。同时,出诊医师必须具有调动围绕急性胸痛救治所需要的所有急诊资源,包括启动院内紧急会诊、远程会诊、急诊 CT 检查、

超声检查、导管室以及调动急诊护士、担架员等。出诊医师必须熟悉胸痛诊疗时间节点的定义、记录表格或云数据平台,要求所有接诊的胸痛患者必须做好相关信息的登记。急诊科应指定专门护士管理胸痛诊室的相关设备、急救药品、时钟校对等工作,并维持诊室的诊疗秩序,如遇 3 人以上同时就诊时应及时分流或请求支援。专科医师来会诊时,负责胸痛诊室工作的医师和护士应及时给予引导其到达患者身边并准备好相关的会诊资料。

4. 急诊抢救室的改进　急诊科抢救室是所有来诊的危重症患者的抢救支持区,也是高危胸痛急救和处置的重要场所。综合医院的急诊科抢救室往往存在抢救患者多,病情急重,医护士人员和急救资源相对不足等情况。因此,必须对现有的抢救室进行相应的改造以适应高危胸痛的处置。具体要求如下:

(1) 抢救区应当保证任何时刻有抢救床位,以便随时接诊高危胸痛患者,有条件的医院在抢救室内可以采取固定的胸痛急救区域或床位,以确保随时收治急性胸痛的患者。

(2) 抢救区内必须配置有 12/18 导联心电图机、多功能监护仪、除颤仪、临时起搏器、心肺复苏机、大型呼吸机和便携式呼吸机、便携式供氧系统及吸引器、急救车、气道管理车、各类急救药品、多功能抢救转运床等,以满足高危胸痛的抢救和生命支持以及安全转运的要求,有条件的医院抢救室应配置床旁超声和 X 线检查设备。

(3) 抢救室应配置与胸痛相关的快速床旁检验设备(POCT),能够随时检测肌钙蛋白、D-二聚体、BNP/proBNP、血气分析、电解质、血糖和血乳酸测定。

(4) 为了缩短首次医疗接触到处置的时间,抢救室应备有抗血小板药物(阿司匹林、波立维、替格瑞洛)和抗凝药物(普通肝素或低分子肝素)等。承担溶栓治疗任务的抢救室,为了保证溶栓的时效性,抢救室应常备溶栓药品(尿激酶、r-tPA、TNK 等)。

(5) 抢救区应在醒目的位置悬挂胸痛中心统一时钟,应备有时间节点记录表和伴随时钟,便于医护人员随时记录。有条件的医院抢救室应有 WiFi 覆盖以便及时将急性胸痛患者的急救信息录入云平台数据库,采用远程心电传输系统的医院必须具备相应的网络环境。

(6) 抢救区应有专人负责,随时能够接诊高危急性胸痛患者,应将高危急性胸痛识别及鉴别诊断流程图悬挂或放置在岗位人员方便看见的地方,应指定专人负责胸痛中心的时钟校对工作,建立设备时钟校对制度,定期检查各类设备和药品,以备抢救使用。有条件的医院,在抢救区应建立标准的胸痛谈话间,房间内有急性胸痛、急性心肌梗死救治过程挂图或相关介入手术录像视频,有录像录音系统和各类签字文件等等。

5. 胸痛观察室　主要用于中低危胸痛患者进行医学观察和鉴别诊断的场所,此区的患者需定期复查心电图和肌钙蛋白,观察相关药物治疗后胸痛症状的变化,避免急性冠脉综合征的误诊漏治,防止过度医疗和不必要的住院治疗。胸痛观察室多数医院设置在急诊科观察区内,床位数应以能够满足需要为原则,多数大型综合医院需要 3~5 张,部分医院设置在急诊 EICU 区内,还有些与胸痛门诊合二为一,无论哪种方式,必须按照规范的流程对患者进行足够时间的观察。胸痛观察室应配备多功能监护仪、心电图机、除颤仪和基本的抢救设备。应将规范的胸痛留观制度和流程图挂在工作区内,应有统一的时钟管理和相应的记录。留观患者的管理应实行首诊责任制,观察室应有完整的胸痛患者交接制度,交班内容包括患者留观病历和观察记录、心电图、肌钙蛋白、离院签字告知书、患者去向等。

(秦伟毅)

第三节　标识与指引

　　医院环境是一种极为特殊的公共环境,其组成复杂、科室繁多、走道纵横。人流物流的合理性,将是决定医院环境好坏的关键。而一套完善的环境标识系统将会使这种合理性感知于人,并让人们在使用中感到非常方便、自然。创造人性化的医疗环境、患者主体意识的确立和强化、对患者意愿需求的尊重和理解,把传统医院以管理为中心转化到以患者为中心。需要我们对医院环境进行新的定位,不是简单的对医院环境进行装修粉饰,而是从空间划分、人流物流等方面按照患者救治的需要和理想进行规划设计。尽可能地把患者的心理、社会需求全面地体现在医院的空间环境之中,真正做到以人为本。

　　设计制作标识是否科学合理的重要标准为:是否方便了患者就医,是否使患者通过标识及时了解就医流程和相关部门。要始终站在患者的角度,按照患者的就医流程,科学、合理设计和制作,尽可能满足患者的需求。标识设计制作的功能是正确引导患者、传达医院的各种信息和服务指南。减少不必要的询问和疑问,也能缩短医护人员的重复解释时间。特别是布局繁杂的医院中,不可能设立太多的导诊台,所以醒目、直观、恰到好处的标识是必不可少的,而且能够起到很大作用,即使第一次到医院的患者也能够凭借标识牌了解流程、方便就医、获取信息。

一、医院环境标识系统特点

　　医院环境标识系统特点从使用上具备以下特点:

(一) 简明性

　　一目了然,信息完整易懂,各类标示与方向指引清晰、准确、醒目。

(二) 连续性

　　在到达指示目标地之前,所有可能引起行走路线偏差的地方,均应有该目标地的引导指示。

(三) 规律性

　　标识系统具有规律性,标识的布置可以由大到小,由表及里,由远及近,由多到少。

(四) 统一性

　　同类的引导标识应在其颜色、字体、规格、位置、表现形式方面进行统一规划。这样的标识设置将有助于受众顺藤摸瓜,按系统线索寻找目标。

(五) 可视性

　　文字与背景的色彩要有明显的对比,可选用具有很强视觉冲击力的文字造型。此外,要注意的是在无障碍通道的标识设计中,设计的标识要符合国家有关行业标准或国际惯例。

二、胸痛中心相关的环境和设施改进与急救指引的意义

　　胸痛中心是一种全新的针对单一症状但多种急危重症的诊疗模式,在救治急性心肌梗死、主动脉夹层、肺动脉栓塞等高危疾病中发挥着重要的作用。对于有介入治疗能力的医院,胸痛中心工作的核心是优化和简化工作流程,缩短各个环节的诊疗时间,其涉及范围不仅仅在医院的内部多学科的协调和专科技术的合理应用,更多的是医院与院外的社区、基层医

院、EMS 系统等密切沟通、协调以实现无缝连接，因而要求胸痛中心为不熟悉医院环境的外单位医务人员提供清晰明了的指引，以引导外院人员转运患者时能够方便、快捷地到达转运目的地。

此外，胸痛中心建设还应更多地注重对急性胸痛患者的就医环境的改进，以适应绿色通道的要求，其中最重要的是明确的标识和指引，能够提供正确的就医指引信息，使不熟悉医院环境的急性胸痛患者能非常容易地识别并进入院内绿色通道。

建立胸痛中心为什么要对医院环境和设备进行相应的改进呢？因为急性胸痛临床表现复杂，许多患者表现不典型、疼痛范围广、性质不确切，不同器官疼痛会产生类似的特征及发生于相近的部位，可上自颌部，下至腹部。病因多来自：①胸壁疾病，如带状疱疹、肋间神经炎、肋软骨炎、流行性肌炎、多发性骨髓瘤等；②胸、肺疾病，如肺栓塞、张力性气胸、肺炎、胸膜炎、肺癌等；③心血管疾病，如急性心肌梗死（心梗）、主动脉夹层、心脏压塞、肥厚型心肌病等；④纵隔疾病，如纵隔炎、肿瘤；⑤食管撕裂、食管裂孔疝、食管癌等。

当患者出现生命体征不稳定时多由急性心肌梗死、急性冠脉综合征、主动脉夹层、肺栓塞、张力性气胸等引起。英国一份对 7735 名门诊胸痛患者的流行病学资料调查显示，神经肌肉源性占 43%，心源性占 20%，其他不明原因占 16%，精神源性占 11%，胃肠道源性占 5%，肺源性占 4%。在门诊神经肌肉疾病占最大比例。而在急诊门诊的统计中，因急性胸痛急诊室就诊患者中，心脏疾患占 45%，其他未能确诊的占 26%，神经肌肉源性占 14%，精神源性占 8%，胃肠道源性占 6%，肺源性占 5%。胸痛患者到达医院后可能由于不清楚自己的病情，面临着不知道该找哪个科，那个科在什么地方，怎么去找等方方面面的问题。因此，在胸痛的就诊环境设置中应充分考虑到患者有可能到达就诊的科室或区域，并能够引导患者到达并迅速完成整个诊疗过程的区域。

医院环境和设施改进及急救指引除了方便患者就医外，也是胸痛中心认证的重要内容。美国的医院管理认为医院标识系统不仅属于"识途"问题（way finding），更关乎患者体验、患者权利和患者安全。联邦及州政府通过立法要求医疗机构为患者提供清晰标识导视系统，甚至总统签署 13663 令"强调为语言障碍的人群提供便捷服务"。在美国胸痛中心认证条件中占有非常重要的地位，现场核查人员常常会以微服私访的形式对医院的环境和急救设施是否符合胸痛中心的要求进行考察和暗访，甚至可能以胸痛患者的身份全程体验医院的胸痛中心就医环境是否满足要求。因此，环境的改进和急救指引性标识的建设至关重要，应该受到高度重视。

三、胸痛中心对医院环境和设施改进及急救指引的基本要求

胸痛中心对医院环境和设施改进及急救指引的总体要求是：①不论是从医院周边的哪个入口或医院内部的任何地方，急性胸痛患者都能通过正确的标识指引不需经过询问就能在最短的时间内顺利到达胸痛中心；②在医院内部或周边地区发生急性胸痛的患者，能得到视觉上的直接指引和紧急情况下的通讯支持，必要时能直接呼叫胸痛中心；③医院内部指引能使外来医务人员、患者或家属在最短时间内从急诊科或胸痛中心门诊直接到达 CCU、导管室、CT 室等主要的内部协作部门；④全天候开放的胸痛急救绿色通道使所实施的救治措施和救治效率达到专业指南的基本要求。

四、医院环境和设施改进及急救指引的主要内容

为满足胸痛中心建设的上述要求,拟建立胸痛中心的医院必须对医院环境和设备进行以下的改进。

(一)医院门诊环境的设置和改进

1. 门诊环境的改进　门诊是日常接诊患者的重要场所,门诊的咨询和挂号处是引导患者最重要的部门,是胸痛筛查的起始点,在胸痛中心建设中应重视这个位置的建设和改进,必须设置明显的胸痛患者优先接诊的提示牌,有条件的可以配置心电图检查间或检查床,使首份心电图能够在 10 分钟内完成。导诊台处还必须有胸痛诊室的位置指示牌、引导地线和胸痛就诊指南手册,门诊各入口、各层楼主要通道,应有醒目的胸痛就诊指引或指路标识牌,以方便患者及时找到胸痛就诊的诊区,在胸痛检查较多的科室如 CT、超声影像、运动平板和门诊检验科等应设置胸痛接诊窗口,优先处理胸痛患者的检查。

门诊各类服务窗口也应为胸痛患者提供优先的服务,以缩短患者在缴费、办理住院手续等方面的耗时。甚至在停车区也应考虑到疏导车辆,方便胸痛患者及时下车和进入门诊就诊。

2. 门诊应急系统的建设　由于急性胸痛患者随时可能出现虚脱、心搏骤停、呼吸困难等突发事件,因此,在门诊主要接诊胸痛患者的诊区应该建立急救系统,其设备主要有急救转运车、吸氧系统、简易呼吸器、除颤监护仪、吸引器、各类复苏药品。在门诊区域内应建立急救快速反应小组,各层楼、主要接诊和检查科室、长距离通道、停车区应设立急救指引标识和呼救直线电话。

3. 医院其他部门的改进　在通往导管室、心血管内科和外科、CCU、影像科、院内各主要路口、电梯间等都应有通往导管室或与胸痛相关科室的指引标识牌或地标线,医院各主要入口应设立残疾人无障碍通道和盲人通道。

4. 全院人员关于胸痛就医的指引培训　每个员工都有可能遇到患者问路,每位员工都应该成为合格的导诊员。对门诊所有窗口部门、与胸痛相关的各诊区医护人员、院内各类员工每年都应定期进行胸痛患者就医指引的培训、导诊服务培训;使导诊服务标准化。

(二)医院急诊环境的设置和改进

1. 急诊科胸痛就诊环境的设置和改进　急诊科是胸痛患者就诊的主要场所,急诊就诊中约 30% 的患者为胸痛患者,为使胸痛患者及时得到诊治,急诊科环境设施及标识系统改进是胸痛中心建设的重要环节。对于标识的设置,要规范、统一和实用。各医院根据总体要求有统一的规划和设计,绝对的"以患者为中心",围绕患者体验、符合患者认知和行为习惯、追踪患者动线及服务流程,站在患者的视角上设计并建立医院内部标识导视系统。给人以一种规范、严谨,处处感受医院文化。

(1)急诊科标识系统:其目的是让不同途径来院的人员通过标识系统的指引迅速到达急诊科,主要分为院外标识和院内标识。院外标识应设置在医院周边的主要路口、公交车站、地铁站出口和人行通道,设置中应根据不同的交通工具和行走路线选择标识的大小和位置,以醒目不遮挡视线为准。避免只能"远观",而不可接近;地面交通指示不清。夜间视觉应避免夜间找不到入口;出入口处应避免离院后方向迷失(见文末彩图 8-3-1~ 彩图 8-3-4)。

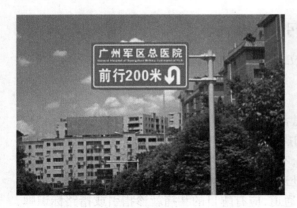

图 8-3-1　城市主要公路上的医院标识

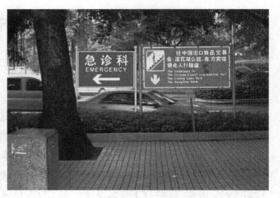

图 8-3-2　人行道上的医院标识

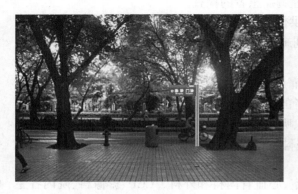

图 8-3-3　医院周边道路急诊科、门诊指引

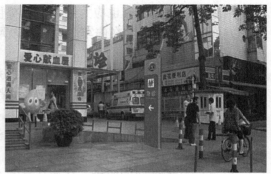

图 8-3-4　医院周边社区的急诊标识指引标识

　　设置标识应注意以下几点：①医院通道尤其是门急诊的入口应设置醒目的急诊标识牌，保证远观至少 8m 可见，方便驾车或步行的患者辨认。②设置标识应注意其高度，一般为成人高度以上，防止被车辆或植物遮挡；吊顶式标识的层高至少在 2.4m 以上使用。如果层高在 2.7m 以上，可以符号及文字并用；<2.7m 建议省略文字。落地式标识多借助墙体、柱子、亭子，符合平视习惯，文字与符号并用，建议高度 1.5m 以上。③急诊标识应使用国际通用颜色，红底白字，字体院内外统一，规范而清晰。④设计上采用中英文双语相结合，实现国际化需求，真正体现人性化的医院标识系统。⑤关键入口最好使用灯箱，配合灯光，尤其是吊顶式，保证远观至少 8m 可见，使夜间患者来院容易找到入口。⑥定期检查标识的状态，发现损坏及时维修，因施工或其他原因影响标识时应及时更改位置（见文末彩图 8-3-5 和彩图 8-3-6）。

　　医院内部标识的设置较外部设置更为复杂，且往往不被重视，医院科室部门繁多，尤其是大型医院如同迷宫，初始规划时存在许多缺陷，在胸痛中心建设中，应有专业人士参与共同做好标识的设计，布局和安装，其目的就是减少患者在寻求急救时消耗更多的时间。

　　急诊科标识设置原则是使来院者在医院的任何位置都能够通过标识的指引顺利到达急诊科，首先应将急诊标识与其他科室有明显的区分，使得就医者能够从众多科室中辨认出急诊科，以下是广州军区总医院急诊科标识改进前后的图片（见文末彩图 8-3-7~ 彩图 8-3-12）。

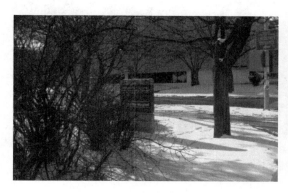

图 8-3-5　被植物遮挡的标识牌

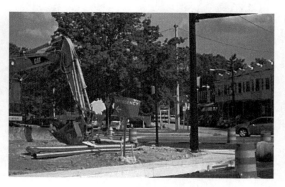

图 8-3-6　被施工破坏的标识牌

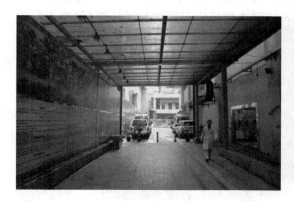

图 8-3-7　院内指引改进前

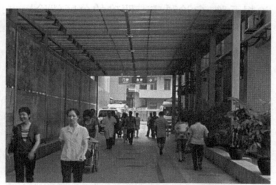

图 8-3-8　院内指引改进后

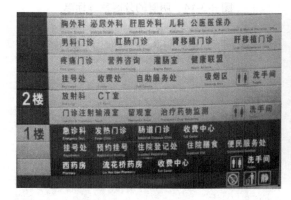

图 8-3-9　院内指引改进前

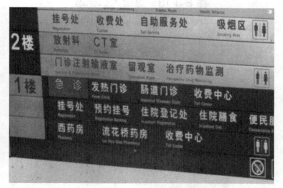

图 8-3-10　院内指引改进后

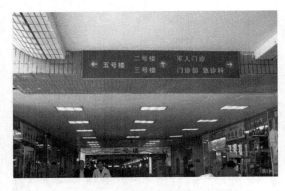

图 8-3-11　改进前急诊标识

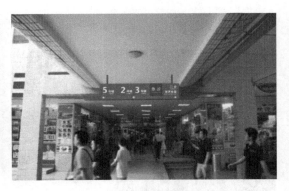

图 8-3-12　改进后的醒目标识

应在所有的入口、分叉路口、楼层、地下停车场、门诊就诊大厅及各个诊疗区设置急诊科标识,标识间距离应以两标识相互可见为准,避免被其他障碍物遮掩,为了方便夜间患者辨认,应尽可能应用灯箱标识。急诊科分诊接诊区应设置在急诊入口处,并有胸痛患者优先就诊提示牌,急诊科应有明确的分区就诊标志,入口到急救区应有吊牌和地标线(见文末彩图 8-3-13~ 彩图 8-3-16)。

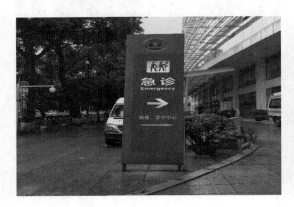

图 8-3-13　急诊入口标志

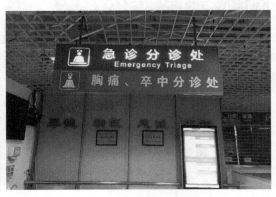

图 8-3-14　明确的分区就诊标志

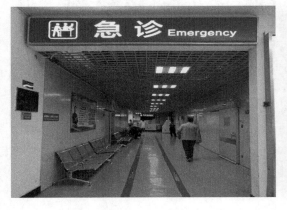

图 8-3-15　入口到急救区的吊牌

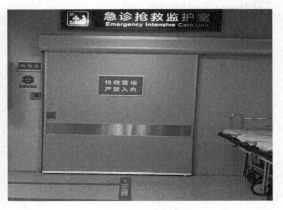

图 8-3-16　入口到急救区地标线

（2）急诊科环境的标识改进：胸痛中心对急诊区域的环境标识必须注意以下几方面：①急诊科有独立的分诊区，位置应设置在急诊入口处，分诊台的标识要醒目，整个急诊实行分区就诊，按轻、中、重分区，并用颜色标识和分区。红区为抢救监护区、黄区为密切观察诊疗区、绿区为接诊非急救的急症患者区；②门诊大厅以及流动人员集中的主要地区应有明显的标识指引至急诊科或胸痛中心，从急诊科或胸痛中心也应有明显的地标线指引到急性胸痛相关的各主要功能区；③主要诊疗环节的急性胸痛优先标识要容易识别、清晰可见。

（唐柚青）

第四节　急性胸痛的优先机制

一、为什么急性胸痛要优先

（一）通过急诊分诊实现急危重症患者优先的重要意义

相对于日益增长的需求而言，我国的医疗资源尤其是急救资源处于严重不足，大医院的急救体系长期处于超负荷运转状态。其中的原因既有急救资源配置不足、分布不均、需求与资源配置不匹配的问题，也有非急诊患者过度挤占急诊资源的原因。加上急诊就诊患者中本身也是轻重缓急混合难分的群体，如果都是按照急诊挂号顺序就诊，就可能导致急性冠状动脉综合征、主动脉夹层、肺动脉栓塞等随时威胁生命的疾病患者被类似于"感冒发烧"的急诊患者所耽误而失去救治机会。因此，应建立根据病情进行急诊分诊机制，使那些真正的危重症患者得到优先诊疗，这既是体现急诊工作质量的重要内容，这也是对有限的急救资源进行合理分配，解决我国当前急救资源相对不足的重要措施。

（二）为什么急性胸痛患者需要优先

建立急性胸痛优先机制是胸痛中心建设的基本内容之一，但不少在力保医院各学科发展平衡的医院领导会担心其他学科提出疑问，如果为胸痛中心建立急性胸痛优先制度，是否未来也要头痛优先、腹痛优先呢？如果大家都优先，也就是大家都不优先了，优先制度就失去了意义。针对上述疑问，胸痛中心建设单位必须通过培训让全院尤其是领导层理解以下两个关键原因：①急救资源一定要优先解决对人类生命威胁最大的主要疾病，其基本衡量标准一是发病率高、二是死亡率高。急性胸痛是绝大多数大型医院急诊患者就诊的主要原因，约占急诊20%~30%，以急性胸痛为主要表现的急性冠状动脉综合征、主动脉夹层、肺动脉栓塞三大疾病构成了我国人口死亡的第一位原因，因此，应该成为急救体系优先解决的疾患者群。尽管头痛、腹痛也是常见的急诊就诊原因，但其中直接致死的疾病相对较少，概率较低，并非常见的致死性疾病，因此，即使未来也可能有成立腹痛中心、头痛中心的需要，但其重要意义是无法与胸痛中心相比的。②急性胸痛具有病因多样化的特点，既有随时威胁生命的疾病，也有疼痛剧烈但无生命之忧的众多疾病，因此，早期筛查和多学科合作至关重要。需要早期进行快速甄别，将威胁生命的疾病尽快明确诊断给予规范治疗，同时要将低危胸痛患者尽快排除出去，以防占用医疗急救资源。因此，解决急性胸痛的早期快速、规范诊治问题以及避免资源浪费就是胸痛中心建设的核心价值之所在，也是当前我国医疗急救体系建设的重点内容。为此，国家卫生计生委办公厅于2015年3月17日正式发布了《关于提升我国急性心脑血管疾病急救能力的通知》（国卫办第189号），其中核心内容就是要求各级卫生行

政主管部门和各级医疗机构要尽快优化资源配置,通过推动胸痛中心和卒中中心诊疗模式的发展促进区域医疗资源的整合和急救能力的提高。

二、如何实现急性胸痛优先

急性胸痛优先的理念要贯彻到从急性胸痛患者呼叫 120/999 医疗急救服务开始直至完成关键诊疗操作的全程之中,通过在诊疗过程的各个环节建立优先机制才能真正落实诊疗全程的优先。这是胸痛中心的重要基础性建设内容,必须从胸痛中心建设的起步时就要设计好各个环节的优先机制。具体的措施需要结合医院的实际情况确定,以下简单介绍一般性原则和做法。

(一) 院前急救系统的急性胸痛优先

总体来讲我国目前的院前急救资源也是处于严重不足状态,不论是救护车数量、车载抢救设备配置还是急救人员配置均难以满足院前急救的需要。在此背景下,为了确保急性胸痛患者的及时救治,急救中心(120/999)必须制定急性胸痛优先调度的机制,确保急性胸痛患者一旦呼叫急救服务,能在最短的时间内派出救护车赶赴现场,当就近的救护站没有可用的救护车时,应及时协调其他救护站的车辆。而救护车一旦接受了急性胸痛的救治任务就应该尽快出发,并能通过 GPS 等确定最快到达发病现场的行车路线。调度员在派出救护车之后还要尽快协调最近的具有急性胸痛救治能力的医院(首选建立并通过了国家认证的胸痛中心)准备接受急性胸痛患者,并指挥救护车及时与预定的目标医院取得联系。救护车到达现场后必须在 10 分钟内完成首份心电图并及时传输至送达目标医院的信息平台(详见本章第六节),并拨打该院胸痛中心的一键启动电话,请求胸痛中心心血管专科医师协助诊断和现场分诊。对于诊断明确的 STEMI 患者,应实施绕行当地非 PCI 医院和目标医院的急诊以及 CCU,直接将患者送进导管室接受直接 PCI 治疗。

上述院前急救系统对急性胸痛患者的优先机制必须通过胸痛中心与急救中心进行充分的合作、制定相应的救治流程图、加强培训使急救中心的调度人员、院前急救队伍中医、护、司人员均理解后才能增强执行的自觉性,同时还要通过联合演练使全体院前急救人员熟悉与医院内部无缝衔接的流程、联络机制以及送达目的地详细地址和院内最快捷路线。

(二) 优先分诊、挂号

不同的医院挂号和分诊的先后关系可能不同,多数是先分诊后挂号,也有些是先挂号后分诊。但从有利于快捷急救的角度来说,应该是先分诊后挂号更合理,可以防止因挂错号而延误时间。但胸痛中心建设要求急性胸痛患者不应该因挂号而延误时间,因此,要求所有急性胸痛患者直接进入分诊环节,在不挂号或者后补挂号的前提下能够进入早期诊疗流程。因此,医院需要对急诊的相关流程进行改造以适应急性胸痛不挂号就能就诊的要求。

通常情况下,医院急诊科分诊台是自行来院就诊患者的主要首次医疗接触场所,必须建立相应的机制,确保急性胸痛患者得到优先分诊。行之有效也是绝大多数医院所采用的做法是在急诊分诊台上方或其他醒目地方制作"急性胸痛优先分诊"的标识,一方面提示急性胸痛患者可以享受优先分诊待遇,不必排队等候,尽快要求分诊,以减少延误;另一方面也提醒在排队等待分诊的非急性胸痛患者要理解急性胸痛患者的优先插队,减少不必要的误会和解释。

优先分诊机制中还应包括与分诊后的流程对接,因为急性胸痛分诊基本原则是将所有

急性胸痛患者分成病情稳定与不稳定的两大类,稳定患者需要在 10 分钟内完成首份心电图后再进入接诊环节;而不稳定患者应该直接送进抢救室进行紧急抢救。

（三）优先接诊、会诊

大型医院急诊科通常多是人满为患的,排队等待就诊是造成院内延误的主要原因之一。胸痛中心要求所有急性胸痛患者在优先分诊后根据患者临床情况是否稳定分为稳定和不稳定患者,不稳定者直接进入抢救室接受紧急救治,稳定患者在 10 分钟内完成首份心电图后必须立即由首诊医师接诊,如果首诊医师不具备心电图诊断能力,则应在 10 分钟内由心内科医师会诊,以尽早明确或排除心源性胸痛等高危疾病。因此,急诊科必须建立相关机制确保在分诊后稳定的急性胸痛患者能够有医师立即接诊。比较普遍而且有效的做法是在分诊护士或其他护士完成首份心电图后直接将心电图和患者一起交给负责急性胸痛接诊的医师并提醒是急性胸痛患者应该优先接诊,若接诊医师不具备阅读心电图能力或者因病情需要就及时呼叫心内科会诊,或者将心电图传输至胸痛中心信息平台后请心内科值班医师阅读心电图,提供远程会诊意见。

为了确保急性胸痛优先就诊和会诊,胸痛中心必须通过对从首次医疗接触开始的全部过程、尤其是接诊和会诊进行时间节点管理,客观记录首诊时间和会诊时间,并通过定期召开质量分析会和典型病例讨论会促进流程优化和优先机制的落实。

（四）检查检验优先

为了尽快明确或排出急性冠状动脉综合征、主动脉夹层、肺动脉栓塞等高危急性胸痛疾病,胸痛中心要求涉及早期诊断和鉴别诊断的关键性检查和检验项目必须优先,并且要实行先救治后收费的原则。比如,心电图是所有急性胸痛的筛查项目,要求首份心电图在首次医疗接触后 10 分钟内完成;肌钙蛋白是急性心肌梗死的主要诊断依据,对于急性胸痛的病因判断具有非常重要的意义,必须要在抽血后 20 分钟内获得检测结果。上述两个检查和检验项目常规是分别在心电图室和检验科进行,几乎都是不可能在上述时间节点要求内完成的。因此,就必须建立床旁快速检查方法,急诊科必须备用心电图机,急诊抢救室或观察室也必须能够进行床旁快速检测肌钙蛋白的条件,急诊科人员必须学会和掌握心电图机和床旁肌钙蛋白检测仪的使用方法。对于高度怀疑主动脉夹层或肺动脉栓塞的患者,急诊 CTA 是确诊的必要条件。医院 CT 室必须建立急性胸痛优先机制,当有其他患者排队等候检查时,必须为急性胸痛患者让道,使急性胸痛患者能够在通知后 30 分钟内进行 CT 扫描。对于高度怀疑升主动脉夹层或主动脉瓣疾病、急性心包炎等患者,若临床需要进行超声检查,应能在 30 分钟内完成。

（五）导管室的急诊 PCI 优先机制

急诊 PCI 尤其是直接 PCI 是挽救急性心肌梗死患者心肌、挽救生命的最有效手段,从专业救治的角度提出的"时间就是心肌、时间就是生命"是对急诊 PCI 需要争分夺秒的最好诠释。因此,导管室必须建立急诊 PCI 优先机制,并且要依据医院的客观情况制定相应的流程确保急性心肌梗死患者得到最佳的再灌注治疗。所有常规手术必须为急诊 PCI 患者让路,同时也要对急诊 PCI 根据轻重缓急确定优先级别,比如发病时间较短的 STEMI 患者进行直接 PCI 要优先于 NSTEMI 的急诊 PCI,而合并心源性休克的患者则应优先于生命体征稳定的患者等。总体而言,所有急诊 PCI 的等台时间原则上不应超过 30 分钟,也就是说,若无特殊原因,导管室的激活时间（从通知到最后一名导管室人员到达）必须在 30 分钟以内。

（六）其他环节的优先

所有急性胸痛患者在早期尚未明确诊断之前的所有检查、检验、会诊等环节都是为缩短明确诊断时间服务的，对于明确诊断后的 STEMI、主动脉夹层和肺动脉栓塞等患者，尽快开始进行最关键性的治疗也要求必须争分夺秒。因此，在急诊药房、收费、办理住院手续、运送患者的医疗辅助部门、运送患者的电梯等，涉及急性胸痛诊疗流程的所有环节均应建立急性胸痛优先机制。至于如何实现急性胸痛优先的具体措施，则一定要结合医院实际情况制定。

（向定成　唐绍辉）

第五节　先救治后收费机制

胸痛急症对时效性的要求尤其高，急性心肌梗死 1 小时内死亡率为 1.6%，6 小时则高达 6%，A 型主动脉夹层发病后 48 小时内每小时死亡率增加 1%，对于急性肺梗死，若能早期确诊（高危 >15%）则可大大降低死亡率，急性胸痛患者的诊断和治疗应该是分秒必争。特别是对于急性 ST 段抬高型心肌梗死患者，时间就是心肌，时间就是生命，虽然我国大多数医院都建立了针对急性心肌梗死的院内绿色通道，但中国 AMI 规范化救治项目 I 期结果表明，接受溶栓治疗的患者从进入医院大门开始到实施溶栓的平均时间是 83 分钟，远远超过了指南要求的 30 分钟；而接受直接 PCI 的患者平均门 - 球时间为 112 分钟，也远远超出了指南中 90 分钟的基本要求，说明非 PPCI 医院和 PPCI 医院均未建立起救治 AMI 的快速通道，除了有硬件设施不达标、人员架构不合理、信息沟通不畅通、救治流程不优化等因素外，我国院内绿色通道未能贯彻先救治后收费的原则也是很重要的一个原因。

随着我国基本医保覆盖面的扩大和保障水平的提升，公众看病就医得到了基本保障，但仍然有少数需要急救的患者因身份不明、无能力支付医疗费用等原因，得不到及时有效的治疗。以前"先交钱、后治病"，大额押金一次难以支付，患者得不到及时有效治疗，特别是急性心肌梗死需要做急诊 PCI 患者，有的因为无法短期内筹集高额医疗费，不得不放弃治疗，或者因为筹集费用明显延误救治时机。因此，ACS 院内绿色通道的设计必须突破传统诊疗常规中的不利于紧急再灌注的环节，要在现实条件下尽可能改变不合理的流程和环节。目前，我国大多数医院的诊疗环节中必须先办理住院登记和缴费手续后才能进行院内救治，而这些住院登记和缴费的过程往往会耽误很多时间，尤其是当多人同时办理、需要排队时，而ACS 尤其是 STEMI 患者的再灌注治疗要求是争分夺秒，规范化胸痛中心的院内绿色通道就必须打破这种传统，建立针对 ACS 尤其是 STEMI 患者的特殊救治途径，原则是先救治后收费，或者两者同时进行。

胸痛中心建立先救治后收费机制，首先需得到医院领导或者卫生经济管理部门支持，目前，我国有相当一部分医院的急诊和心内科医师没有先救治后缴费的权限，除非是紧急抢救，否则需要由医务科、总值班或者科主任同意或者签字后，方能执行检查和治疗。如果遇到急性胸痛患者，按照先请示后执行的原则，很可能明显延误患者的诊断时间，耽误患者的治疗，甚至使 ACS 患者错过最佳救治时机，严重影响患者预后，因而，医院需要制定针对急性胸痛患者，尤其是 STEMI 患者的特殊诊治流程，开通绿色通道，赋予一线医师先救治后收费的权限，落实先救治后收费制度。当然，医院领导和医师均会存在顾虑，担心患者的逃费、欠费现象，虽然目前我国的信用体系没有完善，但从通过胸痛中心认证的医院执行情况来看，逃费、

欠费属于极个别现象,绝大多数患者都能在后期补交费用;同时,医院也需要有一定的专项资金,用于支付少量的逃费、欠费,而不宜将此费用转嫁到医师头上,以免降低其工作积极性。

其次,落实先救治后收费制度,不能仅局限于 STEMI 患者直接 PCI 手术等个别环节,而是应该在急性胸痛的诊断及治疗的全程均要体现先救治后收费原则,包括分诊、接诊、心电图检查、肌钙蛋白检测、怀疑主动脉夹层/肺动脉栓塞时 CTA、ACS 患者的双抗治疗、STEMI 患者的溶栓等多个环节,并制定先救治后收费的流程图。

1. 分诊　急性胸痛在急诊很常见,其临床表现各异,误诊、漏治的风险很高,急诊分诊往往是接触患者的第一人,预检分诊护士在确定是否是胸痛患者,进行生命体征测量,快速评估危险程度后,需要将胸痛患者分诊至胸痛诊室或胸痛抢救室。而当胸痛患者达到分诊台的时候,往往还没来得及挂号,分诊护士这时候不得让患者先去挂号,再进行分诊,也不得分诊后让患者先挂号,再将患者分诊到胸痛诊室或胸痛抢救室就诊,从而耽误胸痛患者的诊断及治疗时间,而是应该接触患者后,先将患者分诊至胸痛诊室或胸痛抢救室,再行办理挂号手续,如果患者有家属陪同,也可同时让患者家属去办理挂号手续。

2. 接诊　在胸痛诊室或胸痛抢救室,医师接诊患者以后,会询问患者病史,完成查体及病情评估,然后进行相应的检查及治疗,接诊医师不得以患者还未挂号或还未缴费为由拒绝为患者进一步检查及治疗,应本着先救治后收费原则,先行给患者诊治,再行补交费用。如果因为需要急诊电子病历录入、医嘱输入等原因,必须办理挂号手续,可由家属同时办理,如果患者无人陪伴,必要时可考虑床旁挂号或找人代为办理。

3. 首份心电图　急性胸痛的病情千变万化,危险性存在较大差异,对急性胸痛患者,诊断的难点和要点就在于如何快速鉴别高危胸痛(尤其心源性胸痛)与低危胸痛,并且,急性胸痛中有 15%~25% 的患者被确诊为急性冠状动脉综合征(ACS),是临床常见的心脏急症,也是造成急性死亡的重要原因,心电图是临床上最常用于诊断急性冠脉综合征的手段之一。虽说心肌损伤标志物的升高是急性心肌梗死的定性诊断,但心电图对急性心肌梗死的诊断仍具有不可替代的作用,特别是对于 STEMI,在急性心肌梗死最初的黄金救治时间,心肌酶常常并未升高而难以及时提供临床早期诊断 STEMI 的依据,心电图是诊断 STEMI 的主要手段,没有心电图就没有 STEMI 诊断,心电图是早期及时诊断心肌梗死的关键指标,STEMI 的诊断和治疗指南也要求必须 10 分钟内完成首份心电图。如果要在首次医疗接触患者 10 分钟内完成首份心电图,就必须按照先救治后收费原则,先做心电图后缴费,而不能先开出心电图检查单,让患者缴费后再行心电图检查,这样势必会使从首次医疗接触到完成首份心电图时间 >10 分钟,从而延误胸痛患者诊断时间,也不符合胸痛中心认证标准。

4. 肌钙蛋白　ACS 患者中 AMI 死亡率较高,如何早期诊断 AMI 患者并进行早期治疗是临床工作中的一个重点。对于 STEMI,心电图检查更早提供诊断依据,但对于 NSTACS 患者来说,心电图早期的 ST-T 改变可能并不明显,而肌钙蛋白的升高可以提供急性心肌梗死的诊断,特别是超敏肌钙蛋白,既有较高的灵敏度,也有很好的特异性。肌钙蛋白除可提高急性心肌梗死的诊断率外,还可进一步对 ACS 患者进行危险分层(GRACE 分层),以便尽早制订下一步治疗方案。为了更早完成 ACS 的诊断,并对 ACS 患者进行危险分层,要求从抽血到获得报告时间需 <20 分钟,而要达到这个要求,必须满足两个条件,一是必须在急诊科建立了床旁快速检测肌钙蛋白的方法,二是必须落实先救治后收费原则,先抽血检查,后缴费,不能先开化验检查单,让患者缴费后再查肌钙蛋白,而延误诊断时间。

5. 怀疑主动脉夹层／肺动脉栓塞时 CTA　主动脉夹层和肺动脉栓塞都是高致死性疾病，而且多死于发病的早期，尤其是主动脉夹层，急性期院内死亡率高达 26%，其中未经治疗的 A 型夹层患者前 48 小时死亡率高达 50% 左右，病死率高的主要原因是确诊时间和手术时间的延误，因此，尽快明确诊断并尽早进行手术治疗是降低死亡率的关键，而尽快诊断则是尽早手术的前提。所以主动脉夹层／肺动脉栓塞的院内绿色通道的关键环节是尽早让可疑患者接受 CTA 检查，一方面，对 CT 室的反应时间做了明确的规定，要求必须在接到急诊通知后 30 分钟内完成 CT 扫描，另一方面，则需要落实先救治后收费原则，先行 CTA 检查，后缴费，或者患者在检查的同时由家属补办相关手续及缴费，以尽可能节约时间。

6. ACS 的双抗治疗　冠脉内血栓形成是导致 ACS 的主要原因，在急性血栓形成中血小板活化起着十分重要的作用，ACS 一旦诊断后，如无明显禁忌证，入院后应尽快开始双联抗血小板治疗，除给予负荷量拜阿司匹林外，还需加用替格瑞洛 180mg 或氯吡格雷 300~600mg。我国目前 ACS 患者的早期双联抗血小板治疗还不够规范，主要表现在早期（24 小时内）使用率偏低和使用时间明显延迟，其原因是多方面的，比如对 ACS 发病机制认识不足、医疗行为不够规范等等。但在急诊未能实行先救治后收费原则也是重要原因之一，部分 ACS 患者一个人就诊，无人帮助挂号、缴费，或者无力承担费用，均会导致早期的双联抗血小板治疗使用率低和使用时间延迟，另外，部分医院急诊未常备拜阿司匹林、替格瑞洛／氯吡格雷等基础抗血小板药物，需要由医师先开出处方，患者或家属交完费，然后再到药房取药，严重耽误了给药时间。所以，胸痛中心建设的要求，为保障 ACS 患者能尽早的启动双联抗血小板治疗，除了急诊需常备拜阿司匹林、替格瑞洛／氯吡格雷等抗血小板药物外，药物的使用上还必须实行先救治后收费原则。胸痛中心建设要求在所有可能是 ACS 患者发生首次医疗接触的地方如救护车、急诊室、导管室、CCU 等均应常备一定人份的双联抗血小板药物，当 ACS 确诊后能够尽快给予患者服用，待紧急处理完成后再开具处方让家属按照常规流程取药后还回备用药品之中，这样既落实了先救治后收费原则也确保了备用药品的循环可用。同时需要提醒的是，有条件的医院应该准备两种双联抗血小板治疗方案，既要准备阿司匹林＋替格瑞洛也要备用阿司匹林＋氯吡格雷，因为部分患者可能存在其中某种药物使用的绝对或相对禁忌证。

7. STEMI 患者的溶栓　对于 STEMI 患者的早期再灌注治疗，虽然急诊 PCI 疗效总体上优于静脉溶栓，但发病 3 小时之内两种治疗手段疗效并无明显差异，而且如果患者首先就诊于无法进行 PCI 治疗的医院，且无法在 120 分钟内完成转运 PCI，则应进行溶栓治疗。静脉溶栓，简单易行，价格低廉，基层医院完全能够胜任，特别是随着我国基层胸痛中心认证的开展，会有更多的 STEMI 患者接受溶栓治疗。但是，中国急性心肌梗死注册研究（CAMI registry）初步结果显示，我国 STEMI 患者仅 10.3% 进行了溶栓治疗，从入院到溶栓中位时间（door-to-needle，D-to-N）为 130 分钟，满足 D-to-N<30 分钟的患者比例仅 19.6%，远低于指南标准。冠心病医疗结果评价和临床转化研究（China PEACE）也显示，2001~2011 年十年间，虽然急诊 PCI 从 2001 年的 10.2% 增加到了 2011 年的 27.8%，但溶栓治疗却从 45.0% 降到了 27.4%。STEMI 患者溶栓比例的下降，与广大医师的救治理念有关，他们过于强调急诊 PCI 的作用，而忽略了溶栓的价值；而 D-to-N 时间的显著延长，则和医院的溶栓流程有很大的关系，我国绝大多数医院的急诊科、心内科、CCU 均未常规备有溶栓药，包括价格较低的尿激酶和价格较高的阿替普酶、瑞替普酶、替奈普酶等，如果家属同意溶栓治疗，也需医师开具处方，然后排队缴费、药房取药，从而延长 D-to-N 时间。所以，为尽早对 STEMI 患者进行溶

栓治疗,最大限度地缩短 D-to-N 时间,除急诊、CCU 常备溶栓药以外,还必须建立先救治后收费机制,以保障 STEMI 患者能尽快开始再灌注治疗,提高溶栓成功率,挽救心肌,改善预后。

8. 直接 PCI　STEMI 患者最重要、最有效的再灌注治疗措施是直接 PCI,再灌注的疗效取决于患者症状发作至血管开通的时间,时间越短,再灌注效果越好,患者的预后越佳,而我国 STEMI 患者再灌注率低,再灌注时间显著延迟。中国急性冠脉综合征临床路径研究(CPACS)显示,我国三级医院直接 PCI 占 16.3%,在二级医院的患者中直接 PCI 仅占 6.6%。中国急性心肌梗死注册研究结果显示,在接受急诊再灌注治疗的 STEMI 中,进入医院到接受直接 PCI 治疗的 D-to-B 中位时间为 165 分钟,满足 D-to-B<90 分钟的患者比例仅为 24.3%,均远低于指南要求≥75% 的标准。造成我国 STEMI 患者直接 PCI 比例低,D-to-B 时间长的因素有很多,包括部分医师缺乏早期再灌注治疗理念、院内绿色通道不顺畅、患者及家属对医师的不信任、对急救知识的欠缺等,但由于直接 PCI 的费用相对较高,所以,费用问题无疑是导致 STEMI 患者直接 PCI 比例低、D-to-B 时间长的重要原因之一。随着中国经济的高速发展,人民收入水平不断增长,而且,医疗保障体系也逐步健全,民众承担手术费用的能力也逐步增强,只是由于 STEMI 属于突发疾病,起病急,患者到医院就诊时,往往患者及家属都未带够费用,如果按照先缴费再手术的传统模式,患者家属筹集经费会浪费大量的时间,从而极大延误 D-to-B 时间,甚至有些患者因短时间无法筹齐费用而不能手术。要改善这种状况,实行先手术后收费就显得尤为必要,也是提高我国 STEMI 整体救治质量的重要手段。从目前我国胸痛中心的执行情况来看,直接 PCI 术后也鲜有逃费现象,而且患者和家属对医院和医师还抱有感激,在一定程度上也缓解了医患矛盾,这也更坚定了我们要把先手术后收费的制度落实下去。

(苏　晞)

第六节　信息共享平台的建立与管理

区域协同救治体系建设的最终目标是将整个区域作为整体进行规划,最大限度地优化救治流程,以实现在最短时间内将急性胸痛患者送至具有救治能力的医院接受最佳治疗。要实现上述目标,就必须将本地区医疗资源进行充分整合,建立统一协调的联动机制,使院前急救信息与不同级别医院内的信息实现共享,并在参与急性胸痛救治的相关人员之间建立即时响应机制,共同为急性胸痛患者提供即时救治服务。实现上述要求的前提是建立共享的信息技术平台,只有在共享的信息平台上才能实现专业层面的交流、协同、指挥及管理。因此,可以说共享的信息技术平台是实现区域协同救治体系型胸痛中心建设的基础工作。

一、建立胸痛中心信息共享平台的基本要求

基于区域协同救治体系的胸痛中心信息技术平台应该满足以下基本要求。

1. 可靠性　作为区域协同救治体系建设的基本信息平台,其可靠性应放在优先考虑的地位。可靠性应从以下几个方面进行考核:①信息平台所依托的通讯网络基础必须可靠,不能因信号弱总是无法连接,导致信息交流不畅;②信息平台本身运行环境和条件要十分成熟,不能总是死机或者自动退出;③平台用户操作界面应简洁、友好,时间节点数据和资料的采集方式要尽可能以最大限度节省一线人员工作量和时间为原则,尽可能实现在临床诊疗过程中自动记录的功能,如果需要花费很长时间去登录或填写的界面是很难受到临床一线

人员欢迎的,也就很难被广泛使用。如能采用在手机上通过应用 APP 支持最简单的点击、选择、语音等方式的快速输入取代传统的输入法,则有可能大大节省时间,也更容易推广。

2. 即时性　作为区域协同救治基础的网络信息平台,必须具有即时性,即随时能够进行信息交流,发布的最新信息能够被同一平台上的相关人员获取,如果因为心电图、各类医疗文书或图片等上传或下载速度很慢,需要明显的时间延迟后才能被需要阅读的对象获取,则不能满足急救的需要。

3. 可储存、可溯源性　急救过程中产生的各类信息都属于原始医疗信息,而原始医疗信息是需要保存备查的,一方面是胸痛中心对急救过程进行管理和质量控制的需要,平台信息将作为数据库管理的原始信息来源进行核对和核查;另一方面急性胸痛患者的急救存在较大的预后不确定性,总体死亡率高于一般急救患者,容易产生医疗纠纷。因此,作为区域共享的急救信息平台,所产生的各类原始信息应具有可储存、可溯源性,以防在必要时进行调用溯源。

4. 兼容性　区域协同救治体系的信息平台是区域内共享的,能够在急性胸痛救治团队内实现共享,但出于安全性考虑,当前此类信息平台通常不能与不同医院以及院前急救系统自身的信息系统如院前分诊系统、院内 HIS、PACS 等实现直接对接。但从长远的发展来看,胸痛中心的信息平台应具有良好的兼容性,一方面在当前条件下要能实现与院前、院内现有信息系统的数据交换,避免部分信息的重复录入;另一方面也要做好在条件成熟时实现与各系统的直接对接。此外,作为胸痛中心的信息平台,要尽可能实现与中国胸痛中心认证云平台数据库对接,以减少一线人员的工作量,并逐步实现在诊疗过程中的自动采集、并自动与云平台数据库对接储存的功能。

5. 低成本性　希望信息平台的构建成本、使用和维护成本尽可能低,过高的成本常常使平台难以持续运行或推广,未来的可持续性发展和数据的长期储存就难以实现。

二、当前信息共享平台的种类、特点及注意事项

信息技术的迅猛发展为胸痛中心信息平台的搭建提供了多种选择。三年前笔者在撰写本书的前身《胸痛中心建设规范与实践》时,国际上还有许多医院甚至是发达国家的著名医院仍是以传统的车载传真为主要传输院前心电图的手段,当时国内已经有 IVT 公司生产、处于国际领先的 12 导联远程实时传输监护系统在少数胸痛中心使用。时隔三年,目前远程实时传输系统被较广泛地应用于区域协同救治体系建设,当前国内也已经有多个厂家生产的类似设备进入临床试用阶段。此外,微信群的引入则使胸痛中心信息共享平台得到了更加快速的发展。目前已经成为所有胸痛中心必不可少的信息平台。下面就其各自特点和应用注意事项进行简单介绍。

1. 微信群　自从 2014 年微信群被引入胸痛中心作为信息交流和会诊平台之后,因具有共享性能优越、即时性好、支持多种采集和输入方式而致操作及沟通方便、及时、支撑网络的信号途径多元化而且可靠性好、尤其是不需要成本等特点,其发展迅速,目前几乎所有胸痛中心均以微信群作为常规沟通、会诊、联络的平台。微信平台支持文字、图像、语音、视频等多种传输方式,其缺陷是目前尚不能实现自动获取心电图、CT 片、检验报告等原始医疗资料,必须通过拍照、录制视频、附件文件上传等形式实现上述资料的共享;同时微信群共享平台上的时间节点、诊断信息等目前尚不能与中国胸痛中心认证云平台数据库直接对接,尚需要经过人工填报、转录进云平台数据库,不能节省一线人员的数据采集时间,这是当前的两

个主要缺陷。目前多家信息技术公司正在积极研发与胸痛中心认证云平台数据库对接的应用APP，试图解决上述第二个问题，但尚不成熟，均处于试用阶段。如何解决上述两个问题将是微信群技术未来的主要发展方向。

微信群作为胸痛中心信息共享平台在实际应用中应注意以下问题：①微信群信息传输平台应与电话联络相结合的响应机制：微信群作为一个工作的信息交流平台，在信息传输后是靠微信提示功能提醒群内全体或特定用户的，难以确保微信信息能够被需要参与决策或讨论的目标人或人群及时看到，因此，必须与电话沟通方式相结合，才能建立可靠的即时响应机制。当微信传输诊疗信息后，发出邀请方应立即通过电话通知受邀方。否则容易导致决策延误。②胸痛中心应将微信群作为重要的管理平台，在日常工作中及时发布主要监控指标的数据，并引导进行反馈，如延误原因的及时分析和讨论、优秀病例的及时群内奖励、严重延误病例的批评与自我批评等，以促进持续质量改进。③胸痛中心微信群同时也是一个良好的教学平台，可以充分利用该平台进行有针对性的典型或复杂疑难病例的讨论、心电图教学、指南或流程图讲解等教学活动，往往投入很小、收效很大，起到事半功倍之效。

关于微信群应用中安全性问题：微信群用于医疗工作群也存在一定的安全隐患，一方面是要防止患者的个人隐私被泄露。从法律上讲，区域协同救治体系的建立必须在PCI医院与急救中心、具有转诊关系的非PCI之间签署联合救治协议，该协议为双方或三方相关的人员参与急性胸痛救治提供了法律依据。但如果是由具有PCI能力的甲医院分别与非PCI的乙医院和丙医院签署的双方联合救治协议，则从乙医院转诊至甲医院的患者信息是不应该被丙医院的医护人员接触的，因为这些信息中可能包含有患者的姓名、ID等个人信息，一旦被有意或无意泄露就可能造成泄露个人隐私。因此，如果甲医院将所有具有转诊关系的医院人员全部放在同一个微信群，就可能存在泄露患者隐私的风险。所以，强烈建议各家PCI医院应分别与不同的转诊医院建立独立的微信群。二是要注意防范医疗纠纷安全，因为群内讨论的内容除了心电图、医学影响资料、检验报告属于客观性资料之外，医护人员之间的讨论内容均属于主观性资料，是不能泄露给无关人员的，否则容易引发医疗纠纷。为避免医疗信息的泄露，建议各胸痛中心在建立微信群时一定要严格控制入群人员的身份验证，不宜将与急性胸痛救治无关的人员拉进群，同时也严格进行群规教育，防止医疗信息的外传。

2. 远程实时传输系统　为胸痛中心专门设计的远程实时传输监护系统最早诞生于我国，由北京IVT公司生产的12导联心电图远程实时传输监护系统最早于2011年开始在广州军区广州总医院开始使用，早期是以监护和传输12导联心电图等生命监测信息为主，随着胸痛中心建设和认证工作的推进，该系统逐步融入了以时间节点管理为主线轴的胸痛急救数据库。其最大的特点有三点：一是能够从急救现场直接将心电图、血压、血氧饱和度等生命监测信息直接传输到监护终端，终端设备可以依托手机或监护仪显示，尤其是手机工作模式的诞生使区域协同救治效率显著提高，参与急救的医护人员尤其是专家不再被时空限制，可以从任何有网络信号的地方通过远程会诊模式参与现场急救。第二，该系统具有时间节点自动采集系统，可以自动记录患者通过主要监控地点的准确时间，如进入或离开救护车、医院大门、急诊抢救室、CT室、导管室等，可以防止人工记录的不准确性和随意修改记录。第三，该系统所采集的各时间节点和信息会自动记录、保存在终端并与云平台数据库对接，需要人工输入的急救信息也可以从多种终端录入，从而大大方便了一线工作人员使用。随着胸痛中心认证工作的开展，越来越多的信息技术企业正在加入到胸痛中心急救信息远

程实时传输系统的开发和应用队伍之中,相信不久的将来,会有更多、更成熟、也更廉价的设备提供给全国胸痛中心选择使用。

远程实时传输监护系统使用中应注意的问题:首先必须充分理解的是,先进设备仅仅是胸痛中心建设的辅助手段,不能替代胸痛中心的各种流程优化和数据管理,有些单位可能被错误的信息误导,以为只有购买了先进的设备才可以做好胸痛中心建设,胸痛中心与先进设备之间的关系不存在任何直接关联,没有先进设备同样可以把胸痛中心建设得很规范,但先进设备可以帮助胸痛中心实现优化流程、提高工作效率、减少人工操作时间、提高准确性、提高抢救成功率。其次,与微信群一样,远程实时监护传输系统必须与一键启动电话联络机制结合才能构成有效的及时应急响应机制。第三,部分人工输入的时间节点多是采用下拉式选择,容易出现点击错误而致极端数据,与人工填报数据一样,必须强调数据库核对制度的落实。第四,严格进行登录权限的控制和管理,要求所有有权限使用的人员要妥善保管登录密码,防止冒用、修改数据和未经许可的拷贝数据等危害数据库安全的问题发生。

3. 其他信息共享机制　如转诊、短信方式等,已经渐趋少用,本书不做过多介绍。

(向定成　赵新元　段天兵)

第七节　急性胸痛患者的分诊及接诊

对胸痛中心在优化诊疗过程中所涉及的医院各部门的工作流程、管理制度进行相应调整以适应胸痛中心流程优化需求,在分诊、就诊、检验、收费等环节实行急性胸痛优先原则,以适应优化诊疗流程、最大限度缩短救治时间的需要。急诊分诊是根据疾病的严重程度、治疗的优先原则和合理利用急诊资源对患者进行分类的一种方法。目前,国家卫生计生委已推出了规范化的急诊分诊指导原则,是按照急诊患者病情的严重程度和占用急诊资源的多少决定患者就诊及处置的优先次序,使患者在合适的时间去合适的区域获得恰当的诊疗。胸痛是急诊内科经常面对的问题,非创伤性急性胸痛患者是急诊内科最常见的疾患者群。以急性胸痛为主诉的患者占急诊内科患者的 5%~20%,在三级医院里更是占了 20%~30%。胸痛的病因、病情错综复杂,并能够在复杂的病症中给予快速分流,同时对其危险性给予准确的评估并做出及时、正确的处置,帮助医师及时诊治,减少误诊、漏诊。以适应优化诊疗流程、最大限度缩短救治时间的需要。

急性胸痛分诊的特殊要求和方法

1. 急性胸痛分诊工作的要求　胸痛在急诊很常见,其临床表现各异,误诊漏治的风险很高,急诊分诊台是接触患者的第一站,责任重大,必须精心挑选优秀的护理人员担任这一工作,其具体要求如下:①急诊预检分诊护士必须由熟悉业务、责任心强、并由有急诊临床工作经验 5 年以上的护士(师)担任。②必须坚守工作岗位,临时因故离开时必须由护士长安排能胜任的护士替代。③预检分诊护士对来急诊科就诊的胸痛患者,应根据轻、重、缓、急分为生命体征稳定和不稳定的两大类,对于前者应做好预检分诊,依次办理就诊手续,并登记,包括姓名、性别、年龄、职业、接诊时间、初步判断、是否传染病、患者去向等项目,书写规范,字迹清楚;对于生命体征不稳定的急性胸痛患者,应直接送进抢救室或 EICU 救治。④急危重患者应立即将其送抢救室或 EICU,要实行先抢救后补办手续的原则。⑤如有分诊错误,

应按首诊负责制处理,即首诊医师先接诊然后再转诊或会诊,护士应做好会诊、转科协调工作。⑥保证心电图设备及12导联心电传输系统正常工作,如遇到多个患者同时到达急诊科或设备故障时,应即刻启用备用设备。任何时候均应保证10分钟内完成12导联心电图检查。⑦经常巡视分诊区域内的检诊床或担架床,及时清理占床患者,保证任何时间胸痛患者的床位使用。⑧在给予患者行心电图检查时应细致操作,保证高质量完成12导联或18导联心电图,完成心电图后应做好记录(姓名、时间、导联标号等)。检查中应有爱伤观念,解除患者紧张情绪,注意隐私保护,给予提供屏风等。⑨熟悉各种分诊设备,尤其是通讯设备,保证通讯正常,能够处理区域内各类胸痛咨询电话和求救要求。⑩所有的分诊人员必须经过胸痛知识的专科培训,具备识别各类型ACS表现的能力,并能够完成最初步的检诊工作(心电图、生命体征、及对症处理等)。通过规范和正确的分诊到达快速筛查出高危胸痛患者并给予紧急处理;缩短胸痛患者在急诊室的停留及等候就诊时间;降低低危胸痛患者的住院率;减少过度医疗引起的有限医疗资源的浪费的目的。

2. 急性胸痛分诊方法　胸痛的分诊是在常规急诊分诊方法的基础上根据胸痛的特点专门形成的分诊方案其主要方法如下:

(1) 预检护士首先询问确定是否为胸痛患者,对任何来院的胸痛患者,急诊分诊护士应第一时间给予采集病情信息及尽快分诊。

(2) 快速评估病情危重度:①3~5分钟内完成初步评估,其重点是:A. 气道通畅情况;B. 呼吸情况;C. 循环情况。凡出现持续胸痛、腹痛、面色苍白、大汗、肢体冰冷、恶心呕吐、意识障碍、呼吸困难、低血压、口唇发绀、心悸、脉搏不规则可疑心律失常、端坐呼吸、末梢循环差等危重症征象的患者均应迅速将其引导进入抢救室。如在接诊中患者突然出现神志不清脉搏消失应立即开始心肺复苏,并通知相关人员开始抢救。②进一步评估:主要包括收集主观与客观信息,主观信息包括:A. 自然情况:姓名、年龄、地址、等情况;B. 主诉与现病史:了解疼痛或不适的性质、部位与范围、程度、病程、持续时间、相关症状以及好转与恶化的因素;C. 既往史与过敏史。客观信息包括:A. 测量T、P、R、BP;B. 应用望、触、叩、听的检查方法进行全身体格检查或局部体检。

(3) 启动胸痛诊治流程,建立胸痛患者病历档案,做好各类时间点登记。

(4) 填写有关胸痛急救信息、记录重要相关病史、与胸痛相关的时间点(精确到分钟)。

(5) 在接诊患者后5~10分钟内完成标准12导联心电图检查;如果可疑下壁或正后壁心肌缺血和心肌梗死的患者,常规做18导联心电图(V3R、V4R、V5R)和正后壁(V7、V8、V9)来提高各个部位的急性心肌梗死的诊断率,使患者的病情得到及早的治疗,病情得到准确评估。记录采集心电图时间(年、月、日、时、分)。

(6) 迅速将完成的心电图归档在流动病历中,并即刻交给值班急诊医师进行判读。

(7) 心电图为STEMI、LBBB、ST段压低应即刻给予吸氧(4L/min)、心电监护、迅速将患者转入抢救室进一步诊疗或急救。

(8) 中、低危胸痛患者可转至普通急诊进一步诊治。

上述有关急诊分诊的各个关键内容做了介绍,但对于工作在一线的分诊人员每天面对不同的急诊患者,很难把急性胸痛的分诊做到完全规范、快捷,为此,制定专门的急性胸痛分诊流程图以指导分诊工作至关重要。目前建立了胸痛中心的医院均有专用急性胸痛分诊流程图,但有许多仅仅是一个简单的理论性强实用性不足的流程图,也有些就是简单参阅别家

医院的流程图,未经集体讨论和结合自身实际情况制定,导致许多流程图仅仅是挂在墙上的而不是指导一线人员的流程图。急诊分诊流程图是胸痛中心最重要的流程图之一,是指引分诊护士能够快速、正确完成分诊任务的前提条件,各胸痛中心要高度重视分诊流程图的制定。

尽管急性胸痛分诊流程图可以因不同医院而异,但主要流程和评估内容应该是相同的,即要尽快将生命体征稳定和不稳定的急性胸痛患者尽快分层进入不同的诊疗流程。现将广州总医院的急诊分诊图展示如下(图 8-7-1),以供参考。

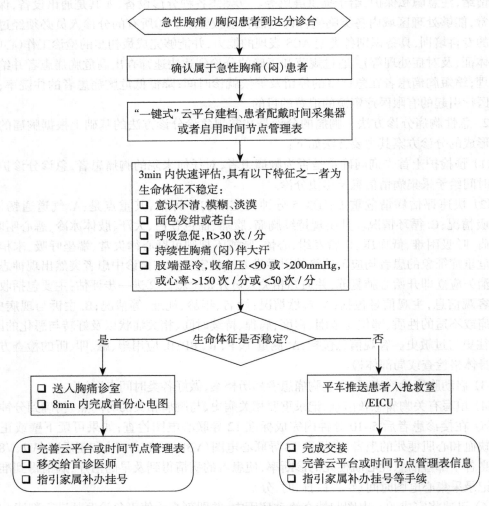

图 8-7-1　广州总医院急性胸痛分诊流程图

3. 胸痛分诊时问诊和记录要点　即使熟练的医护人员要能够完整和迅速地了解患者胸痛的特点和发病经过也是十分困难的工作,因此,在首诊中应尽可能的将有关胸痛问题表格化,方便急诊接诊护士系统问诊和记录。然而,在临床工作中,更多的医院仅靠分诊护士的临床经验进行分诊评估,分诊过程中完全没有评估工具,分诊记录是危重患者简单的信息登记而已,很多患者信息已经丢失或登记不完整,在接诊胸痛患者重点询问及记录以下情况:①部位:胸骨后、心前区、上腹部、颈部、肩胛区、上臂和口腔;②性质:压榨痛、紧缩性、烧灼感、刀割

样、闷胀感或沉重感;③放射部位:上腹、颈部、左肩、左臂、下颌骨、胸骨下疼痛;④诱发因素:锻炼、紧张、冷空气、餐后、夜间、休息或情绪波动;⑤持续时间:数秒、数分钟至 20 分钟、20~30 分钟、>30 分钟;⑥伴随体征:憋气、呼吸困难、大汗、恶心呕吐、意识丧失或模糊、心悸、心慌、乏力;⑦缓解方式:停止运动、休息、含服硝酸甘油、吸氧、其他;⑧既往心脏病史和家族病史;⑨胸痛时间记录:发病时间、首次医疗接触时间、转运时间、到达医院时间、首份心电图时间、医师阅读时间、专科会诊时间、抽血时间、专科会诊时间、离开科室时间及抢救时间等;⑩生命体征记录:脉搏、心率、呼吸、血压、意识、体温。以上情况可设计成下列表格的形式表进行评估和填写:

（1）胸痛的特点是

　　　□ 剧烈、压榨性胸骨下疼痛

　　　□ 疼痛向下颌、颈部、肩部、或上臂放散

　　　□ 剧烈、撕裂样疼痛,向背部放散

　　　□ ……

（2）胸痛伴有

　　　□ 晕厥或几乎晕厥

　　　□ 呼吸困难（需除外 COPD 或哮喘所致）

　　　□ ……

（3）胸痛患者曾有下列病史

　　　□ 心肌梗死

　　　□ 血管造影成形术或冠状动脉分流术

　　　□ 24 小时之内曾应用可卡因

　　　□ 糖尿病

　　　□ ……

（4）胸痛伴

　　　□ 发绀

　　　□ 大汗淋漓

　　　□ ……

判断　□ 不符合上述标准为非心源性胸痛

　　　□ 符合其中至少一项标准为心源性胸痛

　　　□ 符合其中至少一项标准,但不作为心源性胸痛处理

4. 心电图在急性胸痛分诊中的意义　胸痛中心认证标准中要求所有急性胸痛患者均应在首次医疗接触后 10 分钟内完成首份心电图检查,若首份心电图提示下壁心肌缺血或者胸痛症状典型但 12 导联心电图无明显心肌缺血,则应完成 18 导联心电图记录。为此,几乎所有胸痛中心均在分诊流程图中要求在 10 分钟完成首份心电图作为主要工作和考核内容,为什么要把心电图作为所有急性胸痛患者的筛查指标呢? 一方面是因为急性冠状动脉综合征占据了急性胸痛患者的首位病因,其次是心电图检查简便易行成本低,很容易就可以完成,很适宜作为筛查手段应用。但心电图的诊断价值与判断能力有密切的关系,如果急诊医师和护士均不具备心电图诊断能力,则就失去了心电图筛查的价值了,因此,必须加强对急诊医师和护士的心电图培训,并且要建立心电图的远程会诊机制,以提高急诊科的对心电图的诊断能力,更好地发挥心电图在急性胸痛分诊中的作用。

5. 胸痛分诊的风险评估工具　由于胸痛临床表现差异大,潜在风险高,应用风险评估工具可减少误诊和尽快地使高危患者获得治疗。胸痛分诊中最常用的评估工具主要有:

(1) 早期预警评分(early warning score,EWS):EWS 是对患者 P、SBP、RR、T、意识五项生命指征定为评估病情的一种方法(表 8-7-1),根据不同的分值制定出不同级别的医疗处理干预原则。一旦分值达到一定标准即"触发"水平,就必须尽快地进行更积极的医疗处置。其临床应用于早期预警潜在的危重患者、为医护准确沟通病情提供依据,降低经验不足的医护人员对潜在的危重患者病情的误判率、合理的分流急诊患者的去向。EWS 的 5 个参数每项分值是 0~3 分,总分 15 分。其应用限于 14 岁以上的人员,多在院前、急诊和各科的普通病房使用。其最大的特点是简易快速,可在数分钟内完成评估。

表 8-7-1　EWS 评分表

项目	3	2	1	0	1	2	3
HR(min)		<40	41~50	51~100	101~110	111~130	>130
SBP(mmHg)	<70	71~80	81~100	101~200		201~220	≥220
RR(min)		<9		9~14	15~20	21~29	≥30
T(℃)	<34	34~35		36.1~37.9	38~38.5	38.6~40.0	≥40
意识				清楚	对声音有反应	对疼痛有反应	对疼痛无反应

注:1~3 分提高监测率,3 分报告医师,监测每小时 1 次,3~5 分立即通知医师,监测 30 分钟 1 次,6 分以上立即抢救

(2) GRACE 危险积分:其参数包括 Killip 分级、收缩压、心律、年龄、肌酐浓度、ST 段改变、心肌酶升高、入院时心搏骤停等 8 项目。总分 0~372 分。其风险分层应用见有关章节。

(3) 疼痛分级评分:目前用于临床上的有以下几个方法:

1) 世界卫生组织(WTO)疼痛分级:0 度:不痛;Ⅰ度:轻度痛,为间歇痛,可不用药;Ⅱ度:中度痛,为持续痛,影响休息,需用止痛药;Ⅲ度:重度痛,为持续痛,不用药不能缓解疼痛;Ⅳ度:严重痛,为持续剧痛伴血压、脉搏等变化。

2) 数字分级法(NRS):数字分级法用 0~10 代表不同程度的疼痛,0 为无痛,10 为剧痛。疼痛程度分级标准为:0:无痛;1~3:轻度疼痛;4~6:中度疼痛;7~10:重度疼痛。

3) 根据主诉疼痛的程度分级法(VRS 法):0 级:无疼痛;Ⅰ级(轻度):有疼痛但可忍受,生活正常,睡眠无干扰;Ⅱ级(中度):疼痛明显,不能忍受,要求服用镇痛药物,睡眠受干扰;Ⅲ级(重度):疼痛剧烈,不能忍受,需用镇痛药物,睡眠受严重干扰可伴自主神经紊乱或被动体位。

4) 视觉模拟法(VAS 划线法):无痛 / 剧痛之间划一条长线(一般长为 100mm),线上不作标记、数字或词语,以免影响评估结果。一端代表无痛,另一端代表剧痛,让患者在线上最能反映自己疼痛程度之处划一交叉线。

5) 疼痛强度评分 Wong-Baker 脸:对婴儿或无法交流的患者用前述方法进行疼痛评估可能比较困难,可通过画有不同面部表情的图画评分法(图 8-7-2)来评估:无痛、有点痛、

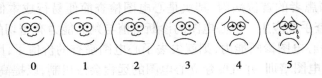

图 8-7-2　疼痛强度评分 Wong-Baker 脸示意图

稍痛、更痛、很痛、最痛。

6. 急诊胸痛的分诊优先处理原则 胸痛分诊重点解决高危胸痛的分检和紧急处置,分诊护士应采取优先机制,所有患者均采取先分诊后挂号原则,快速识别高危患者,要求 10 分钟内完成首份心电图,有指征者在抽血后 20 分钟内完成肌钙蛋白的检测;迅速进入快速救治通道;科室根据患者量备齐足够人份的药品,对需要用药患者在最快时间完成给药,节省开处方、缴费、拿药等排队环节时间。过后再统一补挂号和缴费、拿药。剔除没有威胁生命

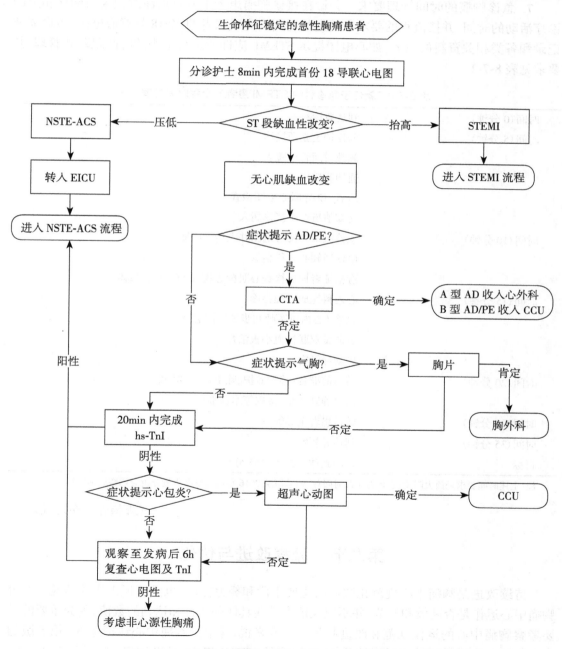

图 8-7-3 急诊胸痛鉴别诊断流程图(广州总医院胸痛诊室)

疾病的患者。对于所有胸痛或疑似胸痛患者,对不能明确诊断的患者应常规留观严密观察病情的演变,严防患者院外发生严重危及生命的事件,对于有持续性胸痛症状者每隔30分钟复查一次心电图,每隔2小时复查心肌损伤标志物。复发性胸痛者应在症状发作时即刻复查心电图;无症状复发者应在3~4小时后复查。心电图连续3次无变化,心肌损伤标志物连续2次无异常且排除其他重要疾病者在6~12小时后予出院。广州总医院胸痛中心所制定的急诊胸痛鉴别诊断流程图见图8-7-3。

7. 急诊胸痛的时间管理要求　分诊在接诊胸痛患者中应重点注意记录与胸痛相关的诊疗活动的时间,并按流程的要求在规定的时间内完成患者的12/18导联心电图,生命体征记录和各类相关资料的录入,如心电图提示STEMI,应即刻进行全程的时间跟踪和管理,其要求见表8-7-2。

表 8-7-2　就诊于急诊科的 STEMI 患者的全程时间管理

时间（0 分钟）	到达急诊科
时间（5 分钟）	分诊护士立即接诊
	佩戴时间管理腕表
	通知胸痛中心
	给氧、12 导联心电图检查
	通知值班医生接诊病人
时间（10 分钟）	急诊医师判读心电图并上传心电图
	电话通知心内科会诊
	有指征者抽血检查心肌标志物、BNP、D- 二聚体
时间（15 分钟）	心内科完成远程会诊
	急诊 / 心内科医师初步知情同意
	负荷量双联抗血小板治疗
	启动导管室
时间（20 分钟）	转运前准备:移动监护、除颤设备、吸氧
	建立静脉通路、备皮等术前准备
时间（30 分钟）	转运患者至导管室
时间（35 分钟）	到达导管室
目标	入门到球囊扩张≤55 分钟

注:上述时间要求是最大限度,必须低于此时限(广州总医院 2016 年第四季度质量分析会调整后标准)

（唐柚青　向定成）

第八节　流程改进与优化

持续改进是胸痛中心规范化建设的主要手段和努力方向,也是认证工作的精髓。评价胸痛中心运作是否高效和规范,并不仅仅依靠某些具体的指标和达到的数值,更为重要的是要考察胸痛中心的运作规范和改进趋势。举例来说,《中国胸痛中心认证标准》第 5 版的5.21 条款是这样描述的:"对于接受 PPCI 治疗的 STEMI 患者,月平均门 - 球时间不超过 90

分钟,且达标率不低于 75%;若当前无法达到,则应呈现改进趋势,且应制定促进持续改进的措施,确保在通过认证后 1 年内逐步达到上述要求"。可以看出,虽然 D-to-B 时间的国际标准是 <90 分钟,但认证标准并非一刀切,暂时没有达到此时间要求的胸痛中心,只要能证明其运作的趋势是明显改进的,且有持续改进的计划和目标,同样也视为合格的胸痛中心。因此,在关键要素五中的持续改进包含两方面含义,既要给出持续改进的计划、方案和流程,也要展示出持续改进的数据趋势。

质量控制是持续改进能够顺利进行的保障和方法。在胸痛中心的规范运作过程中,胸痛中心委员会、总监(技术总监和行政总监)应当宏观把控持续改进的路径和方向,将质量控制作为监督、考核和评价的重要手段,通过对胸痛中心内在的质量管理和监控,借鉴现代管理学的理念和方法,不断建立目标、规范流程、整合能力和协调利益,保证持续改进的顺利进行。持续改进和质量控制应从以下几个方面入手。

一、组建具有执行力的行政架构,明确管理人员的职责要求

胸痛中心委员会在持续改进和质量控制方面起着至关重要的作用,胸痛中心委员会是胸痛中心的最高领导结构,具有调动医院所有资源为胸痛中心建设和运行提供保障的权力,同时也是质量监控和评价的决策机构。通常应由医院院长或副院长担任胸痛中心委员会主任委员,主持胸痛中心委员会的建设和重大决策。胸痛中心总监是持续改进和质量控制过程中的核心人物,总监由经过专业认证、具备对 ACS 患者进行急救和诊断的能力的临床医师担任,需要有一定的专业背景和高级职称,其临床技能、组织和协调能力尤其重要,特别是对胸痛中心的全局运作和细节管理,均要尽心竭力,了然于心。胸痛中心协调员在胸痛中心组织结构中的角色定位是承上启下、内外协调。不仅要协助总监完成胸痛中心运作的日常事务,还要对多个部门之间的衔接和沟通起到协调和联络的作用,同时还应负责胸痛中心的对外联系以及认证工作的具体实施。除开行政架构之外,还应设有专职或兼职的数据管理员。数据管理员应当有医学相关教育背景,有理解 ACS 相关疾病救治流程的能力,在日常工作中对胸痛中心的数据进行整理和核对,同时还要对相关人员进行数据库使用方法和相关制度的培训。在持续改进和质量控制中,数据管理所占比重较大,因为根据数据整理出来的趋势和结果是现状的客观总结,是分析和决策的基础。

二、制定与持续改进和质量控制相关的规章制度

胸痛中心建设的基本的管理制度包括联合例会制度、质量分析会制度、典型病例分析会制度、数据管理制度、培训制度、奖惩制度等。会议制度为会议的召开制定规则,主要内容包括会议主持人的界定、参与讨论的人员范围、举行会议的时间间隔、会议流程等。联合例会是胸痛中心为协调院内外各相关部门的立场和观念、共同促进胸痛中心建设和发展而设立的专门会议。胸痛中心与院前急救系统(120 或 999)以及其他具有转诊关系的单位必须定期召开例会并做好原始记录。质量分析会通过对胸痛中心运行过程中的阶段性数据分析,肯定取得的工作成绩、发现存在的问题并制定改进的措施,为胸痛中心委员会提供胸痛中心建设和运行质量的评价依据。典型病例分析会是改进胸痛中心工作质量最有效的工作形式之一,可与质量分析会同时举行,但主要是针对急诊科、心内科等胸痛中心的实际工作人员。

一般是从质量分析会中发现宏观问题,再将存在问题的典型病例挑选出来作为剖析的对象,将所有与执行胸痛中心流程相关的人员集中进行讨论和分析。机构应该为流程改进和质量监控制定切实可行的计划和措施。胸痛中心应根据当前的实际情况确定本中心关键监控指标,例如:首次医疗接触至首份心电图时间、从抽血到获取肌钙蛋白结果时间、导管室激动时间、门-球时间、院内死亡率等,并确立关键性效率指标和预后指标的近期奋斗目标值,原则上应每年修改一次奋斗目标值以体现逐渐改进的效果。

三、掌握流程改进和质量分析的方法

(一) 首先要制定流程改进和质量监控计划

胸痛中心管理层应对胸痛患者的诊疗流程进行长期的质量监督和评估。根据流程执行过程中的一些关键节点,制定监控和改进计划并对流程图进行定期修订,并明确流程图修订的基本条件(如根据监控指标的变化或典型病例分析会发现的问题或流程执行人的反馈意见等作为启动流程改进的基本条件),并落实到具体责任人。其次在发现问题—分析原因—解决手段—实践检验的过程中,充分运用归纳、统计、对比等手段,对临床实践的偏倚进行纠正和改进。实际上,这类似于现代管理学中的 PDCA 循环模式。PDCA 循环又叫戴明环,是全面质量管理所应遵循的科学程序。胸痛中心质量控制的全部过程,也就是质量计划的制定和组织实现的过程,这个过程就是按照 PDCA 循环,不停顿地周而复始地运转的。P(计划,plan)代表从问题的定义到行动计划,也即对应在胸痛中心的质量控制中发现问题。D(实施,do)代表实施行动计划,也就是分析延误原因和制定改进措施。C(检查,check)和 A(处理,act)是评估结果、标准化和进一步推广,也即在胸痛中心的持续改进中通过实践和时间来检验改进的监控的效果,并长期落实在胸痛中心的规范运作当中去。

流程图的改进是整个持续改进和质量控制的关键措施之一。从某种角度来说,胸痛中心的运作手段就是将指南流程化,将临床实践图表化。治疗策略发生了改进,专业指南进行更新以后,我们都应该积极对流程图进行修订,使其符合最新的指南,达到最佳的治疗要求。修订中要集思广益,多方征求意见。新的流程图改变了传统的习惯、改变了原来人们熟知的旧有工作模式,一定会遇到来到各方面的阻力,这时就应该采取民主会议和商讨的方式,把与此流程图有关的各个部门的工作人员召集在一起,共同改进流程图,以期得到各方的许可并达成一定妥协,新的流程图在确定之前,应经过实际工作的检验,改进前的流程图也要做好存档,并注明改进的时间、参加的人员、改进的内容等,保存好原始资料,这些都是胸痛中心在进行持续改进的最好证明。例如 120 系统对急性胸痛患者进行救治的流程图改进前后的对比如图 8-8-1、图 8-8-2 所示。

典型病例讨论会是寻找时间延误或者偏离流程图原因的最有效方法。在典型病例分析会中,时间轴分析是最有效的工具。将典型 ACS 病例救治过程中的所有关键时间节点用一根数据轴串联起来,既可以一目了然的发现耽误救治的关键环节,也可以对总缺血时间的分布有更清晰的了解,更容易明晰改进和努力的方向(见文末彩图 8-8-3)。

(二) 制定流程图改进流程图

什么时候应该对流程图进行修订呢? 理想的应该是根据定期召开的质量分析会考核胸痛中心所制定的各项主要监控指标是否达标,总体趋势是在进步还是在退步或原地踏步,经过质量分析了解总体趋势后再对延误的典型病例讨论和分析,寻找存在的问题和解决问题

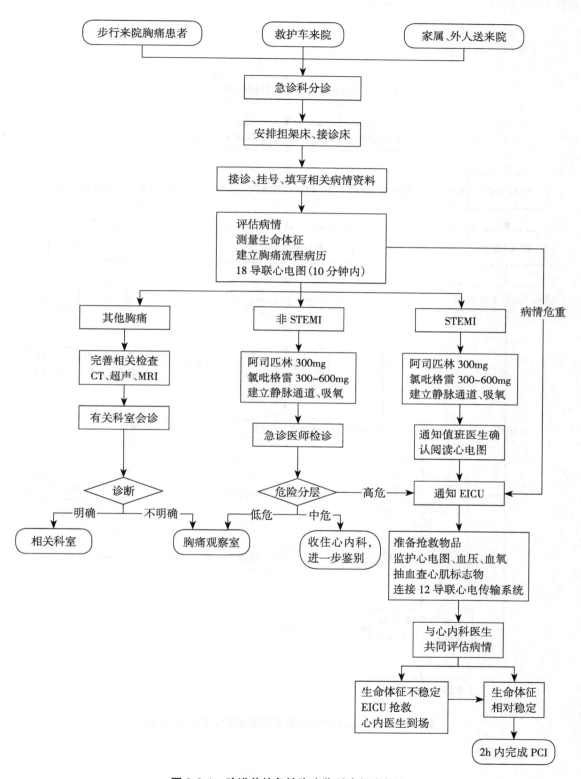

图 8-8-1 改进前的急性胸痛鉴别诊断流程图

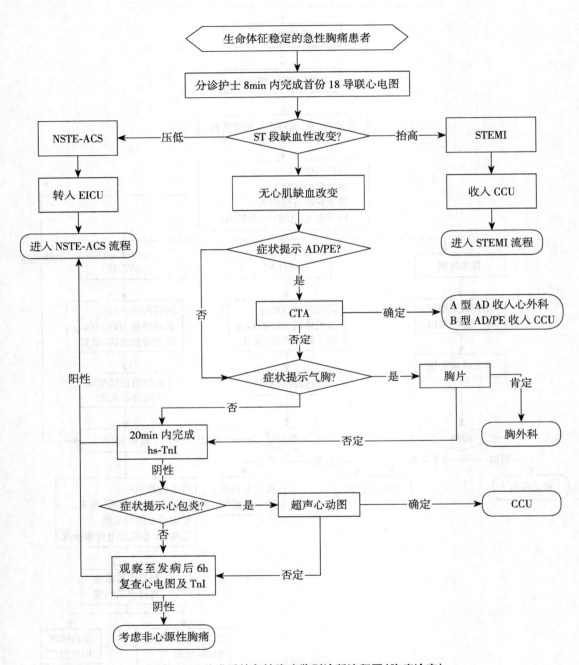

图 8-8-2　改进后的急性胸痛鉴别诊断流程图（胸痛诊室）

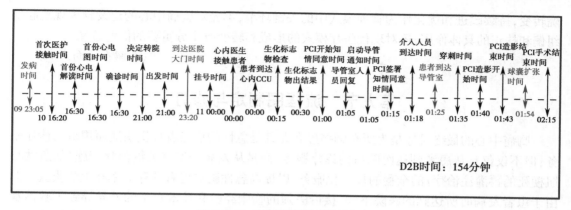

图 8-8-3　典型病例的时间轴分析

的办法。其中何时应该对流程图进行修订应纳入胸痛中心预案之中而不是随意进行的。这就需要胸痛中心必须制定流程改进流程图，以通过流程图的形式确定何时应该修改流程图了。图 8-8-4 为广州总医院的流程改进流程图，可供参考。

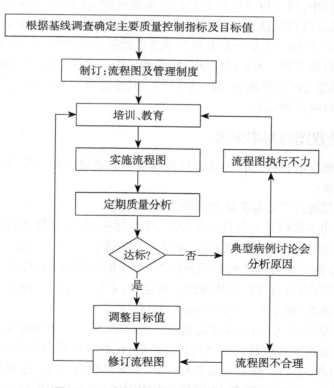

图 8-8-4　广州总医院流程图改进流程图

　　持续改进和优化是胸痛中心管理中的重要内容，持续改进医疗质量是胸痛中心工作的核心理念。目前我国各地胸痛中心建设面临的主要问题是重视技术细节而忽略顶层设计，还没有建立起管理医疗模式的基本理念。要明晰现代医院工作模式正从科技兴院向管理兴

院转变,持续改进和优化作为管理模式中的关键环节,不光对胸痛中心的建设管理规范起到纠偏和扶正的具体作用,还对现代医疗模式的形成和转变有十分重要的借鉴意义。

（易绍东　向定成）

第九节　流程图制定与修订

胸痛中心的最终目标是为所有胸痛患者尤其是急性胸痛患者提供快速而规范的诊疗服务,但不仅仅是从患者到达医院后的诊疗服务,而是从发病到实施关键治疗措施(如急性心肌梗死的再灌注治疗)的全程的规范化服务,以提高急性胸痛患者的存活率和生活质量。但由于患者发病时所达到的医院不同、接诊医师的临床经验和技术水平的差异导致了救治水平的参差不齐,要实现上述目标,就必须严格地统一并规范所有医院、所有医护人员的医疗行为,其中制定所有医院和所有医护人员都必须遵循的急性胸痛患者的诊疗流程图是保证医疗行为统一、规范的最重要措施。所谓流程图就是用简单的图标符号来表达问题解决步骤的示意图。规范的流程是胸痛中心高效运作的保障,而高质量的流程图就是缩短救治时间的最佳工作手册。一个好的流程图不仅要结构清晰、逻辑严密,还要简明扼要、便于理解。在胸痛中心的工作中,制定所有医护人员都必须遵循的流程图是保证医疗行为统一和规范的重要举措,也是在进行认证准备过程中的工作重点和难点。胸痛中心的工作流程涵盖范围很广泛,应包括从发病后急诊呼救开始到最终救治措施完结的每一个环节,本节将结合中国胸痛中心认证的要求和广州军区广州总医院胸痛中心建设过程中所制定的各类工作流程及其改进过程,详细介绍急诊胸痛诊疗过程中、尤其是急性冠状动脉综合征的诊疗过程所包含的各个流程图的内容和要求。

一、制定流程图的基本要求

流程图是胸痛中心诊疗工作的基础以及胸痛中心质量控制和管理的依据,流程图必须满足以下基本要求:

(一) 以减少就医环节和提高救治效率为最终目的

胸痛急救中的主要病种是急性心肌梗死、主动脉夹层、急性肺动脉栓塞、张力性气胸等随时可能威胁生命的疾病,这些疾病的主要特点是病情急、变化快、随时可能会威胁生命,因此,制定胸痛中心的工作流程图时必须突出"快速诊断和救治"的特点。应打破传统、尽量减少环节,为各类胸痛患者制定最快捷的诊疗途径,避免不必要的环节和时间浪费,在最短的时间内做出正确的诊断,并尽早开始规范的治疗措施。

从上述基本要求可以看出,制定流程图必须以精、简、快、准为原则,"精"是指流程图所提供的诊疗活动路径必须是最重要的核心内容,比如对所有急诊胸痛患者在进行生命体征评估的同时进行心电图检查是最重要的环节,要突出快速进行心电图检查的重要性,必须规定在接诊后 10 分钟内完成标准 12 导联心电图(怀疑急性心肌梗死者则进行 18 导联心电图检查)的记录和解读;若心电图提示为急性 ST 段抬高的心肌梗死,则再灌注治疗是最重要的治疗措施,因此,流程图应指向再灌注措施的筛查评估,然后直接指引到再灌注治疗手段的实施。"简"是指要尽量简化所有非必需的环节,要敢于突破传统习惯,比如对于直接就诊的急性心肌梗死患者,在传统的急诊流程中必须先挂号、后分诊、再急诊医师诊查、心内科会

诊确认、办理住院手续、入住心内科进行术前准备、再送入导管室进行急诊 PCI，看似合理，但实际耽误了大量的时间，不符合胸痛急救的快速原则。因此在分诊环节，该流程应该重新进行解构，在流程图中应将挂号和分诊同时进行、并强调在接诊后 10 分钟内完成急诊医师的首次检诊和 18 导联心电图检查，明确诊断后立即开始术前准备同时启动导管室，完成术前准备后将患者直接送入导管室，家属补办住院手续。从上述简化流程中可以节省宝贵的救治时间。"快"是指针对胸痛诊疗的必须环节要突出时间要求，在流程图中明确体现出来，强化流程执行人员的时间意识和紧迫感，不得有人为延误，比如上述首次检诊和首份心电图检查必须在医疗接触后 10 分钟内完成，如果需要进行肌钙蛋白检查则必须在 20 分钟内完成并获得检查结果，对于怀疑急性主动脉夹层而要进行急诊 CTA 检查的患者，CT 室必须在接到通知后 30 分钟内接收患者进行 CTA 检查等。"准"有两个基本含义，一是指流程图的指引要避免误诊或走弯路，必须考虑到鉴别诊断的各种可能性，以最简化但同时也是最准确的思路引导鉴别诊断过程；二是指治疗手段的正确性，即在流程图中要体现治疗的规范化，指引临床医师为患者选择最恰当、最有效、最符合指南的治疗手段。比如，对于 ST 段抬高性的急性心肌梗死患者，流程图应明确指引要根据其到达的医院是否具备急诊介入治疗条件、发病时间两个主要因素决定是应该先实施溶栓治疗后转运、还是应该直接转运接受转运 PCI 治疗，这样的流程图就可以避免由于值班医师的个人水平差异导致不必要的诊疗环节、延误诊断和延误治疗等问题的发生，使患者能在最短时间内得到最佳的治疗措施。

（二）以专业指南和临床路径为主要依据

胸痛中心所制定的各种流程图中，有些内容在相关的专业指南中已经有明确的诊疗规定，或者国家卫生部已经制定了单病种的临床路径，此部分内容必须以相关的专业指南或临床路径为依据，比如 ST 段抬高的急性心肌梗死的诊治流程就必须依据当前最新的指南，突出尽早实施再灌注治疗这一核心理念，为不同类型的患者到达不同条件的医院后接受再灌注治疗提供最佳的路径。遵循指南制定流程图也是保证流程图能为临床医师提供正确指引的必要条件，同时，笔者认为，胸痛中心通过制定流程图是将专业学术组织所制定的指南落到实处的最好途径，可以大大缩短指南与临床实践的距离。

目前胸痛中心工作的重点是急性心肌梗死、急性主动脉夹层和急性肺动脉栓塞三大疾病，该三大疾病均有由专业学术组织所制定的诊治指南，尤其是急性心肌梗死又根据其临床类型分为 ST 段抬高的急性心肌梗死和非 ST 段抬高的急性冠状动脉综合征两个大类，并且几大国际权威学术组织如 ACC/AHA、ESC 等均有自己的指南，中华医学会心血管病委员会也制定了中国自己的指南，而这些指南存在着发布时间上的差异，即使是在相近时间更新的指南，也会存在一定的差异。那么胸痛中心在制定流程图时该遵循哪个指南呢？此问题的不同回答可能会导致流程图上的细微差异。在中国胸痛中心认证条款中并未对胸痛中心的流程图所需要遵循的指南做出明确的限定，其基本要求是必须满足当前影响本地区医疗行为的指南精神。因此，胸痛中心在制定流程图时完全可以结合本地区的实际情况，既可以采用 ACC/AHA 或 ESC 的专业指南，也可以将中华医学会心血管病委员会所制定的指南作为主要依据，但原则上应尽可能追求最高要求。笔者在为广州军区广州总医院胸痛中心制定各种流程图的过程中所采取的原则是，尽量选择最具先进性的指南，总体而言，最新颁布的指南所引进的临床证据更新更全面，但还必须结合本地区和医院的实际，比如许多国外指南

所推荐的治疗选择可能包含有目前尚未在国内上市的药物,则不宜在流程图中显现,制定流程图时只能基于现有的客观条件。对于国内外指南的选择问题,笔者认为,中国指南更多的是在参考国外权威指南的基础上,结合国内的实际情况而制定,各胸痛中心在制定自己的流程图时应结合所在医院的实际情况,尽可能采取可以达到的最佳诊疗策略,一些处于国内领先的介入诊疗中心完全可以按照国外最新、最先进的标准制定流程图,而实际情况无法达到国际最先进标准但能努力达到国内指南要求者,则可以依据国内指南而制定。比如,我国卫生部(现为国家卫生计生委)已经为 ST 段抬高的急性心肌梗死患者制定了临床路径,但该临床路径是为了照顾绝大多数医院的现实条件,并未考虑到绕行急诊对缩短再灌注时间所带来的巨大效益,而广州总医院胸痛中心由于实现了院前心电图的传输,可以通过制定绕行急诊的方案使患者直达导管室,从而大大节省了传统的诊治环节和时间,使月平均 D-to-B 时间缩短到 60 分钟以内的国际领先水平。可以说,广州总医院胸痛中心 STEMI 救治流程图的先进性肯定远远超出了中国专业指南和卫生部临床路径的基本要求。而追求最短的再灌注时间是 STEMI 患者的最高利益诉求,因此,我们在制定流程图的过程中必须坚持就高不就低的原则。

对于急性主动脉夹层,由于尚缺乏国内专业指南,则只能参照国外的指南作为基本依据。

(三) 以兼顾理想和可行性为基本原则

理想的流程图是指与指南高度吻合且最有效地缩短诊疗时间的路线图,理论上所有流程图均应完全符合指南要求,但我国的经济、医疗技术水平、健康普及教育程度等尚处于发展极不平衡的阶段,各个地区之间的差异非常大,同一地区的不同医院之间的客观条件差异也很大,不可能所有的医院胸痛中心都采用相同的流程图。由于客观条件限制,目前即使经过主观努力也无法达到专业指南要求的诊疗措施就必须在流程图中给出替代的建议。否则,单纯强调理想化而不具有实际可行性的流程图将是一纸空文。比如院前传输心电图是胸痛中心建设中缩短再灌注治疗时间的最重要的措施之一,其中最理想的方式是采用实时传输 12 导联甚至 18 导联心电图,但现实的情况是多数医院目前尚不具备实时传输院前心电图的条件,认证标准也从来没有强调一定需要购买远程传输设备,所以,在这些单位的流程图中就应该采用替代措施,比如广泛采用建立微信群的方式,就可以很好地进行远程信息传输,实现急性心肌梗死的院前诊断,并为通过绕行急诊实现缩短 D-to-B 时间提供了可能。

(四) 以持续改进为主要手段

流程图的制定并非一劳永逸的,因为医学技术在不断进步,不断有新的诊疗措施在诞生,并在新的临床试验中得到肯定或否定,循证医学证据的积累在推动指南的制定和更新。加上医院的主客观条件也在不断改变,这些因素都会影响胸痛中心的流程图的变更;此外,流程图在实际应用中也会不断受到应用者的挑战和质疑,胸痛中心必须根据在实际应用中发现的问题进行讨论,发现问题并寻找解决问题的方法,然后对流程图提出修改意见。因此,流程图的制定并非一劳永逸的,需要不断更新,以达到持续改进的目的,使之更加贴近临床、更受应用者的欢迎。

在中国胸痛中心认证标准中,非常强调胸痛中心工作的持续改进特点,一个规范化的胸痛中心并不一定要求起点很高,但要求从建立胸痛中心之后有持续改进机制和持续改进效

果。其中流程图的持续改进是最重要的依据,一般要求将流程图改进的历史和过程均要做客观的记录,包括改进前后的路径变化、参与流程图制定、修改的人员、讨论记录等,原则上流程图的制定和修改都必须有流程图的执行者参与,不能由胸痛中心总监或主任等单独制定。在流程图正式实施前必须广泛征求所涉及的相关部门和人员的意见,实施一定时间后再根据实施者在实时应用中的情况进行修订和改进。广州总医院胸痛中心在运行的前一年内,平均 3 个月进行一次流程图的执行情况检查和讨论,由技术总监和行政总监共同主持,由参与胸痛中心工作的所有人员参加,先根据阶段性统计数据中 D-to-B 的数据、延误原因分析和病例分析入手,检查流程图被实际执行的情况,查找违背流程图的原因,若是主观原因则应通过对当事人员的批评、教育必要时辅助行政手段以强化执行流程图的力度;若是客观原因,则需要具体分析该原因是否可以被改变,若能改变则应通过协调或其他方式对客观条件进行改善,为更好地执行流程图创造条件;若是不可以改变的客观因素,则必须对流程图进行修订,使之更加适应客观条件以便于临床执行,即提高其可行性。

上述针对流程图的检查和修订等活动均必须客观记录在案,这是改进活动是获得认证非常重要的支持依据。

二、胸痛中心流程图所涵盖的范围

胸痛中心制定流程图的主要目的是规范医疗行为,使所有与急性胸痛救治相关的医疗、护理、药学、救护车司机、担架员、管理人员、收费人员等都按照相同的流程进行工作,防治因个人经验、理论知识、学术观念和其他背景的差异所产生的医疗行为的不同而影响急性胸痛患者的救治。因此,胸痛中心工作流程图所覆盖的范围非常广泛,涵盖了从接受胸痛患者电话呼救或自行来院就医者到达医院大门到对患者进行关键性救治措施完结的每一个环节。未来的胸痛中心工作流程还将延伸到患者出院后的社区康复等环节。例如:胸痛中心接受的 ACS 患者的来源多种多样,有自行来院的、有急救系统接入的、有网络医院转送的等等,不同来源的患者,其初始环节会略有不同,针对这些差异,应对每种可能均制定不同的流程图,使任何流程都有章可循、有据可依,避免按习惯处置、按上级指示、按经验办事带来的不确定性。按同时,不仅仅是医护人员,与诊疗环节有关联的每一个工作人员,包括司机、保安、护工、门卫、收费员等,都应该有可以阅读和遵循的流程。

为便于理解和记忆,我们可以将胸痛中心的工作流程图所覆盖的范围划分为院前急救系统与急救呼叫(包括院前急救系统与医院的衔接)、院前救治与网络医院急救、院内救治等主要环节。相对于具有急诊 PCI 能力的医院而言,由于急性胸痛患者的就诊方式可以是通过拨打 120、自行来院、转诊来院等不同途径,而转诊来院又可以分为外院转送和本院救护车接诊,因此,在制定急性胸痛患者诊治流程图时就必须兼顾到上述入院途径的差异,分别制定相应的流程图,使所有途径入院的患者均能有路径可循。

上面所述为流程图必须涵盖的范围,除此之外,还要关注流程图所包含的深度,也就是细节程度。总体而言,规范化胸痛中心的流程图要将急诊胸痛患者就诊后所有的医疗行为均纳入流程图之中,并要求流程图能为执行者提供明确的行为指示、详细步骤及时间要求。比如,针对 120 指挥中心的调度员在接听呼救电话后的工作流程图:若呼救者主诉是胸痛,则电话接听者必须在记录患者所在地址及电话后尽快询问胸痛的性质和是否有类似发作的过去史、是否有呼吸困难及意识障碍,若存在意识障碍则指挥现场家属或其他人员开始心肺

复苏或使用硝酸甘油等缓解心绞痛的紧急处理,同时迅速查看地图确定最近的急救医疗机构,并启动出车程序。接线员只要按照流程图操作就可以非常从容地完成急性胸痛患者的紧急呼救处理,不会因为忙乱而遗漏重要的信息收集和重要处理步骤。再比如对于在急诊接诊环节工作的年轻护士,常常因为急性胸痛患者来院时情况紧急而不知所措,但若遵循流程图操作就可以在接诊后简单进行生命体征评估后将急诊胸痛患者分为危重和非危重两种类型,对于前者迅速转入抢救室开始生命支持措施,而非危重型则按照流程图在10分钟内完成常规检诊、胸痛急救信息登记、12导联(怀疑心肌梗死患者记录18导联)心电图记录和(或)连接远程实时监护系统,然后通知医师检诊及阅读心电图,再根据医师指令进行后续工作。

　　另外,流程图的制定要特别突出岗位特点,要制定出每个岗位的工作人员都能够阅读、理解和执行的流程图,不能千篇一律,互相替代。例如在分诊台,一定要体现出分诊护士的具体工作流程,而不能将医师鉴别诊断的相关内容全部集中在同一个流程图中,分诊流程图中仅仅只需要体现分诊护士的具体工作内容即可。

　　在形式上,流程图一般分为上下流程图和关系流程图。上下流程图是最常见的一种流程图,它仅表示上一步与下一步的顺序关系。大多数流程图就是上下流程图,要求清晰明了,逻辑明确,在遇到不同的决策方向时,每一个方向都应该有完善的流程执行方向。关系流程图也叫矩阵流程图,其不仅表示上下关系,还可以表示左右关系,并能看出某一过程的责任部门。关系流程图可以说是多个上下流程图的综合,特别是那些涉及部门比较多的流程图,例如ACS的总体救治流程图,用关系流程图可以清晰的表明每一步骤的责任部门和人员,这样工作人员在执行过程中既能够明白整体的运作原则,也能够清晰明确自身应该完成的任务,便于执行和理解。流程图的图例一般有起始和终止框,用椭圆形框表示。执行框一般为方形,判断和决策框一般用菱形并有多个出口。流线标志应画出箭头表示执行方向。还可以在流程图中加入注释框做进一步的说明和解释。流线走向要简单,避免交叉或太多弯曲。建议使用Office套件中的Viso软件进行流程图绘制,并另存为JPEG格式,防止上传时出现乱码和混乱。

三、胸痛中心主要工作流程图

　　前已述及胸痛中心的工作流程图应该涵盖从患者发病后呼救或从到达医院就诊开始直至主要的救治措施实施完毕的全过程,但每家胸痛中心的工作流程图的数量并无一定的定数,应结合各自医院和各地医疗急救系统的实际情况而定,比如在我国北方的绝大多数地区,医疗急救系统即120系统是相对独立的,拥有独立的救护车队,院前急救工作完全由120系统负责,医院几乎不参与院前急救工作,只是被动等待120将患者送入医院;而以广州为代表的南方医疗急救系统则是120负责医疗急救呼叫的应答和划区,再将急救任务分配到区域内的就近医院,并指挥医院派出救护车,120通过GPS监控救护车的响应时间和行程,由于救护车虽然由120指挥调度,但从属于医院,除非患者提出强烈要求,一般情况下救护车会将患者接回自己所属的医院。因此,南方医疗急救系统的基本特征是120指挥、医院负责进行院前急救。因此,南北医疗急救系统的差异导致了胸痛中心的各类运作机制和流程图会存在很大的差异。但无论如何,胸痛中心的基本工作流程图应包含院前急救系统、院前急救与院内救治系统的衔接、医院内快速救治通道等几个主要环节。而且胸痛中心的主

要工作流程图除了急诊胸痛的诊断和鉴别诊断部分外,多数需要根据病种而制定相应的工作流程。本节主要介绍的是广州军区广州总医院胸痛中心的主要工作流程图。

(易绍东)

第十节　一键启动机制

直接经皮冠状动脉介入治疗(PPCI)是 ST 段抬高型急性心肌梗死(STEMI)再灌注治疗的首选方法,是抢救急性心肌梗死患者的最有效手段,但抢救成功率有明显的时间依赖性。根据美国 AHA、欧洲 ESC 最新 STEMI 治疗指南要求,STEMI 患者到达医院后首次医疗接触时间到球囊扩张时间(即 door-to-balloon,D-to-B)应 <90 分钟,导管室能否及时启动是影响 D-to-B 时间的重要因素之一。在胸痛中心建设中,为缩短抢救时间,要求快速启动导管室,优化导管室启动模式,缩短患者入院到进入导管室开始手术的时间,及早进行急性心肌梗死患者再灌注治疗。

一、导管室启动模式的发展

(一)传统启动导管室模式

在开展胸痛中心建设以前,STEMI 患者到医院就诊后,先由急诊科医师初步诊断,再请心内科医师会诊或者将患者收住 CCU,然后请介入医师会诊,对于具备急诊 PCI 指征患者,由介入医师和接诊医师完成术前谈话及术前准备,患者家属同意行急诊 PCI 手术后,再启动导管室,分别通知相关手术人员,包括术者、助手、介入护士、技师等,导管室人员到位,备好手术台后,再将患者转送至导管室进行手术。转诊的患者虽然已明确诊断为 STEMI,但需要先将患者送到急诊科,然后再转至 CCU 进行术前谈话和完成术前准备。在夜间或节假日、非正班时间,确定要行急诊介入治疗的患者,由于急诊介入团队非 24 小时值班制,等待介入医师和导管室人员就位的时间比周一至周五的正班时间更长。上述传统导管室启动模式,由于需要心内科医师会诊、介入医师会诊等中间环节,确定需要急诊 PCI 术后再启动导管时,导致患者从进入医院大门时间到进入导管室大门时间非常长,程序繁琐且中间环节会消耗大量宝贵时间,延误患者救治。传统导管室启动流程图见图 8-10-1。

(二)一键启动导管室

一键启动导管室是指一经确诊为 STEMI,明确手术适应证后,由院前急救医师、急诊科医师或者介入医师按照预定流程通过一个控制模式来启动介入手术室,完成包括人员的就位、器材和药品的准备、各种谈话流程的准备等程序,STEMI 患者到达医院后,能够快速转运到导管室进行介入治疗。

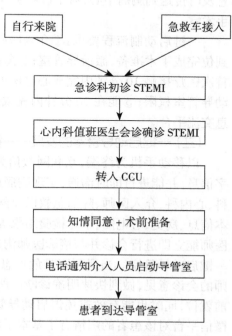

图 8-10-1　传统启动导管室流程

一键启动导管室的核心在于执行 PCI 的医院首诊医师能够快速诊断 STEMI,具备评估急诊手术指征的能力,尽早启动导管室,导管室人员到位后,能够快速将患者送至导管室,尽可能减少中间环节(一键启动制见图 8-10-2)。

如果首诊医师不具备快速诊断 STEMI 并评估急诊手术的能力,首诊医师,包括基层医院医师、院前急救人员或者急诊科医师可将患者心电图、生命体征等信息通过远程传输系统传至介入值班医师、CCU 医师、胸痛中心等,并及时诊断,确定急诊 PCI 指征后,启动导管室并术前准备。一键启动机制是一个系统工程,需要院前急救系统配合,院内多部门共同协作完成,必须确保流程各个环节的人员能完成好每一项工作。因此加强相关工作人员的培训显得尤为重要,如急诊科护士的培训,确保来院就诊的胸痛患者能得到适当的分诊并及时进行心电图采集;急诊科医师的培训,确保高危胸痛患者的诊断明确无误,对手术指征有疑虑时,应及时请示介入值班医师;院前急救人员培训,提高 STEMI 的诊断能力,判断急诊手术指征,将患者相关信

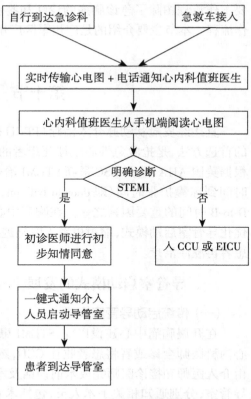

图 8-10-2　一键式启动导管室流程

息及时传送到胸痛中心,对于诊断明确,手术指征明确的患者,完成术前谈话,能够及时启动手术室。

一键启动制流程要求:①介入医师、导管室工作人员 24 小时值班制,并能在 30 分钟内到位完成手术准备,激活导管室;②急诊科医师及院前急救医师迅速识别 STEMI 患者,能在首次医疗接触 10 分钟内完成心电图的采集,并做出心电图诊断,急诊和院前急救医师有启动导管室权限;③能在 20 分钟内完成肌钙蛋白的诊断报告;④具备远程心电传输系统等信息交流平台。

(三)一键启动导管室的发展——微信启动导管室

以移动手机为终端,互联网微信为媒介,建立胸痛微信群,能够大量快速发送图片及文字信息,并能进行即时沟通,实现胸痛患者信息的快速共享与交流。胸痛群内可以加入急诊科、心内科、介入医师、院前急救以及网络医院的相关医疗人员,首诊医师可将胸痛患者的基本信息、病史、心电图、生化检验结果等信息以照片形式上传,介入值班医师或者心内科值班医师能立即进行会诊并与接诊医师沟通,明确手术指征以及询问患者预计到院时间等,直接一键启动导管室。当遇到疑难危重患者时,能及时得到拥有丰富临床经验的主任或资深医师的会诊意见,做到快速明确诊断。所有相关人员会根据微信平台信息的动态变化,做到提前就位,同时也能有效避免误启动导管室。在患者到达导管室之前每位介入值班人员通过微信平台对该患者的病情有了基本了解,并进一步做好充分的急救准备,而无需待患者到达后再次询问病史和评估病情(微信启动流程见图 8-10-3)。

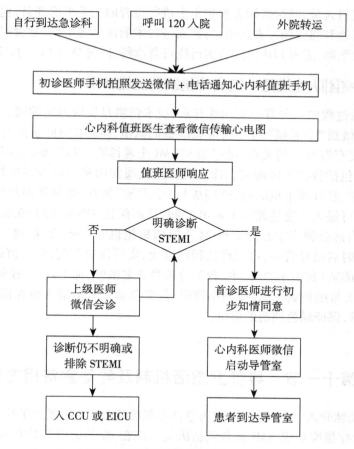

图 8-10-3　微信启动导管室流程

二、不同来院方式一键启动导管室

（一）院内一键启动导管室

STEMI 患者到达急诊科或者心内科（或者重症监护室）后，以心内科（或者重症监护室）和急诊科为核心，依托现代信息化技术优势，以 12 导联心电图和其他生命监测数据的远程实时传输系统为技术支撑，建立了远程胸痛急救技术平台，该系统可以将心电等生命监测信息实时传输到胸痛中心、CCU、导管室的监护仪、值班主任和介入术者的手机上，实现信息共享，群策群力，及早做出手术决策，其中值班主任和介入术者具有最终决策权，并及时将决策信息反馈给接诊医师。当心内科和急诊科接收到手术决策后，及时按流程一键启动手术，尽可能缩短中间环节所消耗时间。

（二）院外一键启动导管室

对院前急救的急性冠脉综合征患者，在救护车上由院前急救医师进行基本评估后，将 12 导联心电图远程实时传输至胸痛中心，心内科或急诊科医师进行远程会诊后确定是否具有 PCI 指征，对于夜间、节假日等需要安排心内科专门值班医师远程会诊胸痛患者心电图，需行急诊 PCI 的患者，在送达医院前，由心内科或急诊科医师通过急救平台一键通知发出启

动指令至介入值班人员,同时通知在救护车上进行患者的相关术前准备,包括给予负荷剂量双联抗血小板药物和强化他汀类药物,与家属进行术前谈话等工作,导管室准备完毕后及时反馈给院前急救医师,患者到达医院后实行绕行急诊科、同时绕行 CCU 直接进入导管室。

三、导管室团队建设是一键启动机制的关键环节

STEMI 救治过程中需要有一支训练有素、技术精湛且反应迅速的冠状动脉介入诊疗团队,同时要求能做到"全天候"24 小时应急准备的队伍,D-to-B 时间长短与介入团队的应急状态和反应速度有着直接的关系,最好当 STEMI 患者诊断一旦明确,立即启动一系列流程化的诊疗措施,包括救护车医师或急诊室医师直接通知值班心脏专科医师,同时启动导管室。即使在周末、假日或下班时间,这些成员"全天候"能在 30 分钟内集结到位,直接进入工作状态,这样可最大程度地缩减 D-to-B 时间,从而保证 STEMI 患者在最短的时间内得到救治。当前国内部分胸痛中心能实行 24 小时值班轮班制,365 天,每周 7 天,每天 24 小时不间断值班,随时启动导管室,将工作流程制度化,实行排班制度,分组值班,各组均为有资质、经验的术者团队(其中术者、助手、台下抢救共 3 名医师,加上护士、技师各 1 人组成的 5人 24 小时听班),每组负责 1 周,按顺序排班;负责急诊介入值班人员在值班期间不同时安排科室其他值班,保证绿色通道的质量。

(苏　晞)

第十一节　导管室激活机制及导管室备用方案

急诊冠状动脉介入(PCI)治疗已成为急性心肌梗死(AMI)再灌注治疗的重要方法,美国AHA 和 ACC 治疗指南要求 AMI 患者到达医院后应在 90 分钟内开始介入治疗的第一次球囊扩张(door-to-balloon,D-to-B),但即使在美国,也只有 1/3 的医院能够达到这一要求。首诊于无介入治疗条件的医院而接受转运 PCI 治疗的患者,这一比例仅为 4.2%,再灌注时间的延迟仍然是不争的事实。总的来说延迟的原因来源于多个方面,如患者延迟、转运延迟、治疗的延迟等,其中导管室能否及时启动是影响 D-to-B 时间的重要因素之一。

一、导管室启动延误的主要原因

无论患者是由外院转运而来还是直接就诊于医院急诊,AMI 的急诊 PCI 往往会因以下几个原因引起导管室未能及时启动,而导致 D-to-B 时间的延误。

(一) 院前启动延迟

从外院或急诊 120 转运的 AMI 患者 D-to-B 时间能否缩短,关键的问题在于能否在急救车上就启动导管室,这取决于急救医师素质及急救设备配置情况。一般来说由外院转诊而来的患者往往已明确诊断为 AMI,救护车能做到提前通知导管室做好准备,但由急诊 120 接诊的患者往往受限于救护条件而未能得到及时诊断,尤其是当前我国各地现有的急救系统不统一,120(或 999)急救指挥系统权利、职责、功能差异很大;救护车医护力量薄弱且发展很不平衡,导致了一线接诊的总体诊断水平低下,无法在第一时间确诊 STEMI 并尽早通知导管室做好介入手术准备,通常的做法是先将患者送达急诊科明确诊断后再启动导管室,明显延误了 D-to-B 时间。这是当前院前启动导管室延迟的主要原因。

（二）院内启动延迟

院内启动延迟主要是急诊科启动导管室延迟，尽管在一些医院建立了"STEMI 患者绿色通道"，但运行效果并不太理想。急诊科是抢救 STEMI 的重要部门，直接影响着 D-to-B 时间。急诊科对于 STEMI 的救治应该在迅速实施生命体征的救治工作的同时，能以最快速度启动导管室，尽快将患者转运至导管室，尽可能不在急诊科耽搁。国内传统的启动导管室的模式为先由急诊科医师确诊后将患者收住 CCU，再请介入医师会诊决定，然后是术前谈话及术前准备，确定手术后再通知导管室，导管室人员到位后再将患者转送至导管室。根据统筹安排的理论，要以最短的时间完成上述事项，上述做法显然在多个环节上延误了导管室的启动，必然影响到 D-to-B 时间。

（三）介入治疗队伍不完善

导致 STEMI 患者到达有介入治疗条件医院后导管室启动延误的另一重要原因是医院医护人员配备不足，特别是对于在非工作时间内就诊的患者，其 D-to-B 时间往往明显延长。既往研究均发现，在周一到周五白天就诊的患者，其 D-to-B 时间显著低于夜间或周末就诊的患者；而周末和周日或假日时，直接 PCI 的时间延误明显增加；同样，白天直接 PCI 的延误时间较晚上明显缩短。这是由于周一至周五白天容易找到医师和相关人员，直接 PCI 的延迟时间明显缩短。因此，在有介入治疗条件的医院，配备一支全天候的介入治疗队伍非常重要。此外，在第一导管室被占用的情况下，未能尽早启动设施和材料配备完善的第二导管室同样是引起导管室启动延误的常见原因，但由于设备和人力条件限制，并非每个医院都能有条件随时启动第二导管室。

二、优化导管室激活机制

目前，我国大多数医院都因为上述的原因，存在着不同程度的导管室激活延迟，为改善这种局面，我们需要对导管室激活流程进行优化，以缩短导管室启动时间。

（一）绕行急诊，绕行 CCU，直达导管室

胸痛中心以心血管内科和急诊科为核心，以十二导联心电图和其他生命监测数据的远程实时传输系统为技术支撑，建立了远程胸痛急救技术平台，并在多家基层医疗机构建立了胸痛急救网络点。这种以胸痛中心为核心，联合多家基层医院或社区医疗机构，利用远程医疗信息技术和急救系统所构建的胸痛快速诊疗急救网络即为"胸痛急救物联网"。急救网点医院和救护车上均装备了远程传输系统，当患者达到急救网点医院或救护车后，该系统可以将患者的十二导联心电图、血压、血氧饱和度等生命监测信息实时传输到胸痛中心和冠心病监护室的监护电脑以及值班主任的手机上，做到了"患者未到，信息先到"，可以随时提供远程诊断和救治的会诊意见，指导救护车或急救网点医院的现场抢救。一旦确诊为 STEMI 需要进行急诊介入治疗，则在患者达到医院前就可以启动导管室，并将术前准备工作提前到救护车上进行，当患者进入医院后绕过急诊科和 CCU 直接进入导管室进行急诊介入治疗，从而大大缩短了再灌注治疗时间，这也是激活导管室较理想的方案。

（二）绕行急诊，直达心脏监护室，启动导管室

通过"胸痛急救物联网"协助诊断，或者在一些有条件的救护车上，可以自行完成 STEMI 的诊断，但由于急诊科处理 STEMI 患者的能力相对不足，或急诊科与导管室衔接流程不流畅，也可以将 STEMI 患者从救护车直接送入心脏监护病房而跳过医院急诊室，在心脏监护

室启动导管室,然后再将患者送导管室手术,可明显缩短 D-to-B 时间。甚至可以在救护车上就启动导管室,如果转运时间足够导管室激活,可绕行急诊、绕行 CCU 直达导管室,如果转运距离短,导管室还来不及激活,也可将患者直接送到 CCU,在导管室准备好后再送导管室。

(三) 急诊直接启动导管室

STEMI 患者中,有相当一部分是直接来院的,也有一部分是通过院前急救系统转诊到医院急诊室的,我们需要突破把 STEMI 患者送到 CCU 后再会诊启动导管室这种传统模式,而是应该加强急诊医师的培训,给予急诊医师充分授权,如果在急诊即可明确手术指征,则由急诊医师直接启动导管室,缩短 D-to-B 时间。如果急诊医师目前还不具备判断手术指征的能力,可以在急诊就请心内科会诊,明确手术指征后由心内科医师在急诊即启动导管室,从而避免不必要的时间延误。

(四) 导管室团队建设

STEMI 救治过程需要有一个配合协调、默契的团队,其中一支技术精湛且反应迅速的冠状动脉介入诊疗队伍是团队中最重要一环,在一些医院也可能是相对最薄弱的一环,毕竟,介入人员的培养非一朝一夕可以完成。导管室团队建设中最重要的是强调人员基本素质训练,主要包括两个方面的基本素质,一是所有团队成员必须树立强烈的时间观念,建立"时间就是心肌、时间就是生命"的概念,必须要求能做到"全天候"24 小时应急准备的队伍,一旦接到导管室启动指令,必须以最快的速度到达岗位,即使在周末、假日或下班时间,这些成员"全天候"能在 30 分钟内集结到位,直接进入工作状态,而启动导管室的人员也必须逐步提高时间统筹能力,严格按照最优化的流程要求、以最合理的顺序安排患者及人员的准备时间,既要让患者在最快的时间内得到再灌注治疗,又要避免不必要的医护人员等待患者的时间或导管室的空台时间;二是人员的岗位技能训练,包括急诊胸痛救治的所有环节所涉及的医、护、技人员的自身技能,必须做到先培训后上岗,有资质要求的岗位人员必须具备相应的资质,需要强调的是,资质仅仅是基本要求,进行急诊介入治疗的人员还必须具有熟练的技能才能胜任胸痛中心的急诊救治任务,因此,必须从具备基本资质的人员中挑选技能优秀者进入胸痛中心队伍。

三、导管室备用方案

(一) 导管室占台的处理流程

随着 STEMI 规范化诊治流程的运行,急诊介入手术量会迅速增加,很多医院原有的导管室已难以完全满足急诊 PCI 手术的需要,STEMI 患者到达导管室前经常会遇到占台情况,这时尽早启动备用导管室成为当务之急。启用备用导管室的流程,总体原则就是尽量确保 D-to-B 时间能控制在 90 分钟以内,在启动第一导管室时出现占台的情况下,应在最快时间内通知备用导管室做好接纳患者的准备,包括人员和物质的及时到位,以便尽早完成 PCI 手术。每个医院的基础条件有所不同,有些医院只有两个导管室,备用导管室就只剩一个,而有些医院有三个及以上的导管室,这种情况下,可协调的空间也会更大,确保 D-to-B 时间能控制在 90 分钟以内的可能性也更大,这时候需要技术总监、导管室主任或护士长来统一调配导管室资源,优先满足 STEMI 患者的急诊 PCI 手术。但如果存在备用导管室占用的情况,这时应根据患者发病的时间以及导管室预计被占用的时间来决定是尽早启动溶栓治疗,还是继续等待空台手术,如果预计 D-to-B 时间超过 90 分钟,建议尽早启动溶栓流程。还有一

些医院只有一间导管室,当导管室被占用后,无后备导管室可以使用,这时候除了等台或者溶栓,还需要根据导管室预计被占用的时间和转诊到就近 PCI 医院行急诊 PCI 行再灌注的时间,来决定是否立即启动转运 PCI。

（二）为急诊让台的等待手术患者的临时安置流程

择期手术过程中如遇到急诊患者应该如何处置？这是导管室遇到的常见问题,首要的原则仍然是尽量确保需要急诊手术的患者 D-to-B 时间控制在 90 分钟以内,择期手术患者应为急诊让台。而对于等待手术的患者应制定好安置流程,导管室工作人员可先将等待手术患者安置于 CCU 病房、原住院病房或者导管室等待区,同时做好接收急诊患者的手术的准备,待其急诊患者手术完毕后尽快安排等待手术的患者,其中需要强调的一点是要做好患者情绪上的安抚工作,取得其理解。

总之,STEMI 患者救治重点是要进行早期再灌注,急诊 PCI 是首选,采取合适的流程尽早启动导管室能显著减少不必要的时间浪费,缩短 D-to-B 时间。实践证明,有条件医院行院前启动导管室,绕行急诊科和 CCU 方案,制定导管室和备用导管室启动流程,可最大程度缩短 D-to-B 时间,从而使更多的患者受益。

（苏　晞）

第十二节　如何缩短知情同意时间

胸痛中心常见的四大急危症为急性冠脉综合征、主动脉夹层、肺动脉栓塞、气胸,其诊断及治疗时间是否及时严重影响到患者的预后,尤其以 STEMI 患者的早期救治对时间依赖性更高。急性心肌梗死（AMI）是指在冠状动脉病变的基础上发生冠状动脉血供急剧减少或中断,以致相应心肌发生持久而严重的心肌缺血,引起部分心肌缺血性坏死,急性心肌梗死起病急骤,变化迅速,常并发心衰、休克与心律失常等,是心脏猝死的主要原因。如果在发病早期得到及时处理,就可以减少梗死范围和并发症的发生,这是降低急性心肌梗死死亡率的关键。对于 STEMI 患者,胸痛中心流程时间管理的最终目标是缩短总缺血时间,即从发病到再灌注时间。STEMI 患者的救治流程中,涵盖多个环节和部门,其中最重要的环节就是再灌注治疗,包括溶栓和急诊 PCI,由于这两个环节涉及风险和费用两个敏感问题,而且,在我国不良社会环境和舆论下,患者及家属对医师有诸多的不信任,在知情同意过程中,患者及家属往往犹豫不决,延误大量时间,因此,如何赢得信任,缩短知情同意时间显得意义重大。

知情同意是胸痛患者,特别是 STEMI 患者救治过程的重要环节,其主要目的是让患者及家属理解疾病风险、溶栓和急诊 PCI 手术可能带来的风险,更重要的是要让他们理解早期再灌注治疗带来的巨大益处,并能尽快接受最佳再灌注治疗方案。在我国 STEMI 患者救治过程中,知情同意时间过长是造成门 - 球囊时间（D-to-B）和门 - 针时间（D-to-N）延长的主要原因之一。尽可能用最短的时间,通过沟通,让患者及家属理解病情及风险、同意接受最佳再灌注治疗,这是一门艺术。

一、知情同意内容

（一）疾病风险

接诊医师正确评估患者病情,熟知各种急性胸痛,尤其是急性心肌梗死的并发症风险,

并将这种风险告知患者或者家属。在心肌梗死急性期,随时可能出现严重急性心力衰竭、心源性休克、各种心律失常(包括室性期前收缩、房性期前收缩、严重窦性心动过缓、高度房室传导阻滞、房性心动过速、室性心动过速、心室颤动等)、机械并发症(心脏破裂、室间隔穿孔、乳头肌断裂等)等,甚至可能猝死,并随着急性心肌梗死各并发症的出现,患者的死亡率明显升高。

(二) 溶栓或急诊 PCI 手术风险

虽然急性心肌梗死患者病情危重,救治过程必须争分夺秒,但法律赋予了患者及家属对治疗措施的知情权,尤其是该治疗措施可能带来的风险,因此,虽然溶栓和急诊 PCI 手术是救治 STEMI 患者最有效手段,但也必须告知患者及家属这两种治疗方式可能产生的风险,比如溶栓失败、出血、手术并发症等,让患者及家属有充分的知情权和选择权,既是保护患者及家属的权益,也是对医师自我的保护。

(三) 早期再灌注治疗带来的获益

急性心肌梗死是一个需要越早救治越好的疾病,STEMI 最佳的治疗时间窗口是发病后2 小时以内,俗称黄金 2 小时,随着缺血时间延长,心肌细胞坏死越多,预后也会越来越差,但对于起病 12 小时以内,或者超过 12 小时,仍有心肌缺血的证据的 STEMI 患者,仍应行急诊 PCI,而对于发病 3 小时以内的 STEMI 患者,不能过于强调或依赖急诊 PCI,还必须重视溶栓这种再灌注方式。不管哪种再灌注方式,都是为了最大限度的挽救心肌细胞,缩小梗死面积,从而最大程度的减少患者并发症,尤其是降低死亡风险。在和患者及家属沟通过程中,虽有告知风险的必要,但需要强调和突出溶栓和急诊 PCI 手术带来的获益,而且,对于STEMI 患者来说,绝大多数患者获益远大于风险,如果医师谈话过程过于规避自身风险,而夸大溶栓和急诊 PCI 带来的风险,会对患者及家属带来误导,也会延误知情同意时间,甚至会让患者及家属放弃再灌注治疗。

二、借助辅助工具缩短知情同意时间

(一) 借助心脏模型或者挂图

急性心肌梗死大多数患者是突发起病或者首次就诊,患者及家属对突发疾病往往缺乏认识及心理准备,让患者及家属尽快认识该病是决策治疗的关键。谈话过程中,相比于单纯语言沟通,借助心脏模型或者挂图,向患者家属讲解心脏冠状动脉分布、急性心肌梗死发病机制、本次心肌梗死的罪犯血管、心肌梗死后的病理学改变等基本知识,有助于让患者家属快速了解急性心肌梗死。

心肌梗死后的病理改变,会与周边正常心肌形成鲜明对比,它是心脏破裂或者诱发恶性心律失常导致患者猝死的根源,目前部分医院在急诊室或者 CCU 的走廊内、谈话间悬挂有急性心肌梗死科普挂图,包括心脏冠状动脉分布,急性心肌梗死模型,PCI 术治疗模型,支架模型等,并配有相应文字说明,简明扼要讲述了急性心肌梗死的发病过程、治疗时间窗、目前的抢救手段等,这对于没有心肌梗死基层常识的家属来说,图文并茂,通俗易懂,便于他们更快的了解疾病风险及手术方式,可增强他们的理解度和配合度,能尽快接受急诊 PCI 手术治疗方案。

(二) 制作急性心肌梗死相关视频或动画

虽然挂图和模型能帮助患者家属理解病情,但视频或者动画更加直观,动态过程视觉冲

击更大。可以制作急性心肌梗死相关视频或动画,在与患者家属谈话前,让家属先在急诊室、急诊留观室或谈话室通过电视或电脑观看急性心肌梗死相关视频或动画,内容可以包括急性心肌梗死发病过程,近期猝死风险、冠脉造影经过、堵塞的心脏供血血管、PCI 手术过程、PCI 术后效果等,提前了解疾病及手术过程,消除对手术的顾虑,提高对疾病的认识,便于缩短后续的知情谈话时间。

三、建立沟通谈话固定模式及激励机制

急诊 PCI 术谈话要求短平快,既要把疾病风险讲清楚,又不能把患者家属吓得不敢接受手术。知情同意,每位医师沟通的内容和方式各不相同,但通过讨论,可以优化谈话模式,精简谈话内容,用通俗易懂的语言让患者家属快速了解病情,并将这种谈话模式在急诊室、心内科、重症监护室推广。

建立谈话激励机制。由于每个医师谈话的方式不一样,每个医师知情同意的时间也不一样,对每位接诊医师的知情同意时间进行数据分析,知情同意时间短的医师,可以分享自己的经验,并给予适当奖励,知情同意时间长的医师,可以对谈话过程进行分析总结,看是医师沟通方式问题,还是患者接受程度较低的问题,如果是医师的问题,要及时调整谈话方式和谈话内容。我们也可以在典型病例讨论会上,对知情同意时间超过一定时间的病例,谈话医师要分析原因,并采取适当的惩罚措施,这种方式可以激励谈话医师持续改进自己的谈话方式,提高谈话技巧。

四、落实急诊 PCI 术先救治后收费机制

建立并落实急诊 PCI 术先救治后收费机制是胸痛中心认证的重要内容之一,其目的是避免胸痛患者因挂号、缴费等原因延误患者诊治,同时,这种机制对于缩短知情同意时间也异常重要。在急性心肌梗死需要行急诊 PCI 术治疗的患者中,有相当一部分患者不能在PCI 术之前交齐所有的手术费用,因此,在知情同意过程中,对手术费用的顾虑也是一部分患者家属犹豫不定的原因。在知情同意过程中,要强调可以先行急诊 PCI 手术治疗,后再补交手术费用的问题,这样既不耽误患者救治,也可以为患者家属筹备手术费用赢得时间,解除患者家属的后顾之忧。

五、加强教育和培训

(一) 基层医院和 120 医师的教育和培训

根据北京急性胸痛注册研究和广州总医院基线调查的结果,我国只有 25% 的 STEMI患者发病后直接就诊于具有急诊 PCI 能力的医院,而 75% 的患者是直接就诊于不具有急诊 PCI 条件的基层医院,经过基层医院再由 120 转诊到具备 PCI 能力的医院接受进一步治疗。如果对基层医院和 120 医师进行有关 STEMI 和急诊 PCI 相关知识的教育和培训,在转诊到 PCI 医院以前,基层医院和 120 医师对患者及家属已进行急诊 PCI 手术的建议,强调急诊 PCI 手术的必要性,可以明显提高转运患者对急诊 PCI 术的接受度,知情同意时间也会明显缩短,甚至一部分转运患者,达到 PCI 医院后第一句话就是"我们是来做急诊手术的,快给我们安排手术"。对于这些患者,接诊医师谈话将会非常顺利,极大缩短急诊室或者心内科重症监护室滞留时间。

（二）社区的教育和培训

从胸痛发病到再灌注治疗的整个时间管理中，社区公众认知并掌握心脏病急救知识极其重要，只有让公众识别急性心肌梗死，认识急性心肌梗死的危急性，特别是知道如何快速紧急应对，选择最佳的救治方式，要做到这一点，对社区公众的培训和教育显然是胸痛中心义不容辞的责任。公众认识了急性心肌梗死的危重性，了解了急性心肌梗死的急救措施，在真发生急性心肌梗死时，患者家属对于急诊手术也能增加接受度，知情同意的时间也能极大缩短。

（苏　晞）

第十三节　医院全员培训

早期的"胸痛中心"主要是为降低急性心肌梗死的发病率和死亡率提出的概念，但目前的"胸痛中心"概念已经远远超出了急性心肌梗死的救治范畴，成为多学科（包括急救医疗系统、急诊科、心内科、影像科、检验科、心外科、胸外科、消化科、呼吸科等相关专业科室）合作的高效救治整合体，为急性胸痛患者提供快速而准确的诊断、危险评估和恰当有效的治疗手段，提高急性胸痛的早期诊断和治疗能力，减少漏诊和误诊，避免治疗不足或过度治疗。胸痛中心通过持续改进建立"在合适的时间内将合适的胸痛患者送至合适的医疗机构接受合适的治疗"的机制，建立针对急性心肌梗死等危及生命胸痛患者的区域协同快速救治体系，通过提高急诊胸痛患者的整体救治水平，以达到降低患者的死亡率、改善患者长期预后的目标。

一、胸痛中心全员培训的必要性

由于胸痛中心并不是一个完全独立运作的急救单元，是"通过整合院内外相关优势技术和力量为急性胸痛患者提供快速诊疗通道的机构"，是一个多部门的高效整合体。胸痛中心的建设必然涉及多个部门，因此，需要所有部门有效配合，比如在一个综合性医院内部，必然是以医院的整体机构为依托，除了以心血管内科和急诊科为核心外，心脏外科、胸外科、呼吸科、皮肤科等相关临床学科、放射科（含 CT 室）、超声科、检验科等辅助检查科室以及医务管理等部门均与胸痛中心的规范化建设和日常运作有密切相关，只有全院各部门紧密地合作才能充分发挥其技术优势和高效的救治能力，因此，所有部门都需要熟知急性胸痛诊治过程中与自己相关的标准和流程，要达到这个目标就需要统一培训；同时，许多急性胸痛患者还可能发生或发现于在医院内进行其他疾病的各种诊疗活动之中，如外科手术中或围术期发生的急性心肌梗死、长期卧床诱发的急性肺动脉栓塞（如骨科、神经科等常见）、因误诊而收入其他科室的急性心肌梗死（如下壁心肌梗死因为晕厥收入神经科）、主动脉夹层（因腹痛收入消化科等）等等，而这些患者的急救效果和预后直接和现场或最先接触的医护人员的警觉意识、识别能力和应急处理的正确与否密切相关；此外，危及生命胸痛患者随时可能以突发意识丧失为主要表现，并可能发生于医院内外的任何场所，如正在医院内进行挂号、交费等排队过程中、辅助检查过程中、走路途中、医院停车场（自行开车到达医院者）等，而发生这类紧急情况时往往第一目击者或到达现场者不一定是专业的医护人员，而很多时候是在现场工作的其他相关人员，包括收费员、导医、清洁工、车场保安等。在这个争分夺秒的关键时

刻需要有人帮助患者进行心肺复苏,为患者争取到进一步救治的机会。因此,需要提高胸痛中心所在医院所有相关人员的现场救治能力和水平,包括医、护、药、技、管理人员、辅助医疗工作人员、后勤保障人员、安全保卫人员等,这就需要进行全员培训。

胸痛中心的全员培训除了上述各学科、医疗辅助人员的培训具有重要意义外,最关键也是决定胸痛中心能否顺利运行的培训对象应当是医院管理层,其中又以院长首当其冲,如果医院院长不能全面理解胸痛中心建设的社会、技术和经济效益,不能充分认识到作为院长在胸痛中心建设中的重要作用,或者未能明确胸痛中心需要医院给予的具体支持,单由心血管内科或急诊科主任要建立正常运行的规范化胸痛中心是极其困难甚至是不可能的。因此,最先需要接受培训的是院长为代表的医院行政管理层,培训者必须通过培训解决上述问题,方能得到行政力量的大力支持,这是胸痛中心建设的前提条件。

二、胸痛中心全员培训的原则

规范化胸痛中心建设是一个系统工程,必须首先建立整体的救治原则、快速反应体系、协同和管理机制以及制定相应的实施细则,上述原则和流程通常是由心血管内科和急诊科协调制定,医务部协调或审批,然后开始进行反复培训;在实践过程中如果遇到流程更改,需要重新培训。要求所有相关部门对胸痛中心的运作原则、要求、体系和各项流程了解或掌握,必须让胸痛中心所涉及的各有关部门和人员在全面了解胸痛中心的主要目标和运作机制的基础上,明确自身的职责和任务,这样才能使整个胸痛中心系统正常运行,并发挥各部门和人员的主观能动性,推动胸痛中心工作质量的持续改进,最终达到提高区域性协同救治水平的目的。正因为如此,中国胸痛中心的认证体系要求规范化胸痛中心的教育和培训,并要求培训的范围必须涵盖与胸痛急救相关的所有部门和环节。所以,教育和培训工作是胸痛中心建设重要的内容和职责,而其中医院内部的全员培训,是胸痛中心持续改进和发展必不可少的措施和途径。

三、胸痛中心全员培训的目标和内容

为了达到良好的培训效果,根据中国胸痛中心认证标准以及广州军区总医院的经验,全员培训前最好能根据各家医院的实际情况按照岗位不同将全体人员进行分类,结合不同的岗位可能面临的应急处理需求进行针对性教育和培训。比如最常接触急性胸痛患者的部门如急诊科、心血管内外科、胸外科等应进行系统的胸痛相关疾病的专业诊疗培训,包括急性胸痛的症状识别与鉴别诊断、各类胸痛疾病的诊治流程和诊疗常规等;其他临床学科的医类人员则重点培训急性胸痛的初步筛查、院内发生急性冠状动脉综合征(ACS)的救治流程、心肺复苏技术操作、呼叫流程等;护理人员的培训重点则是急性胸痛中的诊断、鉴别诊断及急救药物的使用方法和注意事项、心肺复苏技术操作和呼叫流程等;医疗辅助人员的培训重点是了解胸痛急救常识、现场初级心肺复苏技术演练以及呼叫流程;管理类人员的培训重点是胸痛中心的院内外协调机制和质量监控体系。其中胸痛中心的基本概念和目标、运行机制、心肺复苏和应急呼叫流程是所有各类人员必须接受的培训内容,院内发生 ACS 的处理流程、心肺复苏的技术操作和呼叫流程则是所有人员必须演练并接受考核的内容。

(一)胸痛中心核心科室的专业人员培训

是指与胸痛中心日常工作密切相关的心血管内外科、急诊科、院前急救人员的培训。此

类人员培训的目的是要保证所属人员能够完全执行胸痛中心的各类标准流程、诊疗常规和工作制度。专业人员的培训和教育是胸痛中心教育和培训的重点人群,应让所有人员在熟悉胸痛中心的基本概念和目标、运行机制、各种诊治工作流程图、诊疗常规、管理制度等公共知识的基础上,还要掌握根据各自的工作岗位而制定的工作流程和岗位职责。参考广州总医院胸痛中心专业人员培训的主要内容和中国胸痛中心的认证标准要求,培训的内容主要包括:

1. 基于区域协同救治体系胸痛中心的基本概念。

2. 急性胸痛的问诊要点及鉴别诊断思路。

3. 本院胸痛中心的各种救治流程,其中分诊流程、急性胸痛的诊断与鉴别诊断流程、ST段抬高型心肌梗死(STEMI)从首次医疗接触至球囊扩张/溶栓流程、非ST段抬高型心肌梗死(NSTEMI)/不稳定型心绞痛(UA)的危险分层及治疗流程图是重点。

4.《中国胸痛中心认证标准》。

5. ACS发病机制、临床表现、最新的STEMI、NSTEMI/UA诊治指南。

6. 导管室的启动流程、响应机制及备用导管室的激活机制。

7. 绕行急诊方案及工作流程。

8. 急性心肌梗死溶栓治疗的标准操作规程(筛查表、溶栓流程图、结果判断、并发症处理)及转运至能施行经皮冠状动脉介入术(PCI)医院的联络机制。

9. 急性主动脉夹层的诊断及治疗指南。

10. 急性肺动脉栓塞的诊断及治疗指南。

11. 心肺复苏,该培训应包括讲课、演示及模拟操作。

12. 胸痛中心的时钟统一、时间节点的定义及时间节点管理要求。

13. 胸痛诊疗过程中的数据采集及胸痛中心认证云平台数据库填报。

14. 胸痛中心的各项管理制度,重点是联合例会制度、质量分析会制度、典型病例讨论会制度以及奖惩制度。

15. 急性心肌梗死、常见心律失常的心电图诊断。

(二)院前急救队伍的培训

目前中国大部分地区的120急救系统多为120中心集中调度,各医院按就近原则自行出诊的模式;也有城市是根据人口分布情况120系统在一定区域设立相应的急救站,负责区域内院前呼救响应并独立完成院前急救任务,救护车归120所有,负责将患者送至就近医院接受后续治疗。无论哪种模式,院前急救队伍的培训都对于急性致命性胸痛患者的及时诊断及启动救治流程至关重要。急救队伍主要培训内容:

1. 区域协同救治体系胸痛中心的基本概念。

2. 急性胸痛的问诊要点及鉴别诊断思路。

3. 急性心肌缺血的心电图识别。

4. 心电图传输流程。

5. ACS的诊疗常规及诊治总体流程。

6. STEMI的再灌注流程。

7. 院前溶栓及溶栓筛查表。

8. NSTEMI的危险分层和再灌注流程。

9. 导管室的启动流程、响应机制及备用导管室的激活机制。

10. 绕行急诊方案及工作流程。

11. 移动 ICU 的概念及车载生命监护和支持设备的应用技术。

12. 急性主动脉夹层的诊断及治疗常规。

13. 急性肺动脉栓塞的诊断及治疗常规。

14. 心肺复苏。

15. 远程会诊流程。

16. 胸痛中心的时间管理流程和数据库录入。

（三）导管室人员的培训

急性致命性胸痛患者大部分均为 ACS，其中危险分层极高危的患者需立即行早期药物或机械再灌注治疗，其中优先选择机械再灌注治疗即介入治疗；但是由于目前客观条件所限，具备 PCI 能力的医院人员条件及硬件设施可能差异较大，因此，为保证急诊 PCI 的高效顺利进行，最大限度地缩短心肌再灌注的时间，导管室人员的培训尤其重要。主要培训内容包括：

1. 区域协同救治体系胸痛中心的基本概念。

2. 急性心肌缺血的心电图识别。

3. ACS 的诊疗常规及诊治总体流程。

4. STEMI 的再灌注流程。

5. NSTEMI 的危险分层和再灌注流程。

6. 导管室的启动流程、响应机制及备用导管室的激活机制。

7. 绕行急诊方案及工作流程。

8. 同时到达多个 ACS 患者时的处理流程。

9. 急诊手术让台患者的安置流程。

10. 胸痛中心的时间管理流程和数据库录入。

（四）针对医院领导、医疗管理、行政管理人员的培训

胸痛中心的建设是整合院内外各个相关优势技术和力量来为急性胸痛患者提供快速的诊疗通道，因此，必须要有具备协调和管理医院各部门资源能力的组织来负责胸痛中心的发展和建设；同时，该组织相关负责人员还需具备一定的急救及胸痛相关的专业知识；要熟悉急性胸痛患者救治流程中的各个环节。因此相关领导和管理者也需要培训，其培训内容包括：

1. 区域协同救治体系胸痛中心的基本概念。

2. 在胸痛中心建设和流程优化过程中需要医院解决的主要问题，比如胸痛中心相关医疗制度的制定和执行、胸痛中心质量建设的管理、各类标识的制作、电子病历和信息管理系统的软件服务、各网点医院的建设和衔接等。

该培训应在胸痛中心成立之前或最晚成立之后 1 个月以内至少完成一次。

（五）全院医、药、护、技人员培训（除外上述胸痛中心核心科室）的培训

急性胸痛患者可能出现在医院内各种诊疗活动之中的任何地方。其第一救治者往往不是上述胸痛中心核心科室的专业工作人员，因此为了提高现场救治水平，减少救治的时间延误，必须对全院医、药、护、技人员（除外上述胸痛中心核心科室）进行培训。其主要培训内容

包括：

1. 区域协同救治体系胸痛中心的基本概念。

2. 胸痛中心的时间节点管理要求。

3. 院内发生 ACS 或心搏骤停的救治流程。

4. 初级心肺复苏技能，此项培训应包括讲课、演示及模拟操作。

（六）全院医疗辅助人员及后勤管理人员的培训

对于自行来院就医的急性胸痛患者或者在本院非医疗场所如收费室、停车场等发病的急性胸痛患者，及时地呼救以及对于心搏骤停患者的心肺复苏尤为关键。其培训必须包括以下内容：胸痛中心的基本概念、院内紧急呼救电话、心脏按压的基本要领。

综合以上，胸痛中心建设的培训和教育主要分为两个层面，即基础建设培训和进一步的改进培训。根据中国胸痛中心认证标准以及广州军区总医院的经验，胸痛中心建设初始就需要制定出培训计划。基础阶段培训是要让大家掌握胸痛中心的基本概念和目标、运行机制等，掌握或了解急性胸痛诊疗常规和流程图等关键问题，这一阶段需要大规模的普遍性培训；进一步改进培训则主要解决细节的技术问题，如心电图的鉴别诊断、CT 阅片培训、抗凝抗血小板治疗及溶栓的规范化管理等。在胸痛中心建设中，一旦诊疗常规和流程图被修改，就需要及时启动新一轮培训，这类培训主要是针对修订部分的专门培训。胸痛中心的培训要制度化，这在管理制度制定中就必须注明。

总之，胸痛中心建设强调规范化和持续改进，以不断地提高诊断水平和救治能力。医疗技术在不断进步，各种诊治指南亦会根据技术的进步和循证医学证据的积累而不断更新，胸痛中心制定的各种诊治常规和流程因此也将随之改变；同时，在胸痛中心的运行过程中，由于受客观条件限制，临床实践中会不断地发现现行的诊疗常规和流程本身也存在各种缺陷，需要逐步改进；而且，随着各胸痛中心的发展，其人员和规模也在不断地变化。因此，只有通过不间断的培训和教育，胸痛中心才始终可能对病因繁多、病情各异的急性胸痛患者能尽快明确诊断，让急性致命性、致残性胸痛患者能得到及时高效的救治，而低危胸痛的患者又能避免过度诊疗，使有限的医疗资源得到更合理的利用。只有通过不间断的培训和教育，才能使所有胸痛中心相关的从业人员均能始终熟悉各自的职责，以保障胸痛中心的可持续发展。

（蔡　琳　熊　波）

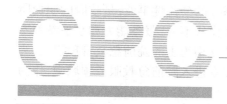

第九章

院前急救与院内救治的无缝衔接

第一节　医院与院前急救系统签署联合救治协议

随着现代医学的高速发展,我们对急诊救治提出了更高的要求。我们需要把救治战线前移,高水平的救治应从院前开始。美国的传统急救系统是基于医院为基地,院前急救以急救车为主,其主要任务是尽快将患者安全转送到医院进行抢救,院前急救以维持生命体征为主,但对于胸痛患者则强化了院前急救与医院的衔接,救护车会利用不同的通讯方式将患者的心电图传输到医院的急诊医师或心血管内科医师手上,以便及早做出胸痛病因的诊断并启动救治流程;而以德国为代表的欧洲国家院前医疗救护体系则是派出急诊或专科医师及救护车到现场参与急救,把最有效的救治带到危重患者身边,然后根据患者病情不同转入不同的救治渠道,较好地实现了院前急救与院内救治的无缝连接。

在我国,目前普遍存在院前急救和院后救治脱节,从急救车到达现场一直到患者被送至医院,完全只有院前急诊救护人员获得病情资料,而即将送达的目标医院及相关专科医师无法得到足够病情信息,只能等患者到达医院急诊科并进一步检诊和检查之后,才能通知相关专科会诊,制订后续的救治方案。然而这一模式远远不能满足对急性胸痛患者的急救需要,因为时间对急性胸痛的救治至关重要,必须争分夺秒,而目前中国的急救模式由于缺乏院前急救与院内救治的衔接,往往导致诊断和治疗的明显延误。但是,如何将院前急救系统和院内各单病种的绿色通道有机结合,使患者得到更迅速、更准确的诊治,挽救更多的生命呢?这既是各大医院,也可以说是整个国家卫生系统面临的难题。就急性胸痛而言,真正的无缝衔接需要涉及"120"急救系统、各医院的急诊科、心血管内科及相关科室的相互协作、相互配合。院前急救、急诊科(室)和重症监护室构成了完整的急诊医疗体系(EMSS)。院前急救水平在一定程度上代表了一个城市或地区的医疗保健水平和社会文明程度。规范化胸痛中心对院前急救与院内救治无缝衔接的首要前提就是要求医院与院前急救系统签署联合救治协议。首先我们应该了解一下目前国内外急救体系的运行模式。

一、目前国内外急救体系运行模式

近年来,在各级卫生行政部门的努力下,各地院前急救体系逐渐建立、发展、壮大。《中

共中央国务院关于深化医药卫生体制改革的意见》提出将加强城乡急救体系建设,并首次将院前急救纳入了公共卫生范畴,指明院前急救是政府举办的公益性事业,是政府的职责所在。但由于经济水平和发展等方面的差异,各地院前急救模式不一,服务能力和水平参差不齐。本文通过对各种模式的探讨,认为应建立和发展以独立型为主的院前急救管理模式,为患者提供规范、统一、及时的院前急救服务,并引入社会资本进入院前急救服务领域中,作为院前急救体系的补充,以满足患者差异化需求。

(一) 国外概况

自 20 世纪 60 年代以后,世界各国特别是欧美等先进国家对急诊医学十分重视,纷纷建立急救系统和开展急诊医学的研究工作。美国 1973 年通过了急诊医疗法案;1966 年美国心脏协会提倡在公众中普及心肺复苏初步救生术。迄今为止,美国已有 5000 万人接受过此项培训,即每 4 人中有 1 人。院前急救由有一定经验的国家注册急诊专业医师经过院前急救医疗专业培训考核后进行,并在危重病救治时配备急诊专业注册护士。德国急救中心有 4 条线路与警察队相通,负责调度所在地的救护车和直升飞机,并协调医院接收伤病员的工作。救护车服务分固定的与临时在出事地点集合的 2 种,无论是从陆地上或从空中运送伤病员,德国的救援工作都是高效率的,尤其是空中救援是德国急救工作的一大特点。自 20 世纪 70 年代以来,空中急救事业发展迅速,现在已有 36 个直升救护机站基地,执行 50~70km 半径的急救任务,几乎覆盖了近 95% 的领空,医务人员于 5~20 分钟 可抵达灾害或事故现场,20~45 分钟 将伤病员送到医院,已成为日常急救的重要力量。国外院前急救模式比较见表 9-1-1。

表 9-1-1　国外院前急救模式基本情况比较

急救模式	急救理念	现场急救时间	现场急救人员数量	急救人员资质 (最大区别)
美英模式	简单对伤病员进行现场处理,就近送往医院。	多以完成规范要求步骤为限,平均时限少于 30 分钟	救护车一般配备 2 人,既是驾驶员又是救护员	院前急救人员是经过相关培训的急救士(一般由警察或消防人员组成)
欧陆模式(法德模式)	将急救医师送往现场,稳定伤病员病情,提供高水平医疗救护,然后据病情将患者分配到相关医院	多以伤病员病情初步稳定为准,平均时限多 >30 分钟	救护车一般配备 3 人,包括:医师或助理医师、护士、驾驶员	院前急救人员是具有相关行医资格资质的医师

(二) 国内院前急救模式

虽然目前我国院前急救的规模、模式、整体水平与发达国家相比仍存在较大差距,但随着我国急救医学的发展,院前急救正日益受到广泛关注并呈现出良好的发展趋势。长期以来我国一些急诊医学界的专家、学者对 EMSS,尤其是院前急救模式进行了不懈的探索。根据各地实际情况,建立了多种模式,具体归纳起来曾经存在过 6 种急救模式(表 9-1-2):独立型急救模式;指挥型急救模式;院前型急救模式;依托型急救模式;联动型急救模式;与消防联合型急救模式。

表 9-1-2　国内院前急救模式基本情况比较

急救模式	代表城市	特点	优点	不足
独立型	北京	院内与院外急救并存,院内由外急救科、急诊室和重症监护室构成,院外急救由医师、医士及护士协作承担	院前急救与院内急救无缝衔接,工作质量易于保证	急救半径扩大,延长到达现场的时间
指挥型	广州	急救中心负责院前急救指挥的总调度,无急救人员和车辆,只负责与其他应急系统联系并给予协助,即"统一指挥依托医院,分片负责"模式	急救网络覆盖面大,急救半径相对较小,利于减少到现场的时间	急救中心无直接职权,院前急救质量参差不齐
院前型	上海	急救中心统一指挥院前急救医疗服务,无院内部分,设有急救分站,以所在区域医院的急救半径派车为原则,患者就近转送,即"统一指挥、就近出车、分散布点、分层救护"	统一指挥调配,尊重患者意愿,易于合理分流转运;急救质量易于保证	急救链易脱节,存在急救车到达医院时,各医院急诊科未做好急救的准备工作
依托型	重庆	附属于一家综合性医院,但其院前急救指挥相对独立,既有院前,又有院内,据急救半径设置急救分站,承担相应的院前急救任务	院前与院内急救有机结合,同时可根据不同的急救情况,派所需的专科急救医务人员出诊,提高伤病员的抢救成功率	出车慢,出车医务人员为非专职院前急救人员,他们既有院内急诊工作又存在院前急救任务,容易顾此失彼
联动型	苏州	"119""120""122""110"建立统一的通讯网络	可以有力整合四警资源,避免单警种自行投入浪费;多警种出警,可以快速高效处理公共卫生突发事件;利于资源共享	各警种业务存在区别,在接警出诊的衔接上易于出现缝隙
与消防结合型	香港	附属于消防机构,其由消防队兼管,与警察部门密切联系,并共同使用一个报警电话号码	出警速度快	急救人员不专业

　　上述分类中北京为代表的独立型原来是指独立完成院前和院内急救过程,即急救中心拥有自己的医院,也称为"院前院内型"或"前车后院",急救中心将绝大多数患者拉回自己的医院而不是就近就急就能力送达目标医院,实践证明此种模式不利于急危重症的救治,目前已经逐渐消失。北京急救中心也逐步演变成与上海等全国绝大多数地区相同的真正独立型院前急救系统。所以当前所称的独立型院前急救是指急救中心拥有院前急救的车辆、人员和指挥权,只是独立完成院前急救而不再是指院前 - 院内一体化救治(详见本书第十五章)。

　　目前在国内最为主要的有 3 种模式:独立型模式:急救网络由急救中心、分中心和急救站组成;急救中心独立建制,配备院前急救专业人员和救护车辆,独立完成院前急救任务。

指挥型模式：急救网络由急救指挥调度中心和协作医院组成；急救指挥调度中心只有接警、调度和管理人员，急救车辆和急救人员要依靠各家协作医院派出。依托型模式：当地没有独立指挥或运作的急救中心，政府将院前急救的任务委托给当地的一家大型综合性医院，由医院内部成立接警调度中心，派出急救车辆和急救人员对区域内的患者实施救援。大中型城市多为独立型和指挥型模式，小城市多为依托型模式。独立型急救模式中急救中心和医院之间没有任何利益关系，可以真正意义上做到就近、就急、就能力和尊重患者意愿等急救原则。指挥型和依托型模式都有医院参与，政府可以用相对较少的投入，调动各大医院资源为患者提供院前急救服务，但参与医院出于利益驱动，往往希望把患者送到自己医院接受后续治疗，因此在实际工作中难免出现舍近求远，挑拣患者等违背院前急救原则的情况，且二次转院率也相对较高。

二、三种急救模式下胸痛中心协议的签订

院前急救系统（120 或 999，以下简称 120）承担院前急救及向 PCI 医院转运的重要任务，因此，建立胸痛中心必须与 120 进行全面合作。由于我国不同地区 120 的模式不同，分为独立型、指挥型、依托型等不同类型，医院与 120 的合作方式不可能完全一致。因此，《中国胸痛中心认证标准》要求采用目标管理为主，各医院应根据本地区 120 的特点制定相应的合作方式和内容，以实现认证标准所制定的目标。

事实上，胸痛中心既可以是在不改变现有结构基础之上实体运作的虚拟机构，也可以是重新组建的实体机构。胸痛中心应与 120 建立紧密合作机制，必须满足医院围绕急性胸痛救治应与本地区 120 签署正式的合作协议，共同为提高急性胸痛患者的救治效率提供服务。该协议必须包括针对急性胸痛患者的联合救治计划、培训机制、共同制定改进质量的机制；申请认证时应提交双方盖章的正式协议，此协议必须在正式申请认证之前至少 6 个月签署生效，并及时上传至认证云平台，申请时提供原件供现场核查。

（一）依托型模式

院前急救系统附属于一家综合性医院，该模式是相对较为落后的院前急救运行模式，一般存在于小型城市，但是在某些大城市仍有以此模式运行的院前急救系统。这种模式对于拥有院前急救系统的医院有显著优势，但是对没有院前急救系统的医院则较难实现院前急救系统与院内绿色通道的无缝衔接。在某些城市的经验是可以外派医务人员到院前急救系统进行支援帮带，逐渐实现与院前急救系统的合作。在此附一家在此模式运行模式下的协议。

附：

协议模板

为了进一步加强协作，整合急救系统医疗资源，为突发胸痛患者提供及时有效规范化的救治，经甲乙双方协商，达成如下协议：

甲方　　　　　　　　　　　乙方：急救医疗中心

1. 成立医院与急救中心共建协调小组，研究、制定和协商共建工作。

2. 甲方对乙方进行急救技术指导，定期举行培训班，提高乙方 120 急救中心的业务水平，减少胸痛患者的痛苦，提高救治成功率。

3. 甲方为乙方转运的胸痛伤病员提供救治绿色通道：可直接接诊胸痛急救患者；对乙

方转运的急诊胸痛患者在经济困难的情况下,可先不交付押金办理住院手续,为患者进行诊治和抢救;甲方为乙方胸痛患者预留床位,确保胸痛患者及时入院,在政策允许范围内为乙方提供优惠、便捷服务。

4. 甲方为乙方转运车辆提供方便,建立直通胸痛中心、介入室绿色通道。

5. 甲方为乙方转送患者建立随访档案,和乙方建立联席会议,介绍和讲解转送胸痛患者的治疗和康复情况。

6. 乙方在甲方急救半径内,按照急救就近、就急、就能力的原则优先转送胸痛患者到甲方进行检查、诊断和治疗。

7. 甲乙双方应严格管理,加强质量建设,在医疗等活动中共同维护双方的声誉和信誉。

8. 本协议有效期为三年,期满后可续约。

9. 本协议未尽事宜,由双方另行议定。

10. 本协议一式两份,双方各执一份,自签字盖章之日起生效。

(二) 指挥型模式

在这种模式下急救中心负责院前急救指挥的总调度,无急救人员和车辆,采用"统一指挥依托医院、分片负责"模式。其院前急救指挥相对独立,既有院前,又有院内,据急救半径设置急救分站,承担相应的院前急救任务。院前与院内急救有机结合,同时可根据不同的急救情况,派所需的专科急救医务人员出诊,提高伤病员的抢救成功率。这种模式对于任何一家医疗机构都能在自己范围内实施救治,较便于胸痛中心的建设。在此模式下胸痛中心建设医院与120的协议应主要解决两个问题:①对120调度人员的培训,使其具备以下两个能力:一是在接听呼叫电话时识别生命体征不稳定的患者的能力,能指挥呼叫现场的自救;并且能理解并在实践中体现急性胸痛优先的原则,当遇到呼叫区域所属医院救护车不能及时到达现场时,应及时调派附近其他医院尤其是建立了胸痛中心的医院救护车赶赴现场。②协议中应体现在条件成熟时逐步实现将无胸痛中心覆盖区域的急性胸痛患者直接调度到建立了胸痛中心的医院,避免二次转诊导致的延误。如果当前无法与急救中心达成上述协议,指挥型地区胸痛中心至少要提供能够证明所在医院为120网络医院的证据。本书第十五章详细介绍了如何与指挥型急救中心合作、取得理解和支持、促使双方签订相应协议的工作要点。

(三) 独立型模式

这种模式院前急救拥有独立的调度系统、车辆、人员,运行完全独立于各家医疗机构之外,在这种模式下建立胸痛中心合作协议需要和院前系统反复进行演练和磨合,确保每个环节都能熟练衔接,确保转送的有效性和安全性。

附:

协 议 模 板

甲方:×××医院　　　　　　　　乙方:×××急救中心

为提高以胸痛为首发症状的急诊患者早期鉴别诊断及抢救成功率,国家卫生计生委委托中华医学会心血管病分会在全国范围内开展"胸痛中心"认证工作。

"急性胸痛"主要包括急性冠脉综合征、肺栓塞、主动脉夹层等致命性疾病,其致死性、致残率非常高,是急救中心和心血管内科常见的急诊,约占接诊病种的21%。其诊疗过程中主要存在:鉴别诊断缺乏规范流程;病情复杂,误诊率高、医疗纠纷多等。主要原因是疾病链

诊治衔接缺乏连贯性,医务人员对规范指南应用缺乏统一性,政府与医疗机构对疾病缺乏规划。国内外的经验表明,建立"胸痛中心"是一种有效的解决方案。"胸痛中心"是为降低急性心肌梗死发病率和死亡率提出的概念,是指通过多学科(包括急诊学科、心血管内科、影像学科、心脏外科、胸外学科、消化内科、呼吸内科等相关科室)合作,依据快速准确的诊断、危险评估和恰当的治疗手段,对胸痛患者进行有效的分类治疗。

为规范"胸痛中心"救治流程,提高救治效率,优化临床决策,降低救治成本,建立院前转运和院内救治无缝连接,根据中华医学会关于胸痛中心的有关要求,结合单位实际,在双方单位充分沟通,共同协商的基础上,制定本协议:

甲方的职责和义务:

1. 与乙方合作,制定系统的 ST 段抬高型急性心肌梗死(STEMI)的救治流程。

2. 与乙方合作,培训心脏病早期识别、治疗以及急性冠脉综合征(ACS)体征和症状的相关知识。

3. 向院前急救系统提供有关 ST 段抬高型心肌梗死(STEMI)患者转诊和接收的快速通道方案的培训。

4. 与乙方合作为社区提供急性冠脉综合征(ACS)救治培训课程。

5. 与乙方共同探索可改进流程和提高急性冠脉综合征(ACS)患者治疗效果的其他措施。

6. 向乙方全面免费开放学术交流平台,包括各种国家会议、继续教育培训班、业务讲座、病例讨论等。

7. 与乙方合作申报各级各项与急性胸痛院前急救系统建设相关课题,研究成果共享。

8. 与乙方合作建设与救护车无线心电传输相匹配的接收系统,确保救护车上患者的心电图等相关资料可直接传送至胸痛中心值班一线医师。

乙方的职责和义务:

1. 参与甲方胸痛中心建设方案的制定,参与甲方提供的培训,并分享研究成果,参与甲方胸痛中心认证工作。

2. 与甲方胸痛中心共同部署远程医疗信息系统,建立相应流程。

3. 接诊急性胸痛患者后,依据标准化流程,向甲方传输相关诊断信息,保证运送和转诊患者顺利;必要时可直接启动胸痛中心的绿色通道。

4. 与甲方胸痛中心共同进行总结会议,总结经验教训,制定进一步改进措施。

本协议书一式两份,甲乙双方各执一份。

总之,与院前急救系统签署合作协议是建立中国胸痛中心的必要环节,也是保持胸痛中心规范合理运行的关键因素,在与院前急救系统签署协议一定要制定双方的职责和义务,经过不断地完善和运行,可大大提高了急性胸痛患者的救治成功率。

（郭瑞威　杨丽霞）

第二节　建立共享信息平台、远程会诊及联络机制

本书第八章第六节详细介绍了胸痛中心院内信息共享平台的构建与联络机制,实际上

院内信息共享平台也是整个区域协同救治体系的信息共享平台,但在与院前急救系统的沟通和联络中更加注重简单、快捷、高效的原则。

一、目的与意义

我国目前大多数地区的 120 急救系统与院内诊疗环节是完全分割独立的,仅在医院内建立快速通道并不能完全解决 AMI 救治所面临的主要问题。因为我国目前的急救体系是遵循急诊就近原则,120 的主要责任是将患者从发病现场尽快送进最近的医院,不会考虑医院救治能力。但 AMI 的最佳治疗手段是 PPCI,如果将患者送进不具备 PPCI 能力的医院,甚至连溶栓治疗都不能开展的医院,该医院因不具备救治能力不得不实施二次转诊,因此浪费大量的早期救治时间。要解决上述问题,就必须将各个区域作为一个整体进行规划,原则上以具有 PPCI 能力的医院为核心,根据医疗资源的分布情况即医院的救治能力和从发病现场到达 PPCI 医院的时间,为区域内发生的急性胸痛患者制订急救预案,包括优先送达的医院和次选送达的医院,最终实现"在最短的时间内将急性胸痛患者送至具有救治能力的医院接受最佳治疗"的目标。以 AMI 救治为例,就是要使 AMI 患者一旦发生首次医疗接触(包括呼叫 120 或自行到达医院)就能尽快明确诊断,对于诊断明确的 ST 段抬高 AMI 患者,若能在 120 分钟以内转送至最近或最先到达的 PPCI 医院实施 PPCI 治疗,则首选 PPCI 治疗,否则,就应优先选择将患者送至能实施溶栓治疗的最近非 PPCI 医院进行溶栓治疗,然后再转运至 PPCI 医院。

为实现上述目标,首先要解决的是医疗体系内的快速反应机制问题,这就需要建立共享信息平台、远程会诊及联络机制,要实现从发病现场进行诊断及分诊,鉴于我国目前绝大多数地区院前急救人员尚不能独立承担急性胸痛的现场诊断任务,而要实现现场分诊,就必须把发病现场的 12 导联心电图传输至 PPCI 医院的心血管内科医师手上,由后者进行远程会诊确定 AMI 的诊断。因此,上述反应机制的基础就是 12 导联心电图的远程传输,将发病现场或救护车上患者的 12 导联心电图、血压和血氧饱和度等生命监测信息实时传输到 PPCI 医院的心血管内科值班医师或专家手机上,从而为院前诊断和现场分诊提供了全面、可靠的依据。即使暂时不具备购买上述最先进设备的能力,亦可通过建立微信群的简单方式将救护车和院内救治体系连接起来,现场或救护车医师在完成 12 导联心电图记录后,可以用智能手机拍照后发送微信,群内的心血管值班医师就可借助此信息进行远程诊断。

二、共享信息平台、远程会诊及联络机制的几种模式

(一) 传统导管室启动模式

胸痛中心成立以前,STEMI 患者先由急诊科医师初步诊断后将患者收住 CCU,再请介入医师会诊决定,然后术前谈话及术前准备,确定手术后再通知导管室人员。导管室人员到位后再将患者转送至导管室手术。外院转送来的患者虽然已明确诊断为 STEMI,可以做到提前通知导管室做好准备,但一般也会在 CCU 行术前准备,等待患者签署知情同意后才会将患者送至导管室,尤其是在夜间或周末非正班时间,确定要行急诊介入治疗的患者,在等待介入医师和导管室人员就位的时间比周一至周五的正班时间更长。

(二) 以广州总医院为代表的物联网扁鹊飞救模式

为实现院前急救与院内绿色通道的无缝衔接,提高急性胸痛的救治效率,广州总医院胸

痛中心与艾威梯无线通讯技术有限公司合作开发了扁鹊飞救系统。它是一个集 12 导联心电图、血压、血氧、血糖、肌钙蛋白、BNP 等生命体征和诊断数据的远程实时传输监护、急救电子病历系统、救护车上与抢救现场实时监控系统、远程医学影像诊断系统、数据挖掘与分析系统、救护车 GPS 定位与跟踪系统、120 呼叫与调度指挥系统、医院全院时钟同步系统、患者就医全程时间轨迹自动跟踪系统于一体的远程急救与监护系统。该系统能实时远程传输患者 12 导联心电图、血压、血氧饱和度等数据至监控中心、心内科监护室、导管室及相关专家的掌上电脑或手机（且不受专家是否出差的限制，只要有 3G 信号就可以接受实时信息，目前我国绝大部分城市都实现了智能手机上网），做到了"患者未到，信息先到"的救治模式。在该模式运行过程中，院前急救组和相关科室专家可以随时就患者的病情进行交流，对患者进行诊断和治疗指导，而根据病情不同，采取不同的院内绿色通道，使得患者的救治得到最大优化。可以说，广州总医院胸痛中心所采用的 12 导联心电图远程实时传输系统是目前为止最先进的胸痛中心信息支持系统，使大医院的专家不用到现场即可随时参与基层医院或救护车上的急救，在大大提高基层医院抢救成功率的同时，为实现院前急救与院内绿色通道的无缝衔接提供了最有利的条件。此模式后来在厦门心脏中心、武汉亚洲心脏病医院、大同市急救中心等多家医院和地区推广使用

（三）以救心软件的运用为代表的 APP 模式

"救心 EXPRESS" APP 是根据 2015 年国卫办医函 [2015] 189 号文件开发的手机软件，主要用于记录 AMI 患者的早期救治的关键时间点和关键数据，实现院前心电图等患者信息及时推送给具备 PPCI 能力医院，便于做出准确诊断，缩短 FMC 到实施再灌注的时间，达到院前与心内科的无缝对接。同时也能实现基层医院与 PPCI 医院的信息沟通和患者转诊。

"救心 EXPRESS" APP 的特点：

1. 关键时间点的自动生成和时钟统一　滑动按钮，时间能自动生成并记录，能记录急救车到达现场时间、心电图时间、给药时间、送达目标医院时间等关键时间点，为心肌梗死救治流程提供了数据参考。

2. 影音信息便捷采集　心电图拍照和传输功能，不方便记录时采取录音功能。

3. 患者信息一键推送　院前急救采集的信息能够一键推送给目标医院，基层医院的救治信息也能推送给上级目标医院，目标医院根据推送的患者诊疗汇总信息，及时做出诊断并做相应准备。

通过"救心 EXPRESS" APP 将 PPCI 医院和基层医院、院前急救等串联为一个整体，构建院前与院内，基层医院与 PPCI 医院完整的心肌梗死患者救治网络。

PPCI 医院使用"救心 EXPRESS" APP 的益处：①建立 STEMI 患者数据库，尤其是获取准确完整的院前信息；②建立区域急性心肌梗死救治网络，提升该区域的 STEMI 救治率和救治效率。

基层医院使用"救心 EXPRESS" APP 的益处：①与 PPCI 医院共同建设心肌梗死救治体系，及时得到上级医院技术支持；②减轻基层对心肌梗死患者治疗的压力；③提高了心肌梗死患者救治效率。

院前急救系统使用"救心 EXPRESS" APP 的益处：①STEMI 诊疗阵线前移，提升急性心肌梗死患者救治成功率；②完整追踪患者治疗路径，获得患者最终治疗结果及预后信息。

（四）胸痛中心微信群模式

利用互联网微信能大量快速发送图片文字信息并能群聊的特点,建立胸痛急救微信群。群组内加入了急诊科、心内科、院前急救以及胸痛中心网络医院的相关医务人员。首诊医师可将胸痛患者的病史、心电图、生化检验结果等信息以照片形式上传,介入值班医师无论在哪都能立即进行会诊和接诊医师沟通,明确手术指征以及询问患者到院时间等,直接微信启动导管室。当遇到疑难危重患者时,能及时得到拥有丰富临床经验的主任或资深医师的会诊意见,做到快速明确诊断。所有相关人员会根据微信平台信息的动态变化,做到提前就位,同时也能有效避免误启动导管室。在患者到达介入室之前每位介入值班人员通过微信平台就对该患者的病情有了基本了解,并进一步做好充分的急救准备,而无须待患者到达后再次询问病史。缺点是数据不能系统的进行回顾。

目前,利用现代信息技术做支撑,通过以上几种方式建立共享信息平台、远程会诊及联络机制,有效地整合了院前急救与医院内部的相关力量,是建立院前急救与院内绿色通道有机结合的有效模式。

（杨丽霞　石燕昆）

第三节　急性胸痛的院前救治要求

本节专门针对拨打急救电话、由救护车到达现场进行紧急救治的急性胸痛患者在到达医院之前的救治过程,此阶段是以急性胸痛为主要表现的急危重症患者早期救治的关键环节。也是能否实现院前急救与院内救治无缝衔接的决定性因素,因此,应引起高度重视。

一、拨打急救电话的急性胸痛患者的基本特点及对院前急救的基本要求

（一）拨打急救电话的急性胸痛患者的基本特点

急性胸痛是临床常见急症之一,尽管其具有病因多样性的特点,但对于拨打急救电话的急性胸痛人群而言,绝大多数属于极高危或高危的患者,其病因也相对集中在以急性心肌梗死为代表的急性冠状动脉综合征、主动脉夹层、肺动脉栓塞、急性心包炎、急性胸膜炎等严重疾病为主,中低危胸痛患者极少拨打120寻求急救。尤其是在受传统文化影响较大的中国,患者及家属是不愿意拨打120等急救电话的。因此,救护车到达现场实施救治的急性胸痛患者几乎均为严重的胸痛且可能随时存在生命威胁。此类患者中急性心肌梗死是发病率最高、也是最常见的拨打120的病种。由于此类急性胸痛发病后早期病情变化快,容易发生猝死,死亡率高,而且许多死亡就发生在院前急救阶段;但若能采取正确的救治手段,绝大多数患者可以从现场救治中存活下来;若能与院内救治衔接起来,能在最短的时间内将患者送至具有救治能力的医院并且直接到达救治场所,绝大多数患者可以从本次发病后存活下来并保持良好的生活质量。

（二）对院前急救的基本要求

呼叫120急救的急性胸痛患者的上述特点决定了此类患者的院前急救必须要在"早""快""准"和"绕"四个字上下功夫,下面分别叙述这四个字的基本含义。

"早"是指希望所有急性胸痛患者能够在发病后早期呼叫120,而不要等到发病后晚期再拨打120,因为一方面急性胸痛三大致死性疾病的基本特点均是越早救治预后越好,猝死

的急性胸痛患者多发生在发病后早期,越早呼叫发生猝死的机会越低,存活的机会以及存活患者的生活质量越高。一定要通过大众教育让老百姓明白急性胸痛、胸闷可能随时会威胁患者的生命,避免反复含服急救药物直到实在坚持不了才拨打急救电话。

"快"是指在接到急性胸痛患者的呼叫之后,急救中心应该在最短的时间内派出救护车、以最快的速度赶到发病现场。在这个过程中要充分体现"时间就是生命"的理念,急救人员早一分钟到达现场,患者就多一分存活的希望。因此,急救中心和救护车均要建立急性胸痛优先派车、出车的机制,救护车也要尽力采用一切可能的措施,以尽快到达发病现场。

"准"是指要准确判断、准确处置。因为急性胸痛病因复杂,拨打急救电话的患者往往病情更加严重而不稳定,如何尽快而且准确地做出病因判断对后续的处理至关重要,因为正确的判断是正确处理的前提。

"绕"是指尽可能让急性胸痛患者根据初步诊断实施绕行当地不具备救治能力的基层医院,对于诊断明确 STEMI 患者要绕行急诊室和 CCU 直达导管室,高度怀疑主动脉夹层或肺动脉栓塞的患者要绕行急诊室直达 CT 室以尽快确诊等等。绕行的前提是现场救护人员具有初步诊断能力,能够在短时间内做出初步诊断,当目前不具备能力时应借助医院内的力量协助完成现场初步诊断。

二、急性胸痛现场救治的基本工作流程

鉴于经 120 入院急性胸痛患者的上述临床特点,从实现上述"早""快""准"和"绕"的要求出发,制定院前急救的工作流程和要点至关重要。其中"早"主要是取决于患者对急性胸痛的警觉意识,需要经过加强大众教育而实现。其他三个字均取决于院前急救系统的反应能力和急救能力。为提高对急性胸痛的救治能力,胸痛中心建设中医院要积极主动与急救中心合作,通过优化流程和积极的培训来实现。以下重点介绍急性胸痛现场救治的基本工作流程。

(一)快速派车和优先出车

快速派车和优先出车是实现"快"的主要措施。《中国胸痛中心认证标准》中要求急救中心必须提前制订预案,对急性胸痛患者实行优先派车。目前我国的急救条例要求救护车应该在接受指令后 3 分钟出车,但实际上在许多地区无法实现,主要是因为总体急救资源不足,救护车和院前急救人员均难以保障急救需要。因此,急救中心必须基于现实的条件制订相应的预案,当遇到患者所属地区的急救站无法及时派出救护车时应确保能够从就近的其他急救站或医院派出救护车赶赴现场(图 9-3-1)。

(二)导航设备指引选择最佳路径快速到达现场

随着我国机动车辆的快速增长,城市交通拥堵状况越来越严重,加上我国在国民素质教育和普法教育方面的缺陷,为救护车让道的社会风气尚未建立。救护车被堵塞在路上不能及时到达急救现场的现象日益严重。因此,救护车司机也要接受胸痛中心相关理念的培训,当领受了急性胸痛救治后应该尽快使用导航设备寻找最快捷的道路,以尽快到达急救现场以及送达医院。

(三)快速进行现场评估和筛查

到达现场后的快速、准确评估是决定急性胸痛现场救治效率的关键环节,因为只有准确的评估才可能有正确的处置。为此,胸痛中心应与急救中心合作,根据院前队伍的实际情

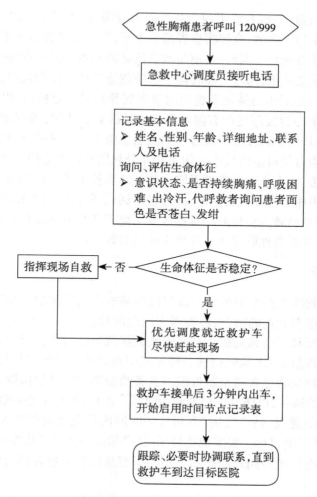

图 9-3-1　急救中心从接听急性胸痛患者呼救到派车流程图

况制定相应的现场评估流程,以尽快明确患者的生命体征是否稳定,是否需要实施紧急现场心肺复苏,是否需要紧急使用药物治疗等。由于我国绝大多数地区的院前急救队伍缺乏必要的训练,难以独立胜任现场准确评估任务,急救中心应该与胸痛中心院内救治环节紧密合作,充分利用现代信息技术以及医院内的优势技术力量为院前急救提供远程支持,以弥补院前队伍救治能力不足的问题。对于急性胸痛患者的现场快速评估而言,心电图是最有效的首选筛查手段,因此,院前急救人员到达现场后应立即完成首份心电图,如果不具备诊断能力,最简单实用的是与建立了胸痛中心的医院建立微信群,通过微信发送心电图至胸痛中心的信息共享平台,并通过一键启动电话通知心内科值班医师,由值班医师协助诊断并指导现场救治和分诊。上述流程既解决了院前急救队伍诊断能力不足问题,同时也解决了院前与院内急救信息共享,为实现绕行急诊提供了基础。

（四）紧急救治

急性胸痛患者中常常容易发生心搏骤停,抢救不及时将归因于死亡。因此,急性胸痛患者发病早期的猝死率很高。除了心搏骤停以外,急性胸痛患者中许多发病后早期已经发生

心源性休克或严重低血压,也有些出现了急性心力衰竭,或者严重心律失常,如果不在现场采取积极救治措施先稳定病情,直接将患者搬运上车,可能许多患者还来不及到达医院就发展到更严重的状态甚至死亡。因此,院前急救队伍必须具备一定的现场处置能力,对这些濒临死亡的患者就地紧急救治,为进一步转运至医院创造条件。作为院前急救队伍,到达现场后最重要的任务之一是对生命体征不稳定的患者展开现场紧急救治,以尽快恢复和稳定患者的生命体征。其中心肺复苏是所有院前急救人员的必备技能,所有院前急救队伍均已进行了强制性培训,但其他急救技能可能各地的院前急救人员水平差异很大,但总体来说能够独立胜任现场救治能力的可能性较小。如果能充分利用胸痛中心所建立的院前急救与院内绿色通道的无缝衔接,则完全可以借助医院内的人才和技术优势协助现场急救。同样的,若能将现场情况与院内相关专业人员共享,并通过电话联系介绍病情,则可以借助院内专家的经验和知识,指挥现场急救人员施救。从而改变了院前急救人员单枪匹马抢救的局面,这是提高现场救治水平、降低急性胸痛患者猝死率的最有效手段。

三、现场分诊

我国目前的急救体系是按照单纯急诊就近的基本原则设置的,要求院前急救系统将呼叫急救服务的患者送至就近的医院,没有考虑医院的救治能力。而三大致死性急性胸痛疾病中的急性心肌梗死和主动脉夹层是高度依赖医院救治能力的,即使是急性肺动脉栓塞也是要求医院必须具备急诊 CT 增强扫描条件才能明确诊断。因此,对于急性胸痛患者,院前急救队伍要尽可能避免将患者送至就近但不具备救治能力的基层医院,再通过二次转诊才到达具有救治能力的医院,以防延误早期救治时间。因此,胸痛中心的建设目标就是要通过区域协同救治体系的建设,最终实现"在最短的时间内将急性胸痛患者送至具有救治能力的医院接受最佳治疗"的目标。要实现此目标,就必须提高救护车从发病现场进行分诊的能力。现就如何做好在区域协同救治体系下不同类型急性胸痛患者的现场分诊(图 9-3-2)分述如下。

（一）诊断明确的急性冠状动脉综合征患者的现场分诊

若发病现场首份心电图提示为急性心肌缺血,则应归类到急性冠状动脉综合征,若心电图表现为 STEMI,且距离 PCI 医院较近,能在 120 分钟内将患者送至最近的导管室并完成直接 PCI 治疗,则应尽可能实施绕行当地最近的非 PCI 医院以及 PCI 医院的急诊室和 CCU,将患者直接送进导管室接受直接 PCI 治疗;若心电图提示为 NSTE-ACS,则应将患者直接送至PCI 医院的 CCU。此类现场分诊是节省中间环节、减少延误的最有效手段,这是胸痛中心区域协同救治体系建设追求的目标,希望能够使更多的患者通过此途径得到及时救治。

（二）高度怀疑主动脉夹层和肺动脉栓塞患者的现场分诊

对于首份心电图未见明确缺血性改变、且临床症状高度提示主动脉夹层或肺动脉栓塞的患者,现场分诊的主要目标是要尽可能实施绕行非 PCI 医院、绕行急诊室,将患者直接送进 CT 室进行增强 CT 扫描。因为主动脉夹层的早期死亡率随发病后时间的推移逐步增高,每延迟一小时,A 型夹层患者的死亡率增加 1%。因此,"时间就是生命"的口号同样合适于主动脉夹层和肺动脉栓塞。实行绕行急诊室直达 CT 室是尽快明确诊断、实施关键性治疗的前提,也是降低死亡率的有效手段。因此,胸痛中心强调院前急救系统必须与院内救治一体化,当院前急救队伍高度怀疑上述两个疾病时,应及时与院内绿色通道对接,通过一键启动

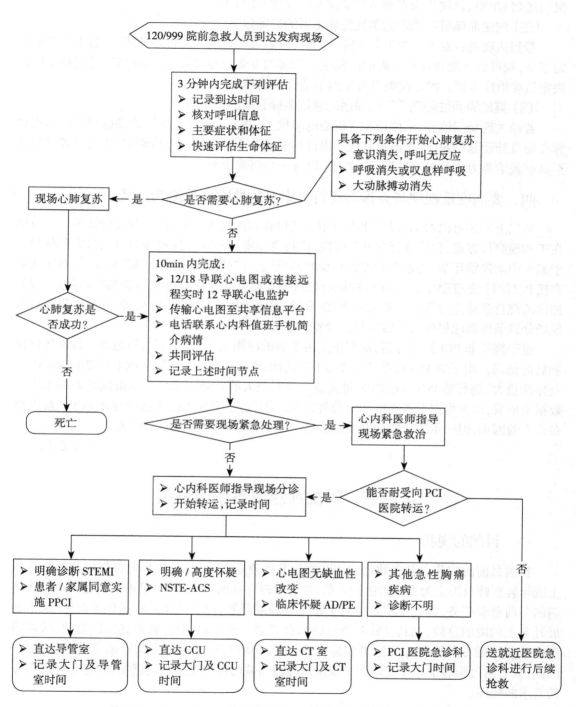

图 9-3-2　区域协同救治体系下急性胸痛患者的发病现场分诊流程图

机制通知 CT 室,以便当患者到达时能够及时开始 CT 检查。

(三) 对生命体征不稳定的急性胸痛患者的现场分诊

若到达现场后发现患者生命体征不稳定,应尽可能在现场进行心肺复苏,若不能及时稳定下来,则可以将患者送至最近的医院进行后续的专业心肺复苏,待临床情况趋向稳定后再决定后续治疗方案。因为此类患者显然不适合长途转运。

(四) 其他原因性胸痛或不明原因的急性胸痛患者的现场分诊

若经过现场问诊、简单体检和首份心电图检查,基本排除了急性冠状动脉综合征和主动脉夹层及肺动脉栓塞,临床提示其他原因性胸痛或者不明显倾向性诊断时,应将患者尽快送至具有救治能力的大医院进行后续检查,以进一步明确诊断。

四、要高度重视现场分诊与绕行方案对急性胸痛救治的意义

从以上所述可以看出,规范化胸痛中心建设强调的是现场分诊,而现场分诊的核心价值在于实现绕行方案,包括绕行非 PCI 医院、绕行急诊室和 CCU。这些绕行方案最大的优势在于减少中间停留环节,通过节省流程减少时间延误。广州总医院的早期研究显示,对于接受直接 PCI 治疗的 STEMI 患者,单纯的绕行急诊方案就可以节省大约 43 分钟的院内救治时间。德国的绕行急诊室方案大约平均节省 27 分钟,美国大约平均节省 32 分钟。因此,只要具备现场分诊条件就应尽可能实施绕行急诊室方案。

至于绕行非 PCI 医院方案,从理论上讲节省的时间更多,将会更明显地减少首次医疗接触后的延误。由于非 PCI 医院距离 PCI 医院的距离远近不等,加上非 PCI 医院的诊断能力差异性很大,绕行非 PCI 医院的时间获益也会有很大的差异。从广州总医院发表的单中心数据来单看,至少可以节省 200~300 分钟时间。因此,尽管现阶段实施绕行非 PCI 医院尚存在较大的困难,但一定要尽快想办法解决这一影响救治时间的最关键环节。

(向定成)

第四节　对院前急救系统的培训

一、目前的现状

我国目前的院前急救多数是由 120 急救系统独立完成,而救护车上仅仅配备有以急救士或年轻医师及护士为主体的医护人员,加上普遍存在的培训不够,很难承担复杂的急性胸痛的院前急救任务,多数院前急救除了初级心肺复苏外,仅仅是完成转运任务而已,谈不上展开真正的院前急救,尤其是针对急性胸痛患者的专科急救;而在患者到达医院前,医院的急诊或相关的专科医师亦无法得到患者病情的任何信息,亦无法参与院前急救工作之中。因此,只有通过胸痛中心反复培训实现院前急救与院内绿色通道的无缝衔接,达到胸痛中心的要求的标准。

二、对院前急救系统进行教育和培训的意义

急性胸痛的院前急救专科性很强且对时间要求很高,因为以急性胸痛为主要表现的疾病早期病情变化快、死亡率高,而专业的救治又能显著降低死亡率。比如心肌梗死 50% 的

死亡发生在发病后的 1 小时内,很多患者来医院前可能已经死亡,或者在来院后未及时开通梗死相关动脉而死亡或致残,其死亡原因为心律失常,最多见为心室颤动。如何规范、快捷地展开现场紧急救治是决定许多急性胸痛患者能否接受后续院内专科治疗的关键。因此,提高院前急救水平对降低心肌梗死死亡率和改善远期预后具有重要意义。

　　院前,是指首次医疗接触的时间尤其是救护车接触患者时开始到患者到达医院这段时间。同时也包括转诊患者从基层医院接触患者开始到转运到 PCI 医院的时段。院前急救的概念就是强调从院前发生医疗接触时就应该开始救治,而不是等到患者到达医院后才开始启动急救过程。其目标是最大可能将院前急救与院内绿色通道相结合,实现院前急救与院内绿色通道的无缝衔接。目前我国不同地区院前急救方式各有不同,其中包括了卫生行政部门主管的独立院前急救体系、以大医院为依托的院前急救体系和以电话调度指挥和区域内各医院组成的急救网络几种方式,这种不同模式的院前急救在一定程度上降低了对胸痛患者的救治效率,因此,目前国内院前急救工作最需要的是建立一个标准的运作流程,以达到院前急救与院内救治的无缝衔接,实现远程ICU 和移动ICU,为患者赢得救治的黄金时间,提高抢救成功率。目前对胸痛中心而言,教育和培训工作是胸痛中心建设的重要内容和职责之一,因为胸痛中心的最终目标是建立"在最短的时间内将急性胸痛患者送至具有救治能力的医疗机构接受最佳的治疗"的机制,可以简单地理解为,胸痛中心的终极目标就是要建立针对急性心肌梗死等急性胸痛患者的区域协同快速救治体系,以提高急诊胸痛患者的整体救治水平。胸痛中心必须与当地的医疗急救部门即 120 系统和周边的基层医院或社区医疗单位等进行紧密的合作才能充分发挥其技术和社会效益。因此,规范化胸痛中心建设是一个系统工程,必须建立整体的救治原则、快速反应体系、协同和管理机制以及制定相应的实施细则,但上述原则通常是由心血管内科和急诊科协调制定,其他相关部门对胸痛中心的运作原则、要求、体系和各项流程并不了解,必须经过反复的教育和培训,使胸痛中心所涉及的各有关部门、人员在全面了解胸痛中心的主要目标和运作机制的基础上,明确自身的职责和任务,才能使整个胸痛中心系统正常运行,并发挥各部门和人员的主观能动性,推动胸痛中心工作质量的持续改进,最终达到提高区域性协同救治水平的目的,对院前急救系统的培训是其中一个重要的环节。

三、培训内容

　　由于中国各地的急救系统存在一定的差异,120 在院前急救中所扮演的角色略有不同。主要分为两类,以北京、上海等为代表的绝大多数大城市的 120 急救系统类似于美国的急救模式,即 120 系统根据人口分布情况在城市的一定区域设立相应的急救站,负责区域内院前呼救的响应并独立完成院前急救任务,救护车归 120 所有,负责将患者送至就近医院接受后续的治疗;而以广州为代表的少数地区则是 120 负责根据医院的分布情况进行急救划区,按就近原则将医院周围一定的区域划分到各家医院作为急救区域,120 系统接收急救呼叫后直接将急救任务分配到相应的医院,由医院派出救护车赶到现场进行急救,救护车直接将患者接回所属医院(除非患者或家属提出要求到其他医院),120 通过 GPS 系统对救护车的行踪和时间进行跟踪管理。而多数中小城市的急救系统则是依托一家或几家当地医院建立的急救中心,类似于广州的急救体系。上述两种模式可以分别称之为"北京模式"和"广州模式",其本质的差异在于救护车及院前急救人员的所属关系不同,相比之下,广州模式可以更

多地调动医院的积极性参与院前急救,以提高院前急救水平;而北京模式则更多的是强调120的主动性,医院在院前急救中处于相对被动的地位。由于120属于政府管理的事业机构,从理论上讲,北京模式更利于政府主导的胸痛中心模式的开展,而广州模式则更利于医院发挥积极的主观能动性。

因此针对两种模式120运行机制的不同,分别需要采取不同的培训计划。解放军广州总医院结合本地区的急救系统特点,在胸痛中心建设和发展过程中,与120进行了充分的沟通和合作。胸痛中心对120的培训即是双方合作的重要内容,培训对象主要包括两个方面的人员,一是120领导层的培训,主要是让领导层了解胸痛中心的基本概念、目标和必要性,以便从政策上给予积极的支持,采取的主要培训方式是邀请120的急救主任们参与胸痛中心的论证、流程图制定、各类大型会议等活动;其次是对120的急救调度员(120电话接线员)的进行胸痛识别和ACS知识培训,使120调度员能在最短时间内通过电话询问了解急性胸痛患者的主要症状并迅速判断患者的生命是否受到直接威胁,并给予现场紧急救治的必要指导,然后根据初步判断决定患者是否应该就近医院出车还是由具有急诊PCI能力的医院直接出车。

对中国大多数地区以"北京模式"为主的急救系统而言,院前急救完全由120承担,其培训的主要内容则应包括:

(1)胸痛中心的概念及运作模式。

(2)急性胸痛的诊断流程及思路,其中院前诊疗流程是重点。

(3)ACS的症状识别、诊断及首次医疗接触时的紧急处理。

(4)心肺复苏流程。

(5)急性胸痛患者的优先调度。

(6)院前急救与院内绿色通道的衔接、信息共享平台的机制及一键启动机制(心电图传输与远程会诊流程)。

(7)急性心肌梗死特别是STEMI心电图的识别及解读。

(8)绕行急诊方案及工作流程。

(9)胸痛中心的时间节点管理。

(10)急性心肌梗死的溶栓方案及溶栓筛查表(目前仅限于指挥型及依托型120地区且是长途转运患者,市内救治半径在15分钟以内内不建议开展院前溶栓)。

四、达到效果

1. 主要是解决急救中心全体人员对胸痛中心建设理念的认识问题,使全体参与急救调度和现场急救的人员认识到建立胸痛中心和依托胸痛中心建立急救网络的重要意义,同时提高全体人员对胸痛症状的警觉性和识别能力,主要课程包括建立胸痛中心和胸痛急救物联网的意义,提高积极主动配合胸痛中心各项工作的积极性和主观能动性。

2. 针对急救中心的培训要实现的目标如下:

(1)针对急救中心领导:了解和理解胸痛中心和区域协同救治体系建设的概念及意义,明确急救中心在其中的作用。

(2)针对调度人员:经过培训后120调度人员必须到达以下要求:①熟练掌握急性胸痛相关重要疾病的相关知识,具备识别ACS、主动脉夹层、肺动脉栓塞的典型症状;②能够争取

指挥生命体征不稳定患者的现场紧急自救;③熟悉急性胸痛优先调度机制。

（3）针对院前急救队伍:院前急救队伍必须完全掌握急性胸痛现场救治相关的以下基本技能:①急性胸痛的快速问诊和症状识别、生命体征判断;②心肺复苏技能;③首份心电图的记录、心肌缺血的心电图诊断、远程传输(实时或微信);④熟悉急性胸痛的院前诊疗流程、与胸痛中心的联络机制、绕行机制、绕行条件及绕行目的地;⑤与家属的沟通和初步谈话技能;⑥熟练掌握各类心血管常用急救药物和抢救设备的作用及使用方法,能够在诊断明确的ACS患者及时开始双联抗血小板治疗及抗凝治疗;⑦建立了急性胸痛患者救治全程的时间节点管理意识,能够及时前瞻性实时填写时间节点管理表或者直接填报云平台。

通过对院前急救队伍的培训,最终使院前急救人员能完全按照胸痛中心的统一救治原则和流程图实施医疗活动,而不是各自为政,根据个人的经验行事。

3. 最终实现院前院内胸痛患者救治的无缝衔接,为胸痛患者特别是急性心肌梗死患者的心肌拯救赢得宝贵的急救时间。即:患方呼叫120、救护车到达现场、医师诊查患者、10分钟内完成首份心电图记录并上传至信息共享平台、及时通知胸痛中心院内心内科人员立即查看心电图询问相关信息,远程会诊后决定患者去向。对于诊断明确的STEMI应实现绕行急诊和CCU直达导管室行直接PCI,诊断明确但不需要紧急介入治疗的ACS患者直接送至CCU,而其他患者送至急诊科。途中急救医师监护患者生命体征做好呼吸心搏骤停的急救准备、开通静脉通道、给氧,如果是ACS患者,给标准的双联抗血小板药物,PCI术前预谈话,记录急救的各时间位点、患者送达胸痛中心医院,绕行急诊及CCU,直接送入导管室。通过院前急救和院内胸痛中心无缝对接救治患者,大大缩短FMC-to-B、D-to-B时间,早期恢复冠脉血液灌流,拯救了濒临死亡的心肌,为改善患者预后发挥巨大作用。

（陈长征　杨丽霞）

第五节　联　合　演　练

联合演练是为了让参与胸痛中心建设的院前急救队伍与院内救治绿色通道实现无缝衔接的重要手段,是胸痛中心认证标准中要求院前急救体系必须与医院共同完成的一项强制性工作,并且要求提供实施联合演练的相关证据,包括但不限于联合演练方案、演练记录、演练的现场照片或视频等,以证实完成了此项工作。

一、联合演练的目的

联合演练的主要目的就是为了实现院前急救与院内救治绿色通道实现无缝衔接,检验所制定的流程是否合理,为建立常态化的无缝衔接流程提供经验。通常这种演练应该是多次进行才能使全体参与院前急救的人员均熟练掌握与医院的信息共享平台、联络机制及绕行机制和绕行目的地。否则,单有合作协议不进行演练是难以变成实际工作流程的,如果救护车不熟悉医院的导管室、CCU的具体位置和行进路线,就难以快捷地到达目的地的。

二、参加演练的人员要求

在上述演练过程中,需要设置演练导演组,由导演组负责制定演练方案,组织、指挥、调节整个演练过程。通常导演组应包括医院主要领导、医务部门负责人、胸痛中心总监、

120/999 负责人等组成,参加演练人员包括但不限于胸痛中心协调员、急诊和心血管内科、导管室、CCU、负责本地区的急救站负责人及全体调度人员和全体院前急救队伍,除了直接参与演练的人员外,其他相同岗位人员应参加全程观摩,以便对各自岗位和其他岗位的工作流程有整体了解、建立直观的救治全程印象,提高在未来实际工作中相互配合的主动性。

三、联合演练的主要环节和重点内容

联合演练通常要求先由胸痛中心与急救中心共同拟定一至数套针对不同急性胸痛病种的演练方案,交由导演组审核后执行。演练方案中至少应涵盖整个 ACS 尤其是 STEMI 患者从发病现场到导管室等救治过程的全部流程。通常以模拟演练形式进行,也可以在模拟基础上结合真实的急性胸痛患者救治过程进行强化训练。演练中的主要环节和重点环节如下:

(一) 急性胸痛患者呼叫 120/999 后急救中心调度员的指挥调度环节

此环节的重点是演练和检验接听电话的调度员能否在最短时间内,以最简洁的语言引导呼救者完成对急性胸痛患者最重要信息的描述,判断生命体征是否稳定,对于生命体征不稳定的患者能够正确指导呼救者进行现场自救。

(二) 调度员发出救护车调度指令环节

要求调度员能在完成对急性胸痛呼救患者基本信息记录后尽快派出最近的救护车赶赴发病现场,指令信息应明确、简明扼要但无遗漏。

(三) 救护车接到指令至到达现场环节

该环节主要是演练并检验救护车上院前急救人员能否在接到指令后 3 分钟内出发,能否经过最快捷的路径到达发病现场,途中按照调度员提供的信息与发病现场取得联系。

(四) 现场救治及现场分诊环节

此环节重点是演练并检验救护车到达现场后展开现场规范处理的过程,要求按照区域协同救治体系下急性胸痛救治现场分诊流程图(本章第三节)进行,对于病情不稳定的患者需要及时与医院内的心血管内科值班人员及时联系,在后者指导下进行现场救治和诊断、现场分诊等过程。其中最重要的是要体现对患者的现场评估、首份心电图、心电图传输、一键启动电话联络及根据初步诊断进行现场分诊、确定转运目的地等内容。

(五) 救护车从现场将患者送至医院过程

此过程在前一环节基础上进行,通常要求经过院前队伍与院内实现信息共享并电话联络过程后,按照患者诊断及病情进行现场分诊,本环节则根据现场分诊环节确定的目的地实施从现场将患者送至目的地。若演练的是 STEMI 患者,则应按照流程图指引通过一键启动电话激活导管室及介入治疗团队等院内流程,院前队伍在转运途中负责进行患者相关准备,包括术前负荷量双联抗血小板、抗凝治疗,患者及家属的简单知情同意、建立静脉通路、转运过程中全程心电、血压、血氧饱和度监护,及时处理可能发生的心律失常、急性心衰等并发症。按照各家医院约定的预警时间在到达医院前 10~30 分钟再次告知院内绿色通道(一键启动电话),患者即将到达。若是演练其他类型的急性胸痛救治流程,则也应按照胸痛中心制定的流程图执行。直至将患者送至预计的目的地,并与院内绿色通道实现对接。院前急救与院内人员的交接也是演练以及实际工作流程的重要环节,必须严格按照医院制定的流程图实施,要重点演练和考察双方人员交接的主要内容、信息是否有遗漏,是否有时间节点

记录意识。

四、演练全程的记录和讲评

演练过程中应该进行全程记录,尤其是关键时间节点要有人进行专门记录和考核,并在结束之后与演练团队的原始时间节点记录表进行对照,检验是否规范和记录是否真实、可靠。期间导演组应设定一定的考核内容,比如要严格记录各关键事件的时间节点记录、对时间节点的定义、对救护车上医师和护士考核典型心肌缺血心电图、检验心肺复苏基本要领、演习各重要岗位的快速反应是否达标等。

有条件时应进行全程录像,至少应对关键环节拍照,结束之后组织全体演练和相同岗位的观摩人员进行回放分析和讲评,找出存在的问题和改进的方法。并要将演练过程的原始记录(方案、记录、照片或视频)及时上传至云平台,同时要保存备查,作为申请认证时必须佐证材料。

(向定成)

第六节　院前急救与院内绿色通道无缝衔接改进效果的评价

持续改进是胸痛中心认证的核心价值,胸痛中心成立后应不断与院前急救系统磨合、演练、总结经验、定期改进各类胸痛救治流程,并通过数据显示持续改进的效果,实现院前与院内的无缝衔接,规范胸痛中心建设,提高急性胸痛患者救治存活率、降低死亡率。但上述目的不可能经过短时间的合作就能实现,必须经过长期的持续改进才能到达。因此,认证标准要求胸痛中心一方面要建立持续改进机制,另一方面要求通过数据展示持续改进效果。其中针对院前急救与院内绿色通道的持续改进方面应重点做好以下工作。

一、院前急救系统与院内绿色通道无缝衔接效果的主要评价指标及要求

经过与院前急救系统反复培训、演练后,反映院前急救系统与院内绿色通道衔接的关键监控指标应不断改善,以实现真正的无缝连接。2015 年修订的第五版《中国胸痛中心认证标准》中要求院前急救系统与院内的无缝衔接应满足以下 10 项持续改进效果,并且均为必须满足的条件。

1. 120/999 调度人员能够熟练掌握胸痛急救常识,能优先调度急性胸痛的救护车并指导呼救者进行正确的现场自救。

2. 救护车从接受 120 指令到出车时间≤3 分钟。

3. 院前急救人员能在首次医疗接触后 10 分钟内完成 12 导联(怀疑右心室、后壁心肌梗死患者 18 导联)心电图记录。

4. 院前急救人员能识别 ST 段抬高心肌梗死的典型心电图表现。

5. 院前急救人员熟悉胸痛中心院内绿色通道及一键启动电话,能在完成首份心电图后 10 分钟内将心电图传输到胸痛中心信息共享平台(远程实施传输系统或微信平台),并通知具有决策能力的值班医师;对于从首次医疗接触到进入医院大门时间 >15 分钟的急性胸痛患者,传输院前心电图的比例不低于 50%。

6. 院前急救人员熟练掌握了高危急性胸痛患者的识别要点。

7. 院前急救人员熟练掌握了初级心肺复苏技能。

8. 对于急性胸痛的救治,120 与胸痛中心采用相同的时间节点定义,院前急救人员熟悉各个时间节点定义。

9. 对于急性胸痛患者,实现了从救护车首次医疗接触时开始记录时间管理表或开始填报云平台数据库。

10. 对于首份心电图诊断为 STEMI 的患者,院前急救系统能实施绕行急诊将患者直接送到导管室,且绕行急诊的比例不低于 30%,如果当前无法达到,则应制订确实可行的措施确保在通过认证后 6 个月内达到。

二、急性心肌梗死和主动脉夹层两种最常见的急性胸痛患者的无缝衔接流程应达到的要求

急性心肌梗死和主动脉夹层两种最常见的急性胸痛患者的无缝衔接流程应达到以下要求:

1. 急性心肌梗死的院前急救与院内绿色通道的无缝衔接　通过建立信息共享平台、远程会诊及联络机制,利用 12 导联心电图远程实时传输监护系统或微信群所建立的胸痛急救技术平台,经反复培训和演练后,院前急救系统从接到呼救电话开始启动计时,急救人员到达急救现场后给予患者生命支持,并在 10 分钟内完成简单病史采集、病情评估及 12 导联心电图远程实时传输并进行心电图的初步判读,上述信息通过信息共享实时传输至胸痛中心、心内科监护室、导管室、心血管内科的监护平台以及专家的个人手机或电脑上。心血管内科或急诊科专家将通过该平台以远程会诊形式及时参与现场急救。途中即刻由院前急救医师与家属交待病情,评估再灌注的适应证和禁忌证。对于 STEMI 患者,若患者或者家属同意行急诊冠脉介入治疗,则于急救车上给予术前准备,将上述信息及到达医院时间通知导管室,一键式启动导管室,如果导管室被占台,则由心内科医师根据占台情况决定是否启用备用导管室。患者到达医院后,实行绕行急诊及绕行 CCU 策略,立即进入导管室行急诊 PCI 术。实行先救治后交费策略,患者进入导管室接受手术,家属在签署完相关文件后再去补办入院手续。如果患者因各种原因不愿行急诊冠脉介入术而选择溶栓治疗,则签署拒绝 PCI 治疗同意书及溶栓同意书,立即行溶栓治疗。

2. 主动脉夹层的院前急救与院内绿色通道的无缝衔接　胸痛中心与院前急救系统、CT室、心血管内科协作制定了相应的流程。对于疑似主动脉夹层的胸痛患者,院前急救人员到现场后立即给予生命支持,高度怀疑主动脉夹层的患者应由胸痛中心专家会诊后立即通知CT 室提前做好急诊主动脉 CT 增强扫描的准备,患者送达医院后绕行急诊直接送至 CT 室行急诊行主动脉 CTA。CT 室扫描完毕后,立即将图像上传至信息平台,心内科专家会诊后根据夹层类型不同采取不同的流程。A 型夹层立即行心脏超声检查,明确是否有主动脉反流,然后收入心脏外科行急诊外科手术。B 型夹层则收入心内科,并与家属进行交流,家属签署知情同意书后,立即行主动脉腔内隔绝术。

三、建立院前急救系统与院内绿色通道无缝衔接的持续改进机制

胸痛中心追求的是持续改进,对于院前急救与院内绿色通道之间无缝衔接的努力在短时间内取得一定的成绩是不难的,但如何保持两者之间的合作能够持续改进才是最重要的。

认证标准中也对建立持续改进机制提出了明确的要求,至少应建立以下几个方面的主要工作机制。

1. 院前急救人员参与定期召开的胸痛中心质量分析会和典型病例讨论会　认证标准中要求胸痛中心必须定期召开质量分析会和典型病例讨论会,其中院前急救人员是必须参加的岗位人员,通过定期质量分析会可以使院前急救人员了解胸痛中心的各项质量监控指标的改进情况,对涉及院前急救以及与院内绿色通道衔接的各项指标要进行重点分析,并从时间延误的典型病例讨论中寻找延误或不规范的原因,讨论具体的解决办法。这是推动无缝衔接持续改进的最有效手段。但许多胸痛中心在召开质量分析会和典型病例讨论会时极少有院前急救人员参加,尤其是独立型 120 地区,如果院前急救人员不能积极参与质量改进会议,又没有建立及时反馈机制,要实现无缝衔接的持续改进几乎是不可能的。因此,各胸痛中心要积极与急救中心协商,将参与质量分析会和典型病例讨论会作为对院前急救人员的考核内容之一,方能做到真正的在"虚拟机构、实体运作"的效果,促进两者的持续有效的合作。而相对而言,指挥型 120 和依托型 120 地区院前急救站所在医院由于院前急救人员均属于医院或者与医院的关系密切而更容易实现上述要求。

2. 急救中心领导参与胸痛中心的联合例会　根据认证标准的要求,急救中心领导是联合例会的主要参会成员之一。该会议主要是为解决胸痛中心建设的重要问题、尤其是需要两个以上单位之间的合作或协作的问题而召开。会议通过向急救中心领导通报有关院前急救的各项质量监控指标趋势以及存在的问题等,使急救中心领导对胸痛中心建设尤其是无缝衔接的情况有一个总体印象,可以提高其参与胸痛中心建设、推动协作的积极性。同时对于院前急救队伍存在的问题也应通过会议的形式提出解决方案,更加容易得到肯定和落实。充分调动和利用好行政力量解决胸痛中心面临的问题是联合例会的主要目的,也是解决院前急救队伍与院内流程协调问题的良机。

3. 建立即时信息反馈机制,促进人员互动和参与感　目前微信群的发展已经使院前急救与院内救治体系的无缝衔接更加通畅,同时,胸痛中心完全可以通过微信群及时发送每天的急救日报,将每个病例的关键时间节点尤其是特别优秀和存在问题的病例及时在群内发布,并在商榷的氛围中进行讨论,对当事人的促进和相同岗位人员的触动都会很大。这种方式在广州总医院、厦门大学心血管病医院等多家医院被证实是行之有效的手段。

4. 制定针对院前急救人员的年度培训、轮训计划和考核　胸痛中心应该与急救中心签订年度培训计划协议(可包括在联合救治协议之中),不要将对院前急救人员的培训仅仅限定在申请认证之前的突击行为,应该建立规范的年度培训计划并落实该项计划,使院前急救人员的业务素质逐步提高,同时逐步强化胸痛中心要求的各项时间节点管理意识、提高急性胸痛的院前急救专业能力以及与院内救治的无缝衔接水平等。有条件的单位也可以建立对院前急救人员进行院内轮训的机制,定期将院前急救人员纳入医院内的培训计划之中,一方面可以提高院前急救人员专业素质,同时也可以增强与院内人员之间的了解和信任,提高合作的积极性和主动性。

总之,院前急救与院内救治的绿色通道实现无缝衔接需要双方的共同努力,尤其是要通过建立促进持续改进的机制而使双方的合作更加畅通和协调,最终实现真正的无缝衔接,提高对急性胸痛患者的救治能力和水平,改善患者预后。

(向定成　杨丽霞)

第十章

与基层医疗机构的合作

中国胸痛中心建设是通过以急性心肌梗死的救治为核心重塑我国的急救体系,改变原有的各医疗机构以及院前急救系统各自独立、分割的现状,使整个医疗体系更加高效、快捷地为急性胸痛患者以及未来的卒中、创伤等急危重症患者提供规范的急救医疗服务。其中基层医疗机构是整个体系建设的重要环节,因为绝大多数急危重症患者的首诊医院是距离发病现场最近的基层医院,而基层医院缺乏相应的诊断及治疗条件,常常导致急性胸痛患者在基层医院延误很长时间后才能明确诊断,再转诊到具有救治能力的医院,从而使患者失去了宝贵的早期救治时机,这是导致我国急性心肌梗死患者预后不良的最主要的四个因素之一。因此,一定要将基层医疗机构纳入胸痛中心建设之中,才能建立起真正的区域协同救治体系。《中国胸痛中心认证标准》中以培训和教育的主要对象的形式要求将基层医疗机构作为胸痛中心建设的重要参与者,明确要求每家建立胸痛中心的医院必须与至少 5 家以上的基层医疗机构建立区域协同救治关系,通过双方签署联合救治协议、建立信息共享和联络机制、制定统一的急性冠状动脉综合征(ACS)、主动脉夹层、肺动脉栓塞的救治流程、尤其是 ST 段抬高急性心肌梗死(STEMI)患者的再灌注流程图再灌注、通过培训和教育等形式,使基层医院与具有急诊冠状动脉介入治疗(PCI)能力的医院实施统一而规范的急性胸痛救治流程,建立区域内的整体医疗急救体系。经过两年多的实践,该模式显著提高了基层医疗机构的整体救治能力,但也存在基层医疗机构在胸痛中心建设中的主动性不够、积极性和参与性因人而异的问题。为了调动基层医院参与胸痛中心建设的积极性,将处于客体地位的基层医疗机构转变为胸痛中心建设的主体,中国胸痛中心认证工作委员会于 2015 年 11 月 13 日正式发布了《中国基层胸痛中心》认证标准,该标准的初衷是鼓励不具备急诊 PCI 能力的基层医院做好溶栓和转诊工作,通过规范的流程加快在基层医疗机构的诊疗过程,减少延误。但鉴于我国目前医疗卫生体制改革的重点是强基层,县级医院正在向具有急诊 PCI 能力方向发展,部分医院具备了急诊 PCI 能力但又达不到《中国胸痛中心认证标准》的相关能力要求,因此,建议此类 PCI 能力正在发展之中的医院可以先申请《中国基层胸痛中心认证标准》的认证,等到条件具备时再转为申请《中国胸痛中心认证标准》的认证。但即使是申请基层胸痛中心认证的县级医院,也存在着需要将更加基层的乡镇卫生院纳入统一建设之中,以缩短转诊延误时间的问题。因此,在两个认证标准中均设置了针对基层医院的建设内容,且基本

要求是相同的。以下分别就胸痛中心与基层医疗机构签署联合救治协议、制定统一的救治流程图、建立信息共享平台和联络机制、培训与考核等内容进行详细介绍。

（向定成）

第一节 与具有转诊关系的基层医院 签署联合救治协议

胸痛中心的建设过程中需要医院的大力支持,医院在成立胸痛中心时应发布正式文件作出全力支持胸痛中心建设的承诺,其中,对于与具有转诊关系的基层医院需要签署联合救治的相应协议。签署协议的意义重大,能够促进医院分配相应人力、设备和财政资源,并做好监督、考核、质量控制等工作,确保胸痛中心规范化运行,促进院前院内急救的密切合作和无缝隙对接,最大程度挽救患者生命、减轻患者痛苦、安全转运保障急性胸痛患者得到最恰当的医疗支持,因此,胸痛中心与具有转诊关系的基层医院签署的联合救治协议应包括上述主要内容,协议对于双方均具有限制和约束。

对于胸痛中心单位,应当依据本医院及本胸痛中心对于急性胸痛的处理流程,及时满足基层医院提出的针对急性胸痛患者的远程会诊要求,会诊模式可以多样化(电话、微信等通讯手段均可)。对于会诊时所给出的相应会诊意见实时跟踪以便给予后续指导。胸痛中心单位根据本医院及本胸痛中心急性胸痛的处理流程,在基层医院转运急性胸痛患者过程中进行全程指导。特别是当基层医院是不具备120协助转诊的医疗单位时,胸痛中心要落实急性胸痛患者转运过程中可能出现的各种并发症做出紧急处理预案,每个环节均要落实到人。并要确保在转运过程中的实时指导和转运过程中抢救设备和抢救药物的及时和有效。胸痛中心所在医院要确保从基层医院转诊过来的患者的床位、诊疗过程等的协调与处理,使基层医院转诊的急性胸痛到达医院后能及时进入院内救治绿色通道,实现无缝衔接和不间断救治。不得以任何理由推诿患者、延误基层医院转诊送达的急性胸痛患者的就诊。胸痛中心单位应为基层转诊医院开通院内会诊权益,通过对急性胸痛患者已经完成的各类检查资料的分析,帮助诊断进而指导基层医院院前急救业务,提高对急性胸痛患者的诊治能力;胸痛中心单位对基层医院转诊后需要康复治疗的患者,胸痛中心单位有责任为该患者制订合理的随访康复方案,在基层医院有条件接收的情况下,应尽早转至基层医院医疗机构进行随访和康复治疗,并在基层医院院内期间,胸痛中心单位需定时随访并进行远程指导和相关会诊;胸痛中心单位有义务向基层医院公开胸痛中心的建设情况、相关设施、胸痛患者管理情况特别是急性胸痛的绿色快捷通道接诊,以便基层医院确认胸痛中心具有可信的接诊能力。胸痛中心单位需负责定期为基层医院医务人员提供急性胸痛患者诊断、抢救、治疗、合理转运等相关知识的培训和教育。胸痛中心单位应负责在签署协议后半个月之内为基层医院医务人员提供急性胸痛患者诊治知识培训,包括症状的识别、诊断与鉴别诊断、现场急救处理、转诊流程(远程会诊、远程传输、远程转运流程)及随访康复治疗,培训重点应集中在急性冠脉综合征的现场处理、心电图识别及现场急救技术。胸痛中心单位原则上每六个月至一年为基层医院医务人员提供以上知识培训并根据乙方的需求适时安排和及时调整培训内容。胸痛中心为基层医院提供义务人员培训、进修和科研工作等方面的便利条件,胸痛中心需要根据进修和学习人员的条件协调安排相关事宜。胸痛中心定期为基层医院周围社区或

城乡居民提供急性胸痛与急救知识的普及以及向周围社区或城乡居民提供胸痛中心的基本知识。胸痛中心医院原则上需要每六个月至一年为基层医院所辐射周围居民提供健康知识教育和普及,内容重点应集中在急性胸痛家庭和个人自救;胸痛中心应指导和协助基层医院完成以上知识的普及工作同时胸痛中心应指导基层医院制订合理的社区患者随访和康复计划。胸痛中心单位有责任按照胸痛中心的各项规章制度,举行例如联合例会、病例分析会及流程改进会议等会议,持续改进胸痛中心与网络医疗机构之间的合作机制。在合作过程中,基层医院单位转入的患者病情平稳后,胸痛中心应该根据患者的病情将患者转回基层医院,建立双向转诊绿色通道,指定专门的工作人员负责双向转诊工作,保证24小时连续服务,并公布专线电话号码。同时在双方合作过程中,胸痛中心对基层医院提供的信息应承担保密义务。

　　除对胸痛中心单位有协议上的要求,同时对基层医院也有相应的要求和约束,基层医院应负责对急性胸痛患者进行初步的诊断,并根据胸痛中心院前处理流程,合理及时地将患者转诊至胸痛中心医院。基层医院需要将急性胸痛患者院前诊断检查信息通过远程传输的方式(包括手机、无线/有线网络及微信等)传输到胸痛中心平台进行远程会诊和指导;基层医院有义务对急性胸痛患者进行转诊前现场诊疗处理及转诊途中的处理和指导;基层医院根据实际情况选择患者的转诊方式,可由当地120运送,或者由其他急救车辆(配备相关的医护人员及相关抢救设备);基层医院有义务向胸痛中心医院开放相关设施建设,以供评估其诊疗、随访及康复治疗能力;基层医院需要参加胸痛中心组织的各项培训活动,有义务配合甲方对乙方的医务人员进行每六个月至一年一次的培训活动,有相关专业的新医务人员入职时,应尽早完成胸痛疾病的专业培训;基层医院有义务配合胸痛中心完成基层医疗机构所辐射区域患者的随访康复以及胸痛急救知识的相关培训;基层医院有义务参加胸痛中心组织的联合例会及相关流程培训;基层医院需要专人具体负责双向转诊工作,保障24小时的服务,胸痛中心和基层医院需要共同努力搭建院前院内医疗信息会诊平台,为双方科研合作项目提供院前院内救治数据和信息。

　　胸痛中心单位与基层医院的合作应建立在120或其他具有转诊能力的医疗机构,其意义在于一定地域内一定时间内提高急性心肌梗死等胸痛疾病的救治能力,胸痛中心具有全院为急诊让行绿色通道的优势,能够以最快的速度,最短的时间和最少的费用完成对胸痛疾病的诊治,而当前基层医院面临着各种困难,辅助检查不完善、救治水平不达标、基础设施不健全、基层患者多、基层发病率高等等,使得胸痛疾病的快速诊治与国外有着一定的差别,特别是心肌梗死,危害大、致死率、致残率都较高,对社会和家庭的影响都较大,当前即使在我国城市,急性心肌梗死的急诊救治和再灌注率也令人堪忧,特别是再灌注时间均较长,使得心肌梗死后心衰的患者量增加,从而使一些患者的生活质量下降,而相对于城市,基层地区的心肌梗死救治则更为困难,再灌注方式和再灌注时间的双重影响,心肌梗死的救治现状更差,因此,基层医疗单位更需要加强与胸痛中心单位的合作,胸痛中心的理念是"依症状看病",为急性心肌梗死、主动脉夹层、肺动脉栓塞等以急性胸痛为主要临床表现的急危重症患者提供的快速诊疗通道。其中,受益最大的是急性心肌梗死患者。在提高再灌注率(溶栓或介入为方式)的前提下,能够尽早开通血管,尽多的挽救心肌细胞既能有效降低死亡率,同时更能够有效地改善预后和远期并发症。胸痛中心对于治疗心肌梗死最突出的贡献就是用流程缩短治疗时间。从时间上看,我们暂且把其简单地分类为院前和院内,院前时间延误包括:

患者延误、就诊延误、路程延误等；院内时间延误包括：流程延误、等待延误等。因此，从时间上胸痛中心节省时间的重点不单单只放在院内，院前的时间节省同样重要，这也与当前胸痛中心的120、急诊科、心内科三位一体的理念完全一致。对于院前时间，120 医师有很大的空间，120 医师能够第一时间掌握患者的基础信息，并能够将院前信息与胸痛中心共享化，以便胸痛中心可以为诊疗做出准备，同时，院前时间也涵盖患者的犹豫时间，这既是令很多一线医师头疼的问题，也是心血管医师下一步需努力解决的工作和任务，提高患者就诊意识和理念。

　　依托与基层医院的相关特点，我们要遵循患者自愿的原则，从维护患者的利益出发，充分尊重患者的选择权，切实当好患者的"参谋"。分级诊治的原则：小病、常见病可以在基层及相关社区；危急重症在具有胸痛中心流程的上级医院。就急就近就能力的原则：根据患者病情和医疗机构服务的可及性，依据地域就近转诊患者，做到方便、快捷、及时、有效。针对性和有效性原则：根据患者的病情有选择性的将患者转诊至专科、专病特色明显的医疗机构，特别是具有绿色通道的胸痛中心医疗机构，能够显著明确地提高患者诊疗的有效性。无缝式管理的原则：建立起有效、严密、实用、畅通的上下转诊渠道，为患者提供整体性、持续性的医疗服务。特别是基层医院中临床各科急危重症，卫生服务机构难以实施有效救治的患者，不能确诊的疑难复杂病例，重大伤亡事件中，处置能力受限的病例，疾病诊治超出本机构核准诊疗登记的病例，需要到上一级医疗机构做进一步检查，明确诊断的病例；其他因技术、设备条件限制不能处置的病例诸如此类的病例均可获得明确或趋近于明确的诊治效果。而双向转诊与胸痛中心合作具有转诊关系的基层医院对于急性期治疗后病情稳定，需要继续康复治疗的病例，胸痛诊断明确，不需要特殊治疗的病例，需要长期心脏治疗的慢性病例，自愿且需要转回基层医疗机构的患者都可以在胸痛中心流程体系下完成，同时对双方的权利和义务明确规定，以确保转诊的畅通。双向转诊的协调也由胸痛中心与转诊关系的基层医院共同负责，急诊科、门诊部负责患者的登记与统计，胸痛中心单位医院对协作单位进行业务技术指导，在协作单位抢救的患者，如需要胸痛中心医院支援，医院在接到邀请后应立即派出胸痛中心医务人员出诊，就地参与抢救；需要转院的患者可以直接转诊至胸痛中心单位；协作医院对疑难杂症提出会诊要求者，医院需委派相关专家前往会诊，无特殊原因不得推诿。胸痛中心对于基层转诊关系医院的患者实行优先就诊、检查、缴费、取药以及优先安排住院，实行资源共享，对基层合作医院转诊的患者实施联合救治，根据病情合理检查、合理诊疗、合理治疗，不做不必要的重复检查。患者转诊期间，基层医院转诊医师和胸痛中心医疗工作人员保持联系，以便开展连续性的照顾和服务，并对于病情较重的患者需保障转诊工作的对接，以确保患者途中的稳定与信息实时传输。

　　制定与签署具有转诊关系的基层医院与胸痛中心单位之间的救治协议是对双方单位的约束，更是对患者就诊及时高效的保障，不仅使医院和医院之间合作默契提高进而提高区域救治能力，更是对双向转诊和三级诊疗的良好落实。对于基层医院，能够多角度地帮扶基层医院的医疗工作人员，方便转诊工作，方便继续再教育，解决基层患者就诊难和就诊贵的困难，对于胸痛中心单位也是其优化流程检验的重要手段，区域核心医院有义务和责任承担相关的工作，更是对所在区域救治能力的考验，通过建立合作使与胸痛相关的致命性疾病如 ACS、肺栓塞、主动脉夹层、张力性气胸等能够快速、准确鉴别诊断、早期识别和早期治疗，最终降低死亡率，改善远期预后。因此，与之相关的协议显得尤为重要，为的是提高推动基层

胸痛中心的建设以及胸痛救治流程的规范化,提高我国胸痛诊断、鉴别诊断与治疗水平,提高 ACS 救治效率、改善预后、节约医疗资源。最为受益的人群为急性非创伤性胸痛患者,目的是及时诊断和治疗急性冠状动脉综合征、主动脉夹层、肺栓塞等疾病,并筛查出低危人群。

(于波　杨爽)

第二节　制定基层医院 ACS 再灌注流程图

急性冠状动脉综合征(ACS)是胸痛中心工作的第一大急性胸痛性疾病,也是基层医院向胸痛中心所在医院转诊患者中占比最高的病种。如何使在基层医院首诊的 ACS 患者得到规范、快捷的治疗是胸痛中心建设的重点任务之一。由于我国当前的医疗资源分配不合理,广大基层医疗机构的医疗设备、人才队伍、技术水平均难以满足 ACS 早期诊断和治疗需要。传统的医疗模式下,基层医院又承担了大量 ACS 患者的首诊任务,对 ACS 疾病的认知能力不足和不规范的诊疗行为导致大量 ACS 患者被滞留在基层医院,从而失去了宝贵的早期救治时间。胸痛中心建设就是要通过胸痛中心所依托的相对大型医院与周边地区的基层医院建立网络协作关系,帮助基层医院提高对 ACS 的早期诊断能力而改变我国 ACS 的救治现状。其中最重要的手段之一就是通过建立与基层医院的协同救治机制和统一的 ACS 再灌注流程图,以指导基层医院的早期规范诊断及治疗。

根据 ACS 疾病谱所包括的疾病类型以及最新指南的变迁,将 ACS 的再灌注流程图分为 ST 段抬高急性心肌梗死(STEMI)和非 ST 段抬高急性冠状动脉综合征(NSTE-ACS)两个方面分别进行介绍。

一、基层医院 STEMI 再灌注治疗流程图

2015 年我国更新的 STEMI 诊断及治疗指南已经为如何规范实施 STEMI 再灌注治疗确定了基本流程(详见第一篇第三章第一节)。但作为基层医院在处理 STEMI 患者的早期治疗问题时还是难以将指南落实到具体的临床实践之中。其原因一方面是基层医院的医师多为全科医师,不太可能把专业指南理解和掌握得很好,另一方面指南的描述是整体性的,为的是适合大多数医院,但基层医师在执行时更需要更加细化、具有可操作性的具体流程指引。因此,胸痛中心应该为与已签订协议的所有基层医院制定双方认可的 STEMI 再灌注流程图,该流程图应在指南精神之下结合两个医院之间的转运距离和不同时段实施转运所需要的时间制定不同的流程图,而不是固定不变的同一流程图。

对于自身不具备急诊 PCI 能力的基层医院,接诊 STEMI 患者后可以选择的再灌注策略包括直接转运患者去 PCI 医院实施直接 PCI 或者先溶栓再转运,选择两种再灌注治疗策略的主要依据主要来自是否能在 120 分钟内完成转运 PCI,也就是距离 PCI 医院的转运时间是主要的决定性因素。此外,患者若发病时间越长、合并心源性休克、急性左心衰竭、严重心律失常则更倾向于转运行直接 PCI 而不是溶栓。对于发病时间已经超过 12 小时且无胸痛胸闷、亦无心源性休克或心衰或严重心律失常的患者,可以采用保守治疗。再灌注策略的选择条件见图 10-2-1。

对于从基层医院转诊的 STEMI 患者最重要的是缩短以下几个环节的延误,一是从首次医疗接触到确诊的时间,此环节最重要的是要求对所有急性胸痛患者均要在首次医疗接触

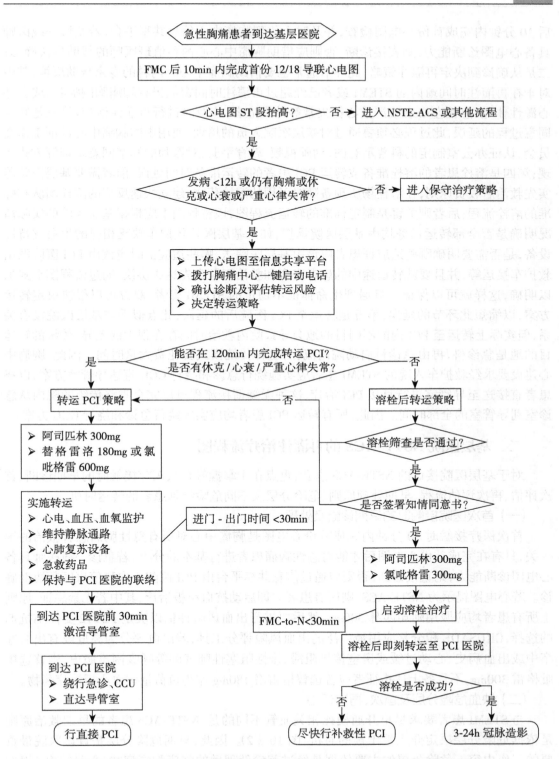

图 10-2-1　区域协同救治体系下基层医院首诊 STEMI 再灌注治疗流程图

STEMI：ST 段抬高急性心肌梗死；FMC：首次医疗接触；PCI：经皮冠状动脉介入治疗术；NSTE-ACS：非 ST 段抬高急性冠状动脉综合征；FMC-to-N：首次医疗接触到开始溶栓时间；CCU：冠心病监护室

后 10 分钟内完成首份心电图检查,并及时上传到胸痛中心信息共享平台,若急诊一线医师具备心电图诊断能力,则直接诊断,否则应借助胸痛中心心内科值班医师的帮助尽快确诊;二是从确诊到决定再灌注策略,此环节通常也要借助胸痛中心心内科的专家帮助决策,其中对于在再灌注时间窗内的 STEMI 或者已经超过再灌注时间窗但仍有胸痛胸闷症状、或合并心源性休克、急性左心衰或严重心律失常等并发症者,应及时进行再灌注治疗;第三是知情同意过程的延误,此过程必须要通过对基层医院人员的培训、使用中国胸痛中心认证工作委员会、认证办公室制定的科普示意图、动画视频、教育手册、对医师的知情同意培训等方式实现;第四是溶栓患者的溶栓准备或转运 PCI 患者的转运准备时间延误,前者需要基层医院落实先救治后收费原则,在溶栓场所预备随时可用的溶栓药物,建立快速反应的溶栓团队和标准的溶栓流程;后者则关键是制定标准的转运流程图,该流程图中应根据基层医院的实际情况明确是否全部转运任务均由基层医院承担,如果基层医院救护车缺乏相应的生命支持性设备,是否需要明确哪些适应证患者应该由基层医院送、哪些适应证时应该由 PCI 医院派出救护车接运等,并且要就转运途中的患者安全和救治问题事先达成协议,通过流程图形式加以明确,这样就可以保证一旦遇到生命体征不稳定的 STEMI 患者,双方可以很快决定转运方案,以缩短此环节的延误;第五是转运至 PCI 医院后的延误,此点似乎与基层医院没有关系,但实际上转运至 PCI 内的不同目的地会导致院内救治时间存在很大的差异,传统的转运目的地是急诊科,再由急诊科启动院内流程,这种传统模式要花费大量时间。因此,胸痛中心建设要求经救护车入院的 STEMI 患者应实施绕行急诊和绕行 CCU 直达导管室方案,以将患者直接送至导管室进行直接 PCI 治疗,这种无缝衔接流程可以完全省略传统的院内从急诊室到导管室的全部时间。因此,所有转运 PCI 患者均应实施绕行急诊和绕行 CCU 方案。

二、基层医院 NSTE-ACS 的再灌注治疗流程图

对于基层医院接诊的 NSTE-ACS 患者,重点在于掌握好首次医疗接触时的早期诊断、首次评估、再次评估流程、早期处理原则、危险分层及不同危险级别患者的转运时机。

(一) 首次医院接触时的早期诊断及处理

首次医疗接触时 10 分钟内完成首份心电图是胸痛中心对所有急性胸痛患者救治的第一关,只有在完成首份心电图后才能对急性胸痛患者进行基本的分类,若急诊一线医师具备心电图诊断能力,则直接诊断,否则应通过信息共享平台由 PCI 医院心内科值班医师协助确诊。若心电图提示为 NSTE-ACS,则所有患者立即启动抗血小板治疗,其中若无禁忌证,原则上所有患者均应服用阿司匹林 300mg;然后要进行出血风险评估以决定 P2Y12 受体拮抗剂的选择,CRUSADE 积分是应用最广泛的出血风险评分工具,若出血评分为高危或有出血性卒中或出血病史、心动过缓或房室传导阻滞、慢性阻塞性肺气肿等呼吸困难病史,则首选氯吡格雷 300mg,不具备上述指征者应首选替格瑞洛 180mg 作为负荷量抗血小板治疗药物。

(二) 缺血危险分层及首次、再次评估

与 STEMI 患者要求尽早开通梗死相关血管不同的是,NSTE-ACS 患者的早期救治原则是依据危险分层决定介入性干预的时机(图 10-2-2)。因此,早期危险分层是首诊医院最重要的工作内容。危险分层的主要依据是经过首诊处理后的临床胸痛症状、心肌缺血/损伤的证据、并发症(血流动力学、心功能及心电学紊乱、机械并发症等)以及过去病史等综合判断。凡是存在可能威胁患者生命或持续或复发性心肌缺血的任何表现者即为极高危患者;

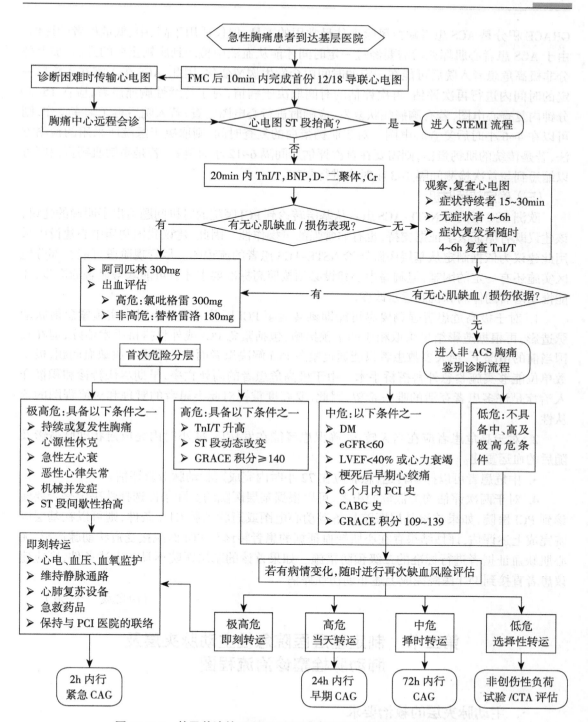

图 10-2-2 基层首诊的 NSTE-ACS 患者早期救治策略及转运流程图

ACS:急性冠状动脉综合征;STEMI:ST 抬高急性心肌梗死;FMC:首次医疗接触;PCI:经皮冠状动脉介入治疗术;CAG:冠状动脉造影术;CABG:冠状动脉旁路移植术;NSTE-ACS:非 ST 段抬高急性冠状动脉综合征;TnI/T:肌钙蛋白;CCU:冠心病监护室;GRACE:全球冠状动脉综合征注册研究;DM:糖尿病;eGFR:估算的肾小球滤过率;LVEF:左室射血分数

GRACE 积分是 ACS 患者缺血风险评估最常用的工具,但仅适用于高、中、低危患者的评估。由于 ACS 患者心肌坏死后需要经过一定时间才能从血液中检测到肌钙蛋白的升高,加上部分非极高危患者入院后可能在一定的时间内会发生病情变化,因此,ACS 患者需在入院后一定的时间内进行再次评估,再次评估的时间取决于病情,对于持续性胸痛患者,应在 15~30 分钟内复查心电图,若有胸痛症状复发,应随时进行心电图复查;若入院后再无胸痛发作,则可以在 4~6 小时后复查心电图。对于肌钙蛋白的复查时间,则取决于医院所采用的检测方法,若是传统的肌钙蛋白,则需要在首次评估后间隔 6~12 小时复查,若是高敏肌钙蛋白则可以缩短到与首次检测间隔 1~3 小时内进行复查。

（三）确定转运时机

欧洲 ESC 指南对 NSTE-ACS 患者从基层转诊到 PCI 医院的时机问题给出了明确的建议,该建议既有循证医学证据支持,也有非常强的可操作性。因此,建议我国胸痛中心建设中采用此建议为依据制定从基层医院转诊 NSTE-ACS 患者的流程图。尽管现阶段可能在部分地区实施还有一定的困难,但胸痛中心建设必须按照高标准要求才有可能取得显著的进步,才能推动落后的体制和机制逐步改变。

1. 对于极高危患者强调要尽可能即刻转运至 PCI 医院并在 2 小时内实施紧急冠状动脉造影,再根据造影结果采取相应的干预措施,包括紧急 PCI 或外科搭桥手术治疗,但在我国当前的情况下,绝大多数患者只能通过紧急 PCI 解决患者面临的严重心肌缺血问题,极少数单位能够实施紧急外科搭桥手术。由于极高危患者的高死亡率,早期尽快转诊和积极介入治疗是许多患者存活的唯一希望,因此,要高度重视对此类患者的管理和对流程图的依从性。

2. 对于高危患者应在当天转运,确保患者能在发病后 24 小时内完成冠状动脉造影及随后的血运重建。

3. 中危患者可以择期转运,患者应在 72 小时内完成冠状动脉造影评估。

4. 对于两次评估均为低危的患者,可以根据基层医院的实际条件选择性决定是否要转诊到 PCI 医院,如果首诊基层医院具备运动心电图或冠状动脉 CTA 条件,则可以在基层医院完成上述评估,评估结果存在心肌缺血证据的患者转诊至 PCI 医院接受冠状动脉造影,无心肌缺血证据者进行标准的二级预防措施。如果首诊的基层医院不具备上述条件,则应建议患者直接到 PCI 医院完成上述非创伤性评估。

（向定成　于　波）

第三节　制定基层医院急性主动脉夹层及肺动脉栓塞诊治流程图

一、主动脉夹层的救治要求

胸痛中心针对的主要疾病中,主动脉夹层也是其中一种急危重症。不论 A 型主动脉夹层还是 B 型主动脉夹层,均应尽早进行外科手术或主动脉腔内隔绝术。因为主动脉夹层是高致死性疾病,而多数死于发病的早期,主动脉夹层的国际注册研究（International Registry of Acute Aortic Dissection,IRAD）结果显示,即使在西方发达国家,目前急性主动脉夹层的院内

病死率仍高达 26%，早期 48 小时内平均每小时增加 1%~2%，病死率高的原因主要是确诊时间和手术时间的延误，从患者进入急诊科到确诊的平均时间是 4.3 小时，而从确诊到外科手术时间平均为 4 小时，而国内绝大多数医院的平均术前时间更长。诊断的延误和手术时间的延误是导致死亡率高的主要原因，因此，尽快明确诊断并尽早开展积极的外科手术或腔内隔绝治疗对降低主动脉夹层的早期死亡率至关重要。此外，对于早期临床情况相对稳定的 B 型主动脉夹层患者，若未进行主动脉腔内隔绝治疗，部分患者将在主动脉重建过程中逐渐出现假腔扩大、再次破裂等风险，出院后的年病死率约 10%。基于上述理论基础和长期临床实践，作者提出了主动脉夹层早期腔内修复的建议，经过近 10 年的实践，目前已经大大降低了主动脉夹层的总体住院死亡率和远期死亡率。

　　基于早期死亡率随时间延长而增高的特点，广州总医院胸痛中心在成立之初即提出主动脉夹层的早期诊断和治疗紧迫性等同于 AMI 的观念，应按照"时间就是生命"的要求建立快速救治途径，建立了从急性胸痛鉴别诊断到外科手术或腔内隔绝治疗的一系列规范化的诊断及救治流程，以防止诊断和治疗的延误。同 AMI 一样，急性主动脉夹层的快速救治通道包括了院前和院内救治的两个部分，但主要是以院内绿色通道为主，因为主动脉夹层的确诊依赖多排螺旋 CT 的血管造影，只有少数患者能在首诊的基层医院确诊，多数患者需要到达大医院后进行 CTA 检查方能明确诊断并完成分型诊断。因此，针对急性主动脉夹层的救治也必须按照院前与院内救治无缝衔接的要求进行规划。基层医院在主动脉夹层的早期救治阶段即相当于 PCI 医院的院前救治工作，在主动脉夹层的早期救治中发挥着极其重要的作用。

　　胸痛中心建设要求将急性主动脉夹层纳入区域协同一体化救治，是基于主动脉夹层起病急骤、临床表现复杂多样、死亡率高、预后较差的特点。由于认识水平和客观条件受限，当前我国对于主动脉夹层的救治现状是大部分患者在基层医院先进行内科保守治疗，渡过急性期生存的患者方考虑转上级医院行介入或手术治疗，从而有相当一部分患者未等到转运就发生了主动脉破裂死亡，错失了急诊手术或介入治疗时机。但另一方面，在急性期，即使及时转运，但在途中由于搬动和颠簸以及救护车急救技术所限，患者极易发生主动脉进一步撕裂或破裂而死亡。因此要处理好上述矛盾的问题，最大限度地使患者获得及时安全的救治成为当前主动脉夹层急救的难题。基层医院与中心医院对主动脉夹层实施一体化诊治，将对患者带来最大程度的获益，并对预后起着决定性的作用，因此具有重要的意义。

二、如何提高基层医院对主动脉夹层的早期诊断能力

　　作为实施主动脉夹层早期救治的前提条件是尽早明确诊断，而能否实现早期诊断主要取决于两个因素，一是要尽早让可疑患者接受 CTA 检查，二是能够及时对 CTA 结果进行判断。此两个条件中要求接诊医师在了解患者的基本临床特征后，若症状、体征高度怀疑主动脉夹层，除非患者血流动力学不稳定，应在进行以 β 受体阻滞药为主的降压、镇痛等基本处理、完成心电图检查以排除 ACS 后，尽快送患者进行 CTA 检查，其中对 CT 室的反应时间做了明确的规定，要求 CT 室确保在接到急诊通知后 30 分钟内能够接收患者开始增强 CT 扫描。因此，CT 室必须在规定的时间内空出检查台、非正班时间召回人员。对于由外院转诊或本院救护车接回的患者，包括首份心电图在内的急诊检诊和基本处理尽可能在救护车上完成，并在救护车上电话启动 CT 室，患者进入医院后实行绕行急诊方案，直接送入 CT 室进

行检查。在患者接受检查的同时由家属补办相关申请、交费手续,以尽可能节省流程和时间。CTA 扫描后要求即刻进行三维重建的图像处理,确诊后根据分型诊断患者被收入心血管内科监护室(B 型夹层)或心脏外科监护室(A 型夹层)分别进行主动脉腔内隔绝术和外科手术的术前准备,不稳定的 B 型夹层和所有 A 型夹层患者应接受紧急手术治疗,而稳定的 B 型夹层也建议尽早进行主动脉腔内隔绝术。A 型夹层患者通常术前应完成超声心动图检查以明确主动脉瓣是否受到影响,以决定手术方式。

上述为明确主动脉夹层的诊断流程常常只能在具备 CTA 扫描及诊断能力的医院实施,许多基层医院并不具备相应的条件,如何使不具备相应条件的基层医院在接诊可疑主动脉夹层患者后能够尽快为患者明确诊断是区域协同救治体系胸痛中心建设的重要工作内容之一。根据在急性冠状动脉综合征联合救治中所取得的经验,主动脉夹层的救治完全可以按照相同的思路进行,只是急性冠状动脉综合征主要是依赖心电图进行诊断,相对容易获取。而主动脉夹层的诊断则主要依赖 CTA 血管成像技术。只有极少数基层医院具有条件,绝大多数基层医院不能进行主动脉 CTA 扫描。因此,在基层医院确诊就变得十分困难,加上主动脉夹层的治疗是完全依赖大医院的技术和设备条件的,基层医院几乎不具备主动脉夹层治疗所需要的相关条件。因此,对于急性主动脉夹层在基层医院的早期诊疗过程应重点放在尽快将可疑患者转运至具有救治能力的医院,而不一定要强调在基层寻求确诊的证据。基于此思路并兼顾我国不同地区基层医疗机构的现实条件,结合广州军区广州总医院多年与不同基层医院合作进行胸痛中心建设中所积累的经验和体会,提出了图 10-3-1 所示的基层医院首诊的可疑主动脉夹层患者的早期诊断及转运流程图供读者参考。

三、基层医院早期筛查及转运急性主动脉夹层患者应关注的几个关键环节

(一)从急性胸痛患者中筛查拟似主动脉夹层患者

正如图 10-3-1 所示,在所有急性胸痛患者就诊时,首次医疗接触时均应在 10 分钟内完成首份心电图,这是因为一方面急性冠状动脉综合征始终是急性胸痛的最常见的原因,而且是最容易致死的疾病;另一方面,心电图具有简单易行、普及率高、能在床旁进行,且对急性冠状动脉综合征诊断的敏感性和特异性均较高;此外,急性冠状动脉综合征患者的胸痛表现可以多样性,不一定均是以典型的胸痛特征为首发,为了避免漏诊最常见的疾病,要求所有急性胸痛患者在首次医疗接触时应将心电图作为首选的筛查手段。即使是症状高度提示主动脉夹层的患者,也应该在首次医疗接触后尽快完成首份心电图筛查,当首份心电图无明显急性心肌缺血时且症状疑似急性主动脉夹层时,进入主动脉夹层的正式筛查流程。需要提醒注意的是,当临床表现高度提示主动脉夹层时,即使首份心电图提示有心肌缺血性改变,亦不宜轻易完全排除主动脉夹层的诊断,因为部分 A 型夹层患者可能逆行撕裂波及冠状动脉开口,一旦影响冠状动脉供血就会表现出急性心肌梗死的心电图改变。因此,首诊医师应高度重视对急性胸痛症状特征的问诊和鉴别。

若首份心电图可以基本排除急性冠状动脉综合征,临床症状又高度怀疑或拟似急性主动脉夹层,应结合基层医院的条件选择后续的诊断流程:若首诊医院具有急诊 CTA 检查条件,应争取在 30 分钟内完成主动脉增强 CT 扫描及三维重建,如果 CTA 结果确诊为主动脉夹层,则尽快联系具有主动脉夹层处理能力的上级医院,协商转诊事宜,进入转运流程;如果

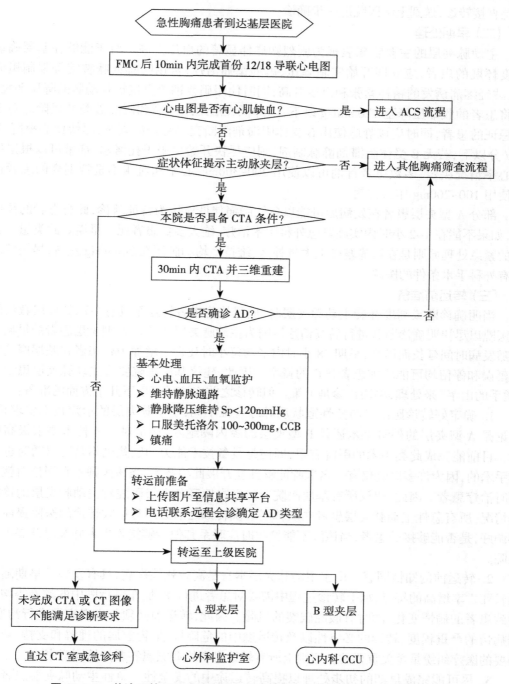

图 10-3-1　首诊于基层医院的可疑主动脉夹层患者的早期筛查及转诊流程图

ACS:急性冠状动脉综合征;AD:主动脉夹层;FMC:首次医疗接触;CCU:冠心病监护室,
CTA:CT 血管造影;CCB:钙拮抗剂

首诊的基层医院不具备急诊 CTA 检查条件,则应尽快联系具有主动脉夹层处理能力的上级医院直接转诊,送到上级医院进一步确诊。

(二) 早期处理

主动脉夹层的主要临床表现为剧烈胸痛伴显著的血压升高。对于能够在基层确诊或高度怀疑的患者,应立即开始实施降压、镇静镇痛治疗,常用吗啡或哌替啶等强制镇痛药物,减轻疼痛诱发的精神紧张和血压升高;同时使用硝普钠等直接扩张动脉的降压药物,尽快将患者的收缩压降至 120mmHg 以下,以降低夹层继续撕裂和假腔破裂的风险。对于无禁忌证的患者,同时应该静脉使用 β 受体阻滞剂阻断交感神经的兴奋,尽快使心率降低 80 次/分以下,若无 β 受体阻滞剂静脉制剂,则应尽快开始口服美托洛尔,剂量可以根据患者的心率情况决定,多数患者首剂可以使用 200~300mg,心率和血压不是特别高的患者也可以使用 100~200mg 作为首剂。

部分 A 型夹层患者在发病后可能以急性胸痛伴低血压为特征就诊,此类患者的预后很差,如果不能在 1~2 小时内实施紧急外科手术治疗,绝大多数患者死于早期。此类患者在基层的紧急处理原则是在镇痛基础上大量补液,维持平均动脉压在 70mmHg 左右,尽快转运至具有外科手术条件的医院。

(三) 转运前准备

当明确诊断或高度怀疑主动脉夹层时,应尽快将患者转运至具有主动脉夹层救治能力的医院以尽快明确诊断和进行后续治疗。因为主动脉夹层尤其是 A 型夹层患者的早期死亡率随发病时间延长而增高,早期 48 小时内平均每小时死亡率增加 1%,患者在基层医院的任何延误和停留均可能增加患者死亡的概率。因此,建议基层医院要将主动脉夹层患者当成"烫手的山芋"来处理,尽快转诊是上策。但转诊之前应该做好以下几个方面的准备:

1. **确定好转诊医院**　与急性冠状动脉综合征不同,主动脉夹层的治疗技术要求很高,不论是 A 型夹层的外科手术还是 B 型夹层的腔内隔绝术,均是对人才技术要求极高的手术。目前能完成此类手术的医院有限,即使是具备技术能力的医院也不是可以随时进行急诊手术的,因为许多医院仅有一名医师能够独立开展此项技术,当该医师不在岗位时就无法及时治疗患者。因此,建议所有基层医院应熟悉本地区各上级医院对主动脉夹层的诊疗能力情况,所有急性主动脉夹层患者在从基层医院转诊之前必须与接收转诊的医院提前沟通协调好,是否能够接受患者,当该院不能接收时应联系其他能够接收患者并及时开展手术的医院。

2. **转运前的知情同意**　由于主动脉夹层本身是高致死性疾病,具有发病后早期随时间延长死亡率增高的特点,加上转诊过程中需要对患者进行搬动、车辆行驶中的颠簸等均可能导致患者的病情变化,随时有假腔破裂的风险。因此,转运前必须与患者家属进行沟通,说明病情的严重程度、转诊的必要性以及转运途中的危险性,取得家属的理解和支持、减少不必要的医疗纠纷是至关重要的。原则上所有转诊患者均要家属签署知情同意书。

3. **尽可能完成早期的初步处理以提高转运途中的安全性**　急性主动脉夹层患者在发病后早期会因剧烈的疼痛而激活交感神经,全身均处于极度不稳定状态。此时血压升高、心率快又进一步加剧主动脉夹层的撕裂和假腔的压力,形成恶性循环。因此,一旦明确诊断或高度怀疑,就应该尽快采用积极的镇痛、镇静、降压、阻断交感神经等措施使患者的潜在风险降低再实施转诊。但上述措施应在首诊后尽快落实,而不应等待患者完全无痛、血压降至目

标值后再转诊,应一边进行上述处理一边积极做好转运准备。只要基本处理措施跟上后即可转运,以尽可能早地将患者送至具有完全救治能力的医院。

4. 确定好转诊的目的地 传统的转运方式都是将患者送至接收医院的急诊科,后续工作由急诊科负责分流。但对于急性胸痛患者需要争分夺秒,要尽可能精简流程、节省时间,要求在转运前确定接收医院的转运目的地,若是尚未完成 CTA 检查或基层医院 CTA 质量不能满足诊断和测量需要,则应由接收医院提前激活 CT 室,转运救护车到达医院后直接将患者送至 CT 室接受 CTA 检查;若是诊断明确的 A 型夹层,则应由心脏外科作为接收目的地,监护室要提前空出床位,由救护车将患者直接送进心外科监护室进行后续的术前准备;若是诊断明确的 B 型夹层,则应提前通知负责腔内隔绝术的心内科(或其他学科)监护室,救护车将患者直接送进监护室进行后续评估和介入术前准备。上述转运目的地的确定应该由胸痛中心的一键启动值班电话持有者负责协商确定后告知基层医院转运救护车,而不应该由基层负责与接收医院的多学科协调。

四、首诊于基层医院的急性肺动脉栓塞患者的早期诊断及治疗

除了前述的急性冠状动脉综合征和主动脉夹层之外,致命性的急性胸痛疾病还包括急性肺动脉栓塞(acute pulmonary embolism,PE)。肺动脉栓塞是内源性或外源性栓子阻塞肺动脉引起肺循环功能障碍的临床和病理生理综合征,包括肺血栓栓塞症、脂肪栓塞综合征、羊水栓塞、空气栓塞、肿瘤栓塞和细菌栓塞等。肺血栓栓塞症是指来自静脉系统或右心的血栓阻塞肺动脉或其分支所致疾病,以肺循环(含右心)和呼吸功能障碍为主要临床表现和病理生理特征,是最常见的肺栓塞类型,通常所称的肺栓塞即指血栓栓塞。急性肺血栓栓塞症(acute pulmonary thromboembolism,APTE)已成为我国常见的心血管系统疾病,在美国等西方国家也是常见的三大致死性心血管疾病之一,西方国家肺栓塞年发生率约为总人群的 0.5‰;美国每年新发肺栓塞 65 万 ~70 万人,其死亡率仅次于冠心病及肿瘤,居人口死因构成第三位。主要原因为深静脉血栓形成(deep venous thrombosis,DVT)的发病率高。对于该疾病诊疗流程的制定依旧需要遵照指南:根据临床经验和指南,肺栓塞患者的发病机制、临床表现、诊断及治疗原则详见第一篇第三章第四节。以下就首诊于基层医院的拟似急性肺动脉栓塞患者如何结合医院的实际情况实现早期诊断和规范治疗提供参考建议。

与主动脉夹层完全依赖大医院进行关键性治疗不同,部分基层医院完全具备急性肺动脉栓塞的救治能力。理论上讲,只要开展了 D- 二聚体、血气分析、超声心动图以及 CTA 扫描检查的基层医院就具备了承担急性肺动脉栓塞的完全救治能力。此类基层医院不应该将急性肺动脉栓塞患者转诊到上级医院,除非合并其他难以处理的并发症,因为急性肺动脉栓塞的治疗相对简单,仅以溶栓、抗凝为主,不需要依赖大型设备和特殊的技术,容易在基层医院开展。其关键问题和难点在于早期识别和诊断,如果具备了上述检查条件,就可以立足在本院完成诊断和治疗。如果对病情的把握和对检查结果的判断存在能力不足,完全可以在区域协同救治体系下,利用与上级胸痛中心医院的共享信息平台和上级医院的技术人才,帮助基层医院明确诊断和确定治疗方案,再由本院执行治疗方案。在上述诊疗过程中应注意把握以下几个关键环节。

(一) 重视从急性胸痛患者中筛查出急性肺动脉栓塞

基层医院对急性胸痛患者的筛查应严格按照胸痛中心制定的急性胸痛诊断及鉴别诊断

流程图执行,其中对于经过心电图和临床症状排查基本排除急性冠状动脉综合征和主动脉夹层的患者后,应重点考虑是否存在急性肺动脉栓塞的可能。最简单的办法是利用D-二聚体作为首选的筛查方法,阴性则可以排除急性肺动脉栓塞,阳性则进入确诊检查环节。目前尽管指南仍在继续推荐同位素核素通气-血流灌注扫描作为确诊手段,但临床上实际应用已经极少,目前的主要确诊方法是以肺动脉CTA为主。因此,对D-二聚体筛查结果为阳性的患者,应尽早进行肺动脉CTA检查,寻求确诊依据。若本院不具备急诊CTA检查条件,则应尽快与具备条件的医院联系实施转诊,对于血流动力学不稳定的高危患者,最好能与建立了胸痛中心的上级医院联系,提前激活CT室,由救护车将患者直接送至CT室进行增强扫描,尽快确诊后启动相应的治疗。若本院具备急诊CTA检查条件,则应立即启动CT室,在30分钟内实施CTA检查。

(二)明确诊断后的危险分层以及治疗决策

急性肺动脉栓塞患者的病情严重程度主要取决于肺动脉栓塞的部位,若是肺动脉主干栓塞或多支肺动脉分支栓塞导致大面积肺梗死,则常常表现为高危病情,若不及时采取有效治疗则多预后不良。反之,若是较远端的肺动脉栓塞导致的小范围肺梗死,则临床表现多不太严重,即使不进行溶栓治疗也不至于导致严重后果,但却要冒增加出血的风险,溶栓治疗净获益并不大甚至有害。因此,指南建议应对急性肺动脉栓塞患者进行危险分层,再决定是否需要进行溶栓治疗。

尽管当前已有多种风险分层的方法,但对于基层而言,建议采用简便实用的方法更有利于广泛开展。即根据是否有血流动力学紊乱判断是否为高危、是否有心肌损伤或右心室受损的表现判断是否为中等危险,若不具备中、高危特征则判断为低危(图10-3-2)。对于高危患者应尽快稳定血流动力学,同时启动抗凝基础上的溶栓治疗,中危患者需要住院进行抗凝治疗,而低危患者通常不需要住院,门诊进行抗凝治疗即可。由于我国目前社区医疗机构发展还不成熟,无法在社区进行规范的抗凝管理,笔者建议,即使是低危的肺动脉栓塞患者,最好还是住院调整抗凝治疗方案,待抗凝到达稳定状态后出院继续门诊抗凝管理较为合适。

(三)急性肺动脉栓塞患者的随访及长期管理

急性肺动脉栓塞的栓子来源绝大多数为血栓,最常见的是来自下肢、盆腔等部位的血栓,因此,在明确诊断为急性肺动脉栓塞并开始进行抗凝、溶栓治疗后,应尽快寻找血栓来源。如果血栓来自可以去除的病因,如"经济舱综合征"导致的下肢静脉血栓形成、可以解除的局部外来压迫导致静脉回流不畅等,应及时去除诱因,坚持规范性口服抗凝治疗3个月后即可终止抗凝。对于无法去除诱因的血栓来源,如静脉血管损伤、不可切除的肿瘤浸润或不可解除的外来压迫等,则应终生抗凝,此类患者的长期随访和管理尤其重要。

不论诱因是否可以去除,在抗凝治疗阶段所有患者均应严格进行门诊随访和管理,若是采取维生素K拮抗剂华法林进行口服抗凝,应对患者进行饮食方面的指导和教育,防止进食影响抗凝治疗效果的食物和饮品,定期检查国际标准化抗凝指数(INR)并据此调整华法林的剂量。原则上在调整剂量期间应每周复查INR,在抗凝到达稳态后可以适当延长检查间隔时间,但最长不宜超过一个月。当患者因其他疾病需要使用药物治疗时一定要告诫患者提醒医师注意药物配伍,防止出现抗凝治疗效果的波动。

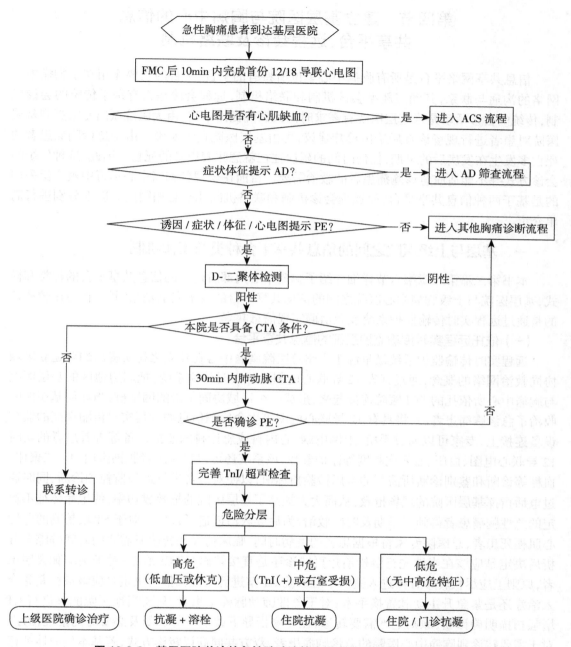

图 10-3-2　基层医院首诊的急性肺动脉栓塞患者的早期筛查及诊疗流程
ACS：急性冠状动脉综合征；AD：主动脉夹层；CTA：CT 血管造影；FMC：首次医疗接触；PE：肺动脉栓塞；
TnI：肌钙蛋白

（向定成）

第四节 建立基层医院与胸痛中心的信息
共享平台、远程会诊及联络机制

信息共享网络平台是所有胸痛中心单位所特有的平台,平台的主要作用在于胸痛中心网络的沟通与联系,其涵盖新型会诊机制和联络机制,远程会诊是指有别于传统的会诊机制,传统的会诊活动是当基层医院有需求时向大医院提出申请,由大医院派出专家赶到基层医院对患者进行现场诊查后给出诊疗建议,再由基层医院负责实施。由于急诊胸痛患者的死亡多发生在发病后的早期,任何时间的延误往往就意味着患者的死亡。因此,这种传统的会诊方式并不能适应急诊胸痛患者的救治需要。目前在全国各胸痛中心运行中被广泛采用的是基于两种信息共享平台,而远程会诊机制和联络机制几乎是相同的。以下分别进行简单介绍。

一、基层与上级医院之间的信息共享平台种类及工作机制

本书第二篇第八章第六节详细介绍了胸痛中心内部所建立的信息共享平台的种类和模式,基层医院与上级胸痛中心医院之间的信息共享平台的技术完全是相同的,目前比较成熟的是通过远程实时传输监护系统或微信群实现信息共享。

(一)依托远程实时传输监护系统的信息共享平台

远程实时传输监护系统最早源于广州总医院胸痛中心在建立之初所提出的要建立区域协同救治网络的概念,通过开发 12 导联心电图远程实时传输系统,把周边地区的基层医院与胸痛中心所依托的 PCI 医院连接起来,形成一个区域协同救治的网络群,当任何基层医院收治了急诊胸痛患者后,将具有 12 导联心电图等生命检测信息的远程实时传输性能的监护设备连接上,专家可以通过手机、上网电脑、心内科或急诊科的监护设备等查看患者的实时 12 导联心电图、血压、血氧饱和度等监护参数,该系统还可以显示患者肌钙蛋白、D-二聚体、血糖等诊断和鉴别诊断所需要的常用检验指标值,以便对患者进行远程监控和诊断,同时通过电话指挥基层医院的现场抢救,从而大大提高了基层医院的抢救成功率,使生命体征不稳定的急性胸痛患者得到了早期及时的救治,为后续救治创造了条件。对于 ST 段抬高的急性心肌梗死患者,总医院专家将根据患者的发病时间、临床情况和转诊所需要的时间等综合分析后决定是应该在当地先行溶栓治疗再转诊还是直接转诊行 PCI 治疗;对于主动脉夹层患者,原则上应尽快转诊直接进入胸痛中心医院 CT 室进行增强扫描后决定是应该进行紧急介入治疗还是紧急升主动脉置换手术;对于急性肺动脉栓塞患者,只要当地医院能够进行 CT 增强扫描明确诊断,原则上不需要转诊,在专家指导下就地进行抗凝及必要时的溶栓治疗。对于需要转诊到胸痛中心医院的急诊胸痛患者,双方共同商议转诊方式,若基本生命体征稳定,原则上由基层医院救护车实施转运任务,若患者生命体征不稳定,转诊途中风险较大者,则由胸痛中心医院派出具有移动 ICU 功能的救护车实施转诊任务。移动 ICU 是指完全按照冠心病监护室标准配备的救护车,车上装备有上述 12 导联心电图等远程实时监护系统,同时配备有呼吸机,必要时配备主动脉内球囊反搏仪、心肺复苏机、心脏临时起搏器等生命支持设备,车上医师和护士可以在救护车行进中完成深静脉穿刺、气管插管、各种生命支持系统的应用等操作,专家可以通过远程监护系统随时监控转运途中的情况,在病情变化时随

时指挥车上的抢救。从而大大提高了转运途中的安全性。

（二）基于微信群的信息共享平台

微信群是近两年来新兴的大众信息共享平台技术，后被引入胸痛中心建设作为一种信息共享基础上的会诊和信息交流平台，因具有不需要成本、使用方便，传输速度快的特点，被各胸痛中心广泛应用。目前几乎所有胸痛中心都在不同层面使用微信群作为主要的沟通渠道。因此，微信群的引入为胸痛中心建设提供了一种实用的技术平台。其工作机制也相对简单，通常是胸痛中心主动与具有转诊关系的基层医院建立微信群，将双方承担急性胸痛救治工作的相关人员、包括一线医护人员以及管理层均拉进微信群之中。当基层医院接诊急性胸痛患者后，按照急性胸痛的诊断及鉴别诊断流程，首次医疗接触人员在10分钟内完成首份心电图检查，并通过智能手机拍照上传心电图至微信群，然后拨打胸痛中心的一键启动电话，通知胸痛中心心内科值班人员进行远程会诊，值班医师在阅读分析心电图后通过电话了解患者的病情，进行综合分析后协助基层进行诊断和鉴别诊断，对于明确诊断的患者给出治疗或转诊建议。从而完成远程会诊任务，可以大大提高会诊效率。相对于远程实时传输监护系统，微信群具有无成本、及时、多人同时参与便于进行群体讨论等优势，缺陷是所显示的是单一心电图，不能提供实时动态心电图供上级医院分析，同时目前尚不能与胸痛中心认证云平台实现对接，所承载的急救信息和时间节点管理信息尚不能直接进入认证云平台数据库，需要人工转入。但该技术已经能够解决最重要的早期心电图诊断问题，对于主动脉夹层和肺动脉栓塞而言，亦可以通过相似的工作模式完成CTA的上传，以便进行远程会诊。

微信群的共享模式方便了医护人员之间以及不同单位之间的信息交流，有利于快速反应，但也存在一定的法律风险。建议所有胸痛中心和基层医院之间建立微信群之前应该注意以下两个方面的问题：

1. 胸痛中心应及时与基层医院签订联合救治协议，因为联合救治协议是双方共同使用患者个人信息、共同参与急性胸痛中心患者救治的法律依据，如果没有此协议做基础，又没有经过常规书面会诊邀请等流程的即时远程会诊机制就可能面临着违规的风险，一旦发生医疗纠纷，双方均会比较麻烦。联合救治协议为急性胸痛患者进行即时远程会诊和双方共同使用患者的信息奠定了符合法律要求的依据。

2. 胸痛中心应分别与各家基层医院建立独立的微信群。目前许多胸痛中心使用微信群作为信息共享平台的通常做法是将所有与胸痛中心具有合作关系的基层医院全部纳入同一个信息平台，尽管该方式具有一定的兼顾培训和教育平台的作用，一份心电图或者一个特殊病例可以供多家基层医院人员分享和学习。但从法律的角度考虑，笔者不建议此种模式，因为存在可能泄露患者隐私的风险，一旦患者的个人信息等隐私被泄露，可能会承担法律上对患者隐私保护不足的责任。因为从理论上讲，胸痛中心所依托的医院分别与各家基层医院签订了联合救治协议，但各家基层医院之间并未签署联合救治协议，胸痛中心医院与患者首诊的基层医院医护人员接触和使用该患者的信息属于正常的诊疗范围，如果另一家基层医院的人员也接触并使用了该患者的信息，就属于个人隐私的泄露，万一相关信息被不正当使用或泄露到更大范围，尤其是一旦发生医疗纠正，医院将面临对患者隐私保护不足的责任。鉴于此，强烈建议胸痛中心应分别与各家基层医院分别建立独立的信息共享平台，而不是将所有基层医院与胸痛中心放在同一个微信群之中。如果遇到具有教学意义的病例，可以通过一定处理隐去患者个人信息后再转发到其他群中供学习和讨论。

二、在信息共享平台基础上的远程会诊机制和联络机制的优势

根据近年来的应用体会,可以把胸痛中心医院所建立的基于现代信息技术的远程会诊机制的主要优势总结如下:

1. 可以倍增大医院的资源利用率　与传统的专家亲临现场会诊相比,远程会诊机制中专家不需要离开自己的工作岗位即可为基层医院提供及时的会诊服务,在为基层医院服务的同时不影响大医院内部的正常工作,因此,专家的利用率得到倍增。

2. 可以大大提高工作效率,节省时间成本　传统会诊模式中,专家必须亲临现场,路途时间花费很多,而新型会诊机制中,专家只需要打开手机,在数分钟内即可完成一次会诊和指导抢救的任务,能真正为基层提供"随叫随到"的及时远程服务。

3. 大大提高了基层医院的救治水平　新型会诊机制所建立的远程 ICU 模式是创造性的实践,通过面对实际危重病例的远程会诊和与大医院专家共同抢救这种实战方式的学习,基层医院医护人员的急救技术水平得到显著的提高,也使基层对常见急性胸痛患者的诊治逐步走向规范化。

4. 大大提高了转诊患者转运途中的安全性。

5. 大大缩短了急性心肌梗死患者的再灌注治疗时间　按照胸痛中心的统一再灌注治疗策略,通过远程会诊机制即可确定患者应该优先采取的再灌注治疗策略,具备溶栓指征者即可立即采取就地溶栓治疗,使基层医院 30 分钟内溶栓达标率显著提高,对于应实施转运 PCI 者,将在救护车上启动术前准备,到达医院后实行绕行急诊方案,将患者直接送进导管室接受紧急 PCI 治疗,从而大大缩短了从医疗接触到再灌注治疗(FMC-to-B)的时间。

6. 大大提高了区域内急诊胸痛患者的救治成功率　胸痛中心运行前后的对照数据显示,胸痛中心模式和新型远程会诊机制的应用使网络内的急性心肌梗死患者的死亡率显著降低,医疗接触后的救治成功率达到了 97.6% 的国际领先水平,实现了真正的通过区域协同救治提高整体救治水平的目标。

无论通过哪种手段,建立将基层医院和胸痛中心医院的资源和信息共享和即时联络机制,既是胸痛中心高效运行的基本条件,也是确保首诊于基层医院的急性胸痛患者各类诊疗信息得以保存和溯源的一种有效手段,各胸痛中心和基层医院均要高度重视。

(向定成)

第五节　基层医院向胸痛中心的转诊、
绕行急诊和 CCU 机制

我国胸痛中心建立的最主要原因是从各个环节减少各种时间上的延误,从院前提高患者意识开始到院内流程化减少不必要的时间浪费。毫无疑问,对于明确诊断为 STEMI 的患者直接到达导管室是减少院内时间浪费的一个成功改革。经过 120 入院或转诊的患者是院前急救与胸痛中心单位通过胸痛中心信息共享平台和联络机制,可以实现"患者未到、信息先到",在患者到达医院之前明确诊断,并按照预先制定的工作流程选择相应的治疗方案,对于诊断明确 ACS 患者,均可绕行急诊室,将其中诊断明确的 STEMI 患者由救护车直接送进导管室,而不需要立即进行介入治疗的 ACS 则可以绕行急诊直接送进 CCU,进行后续评估

和处理。这是通过减少不必要的在急诊室停留而节省救治时间的最有效的手段之一。

本节重点是介绍如何实现从基层医院转诊的患者实现绕行急诊室和 CCU 方案。

对于诊断明确而且治疗方式也已明确的急性心肌梗死患者，最需解决的是减少院内的繁琐就诊环节，而自诊和未提前沟通的患者多数就诊于急诊科，因此，急诊科作为窗口科室建立快速机制在 10 分钟内完成首份心电图和早期判别 ACS 对于此类患者至关重要。

以绕行急诊科为救治枢纽，可以充分发挥胸痛中心的院前团队作用，推动急性胸痛救治"战线前移"，开展广泛的培训基层医师及社区居民胸痛救治意识，共享院前院内多学科信息，建立有效的局域救治网络，达到胸痛救治快速诊断、及时治疗、避免浪费、改善临床预后的目的。强化每一名急救医护人员胸痛救治理念，为 120 急救车辆配备整套无线传输设备，随时随地与中心胸痛值班医师、教授沟通患者病情，把 120 急救车打造成"胸痛中心移动工作站"。"爱心俱乐部"多次组织基层医师培训并深入社区推广急性胸痛在内多种突发疾病的基础医学知识及基础救护知识。绕行急诊科和 CCU，依靠对接转诊，构建社区、院前、院内三位一体无缝衔接的急救体系，提升我国急性胸痛整体救治水平、降低致死致残率、减轻医疗负担，为国家制定急性胸痛诊疗规范和行业标准提供重要依据，并为其他急危重症的快速救治提供典范。

STEMI 患者绕行 CCU 的机制是更倾向于转诊的患者，转诊的患者通常不经过急诊科的分诊，常常直接就诊于 CCU，CCU 作为筛查和术前准备的中转站不仅为患者维持生命体征做准备，更为患者的下一步诊疗做出间接的衔接工作。而当前胸痛中心逐渐规范化的前提下，绕行急诊和 CCU 将患者直接送达导管室则可显著缩短从发病到血管开通时间，显著减少院内延迟。绕行 CCU 的机制适用范围较多，基层医院转诊患者、急诊科明确 STEMI 的患者、甚至院内发生 STEMI 的患者，唯有自行到达急诊室就诊的患者尚需在急诊室进行病情评估。而对于 STEMI 患者，急诊 PCI 是心肌梗死救命的手段，也是科室综合合作的良好体现，胸痛中心就能够将急诊 PCI 工作完成的有质有量，流程化保障时间、专业化保障安全、系统化保障秩序、模式化保障运行。在与 120 合作时，多沟通、多合作、多反馈、及时将发现问题集中解决，并跟踪解决效果，利用现有所有的通讯手段保障患者安全治疗的前提下，相互提高治疗经验，这能够有效地提高与 120 的合作，院内工作相对于院前工作难度可相对降低。思想以患者为中心点出发，为患者从进院直至诊疗结束的各个环节提供便利条件不仅是服务于患者，更长远的意义是服务医疗工作以保障医疗安全。胸痛中心就是为了这一有意义的目的而建设，胸痛中心网络体系下的救治联盟不仅包含了医疗技术团队同样囊括了社区、媒体等与患者零距离接触的公众工作人员，提高患者意识也是医疗工作人员提高自身技术外的重要工作。

对于心肌梗死患者，时间就是心肌，时间就是生命，受到心肌梗死疾病本身急、危、重的特点，该病的救治不仅应在医疗资源相对丰富的医院进行，同时应在医疗资源相对匮乏的医疗机构进行。在广泛多网络辐射下，无论是药物、溶栓还是介入治疗，都应该以系统、规范、流程、专业的方式完成。急诊 PCI 已经被心血管同仁公认为最有效的再灌注治疗，而胸痛中心能够将其"发扬光大"，使其最快最有效的完成，进一步为患者得到心肌再灌注争取了时间。因此，我们必须优化院内急救流程，同时与 120 急救中心更好的合作，增加医院及患者医疗意识，在"以患者为中心"的核心思想下，尽最大的努力减少门球时间，增加再灌注率，使心肌梗死患者受益最大化。胸痛中心也会在心肌梗死救治特别是直达导管室的绿色通道

为中国医疗系统做相应的努力和付出。

（于波　曹威）

第六节　制定对基层医院的考核
指标及反馈机制

作为区域协同救治体系的重要构成部分，基层医院的工作效率和工作流程是否符合胸痛中心建设和认证标准是决定胸痛中心建设水平以及患者救治水平的关键环节之一。前面几节重点介绍了胸痛中心建设中针对基层医院的主要要求及内容。为了确保基层医院在急性胸痛患者首次医疗接触后，严格按照胸痛中心的标准流程进行诊疗活动，并对诊疗过程进行评价，必须建立针对基层医院的考核指标及反馈机制，以便基层医院及时了解在急性胸痛患者的诊疗工作中取得的成绩和存在的问题，并进一步制定改进措施。

一、针对基层医院的考核指标

对于基层医院而言，处于胸痛中心建设的前哨阵地，最主要的任务是在首次医疗接触后尽快完成对急性胸痛患者的早期评估和明确诊断，若能够在本院完成关键治疗的疾病则应尽快实施关键性治疗；对于本院不具备完全诊断和治疗能力的疾病，则应能尽快转诊至具有救治能力的医院，并与后者实现无缝衔接。因此，对于基层医院的考核应重点围绕着上述环节进行。依据《中国胸痛中心认证标准》和《中国基层胸痛中心认证标准》，结合基层医院所承担的任务，笔者认为对基层医院的考核指标应主要包括以下几个方面，各胸痛中心应该根据所合作的基层医院的实际情况适当增加或减少考核指标。

（一）针对首次医疗接触的早期诊断环节

此环节主要考核指标包括：

1. 首诊于基层医院的全部急性胸痛患者首次医疗接触后能否在 10 分钟内完成首份心电图。

2. 首诊于基层医院的 STEMI 患者从完成首份心电图到确诊时间，原则上应短于 10 分钟。

3. 对于从基层医院转诊到胸痛中心的 STEMI 患者，传输心电图的比例，理论上要求全部患者均应传输，但当前的认证标准中要求不得低于 50% 且呈现逐渐增高的趋势。

4. 对于需要进行肌钙蛋白检测的急性胸痛患者，从抽血到获取检验结果的时间，原则上应短于 20 分钟。

5. 若能开展急诊 CTA 检查，对于需要进行急诊 CTA 检查的急性胸痛患者，CT 室的激活时间，原则上应 <30 分钟。

6. 对于需要接受急诊超声心电图检查的急性胸痛患者，从申请到完成超声心动图检查时间应 <60 分钟。

（二）针对确诊的急性胸痛患者的早期治疗

所有首诊于基层医院的急诊胸痛患者一旦确诊，应强调针对疾病早期治疗的措施能够及时使用，此类考核指标包括：

1. 所有 ACS 患者首次医疗接触到使用双联抗血小板药物的时间，要求随着胸痛中心建设的规范化要呈现逐渐缩短趋势，但必须强调在确诊的前提下使用。

2. 对于确诊的 ACS,尤其是 STEMI 患者,从首次医疗接触到开始使用抗凝治疗的时间。对于在基层医院实施溶栓治疗的 STEMI 患者,从进门到开始溶栓时间,原则上应 <30 分钟。有条件的基层医院应追求从首次医疗接触到溶栓开始时间 <30 分钟。

3. 对于确诊的主动脉夹层患者,从确诊开始到使用静脉降压药物的时间。

4. 对于在基层医院确诊的急性肺动脉栓塞高危患者,从确诊到开始溶栓治疗时间应 <30 分钟。

（三）针对明确诊断后需要转诊至上级医院的患者

此类患者包括了明确诊断后需要转诊到上级医院进行治疗的患者,以及本院不具备确诊能力需要转诊到上级医院确诊的患者,考核指标主要包括:

1. 对于实施转运 PCI 的患者,患者入门 - 出门时间应 <30 分钟。

2. 极高危 NSTE-ACS 患者,原则上与 STEMI 要求一致,应在确诊后即刻转运,为 PCI 医院能在 2 小时内完成紧急 PCI 创造条件。

3. 对于高危 NSTE-ACS 患者,应在当天转运,为 PCI 医院在 24 小时内完成早期介入干预创造条件。

4. 对于中危 NSTE-ACS 患者,应在 72 小时内转运至 PCI 医院实施冠状动脉造影。

5. 对于实施转运直接 PCI 或溶栓后补救性 PCI 的 STEMI 患者,绕行急诊和 CCU 直达导管室的比例。

二、建立针对基层医院的质量反馈机制

对于基层医院在胸痛中心建设中所取得的成绩和存在的问题进行即时反馈可以显著提高基层医院人员参与胸痛中心建设的积极性、主动性,反馈机制可以多样化,但最常用的是以下几种:

（一）定期召开的质量分析会和典型病例讨论会以及联合例会

质量分析会、典型病例讨论会是所有胸痛中心能否保持持续质量改进的决定性因素,也是促进基层医院持续质量改进的必要条件。因此,各胸痛中心应该重视邀请基层医院参与质量分析会和典型病例讨论会,会议中应注意将参与的基层医院的数据进行单列分析,以让该基层医院能够了解其在急性胸痛患者的管理和诊治流程方面取得成绩和存在的问题,并要针对其存在的问题共同商议解决方法。对于典型病例讨论会中涉及在该基层医院延误的病例,也应针对延误的原因进行分析,必要时进行针对性的培训,以提高对早期诊治流程的执行力。联合例会是双方医院领导参与的高层次会议,胸痛中心总监在策划会议议题时,应通过对数据库的分析提前比较各基层医院的合作情况,对于存在问题比较严重的单位,应通过在会议上反馈相关数据以引起医院领导的重视,促进后续的改进工作。

（二）微信群或电话即时反馈机制

当前几乎所有胸痛中心均建立了工作微信群,建议将此群也作为及时反馈平台,可以每天早上将前一天的急性胸痛病例的关键数据进行群内反馈,同时也可以将患者到达接收转诊医院后的后续诊疗情况及时在群内发布,必要时进行该病例诊疗过程的点评和讨论。一方面可以使基层医院医护人员及时得到患者后续诊疗、转归的信息,作为一种继续教育的途径,提高基层人员的诊疗技术水平,同时也可以作为一种急性胸痛病例管理的反馈机制,通过大家针对此病例的讨论逐步强化早期规范、快速诊疗意识,促进持续质量改进。从笔者所

在医院胸痛中心建设的经验来看,充分利用微信群进行反馈是最有效的促进持续质量改进的手段,建议所有胸痛中心要高度重视利用此平台。

(三) 定期双边交流机制

质量分析会、典型病例讨论会以及联合例会通常都是针对整个胸痛中心的,也可以建立针对某一家基层医院的双边交流机制,比如专门将该基层医院的每月或每季度数据拿出来进行分析,只有胸痛中心和该基层医院人员参与讨论,就该基层医院的数据或病例进行分析,以寻找针对性的问题和解决办法。尽管这种方式要去投入的时间成本较大,但常常会取得较好的改进效果。这种双边机制的最大优势是可以将该基层医院的所有与急性胸痛诊疗有关的人员均邀请参加,同时也可以与定期培训与教育活动结合起来,提高该基层医院全体人员对胸痛中心理念的认识和参与胸痛中心工作的积极性。

(四) 基层医院内部的质量反馈机制

鼓励和帮助基层医院建立内部的质量反馈和评价机制是促进基层医院质量改进的有效手段之一,通常这种内部反馈机制需要借助胸痛中心的数据管理平台提供相关数据供基层医院使用,但若该基层医院同时也是建立基层胸痛中心的医院,则可以按照基层胸痛中心的要求进行质量分析和管理。必要时可以邀请 PCI 医院胸痛中心相关人员参与基层医院的质量分析和典型病例讨论,并进行点评和相关流程、指南的培训,以帮助基层医院提高诊疗水平和胸痛中心质量管理水平。

(五) 定期的知识考核

针对基层医院与急性胸痛救治相关人员的进行定期知识考核也是促进质量改进的有效方法之一,可以促进相关人员对胸痛中心理念、急性胸痛相关疾病知识、诊疗流程的学习和应用。除了对胸痛中心所依托医院的医护人员进行定期考核外,也需要对基层医院人员定期考核,考核内容应结合基层医院对急性胸痛早期诊断、早期处理、转运等环节的相关知识,除疾病知识外,重点是流程图、时间节点管理、基层医院内部及与胸痛中心转诊医院的信息共享平台及联络机制的应用等。考核的方式可以与定期培训结合起来,在进行首次培训之前应进行相关急救知识的基础测试,作为基线资料,当完成首次培训之后进行再次考核,并在每个阶段性培训之前进行测试,以比较相关人员在知识和能力方面的提高情况,并根据情况制定和调整培训计划。

制定针对基层医院的考核指标和反馈机制的目的在于促进基层医院对急性胸痛疾病的诊疗水平提高和胸痛中心的持续改进,此项工作最好能够纳入基层医院自身的考核体系之中,并与医院的奖惩制度和人才评价体系相结合,才能更加有效地调动人员积极性,更好地促进胸痛中心的持续质量改进。

(向定成)

第七节 对基层医院的培训

基层医院的相关培训也是胸痛中心依托单位所必须承担的义务和责任,特别是对于有意向建立和申请基层中国胸痛中心认证的基层医院。对其进行相关的理念介绍和标准化救治培训将显著提高所在地区的胸痛疾病救治的整体水平,因此具有重大的意义。

对基层医院的培训包括医院与医院间的合作、胸痛中心相关疾病的快速诊断与合理处

置流程、快速反应机制如何启用等等。从内容上看包含胸痛中心理念的介绍、急性胸痛相关疾病的标准化救治流程、胸痛中心如何与基层医院进行合作、胸痛中心网络覆盖及患者安全转运等等方面的培训。从基础诊断以及临床处理策略方面以及多学科及院内外医院合作、优化流程，依据快速诊断、危险评估和恰当的治疗手段进行区域协同救治等。基层医院具有接诊急性胸痛患者量大、诊治能力和水平相对落后、医疗手段和器械缺乏等问题，因此，需要通过建立区域协同救治体系以提高其诊治能力，将不能在基层完成诊治任务的患者及时转运至具有救治能力的医院。根据《中国胸痛中心认证标准》及《中国基层胸痛中心认证标准》的要求，基于区域协同救治体系胸痛中心的基本概念、急性胸痛快速转诊机制及联络方式、高危急性胸痛及 ACS 早期症状识别、急性心肌梗死和常见心律失常的心电图诊断、初级心肺复苏技能都应在胸痛中心成立之后 2 个月之内完成对基层医院的培训，频率上要求至少每年一次，同时应制定包含有预计授课时间、授课内容、授课人、授课课时的培训计划，认证申请时还需提交培训讲稿。对于授课对象的数量，至少要对本地区 5 家以上的基层医疗机构实施上述的培训内容，同时应保留培训时的培训记录、签到表、能够显示时间和内容的培训现场照片、培训后考核试卷及考试成绩表。对基层医院进行培训教育主要是进行有关早期心脏病发作的症状和体征的识别的培训，并提高对急性胸痛合理治疗和安全转运的比例，这也是有效缩短送发病到血管开通时间的最有效手段。在基层医院如何使胸痛中心可能接待的患者安全、有序的就诊或对接转诊是基层医院工作人员需进行妥善安排的重要事宜。胸痛中心的最终目标是建立"在最短的时间内将急性胸痛患者转送至具有救治能力的医疗机构接受最佳治疗"的机制，可以简单的理解为，胸痛中心的终极目标就是要建立针对急性心肌梗死等急性胸痛患者的区域协同快速救治体系，以提高急性胸痛患者的整体救治水平，由于胸痛中心建设所涉及的部门较多，例如在医院内部，除了以心血管内科和急诊科为核心以外，心脏外科、胸外科、呼吸科、皮肤科等相关学科、放射线科（含 CT 室）、超声科、检验科等辅助检查科室以及医务管理等部门均与胸痛中心的规范化建设与日常运作具有密切的关系。此外，胸痛中心必须与当地的医疗急救部门（120 系统）和周边的基层医院或社区医疗单位等进行密切的合作才能充分发挥其技术和社会效益。要达到多学科多部门紧密合作、一致行动的目标，必须建立整体的救治原则、快速反应体系、协同和管理机制以及制定相应的实施细则，但上述原则通常是由心血管内科和急诊科协调制定，在胸痛中心成立之初，其他相关部门对胸痛中心的运作原则、要求、体系和各项流程缺乏充分的了解、必须经过反复的教育和培训，使胸痛中心所涉及的各有关部门、人员在全面了解胸痛中心的主要目标和任务，才能使整个胸痛中心系统正常运行，并发挥各部门和人员的主观能动性，推动胸痛中心工作质量的持续改进，最终达到提高区域性协同救治水平的目的。另一方面，胸痛中心的建设是长期的系统工程，从胸痛中心成立之日起，其建设过程就是不断发现问题进而解决问题、不断完善的过程，建设过程中所暴露出来的问题都需要胸痛中心协调小组统一分析讨论，并生成有效的改进措施，而定期的教育和培训则是促使改进措施得以贯彻落实的关键步骤，胸痛中心建设的教育和培训项目常常涉及多个领域，不但包括临床诊治方面的内容，还包括人力资源分配、信息数据的传输共享、诊治流程的更新优化等，尤其是临床诊疗以外的知识是大部分临床医务工作者所缺乏的，必须通过定期的教育与培训，才能在胸痛中心各环节工作人员中完成新知识的传递和更新，从而推动胸痛中心的不断完善。

对于基层医院医务人员的培训，对基层医院对胸痛患者的全部转运过程中的监护及治

疗给予协助和指导,特别是基层医院不具备120协助转诊的医疗单位,对于急性胸痛患者可能在转运过程中出现的并发症及紧急处理要落实至人,并保持在转运过程中的实时指导和转运过程中抢救设备和抢救药物的及时和有效;胸痛中心单位和基层医院单位之间在经过院前会诊后明确需要转运至胸痛中心单位接受进一步治疗时,在做到安全合理转运的前提下,胸痛中心单位应负责协调胸痛中心所在的医院院内资源,以最快的速度完成对患者的接诊分诊及入院治疗流程,部分单位应展现其特有的绿色快捷通道,保障转诊患者的衔接和救治,不得以任何理由推诿患者、延误基层医院转诊送达的急性胸痛患者的就诊。胸痛中心单位应为基层转诊医院开通院内会诊权益,通过对胸痛患者完成相应的检查和疾病相关资料、信息的分析,进而指导基层医院院前急救业务,提高对急性胸痛患者的诊治能力;胸痛中心单位对基层医院转诊后需要康复治疗的患者,胸痛中心单位有责任为该患者制定合理的随访康复方案,在基层医院有条件接收的情况下,应尽早转至基层医院进行随访和康复治疗,并在基层医院院内期间,胸痛中心单位需定时随访并进行远程指导和相关会诊;胸痛中心单位有义务向基层医院公开胸痛中心的建设情况、相关设施、胸痛患者管理情况特别是急性胸痛的绿色快捷通道接诊,以便基层医院确认胸痛中心具有可信的接诊能力。胸痛中心单位需负责定期为基层医院医务人员提供急性胸痛患者诊断、抢救、治疗、合理转运等相关知识的培训和教育。胸痛中心单位应负责在签署协议后半个月之内为基层医院医务人员提供急性胸痛患者诊治知识培训,包括症状的识别、诊断与鉴别诊断、现场急救处理、转诊流程(远程会诊、远程传输、远程转运流程)及随访康复治疗,培训重点应集中在急性冠脉综合征的现场处理、心电图识别及现场急救技术。胸痛中心单位原则上每六个月至一年为基层医院医务人员提供以上知识培训并根据基层医院的需求适时安排和及时调整培训内容。胸痛中心为基层医院提供义务人员培训、进修和科研工作等方面的便利条件,胸痛中心需要根据进修和学习人员的条件协调安排相关事宜。胸痛中心定期为基层医院周围社区或城乡居民提供急性胸痛与急救知识的普及以及向周围社区或城乡居民提供胸痛中心的基本知识。胸痛中心医院原则上需要每六个月至一年为基层医院所辐射周围居民提供健康知识教育和普及,内容重点应集中在急性胸痛的家庭和个人自救;胸痛中心应指导和协助基层医院完成以上知识的普及工作同时胸痛中心应指导基层医院制定合理的社区患者随访和康复计划。胸痛中心单位有责任按照胸痛中心的各项规章制度,举行例如联合例会、病例分析会及流程改进会议等会议,持续改进胸痛中心与网络医疗机构之间的合作机制。在合作过程中,基层医院单位转入的患者病情平稳后,胸痛中心应该根据患者的医院将患者转回基层医院,建立双向转诊绿色通道,指定专门的工作人员负责双向转诊工作,保证24小时连续服务,并公布专线的电话号码。

　　基层胸痛急救所要求的知识面很广,而且需要在短时间内做出正确的诊断和治疗决策,因此,对首次接诊医师的要求很高。对于经验和知识不足的医师,常常会因为"没有想到"而导致漏诊或误诊。以急性心肌梗死为例,典型心肌梗死表现为胸骨后压榨性或紧缩性疼痛,结合心电图及实验室检查等诊断并不困难,但临床表现不典型者则常常导致诊断延误或漏诊。一般在急性心肌梗死患者中非典型心肌梗死达1/6~1/3,而在老年急性心肌梗死病例中,非典型心肌梗死发病率可为30.2%,无症状型更是高达42%,而典型心肌梗死仅占20%。首诊医师如果对早期急性心肌梗死的一些先兆症状认识不全面,对临床不典型表现和心电图早期改变缺乏经验,就无法采取相应急救措施,从而必然影响到急性心肌梗死患者的再灌注时间。同样,对于肺动脉栓塞、主动脉夹层这两种发病急骤,病情进展迅速,急性期病死率

高但相对少见的疾病,基层全科医师可能会因经验的缺乏在接诊时不会首先考虑,从而延误救治时机。这种经验和知识的不足所导致的漏诊或误诊更容易发生在基层医院。尽管胸痛中心针对常见急性胸痛相关的疾病制定了区域协同一体化救治流程图,但患者能否进入流程图则取决于首诊医师的初步判断,如果首诊医师把一个急性心肌梗死的患者诊断为急腹症,他不会想到要进行心电图检查。更不会让该患者使用 12 导联心电图远程监护系统进行远程会诊,更不可能让患者进入 STEMI 的救治流程。因此,提高基层医院的首诊水平也是胸痛中心建设的重要工作内容之一。为此,规范化胸痛中心必须组织有经验的大医院心血管内科和急诊科医师定期到基层医院进行胸痛相关疾病诊治的培训,提高基层医务人员的诊治水平,这也是一体化救治模式建设的最基础环节。

　　对于实施直接转运 PCI 或溶栓后再转运的患者(不论溶栓是否成功,均应尽早转运),基层医院均应及时与中心医院协商转运策略,基本原则是生命体征相对稳定者由基层医院直接转送,以尽可能节省时间,若生命体征不稳定则应由中心医院胸痛中心派出移动 ICU 救护车实施转运,以增加转运途中的安全性。对于实施直接转运 PCI 或溶栓失败后进行补救性 PCI 的患者,应尽可能缩短转运时间,以防转运延迟。转运时间延迟主要取决于三个阶段,包括转出医院延迟、转运过程延迟和接收医院,每一阶段延迟都会造成转运 PCI 时间延迟。在我国,STEMI 患者行院间转运直接 PCI 过程中,前两阶段的时间延误占了绝大部分,而对于基层医院来说能够做好的恰恰是前两个阶段。构建一体化救治模式,建立区域性 STEMI 救治网络,即无 PCI 条件的基层医疗机构应与有 PCI 条件的医院建立转诊关系,并与当地的救护中心联系,尽量将 STEMI 患者在发病后早期送至可行 PCI 医院进行治疗,要求从到达基层医院就诊到从基层医院转出的时间应控制在 30 分钟以内。尽管我国现行救治体制下很难达到上述 30 分钟标准,但尽可能缩短在基层医院的停留时间对提高再灌注效率/改善患者预后具有重要的意义。

　　胸痛中心医院积极参与基层医院的转运也是保证转运效率和提高转运安全性的重要措施,除了必要时派出装备精良的救护车实施高危患者的转运外,转运途中的远程实时监护和在病情变化时及时指导抢救、提前安排患者到达医院后的流程和准备等,都是中心医院需要积极参与的工作,而不是在医院坐等患者的到来。只有启动上述中心医院与基层医院的一体化救治的联动机制,并实施统一的救治方案,才能让区域内的所有 STEMI 患者都能得到及时有效的救治。

　　安全转运同样体现了实行中心医院与基层医院一体化救治模式的重要性,这是提高再灌注成功率的一个重要因素。由于心律失常、心率衰竭和呼吸衰竭等各种并发症随时发生,病情变化快,转运风险极高,必须全程予以监护,转运工作不能按照一般急诊的模式进行,必须由具备急救资质技术全面的医护人员和设备良好的车辆完成。但目前我国现状是转运患者大多是由基层医院的救护成医务人员完成。但目前我国现状是转运患者大多是由基层医院的救护车医务人员完成,技术和设备力量难以保证。因此基层医院和政府不仅应加大对基层救护车硬件的投入,而且对所有参与转运工作的医护人员都必须经过专业化的培训,使其掌握心电图的识别,具备熟练的心肺复苏及人工气道和快速静脉通道建立,熟练使用除颤仪、心肺机械复苏机、转运呼吸机及信息传输系统。

　　对于基层医院的培训,基础及时结合转运途中的抢救都是重要的内容,然而实际工作中的转诊对接同样不可小视。

(杨　爽　于　波)

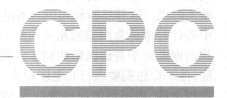

第十一章

公众健康与急救教育及社区培训

由于我国的基础教育体系中缺乏急救训练和健康生活方式的教育，导致普通大众对基本的急救和健康知识严重匮乏。最直接的表现即为：由生活方式不健康导致的高血压、糖尿病、血脂代谢紊乱、肥胖或超重、青少年吸烟等疾病及危险因素的发病率快速增长，上述动脉粥样硬化危险因素的快速增长导致我国急性心肌梗死的发病率显著增加；同时由于大众缺乏基本的急救知识，我国急性心肌梗死患者的猝死率和从发病至就医或呼救的时间显著延迟，冠状动脉综合征注册研究结果显示，我国急性冠状动脉综合征患者从发病到到达二级医院的平均时间为 5 小时，而到达三级医院的平均时间为 8 小时，CHINA-PEACE 研究结果更是长达 13~15 小时。因此，我国开展胸痛中心建设就必须要将大众健康教育及急救知识普及作为重要内容，而不能仅仅局限在提高医疗体系内的救治能力。为做好公众健康与急救教育和社区培训工作，胸痛中心必须有针对性地设计相关的培训计划、建立培训队伍以便实施计划。在《中国胸痛中心认证标准》和《中国基层胸痛中心认证标准》中要求针对大众的培训与教育必须在两个层面展开，一是胸痛中心所在地区的社区，二是利用各类媒体进行更大范围的急救常识宣传教育，以覆盖更大范围和更多人群，以尽可能提高大众对急性胸痛危险性的认识水平和提高急性胸痛患者拨打急救电话入院的比例。

第一节　制定社区急救及健康教育计划

一、概念

社区是指在一定地域内由相互关联的人们所组成的社会生活共同体。它是由从事政治、经济、文化等各种活动的人们所组成的区域性的社会实体。社区的规模大小不等，一个邻里街坊、一家工作单位，甚至一个城市都可以被视为一个社区。但在日常生活中，人们常提及的社区往往是与个人的生活关系最密切的、有直接关系的较小型的社区。农村以行政村、城市以街道居委会为社区健康教育基本单位。

社区健康教育是指以社区为单位，以社区人群为教育对象，以促进社区居民健康为目标，有组织、有计划的健康教育活动。其目的是发动和引导社区人民树立健康意识，关心自

身、家庭和社区的健康问题,积极参与社区健康教育与健康促进规划的制定和实施,养成良好的卫生行为和生活方式,以提高自我保健能力和群体健康水平。

社区人群教育是胸痛中心的重要职责和义务,它通过积极参与对社区人群进行有关早期心脏病发作的症状和体征的识别以及紧急自救的培训,来降低心脏病发作及死亡率,提高公众对急性胸痛危险性的认识以及在胸痛发作时呼叫120的比例,这是缩短从发病到就诊时间的最有效手段。

二、社区人群教育的意义

心肌梗死是心血管疾病中最危急的一种类型,具有很高的致死及致残率。早期、快速和完全地开通梗死相关动脉,恢复有效的心肌再灌注,可以挽救濒死的心肌或缩小心肌梗死的范围,是降低急性ST段抬高心肌梗死(STEMI)患者死亡率、改善预后的关键。再灌注治疗的疗效直接取决于患者症状发作至血管开通的时间,时间越短,效果越好,预后越佳。它大致分为两个时段:①患者延误时段(patient delay):即患者从胸痛症状发病到求医所耽搁的时间;②系统延误时段(system delay):指从首诊到血管开通延误时段(delay between FMC and reperfusion therapy),它是患者进入医疗机构后发生的,包括首诊至诊断延误时段(delay between FMC and diagnosis)和从诊断至血管开通延误时段。前者即从最初到医疗机构到初步确诊或疑诊急性心肌梗死所耽搁的时间。这两者间存在时间重叠。国内外胸痛中心发展实践表明,胸痛中心建设使急性心肌梗死再灌注时间已大大缩短,欧美国家D-to-B平均时间普遍短于90分钟。然而,患者延误在国外依然是影响急性心肌梗死救治的主要问题。我国的现状就更为复杂和突出。中国CHINA-PEACE协作组进行的一项回顾性研究显示:在过去10年中,STEMI患者发病到入院的中位时间并未缩短,2001年与2011年分别为15小时和13小时(P=0.22)。另据中国急性冠脉综合征临床路径研究(CPACS)显示:从症状出现到入院诊治(即患者延误时段)在二级医院为5小时,三级医院长达8小时。而在美国STEMI患者发病到入院时间仅1.5~2小时。影响患者延误治疗的原因是多方面的:如对疾病危害重视不够,认为症状是自限性的,或不严重;症状不典型或不懂得识别STEMI的早期症状,误认为是其他疾病;发病时间和地点或环境不适宜(如夜间不愿意麻烦别人);文化水平有限,家庭条件不佳,经济困难;缺乏有关迅速行动、呼叫120(即使在911覆盖率达98%的美国,STEMI患者启动EMS使用救护车转运到医院也仅有60%)及再灌注治疗的知识等。这些影响因素中最重要还是患者及其家属或目击者缺乏基本胸痛知识与急救常识。为了避免由于公众知识缺乏导致的延误,医护人员应该尽可能教育公众及时识别和应对急症的预案,缩短发病至FMC的时间,并鼓励其在医疗保护下到达医院,从而改善STEMI的预后。

有计划地对社区普及急性心肌梗死症状识别知识是降低心肌梗死发病率和死亡率的一个关键因素,将症状正确解释为心脏病发作是早就医的重要因素。因此,培训社区公众识别心脏病症状和体征以及早期诊断、认识胸痛发作及时就诊及拨打120急救电话的重要性,这是胸痛中心社区教育的基础;同时胸痛的社区预防教育也至关重要,在社区公众中进行健康的生活方式教育,对健康人群进行心血管疾病高危人群筛查和跟踪,以及为特殊人群(如儿童、青少年、妇女等)提供培训等,是社区降低心脏病发作及死亡率的重要保障。为此,胸痛中心必须积极履行社区教育职责,制定社区教育战略计划并有效组织实施。

三、制定社区急救及健康教育计划

（一）培训目的

通过胸痛中心积极参与对社区内外进行胸痛急救及健康教育，提高公众对胸痛的认识以及胸痛发作后自救及互救技能，缩短发病后就诊决策时间，避免急性胸痛患者救治延误或院前处置不当，从而降低急性心肌梗死患者的死亡率，改善的临床预后。

（二）培训目标

参考《中国胸痛中心认证标准》和《中国基层胸痛中心认证标准》（以下统一简称"标准"），结合不同的胸痛中心和社区现有的资源和需求自行设定，原则是实现效果和效益的最大化。

制定的目标必须明确、具体和可测量。包括 3 个 W 和 2 个 H，即 Who——对谁？What——实现什么变化？ When——在多长期限内实现这种变化（如 1 个月还是 1 年）？How much——变化程度多大（增加多少或减少多少）？ How to measure it——如何测量这种变化（指标或标准）？ 如：通过对 ×× 社区居民讲授急救医疗服务（拨打 120 电话）的重要性 1 年后，本社区通过拨打 120 电话入院的胸痛患者比例上升 10%。

（三）培训对象

一般人群、重点人群和高危人群相结合。其中高危人群和重点人群更需要额外的、有针对性地进行重点干预。这些人群包括：心脏病患者以及冠心病高危人群（吸烟、糖尿病、高血压、血脂代谢紊乱患者）、老年人、儿童、青少年和妇女等。

有关心脏的教育需要从青少年开始。据研究数据表明，儿童心血管健康能预知成年后一系列的心肌代谢的状况，在生命降临之初即强调保持健康的生活行为方式是非常重要的。如果养成不良生活方式，会增加他们早期患心脏病的风险。而女性心肌梗死患者通常表现为非典型的胸痛和心绞痛等危症（例如呼吸困难、乏力、疲倦和消化不良），导致误诊、血运重建治疗延迟和心肌梗死后死亡比例更高。因此，这两类人群应纳入社区人群教育的重点对象。

（四）培训场所

包括社区内小区居民、学校、各类工作场所和社区医院等。以块为主的条块结合，统一在组织下开展工作，这种综合性手段对健康的发展最为有效。

（五）培训方法

1. 定期举办讲座或咨询活动。

2. 发放有关科普的书面材料。

3. 提供心脏健康筛查服务：如体检、义诊等。

4. 借助大众媒体（如报纸、书籍、电视、广播、网络、社区宣传栏等）进行健康宣教，有条件者最好能投放公益广告。

通过现场演示、心肺复苏技术培训、户外拓展等互动活动教授急救和与健康有关的技能等。

（六）培训内容

1. 识别有关心脏病症状和体征以及早期诊断。

2. 心脏病发作症状的紧急处理方法。

3. 急救医疗服务(120 电话)的角色及重要性。

4. 心肺复苏技能的基本培训和教育。

5. 戒烟的重要性和方法。

6. 饮食健康及营养课程。

7. 冠心病患者运动指导等。

(七) 培训人员

胸痛中心及其网络单位心内科和急诊科医护人员,以及社区全科和心血管专科医师、护士和心血管慢病管理医师均需积极参与到社区公众的培训和教育中。

(八) 具体培训方案

1. 进行社区动员,争取领导支持,通过有效的措施,推动社区教育项目各级政府的承诺,对项目提供组织支持、政策支持和资金支持。

2. 促进各部门、各网络单位、各社区间的合作和联系。

3. 确定目标人群。

4. 制定具体的干预内容和方法。

5. 准备教育资料,如阅读材料或视听材料。

6. 队伍的建设和培养。社区教育培训队伍包括胸痛中心的医护骨干人员,以及基层和社区医师、护士和慢病管理师等。队伍的素质直接影响受教育者的行为。通过有效的培训形成社区教育活动的技术队伍,使师资人员充分认识教育的目的及自己的职责;培养传播的技能,如交谈技巧、授课技巧及工作能力等;确保教育内容的同质性;增强对活动执行和管理的能力。

7. 确定具体活动日程。即作出具体的行动计划(一般以年为单位),可以用工作日程表的形式列出(如活动内容、活动执行时间、活动地点、负责人及经费等)。

8. 质量控制。建立和健全社区教育培训项目的执行单位、人员落实。建立系统、完善的质量控制与监测体系,及时发现计划、材料、方案和实施中的问题并及时进行调整。

(王　斌　王　焱)

第二节　实施社区教育计划

胸痛中心社区教育计划应该通过有效的实施使得计划中的预期目标得以实现,获得预期效果。计划实施是按照计划书去实现目标,获得效果的过程,也是体现计划根本实现的具体活动和行为。没有有效的实施工作,再完善的计划也只能是一纸空文。因此,计划的实施是社区教育的主体工作部分,也是重点和关键。有效的实施应包括:提高公众对急性胸痛相关常识的认识;传播胸痛和健康相关信息;制定健康公共政策;强化社区健康行动;创造支持性环境和鼓励健康生活方式。健康教育的最终目的是使人们形成良好的健康行为,并且不因项目的终止而改变。

一、建立领导机构

社区教育活动是一项巨大、复杂、跨部门、跨行业的社会系统工程,所解决的问题不仅仅是医学问题,更是一项社会问题,仅仅依靠胸痛中心甚至是卫生部门都是不够的。因此开发

领导参与、支持社区教育项目规划、实施和评价活动是极为重要的。建立社区教育活动领导委员会是十分必要的。其目的是发展社区教育项目成功推进所需的政府政策和环境支持，包括：开发社区教育项目策略规划；规范、强化、协调社区教育活动的组织；动员多部门和社区参与教育活动；制定政策措施支持活动的开展等。此外，建立社区教育活动技术组，如专家组或专家咨询小组，为活动提供技术指导和支持，如教育资料的编写与制作、协调大众媒体和社区组织、协助以社区为基础的活动设计、实施和评价等，逐渐进行正向强化机制，使人们最终实现冠心病的自我管理，提高患者的自我效能和生活质量。

以厦门市胸痛中心为例，厦门市胸痛急救网络的建设得到了市委和市政府的高度重视，并集成了多方资源共同推进。厦门市科技惠民项目领导小组作为整个项目的总负责，主要承担项目的总体部署、统筹资源和协同推进工作；市科技局从宏观上统筹调度多单位间的衔接、沟通，以及协调平衡利益关系；其直属下的信息专家小组，则提供专业的技术支持、网络建设和系统升级方面的工作；厦门市卫生计生委主要负责监管和卫生资源的整合、配套政策的实施、资源的调度、项目的推进，以及体系的质控；其直属下的医疗专家小组，主要承担急救流程的制定，以及技术指导、质控、急救方面工作；市财政局主要负责支持配套经费的落实统筹；其直属下的财务专家组，具体执行经费管理、配套落实、专项审计、财务验收等工作；二级管理层的监督评价小组，负责项目的监督、评估和绩效考核；以及由项目牵头单位（厦门大学附属心血管病医院）组成的科技惠民项目办公室，则负责制定计划，实施招标，技术引进、推广、应用、组织培训、协调网络医院、实施急救等系列工作。

二、以点带面，试点社区先行，逐步辐射胸痛网络区域

任何一项健康教育项目都必须落实到基层才能得以实施。要通过社会动员、示范措施激发社区群众对社区教育活动的需求和愿望。以胸痛中心作为核心单位，选择其周边两个社区作为示范社区，建立区域性急性冠心病事件救治网络试点，协同社区医务人员开展社区急救及教育计划，并以此形成示范和带动效应，以点带面推动周边城市的区域性胸痛网络社区的健康教育，从而带动社区救治水平的整体提高。

三、建立"专家-全科医师-家庭"契约式服务模式

救治中心与社区卫生服务中心通过签订《医院-社区双向合作协议》，建立合作互动关系及双向转诊机制，对有冠心病高危风险及已患冠心病患者提供连续跟踪服务。救治中心成立专家团队，每周定期下社区义诊，承担专家坐诊查房、社区健康教育、基层医疗人员技术指导等方面的任务，帮助社区人员进行健康筛查，指导社区心血管疾病诊疗工作，普及冠心病相关知识。社区全科医师采用家庭责任制工作模式，建立全科团队，每个全科团队平均负责1000户常驻居民的管理工作，通过与社区居民签订《冠心病专病管理协议》，实现一对一的契约式服务，尽早发现冠心病高危人群；对已患冠心病的居民提供自我管理的知识和技能，尤其是对急性冠心病事件的识别和处理；普及冠心病相关知识。

四、技术队伍的培训

社区医师是社区防治心血管疾病的主力军，提高他们的科学理念和技术水平是成功开展心血管病防治措施的关键。胸痛中心应呼吁广大的专科临床医师，一定要转变观念，树立

"临床预防学"的战略意识,利用业余时间走向社区、走向社会,普及健康教育,培训、指导社区医师,共同规范、高效防治心血管疾病的发生与发展,尽快逆转其不断上升的趋势。通过案例教学、双向结队、双向学术进修等模式,一方面,通过"专家团队下社区"及"云医疗"教育系统平台提供现场及远程的培训和指导;另一方面,社区医护人员到核心单位进行短期进修学习,通过专科医师和全科医师"一对一","结对子"的教学模式,提升社区和基层医护人员掌握急性冠心病事件症状、体征的早识别和早诊断;以及必要的急救和诊疗技能。不但合理利用有限的医疗卫生资源,而且增加了社区医师和专科医师之间的沟通,达到培训社区医师的目的。

五、社区人群教育计划实施

社区公众是接受公共健康教育的主体,也是识别 ACS 症状到快速就诊从而缩短院前急救时间的重要环节,因此为社区人群提供有关心脏病症状、体征、早期诊断以及急救处理方法的培训,以及冠心病预防与保健方面的知识尤为重要,并对已患冠心病的人群提供冠心病的自我管理的知识和技能。

开展社区教育前,必须有详细的规划设计,包括教育对象是谁、教育什么内容、由谁去进行教育、如何教育、预期教育的结果、用什么指标评价、何时评价、由谁来评价等。同时做好充分的准备工作,包括:教育对象特征的确定、师资队伍的落实、教学场所和设置落实以及后勤服务工作。

具体培训方案应因人、因地、因时而异。如对于不同年龄、性别、职业和文化的人群;一般人群、高危人群和重点人群;疾病和行为转变的不同阶段均应有所不同。因此,要确定每次活动的目标人群,开展立体干预活动,即每一种干预方法都要适合于特定的环境和人群,不仅要考虑到受教育人群的特点和数字,还要考虑到教育工作者的交流能力,采用多样化、系统化和科学化的培训方式。明确具体的活动内容才能实现预期目标。但是由于能力和资源的限制,在短期内全面推进存在困难。因此,应根据培训内容的重要性、可行性和有效性确立优先教育内容,分阶段实施,而后逐步扩大。具体实施时对活动的进行时间、负责人、所需经费等作出具体安排,即作出具体的行动计划(一般以年为单位),可以用工作日程表的形式列出(如活动内容、活动执行时间、活动地点、负责人及经费等)。建立系统、完善的质量控制与监测体系(如落实签名制度,通过问卷对培训的需求、知识和满意度调查等),及时发现实施中存在的问题,以便对计划、材料和策略进行调整。

(一)定期举办社区居民教育讲座(表 11-2-1)

表 11-2-1　2016 年 ×× 社区居民培训讲座安排

日期	星期	时间	讲座内容	地点	形式	授课人
1 月 17 日	周日	15:00-16:00	心脏病的早期症状和体征	社区活动室	PPT	张 ×× 主任医师
3 月 20 日	周日	9:00-10:00	心脏病发作的紧急处理	社区活动室	PPT	李 ×× 副主任医师
5 月 15 日	周日	15:00-16:00	拨打 120 急救电话的重要性以及如何拨打 120	社区活动室	PPT	王 ×× 副主任医师

续表

日期	星期	时间	讲座内容	地点	形式	授课人
7月17日	周日	15:00-16:00	吸烟的危害以及如何戒烟	社区活动室	PPT	李×× 副主任医师
9月18日	周日	9:00-10:30	健康饮食,控制体重	社区活动室	PPT	张×× 营养师
11月20日	周日	15:00-16:30	冠心病患者的运动指导	社区活动室	PPT	赵×× 康复师

(二) 定期向社区提供健康体检、义诊及风险评估等心血管健康筛查服务(表11-2-2)

表11-2-2　2016年××胸痛中心社区健康筛查安排

日期	星期	时间	地点	筛查项目	形式	负责人
3月19日	周六	10:00-12:00	××社区老人活动中心	身高、体重、血压、血脂、血糖、心电图、心脏病发作风险筛查	体检、义诊、健康筛查	张××
6月18日	周六	15:00-17:00	××社区活动广场	身高、体重、血压、血脂、血糖、心脏病发作风险筛查	体检、义诊、健康筛查	张××
9月17日	周六	10:00-12:00	××公司员工活动中心	身高、体重、血压、血脂、血糖、心电图、心脏病发作风险筛查	体检、义诊、健康筛查	李××
12月16日	周五	15:00-17:00	××中学操场	身高、体重、血脂、血压、血糖、不良生活习惯咨询和指导	体检、义诊、健康咨询和指导	李××

(三) 开发多种形式的教育材料进行教育宣传

教育材料主要有两大类:一类是阅读材料,主要是报纸、书籍、海报、漫画、宣传小册等形式;另一类是视听资料,主要是广播、电视讲座、广告、微电影等形式。无论哪一类的资料都必须强调科学性、针对性、通俗性、趣味性。厦门市胸痛中心倡导媒体先行,搭建媒体和网络平台,与市卫生局、报社、电视台联合行动。多次在《海峡导报》《厦门日报》等主流报社刊登典型患者的救治成功案例;与厦门市电视台合作开设《名医讲堂》,每月选定一个主题,宣传健康的生活方式和胸痛的急救知识;与厦门市科技局、厦门市卫生计生委联合拍摄心肌梗死公益短片,宣传心脏病早期症状和体征的识别以及如何拨打120。除此之外,中国医师协会、中华医学会心血管病学分会《生命时报》社报社推出的《心梗防治》微电影也通过网络媒体引起广泛流传。

(四) 对社区人群进行心肺复苏技能的基本培训和教育

心肌梗死发生时院前急救处理尤为重要,2015年AHA心肺复苏及心血管急救指南指出对于院外的非专业施救者,指南强调识别心搏骤停征象、及时打急救电话并立即开始徒手心肺复苏,因此,普及社区居民及民众的心肺复苏技能为心搏骤停患者黄金6分钟内挽救生命和改善预后起到重要作用。胸痛中心通过现场教授、网络媒体、视频资料教授社区人群心肺复苏的基本技能,以完善院前急救的基础生命支持,教授社区人群快速判断患者心搏骤停

的指征,并快速启动基础生命支持,教会人们按压的部位、频率和深度,并观察患者的状态,充分利用患者心搏骤停后的黄金 6 分钟内启动心肺复苏,并通过建立考核和评价机制,掌握生命救治技能,提高公众的健康意识和参与互助的能力。

（五）与学校联合改善低龄人群生活方式

儿童、青少年是健康教育的最佳目标人群。他们具有可塑性,也最容易受影响。学校是进行健康教育和一级预防效果最好、时机最佳的理想场所。针对病因或危险因素采取措施,降低有害暴露的水平,增强个体对有害暴露的能力预防疾病的发生,分别从心血管健康生活方式行为干预、心理干预、心血管健康因素、健康教育等几方面对冠心病的高危人群进行系统化、个性化的干预,使已有的危险因素降低至正常水平,从而减少冠心病的发病率。可以根据不同年龄阶段的特点组织不同形式的教育,例如与高校联合开展健康课程教学和讲座。在校大学生知识层次高,思维活跃,容易接受新事物,勇于尝试,有探索实践精神,是知识传播的最有利人群,通过开设冠心病科普教育课程,将该观念引入高校,从低龄人群培养,建立良好生活态度及方式,将冠心病一级预防从本质上做起,标本兼治。或者通过组织健康活动（如户外运动拓展）以及健康咨询与健康行为指导等,促使学生通过亲身体验加深印象,或面对面集中讨论某一健康问题或某一健康活动的方针,为学生或家长提供信息,建立有利于健康的行为和生活习惯。

（六）建立完善、健全网络平台,制定个性化健康教育方案

心脏病患者是社区教育的重点人群。参考国外斯坦福冠心病危险干预原则,所有冠心病患者入网后每人建立一本一级预防观察手册,内容包括姓名、性别、年龄、职业、学历、地址、联系电话、入网时诊断、化验结果、危险程度评估。与冠心病有明确因果关系的危险因素:饮食、吸烟、食盐、饮酒、体重指数、心理、运动、血脂水平、血压、血糖控制情况等与冠心病相关共 10 项内容,内容细分后设定总分为 100 分,然后进行评估,找出各自的危险因素,并制订个性化的干预计划。每 3 个月围绕评估内容进行健康讲座,分析影响干预因素,指导和鼓励患者坚持实施干预计划,发放与讲课内容有关的宣传小册子,利用投影及实物进行授课,解答患者提问,课后咨询,每月电话跟踪联系及邮寄健康传单,建立健康心脏防护门诊,定期举办病友交流会,并于入网前、入网后 1 年、2 年、3 年进行考核评分,结合患者实际情况,评价患者的危险因素控制率、发病率、就诊率、死亡率。

六、培训工作的评价和监督

评价是培训活动的重要组成部分,包括:过程评价、近期效果评价和远期效果评价。评价的方法包括:直接观察法、小组讨论法、问卷调查法、前后测试法、查阅记录内容以及评估健康指标变化等。每次活动都要留下实施教育计划的客观依据:如培训记录、能显示时间和内容的培训现场照片或视频资料等,以备督查,并要在 5 个工作日内上传至云平台数据库。

（王　斌　王　焱）

第三节　超越社区的公众健康教育活动

除了通过走进社区开展社区健康和急救教育活动以提高大众对急性胸痛的基本知识和急救、健康常识外,认证标准中要求各胸痛中心应结合实际情况尽可能要超越社区教育范

围,充分利用当地各种公共媒体和社交媒体以及其他平台开展大众教育活动,以促使与急性胸痛相关知识和急救相关知识在本地区广泛传播,使更多人群获益,从而提高本地区的大众健康水平、缩短急性胸痛患者从发病到呼叫时间、提高急性心肌梗死患者经 120 入院的比例等目标。胸痛中心可供选择的大众教育与培训形式应不拘一格,以下介绍几种可供参考的方式。

一、利用各种媒体和大众平台进行知识讲座

知识讲座的形式简单易学,不需要过多的器具准备,临床心内科、胸痛中心医师护士或者社区医师均可用知识讲授的方式告知群众心肌梗死的相关知识,如何通过胸痛区域网络呼救,降低心肌梗死的死亡率。培训过程中,讲者可用 PPT 图片及文字展示心肌梗死的临床表现、患者及家属如何通过拨打 120 呼救以及心肌梗死患者的治疗。在知识讲座过程中讲者以通俗易懂的讲述为主,结合听众提出的问题展开互动。但是知识讲座听众参与性决定于参与者的文化水平,适用于没有医学知识的社区居民及各儿童青少年学生。此外,听众的互动性及参与积极性不够灵活,而且要求讲者必须熟练掌握相关知识,能够准确回答听众的提问。每次讲座时间以 40~60 分钟为宜,可依据参与者的参与度灵活调整。

培训重点内容为:

(一) 心脏病症状、体征、早期诊断

"胸痛"是急诊科或心内科常见的就症状,涉及多个器官系统,与之相关的致命性疾病包括急性冠状动脉综合征(ACS)、肺栓塞、主动脉夹层和张力性气胸等,其中急性心肌梗死的发生率居首位。

1. 心肌梗死定义　心肌梗死(myocardial infarction)是冠状动脉闭塞,血流中断,使部分心肌因严重的持久性缺血而发生局部坏死。

2. 临床表现　有剧烈而较持久的胸骨后疼痛,发热、白细胞增多、红细胞沉降率加快,血清心肌酶活力增高及进行性心电图变化,可发生心律失常、休克或心力衰竭。典型的胸痛症状发作时,胸痛呈压迫性、紧缩性、烧灼感、刀割样或沉重感;无法解释的上腹痛或腹胀;放射至牙齿、耳朵、颈部、下颌、肩部、背部或左臂或双上臂;烧灼感,胸部不适伴恶心和(或)呕吐,伴持续性气短或呼吸困难;伴无力,眩晕,头晕或意识丧失;伴大汗。女性、糖尿病患者和老年患者有时症状不典型。凡年老患者突然发生休克,严重心律失常,心力衰竭,上腹胀痛或呕吐等表现而原因未明者,或原有高血压而血压突然降低且无原因可寻者,手术后发生休克但排除出血等原因者,都应想到心肌梗死的可能。此外年老患者有较重而持续较久的胸闷或胸痛者,即使心电图无特征性改变,也应考虑本病的可能,都宜先按急性心肌梗死处理,并在短期内反复进行心电图观察和血清心肌酶测定,以确定诊断。

3. 治疗方法　典型的胸痛症状发作时,应立即休息,停止一切活动,舌下含服硝酸甘油,3~5 分钟未起效再次含服一片,如果没有感觉症状缓解,请立即拨打"120",在电话中说清自己的症状,启动胸痛绿色通道,尽快到达医院就诊。及时而积极地按治疗心肌梗死的措施处理,可减少这些患者发生心肌梗死的机会。

心肌梗死急性期的治疗原则应保护和维持心脏功能,挽救濒死的心肌,防止梗死扩大,缩小心肌缺血范围,及时处理各种并发症。尽量使患者不但能渡过急性期危险阶段,而且康复后还能保有较多有功能的心肌,维持较有效的生活。

（二）戒烟的重要性

1. 吸烟的危害　吸烟使首次发生心肌梗死的时间提前十年，急性心肌梗死的发病风险增加 7 倍，每日吸烟量越大，风险越高，吸烟使晚期和极晚期支架内血栓形成风险增加 1.55 倍，冠状动脉支架置入术后的死亡相对风险增加 1.76 倍，发生 Q 波型心肌梗死的相对风险增加 2.08 倍，猝死的相对危险升高 3 倍以上。

2. 强制戒烟的人群　理想目标是实现全民无烟。针对冠心病三级预防，评估吸烟情况，建议 20 岁以上的所有成年人戒烟，特别是所有冠状动脉粥样硬化和（或）外周动脉粥样硬化的患者，下列几种疾病患者应强制戒烟：PCI 围术期和术后，冠状动脉旁路移植术围术期和术后，慢性稳定型心绞痛，不稳定型心绞痛，非 ST 段抬高型心肌梗死、ST 段抬高型心肌梗死和外周血管疾病。

3. 戒烟的方法　戒烟前给患者一些忠告，不要留卷烟、打火机及其他吸烟用具放在身边，增加不能吸烟的时间及场所，当特别想吸烟时，试着忍耐几分钟，也可以做一些事情分散注意力，如刷牙、织毛衣、运动、种花、嘴里嚼些东西等替代行为；用烟草替代物来释放压力。建立一整套健康的生活方式，饮食清淡，多吃水果蔬菜；保证睡眠；增加体育与锻炼；戒烟期间应避免酒、浓茶等刺激性饮料与食物。辅助戒烟药物，缓解戒断症状。

（三）饮食健康及营养

1. 保持健康的生活方式　健康的生活方式行为包括合理的膳食是预防和治疗心血管疾病的基石。医学营养治疗和（或）生活方式治疗可减少 LDL-C 和其他心血管病危险因素。

2. 健康饮食的原则　食物应多样化，粗细搭配，平衡膳食。总能量摄入与身体活动要平衡；保持健康体重，BMI 在 18.5~24.0kg/m²。膳食中脂肪提供的能量不超过总能量的 30%，其中饱和脂肪酸不超过总能量的 10%，尽量减少摄入肥肉、肉类食品和奶油，尽量不用椰子油和棕榈油，每日烹调油用量控制在 20~30g 减少反式脂肪酸的摄入，控制其不超过总能量的 1%；少吃含有人造黄油的糕点、含有起酥油的饼干和油炸油煎食品。适量使用植物油，每人每天 25g，每周食用鱼类≥2 次，每次 150~500mg EPA 和 DHA。素食者可通过摄入亚麻籽油和坚果获取 α-亚麻酸。提倡从自然事物中摄取 n-3 脂肪酸，不主张盲目补充鱼油制剂。适量选择富含油酸的茶油、玉米油、橄榄油、米糠油等烹调用油。限制富含胆固醇的动物性食物，如动物内脏、鱼子、鱿鱼、墨鱼、蛋黄。每天食盐量不超过 6g，包括味精、防腐剂、酱菜、调味品中的食盐。每天摄入大量蔬菜水果获得钾盐及膳食纤维，也可从全谷类食物中获取膳食纤维。绿色蔬菜、十字花科蔬菜、豆类、水果可以减少患冠心病、卒中和高血压的风险。限制饮酒，尽量少喝或不喝，男性每天饮酒量（酒精）不超过 25g，相当于 50° 白酒 50ml 或 38° 白酒 75ml，或葡萄酒 250ml，或啤酒 750ml。女性减半。

（四）合理运动指导

1. 有效合理运动的意义　冠心病的本质是生活方式病，大量流行病学研究和干预性研究表明，药物治疗和生活方式治疗结合是最有效的冠心病二级预防策略，运动不仅是健身手段，也是防病治病的措施。通过有效强度的运动刺激可改善血管内皮功能，稳定冠状动脉斑块，促进侧支循环建立，改善心功能，降低再住院率和死亡率，提高生活质量。有氧运动通过改善血管内皮功能、促进抗炎及增加抗体的抗氧化能力、延缓动脉硬化、减少心肌重构、降低血栓栓塞、改善心肌缺血、降低猝死风险。有氧运动训练可使冠心病患者缺血预适应，提高心肌对缺氧的耐受力，降低心肌损害和潜在的致命性心律失常风险。还可以通过降低交感

神经活性,减慢心率,增加副交感神经活性、心率变异性和压力感受器的敏感性降低猝死风险。抗阻运动可增加心脏压力负荷,提高左心室舒张压,从而增加心内膜下血流灌注,降低收缩压与心率乘积和心肌氧量,实现改善心肌缺血的目的。

2. 运动的禁忌证 不稳定型心绞痛、安静时收缩压 >200mmHg 或舒张压 >110mmHg 的患者、直立后血压下降 >20mmHg 并伴有症状者、重度主动脉瓣狭窄、急性全身疾病或发热、未控制的房性或室性心律失常、未控制的窦性心动过速(>120 次 / 分)、未控制的心力衰竭、三度房室传导阻滞且未植入起搏器、活动性心包炎或心肌炎、血栓性静脉炎、近期血栓栓塞、安静时 ST 段压低或抬高(>2mm)、严重的可限制运动能力的运动系统异常以及其他代谢异常,如急性甲状腺炎、低血钾、高血钾或血容量不足。

3. 冠心病运动康复的方法 主要分为三个步骤:第一步:准备活动,即热身运动,多采用低水平有氧运动和静力拉伸,持续 5~10 分钟。目的是放松和伸展肌肉,提高关节活动度和心血管的适应性,帮助患者为高强度锻炼阶段做准备,通过逐渐增加肌肉组织的血流量和关节的运动准备来帮助降低运动损伤的风险。第二步:训练阶段,包含有氧运动、抗阻运动和柔韧性运动等,总时间 30~60 分钟。其中,有氧运动是基础,抗阻运动和柔韧性运动是补充。第三步:放松运动:放松运动是运动训练必不可少的一部分。通过让运动强度逐渐降低,可以保证血液的再分布,减少关节和肌肉组织的僵硬和酸痛,避免静脉回流突然减少导致运动后低血压和晕厥的风险。放松方式可以是慢节奏有氧运动的延续或是柔韧性训练,根据患者病情轻重可持续 5~10 分钟,病情越重放松运动的持续时间宜越长。

(五) 青少年儿童冠心病教育

那些在成人期危害健康的危险因素如血脂异常等,在儿童期同样危害儿童的健康。最近研究表明动脉粥样硬化(AS)相关性 CVD—冠心病(CHD)起源于儿童青少年时期,且与血脂异常相关联,早期干预不仅能延缓、而且有可能阻断或逆转疾病的进程。且与血脂异常密切相关的肥胖和代谢综合征(MS)已逐渐成为威胁我国儿童健康的严重问题。教育青少年儿童改变营养摄入和饮食习惯,鼓励低饱和脂肪酸、低胆固醇饮食,降低全社会儿童青少年血胆固醇平均水平,减少 CVD 发病风险和增进健康。

(六) 急救医疗服务("120"电话)

拨打 120 的重要性 ①在院外发现急性胸痛患者,请不要随便移动患者,应及时拨打 120 呼叫紧急医疗援助。急性心肌梗死死亡率约 30% 到 40%,很多患者并不知自己是心肌梗死发作,死在了去医院的路上。120 急救车上有相应急救药物,还配备了专业医护人员,并且比别的交通工具都快,可以安全快速地将患者送至医院。②正确拨打 120 呼救电话:呼救电话应简单明了,语言必须简练、准确,讲清重要的,不说无关紧要的话,以免耽误宝贵的时间。主要告知以下内容:A. 患者姓名、性别、年龄;B. 患者目前最危急的状况。如昏倒在地、心前区剧痛、有无呼吸困难等,发病的时间、过程,用药情况,过去病史及与本次发病有关的因素;C. 患者家庭或发病现场的详细地址、电话以及等候救护车的确切地址。

二、急救措施的指导和培训

急性心肌梗死的患者可能合并心律失常、心源性休克、心力衰竭,甚至出现心脏性猝死。当人突然发生心跳、呼吸停止时,必须在 4 至 8 分钟内建立基础生命维持,保证人体重要脏

器的基本血氧供应,直到建立高级生命维持或自身心跳、呼吸恢复为止,其具体操作即心肺复苏。抢救生命的黄金时间为 4~6 分钟,当看到有人出现意识丧失、大动脉搏动消失,应立即进行心肺复苏。因此,全员培训心肺复苏的操作尤为重要,无论是成人还是在校的青少年,都应该掌握这项急救技术。

(一) 培训方式

通过现场教授及指导的方式,讲解操作技能的重点及难点,让听众在模拟假人身上直接体会,教会参与者如何进行有效胸外心脏按压,主动参与及积极互动可以让大家掌握操作技术的要点,且记忆深刻。培训时间可以 1~1.5 小时,可以在社区活动中心或各小学、中学、大学校园会议报告厅或者活动场所组织社区居民和青少年学生参与。要求组织的培训的单位有模拟假人,这样可以明确直观看到培训的效果。

(二) 培训内容

心肺复苏理论知识指导:

1. 胸外心脏按压的位置:成人及小孩位于乳腺中央,婴儿位于乳腺下

2. 按压手势

成人:双掌根

小孩:根据小孩体型,采用单或双掌根

婴儿:1 位急救员:两指

　　　2 位急救员:两拇指,伴随胸挤压

3. 按压方法　按压时上半身前倾,腕、肘、肩关节伸直,以髋关节为轴,垂直向下用力,借助上半身的体重和肩臂部肌肉的力量进行按压。

4. 按压频率　100~120 次 / 分

5. 按压深度　成人:5~6cm

　　　　　　　儿童:[婴儿(<1 岁)至青春期开始的儿童]胸部前后径的 1/3。

　　　　　　　婴儿:4cm

　　　　　　　儿童:5cm

　　　　　　　青少年(儿童进入了青春),即应采用成人的建议按压深度,5~6cm。

6. 心肺复苏技能演示　在社区教育活动时,携带模拟教具到社区,现场演示心肺复苏的操作,分步讲解如何进行心肺复苏,每一个动作的要点是什么,手把手指导社区居民如何进行心肺复苏,让更多人可以真正体验这些技能,熟练掌握这项救人的措施。同时分发给现场居民心肺复苏方法的宣传册,让其将这项技能教给其身边的人,让更多的人能够掌握这项技能。

三、社区义诊

(一) 活动方式

安排医师及护士到社区及合作县市地区义诊,用 2 小时左右时间检查社区居民健康,帮助社区居民保持健康,宣传倡导健康生活方式。义诊单位需携带血压计、血糖仪、血脂监测仪、听诊器、心电图机、宣传手册、海报、展板等到社区广场或活动中心位社区居民义诊。例如厦门大学附属心血管病医院以开元社区及嘉莲社区为试点,每月派出本院医师及护士去社区义诊,同时医院党员医师及护士发挥带头模范作用去周边的县市如龙海市、安溪等地义

诊,宣传急性心肌梗死疾病的危害及治疗。

（二）活动内容安排

1. 健康检查　胸痛中心的医师与护士到社区义诊,检查社区居民有无胸痛的症状发生,询问社区居民的既往史、生活饮食及作息习惯,指导其保持健康的生活方式,包括饮食、休息、睡眠及适量的运动,告知社区居民健康体检的重要性,让其引起重视,指导社区居民戒烟限酒。

2. 测量血压　高血压是冠心病危险因素之一,告知患有高血压的居民控制血压的重要性,告知患者下列情况是错误的:无不适症状,可以不用降压药;凭感觉药,头晕吃药,头不晕停药;用食疗或理疗仪器,不服用降压药;认为是药三分毒,不愿意长期用降压药等。针对以上高血压认识的误区,要正面宣传科学的高血压防治知识。由于高血压是一种慢性疾病,高血压一旦发生,就需要终身管理。患者除了就诊时与医师有短暂的交流,大部分时间需要进行自我血压监测与管理。加强对高血压患者的健康教育,指导患者逐步掌握高血压的防治知识和技能,促其养成良好的遵医行为,以达到自觉地改变不良生活方式、控制危险因素、提高治疗依从性,提高降压达标率并减少并发症的发生,是医务人员义不容辞的责任。改变不健康的生活方式和服用降压药是治疗高血压的主要方法,两者缺一不可。所有的高血压患者,自始至终都要坚持健康的生活方式,主要包括合理膳食、控制体重、戒烟限酒、适度运动、心理平衡。"降压是硬道理":早降压早获益;长期降压长期获益;降压达标将高血压患者的危险程度降到最低,最大获益。降压治疗的目的是使高血压患者的血压达到目标水平,从而降低脑卒中、急性心肌梗死和肾脏疾病等并发症发生和死亡的危险。降压治疗可减少40%~50% 的脑卒中发生风险,即服用降压药与不服用降压药者相比,减少一半的脑卒中发病风险;减少 15%~30% 的心肌梗死发病风险;减少 50% 的心力衰竭发生风险。降压药的用药原则:小剂量开始;优先应用长效制剂;联合用药;个体化。血压控制的目标:一般高血压的诊室血压 <140/90mmHg(家庭血压 <135/85mmHg);老年高血压 <150/90mmHg;如能耐受,还可进一步降低。血压达标时间:一般高血压患者用药后 4~12 周内逐步达标,高龄、冠状动脉或双颈动脉严重狭窄及耐受性差的患者达标时间应适当延长。

3. 测量血糖,同时宣传糖尿病的相关知识,发给社区居民糖尿病宣传册。已知糖尿病患者监测血糖及 HbA1C,糖尿病是动脉粥样硬化性血管病(ASVD)的独立危险因素之一。它可发生于 ASVD 之前,也可发生于之后,可引起或加重 ASVD。目前认为 ASVD 是糖尿病患者的首要致死原因。糖尿病患者 ASCCVD 预防的分级:①一级预防:预防糖尿病患者发生 ASCCVD;②二级预防:防止已发生的临床 ASCCVD 的事件再发、降低致残率和病死率,并改善患者的生存质量。对多数非妊娠成人 HbA1C 控制目标是 <7%。年龄 <65 岁、糖尿病病程较短、预期寿命较长(>15 年)且降糖治疗无明显低血糖及超重肥胖患者无体重增加等其他治疗不良反应的患者,建议设定更严格的 HbA1C 目标(如 <6.5%)或许也是合理的。

4. 测量血脂,告知社区居民高血脂的危害与控制目标与药物控制的选择。鼓励血脂异常的患者调整饮食结构、采用健康的生活方式。

5. 家庭厨房式体验　为了指导居民如何正确健康的食用油和盐,在义诊过程中增加家庭厨房式体验项目,义诊人员携带盐勺、油壶、秤,让居民自己根据平时用油及用盐的习惯倒出盐和油,将油及盐放置在秤上称量,看该居民每日的用油和用盐量是否符合标准。每人每日用盐量 <6g,即约一啤酒瓶盖的量。每人每日食用油量约为一汤勺。同时了解居民平时

生活习惯，口味是否偏重，有无高钠饮食的习惯，有无饮酒的习惯，饮酒量多少，指导社区居民健康的生活方式。

四、校园活动

青少年校园拓展活动，针对早期预防成人期疾病，提倡从小健康生活方式。胸痛中心或医院医师护士到各学校会议报告厅开展专题健康教育、健康活动及健康咨询及健康行为指导。活动内容：

(一) 专题健康教育

为预防某种疾病，减少或消除该病的致病危险因素尤其是行为危险因素，降低发病率而进行的健康教育。包括针对青少年儿童在发育过程中出现的特有的身心健康问题而进行的健康教育。

1. 成年期疾病的早期预防　成年期疾病是指高血压、糖尿病等慢性非传染性疾病。尽管青少年患病为数不多，但是与青少年儿童时期的生活习惯息息相关。通过健康促进，从小培养儿童青少年的预防意识和行为，最终减少慢性非传染性疾病威胁。

2. 生活技能教育　指个人心理 - 社会能力，如自我解压能力、创造性思维能力、批判性思维能力、决策能力、解决问题能力等。这些能力的培养可以促进青少年身心健康，减少心理疾病的产生。

(二) 健康活动

目的在于促使学生通过亲身体验加深印象，促进学习效果，与专题教育相结合，使知识与实际行动结合起来。健康活动种类可以根据年龄特点选择适宜的活动。例如，对于小学生，可以通过"大家来找茬"活动，选择一些图片，让小学生找出正确的健康生活方式，从小养成良好的生活方式，预防成人期疾病；对于年龄大点的初高中生，可以组织参与学习血压、血糖的测量活动，学习心肺复苏技能的活动；另外可以组织去敬老院帮助老人，培养健康的身心。

(三) 健康咨询及健康行为指导

健康咨询是学生（或家长）与咨询人员（教师、医师、护士及相关人员）面对面接触，集中讨论某一健康问题或某一健康活动的方针，为学生（或家长）提供信息，便于他们做出选择。健康行为指导是通过教育指导，帮助学生通过自己的能力发现，理解和解决健康问题。可以在学校设立健康咨询室，由社区医师或医院医师担任，每周一次，时间约 2 小时。

五、户外拓展活动

意在帮助冠心病患者实现运动康复计划，通常为 15~60 分钟，步行运动前评估患者的心肺功能，运动过程中监测血压、心率及血氧饱和度，运动时出现以下情况时应暂停：自觉胸痛、呼吸困难、眩晕或诱发心绞痛；心率 >130 次 / 分或心率波动范围 >30 次 / 分；血压升高 >200 /110mmHg，收缩压升高 >30mmHg 或下降 >10mmHg；心电图监测 ST 段下移 ≥0.1mV 或上升 ≥0.2mV；或出现严重心律失常。让患者在拓展活动中体会自己在生活中可以达到什么程度的运动，增加患者实行运动康复的信心和决心。

（王　焱）

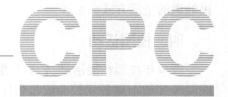

第十二章

持续质量改进

以 ACS 为代表的高危胸痛的救治涉及多部门和多学科,其救治效果不仅取决于医疗技术和先进的设备,还受患者的自身诸多因素和区域性的救治质量管理等影响。在国内以往的救治中,尽管各地区的介入能力和技术不断提高,但相关高危胸痛的死亡率和并发症未见明显的下降。其根本原因是在胸痛救治中缺乏良好的质量管理和持续质量改进机制。胸痛中心建设是在区域内建立完整的救治链,使患者和各相关人员共同参与胸痛的救治。以缩短救治时间为目标,通过跨行业、多部门和各种机构协调,为胸痛患者提供快速而准确的诊断、减少误诊和漏诊,避免治疗不足或过度治疗,降低胸痛患者的死亡率,改善临床预后。而胸痛中心认证体系的建立是对胸痛救治质量的管理和监控,并为质量管理、制度建立、流程改进和执行等方面提供了根本的保障。为了保证高质量的胸痛中心运作,认证体系通过基本条件与资质、院前急救系统与院内绿色通道的整合、对急诊胸痛患者的评估及救治、持续的质量改进和各级参与胸痛救治人员的培训与教育五个方面 167 个关键环节,从组织管理、制度建立、制定最佳治疗方案和临床路径、流程优化和再造、硬件和环境改造、救治信息数据采集和管理、差距分析和反馈等对胸痛的救治实现了全程的质量监控和管理。通过胸痛中心的认证带动医院医疗质量大幅度的提高,包括医疗水平、工作效率、院内外整体协调,资源消耗和标准化管理水平等。

胸痛中心建设和认证的目的就是改善以 ACS 为代表的胸痛患者的诊断和救治质量,使患者最大化的获益为目标,对胸痛诊疗全过程的各个环节、诊疗流程、临床路径等进行持续的医疗质量改进,也是胸痛中心建设和认证的核心所在。为了建立胸痛中心质控体系和持续改进机制,根据指南和临床规范化路径的要求建立持续改进的机制,将日常的临床行为转变为可测量的质控指标,通过制定质控指标和目标值,达到持续改进的目的。

第一节　制定质量监控指标及目标值

质量监控指标的基本要素包含指标定义、目标值、指标收集人、数据验证人、收集频率、分析工具等。在选定监控指标时,须同时确定指标的基本要素,确保指标能够得到切实的收集与分析。胸痛中心的质控指标是根据急性胸痛患者诊治全程的各个环节,不同的工作层

面(院前急救、基层医院、急诊科、导管室等),按照最新指南的要求建立规范的流程,通过流程中的关键节点建立可测量的临床质控指标。

一、确定胸痛中心质量监控指标的主要依据

建立急性胸痛救治全程可测量的质控指标是胸痛质控管理的关键,没有可测量的质控数据则无从进行质控管理,更无法进行持续质量的改进。以往胸痛救治中尽管医院级别很高,设备先进,救治的患者也很多,但很难拿出具有说服力的质量数据,使得胸痛救治质量难以评估和改进。质控数据的建立犹如一面质量管理的镜子,使得胸痛救治的各个环节的改进更加有效和规范。所有的高危胸痛的救治是时间依赖性的,发病后越早就医,越早接受规范性治疗的患者获益越大。因此,质控指标应以急性胸痛诊治各个环节中关键事件发生的时间节点为核心,建立可测量的时间节点监控指标作为过程管理的主要指标,同时必须结合急性胸痛患者的预后指标对整个区域协同急救体系救治效果进行最终评价。其中过程的时间节点质控指标首先应以 ACS 从发病到诊治过程的全程为切入点,根据不同的层面和医疗机构以及在急性胸痛诊疗过程中所承担的责任来建立质控指标,主要有社区诊所或乡镇的医疗机构、EMS 体系、非 PCI 医院、PCI 医院的质控等,而预后指标则必须包括单病种死亡率、院内心力衰竭发生率等,此外,在有条件的医院亦可对住院时间、医疗费用等效益指标进行评价。

二、胸痛中心主要质控指标及目标值

胸痛中心建设是一个持续改进的过程,以下监控指标是反映胸痛中心建设不同环节的代表性指标,其目标值应不是一成不变的,必须从宽松到严格,逐步提高要求和标准,以体现持续改进的精神。但作为中国胸痛中心认证标准,对于各项指标必须制定基本目标值,以方便各胸痛中心有一个基本奋斗目标,对于建设水平很高的胸痛中心,多数指标要远远比认证标准更严格。

(一) 对社区及大众健康教育的评价和质控指标

社区及大众健康教育是胸痛中心建设的重要内容之一,主要目的是通过对急性胸痛症状、心肺复苏、健康生活方式等教育使大众理解胸痛的危害、及时拨打 120 急救电话的重要性,以缩短从发病到呼救时间、提高呼叫 120 入院的比例。同时通过健康教育改变不健康生活方式、提高危险因素的控制比例,降低诱发急性心肌梗死、主动脉夹层等疾病的风险。因此,对社区及大众健康教育的评价及监控应纳入胸痛中心的管理之中,认证标准以及通过认证后的持续质量控制指标中有关社区及大众教育评价的指标主要是发病至首次医疗接触时间、急性心肌梗死患者发病后 2 小时内就诊的比例、急性胸痛/STEMI 患者呼叫 120 入院的比例等。此外,有条件的胸痛中心亦可适当增加一些衡量社区和大众教育效果的指标,比如社区人群的危险因素控制率、吸烟率、ACS 患者出院后的定期随访率、双联抗血小板治疗的依从性等。

(二) 对 EMS 的评价及质控指标

胸痛中心认证条款中要求必须与当地的 EMS 合作,通过签署联合救治协议、制定统一的院前、院内救治流程图、培训、演练等多种形式的合作和教育院前救治与院内救治实现无缝衔接。因此,对针对 EMS 的评价和质量监控指标应该是围绕着院前急救的效率、规

范程度和与院内衔接的效率。其中有关急救调度方面的指标包括：从接听急性胸痛患者呼叫至出车时间（目标值≤3分钟）及3分钟内出车的比例、出车到到达现场时间、首次医疗接触至首份心电图时间（目标值≤10分钟）及10分钟内完成的比例、首份心电图传输时间及传输比例（不低于50%）、院前医务人员现场确诊STEMI比例、ACS患者从首次医疗接触到服用双联抗血小板药物时间、转运时间、STEMI患者直接转运至导管室比例（不低于30%）等。

（三）对基层医疗机构的评价及质控指标

基层医院作为首次医疗接触急性胸痛患者的主要地点之一，常常需要尽快完成早期明确诊断以及相关的治疗，其中因采用的再灌注治疗策略不同其有关治疗的监控指标也不完全一致。可以将基层医院的质量监控指标分为以下几个方面：

1. 所有基层医疗机构的共性指标　所有急性胸痛患者从首次医疗接触到完成首份心电图时间及10分钟内完成的比例、从进入医院大门到首诊医师接诊时间及<10分钟的比例、STEMI患者从首次医疗接触到确诊时间、心内科会诊时间、首次医疗接触到负荷双联抗血小板药物时间、首次医疗接触到首剂抗凝治疗时间、肌钙蛋白从抽血到报告时间及20分钟内达标率、CT室激活时间、床旁心脏超声从通知到完成时间。

2. 以转运PCI为主要再灌注策略的基层医疗机构　STEMI患者入门-出门时间及<30分钟的比例、ACS患者心电图传输的比例、实施转运PCI的STEMI患者绕行急诊和CCU直达导管室的比例、首次医疗接触到球囊扩张时间及120分钟内的达标率。

3. 以溶栓为主要再灌注策略的基层医疗机构　有溶栓适应证的STEMI患者实际溶栓比例、首次医疗接触到开始溶栓（FMC-to-N）时间及30分钟内的达标率、进门-溶栓（D-to-N）时间及30分钟内的达标率、知情同意时间、溶栓后转运比例及时间。

（四）对PCI医院的评价及质控指标

PCI医院是胸痛中心建设的主体，应将胸痛中心质量控制的全部指标均纳入监控之中，包括：急性胸痛患者在云平台数据库的录入率、ACS患者和STEMI患者在云平台数据库的录入率、ACS患者从发病到首次医疗接触时间、呼叫120入院的比例、首次医疗接触到完成首份心电图时间和10分钟内完成的比例、从完成首份心电图到医师解读心电图时间、入门到首诊医师接诊时间、心内科医师会诊时间、肌钙蛋白从抽血到报告时间及20分钟达标率、导管室激活时间、知情同意时间、D-to-B时间及90分钟内达标率、首次医疗接触到球囊扩张时间及120分钟内达标率、首次医疗接触到负荷双联抗血小板药物时间、首次医疗接触到首剂抗凝治疗时间、CT室激活时间、床旁心脏超声从通知到完成时间、ACS患者在72小时内再次回到急诊科比率、STEMI患者的院内死亡率、ACS患者的院内死亡率、院内心力衰竭发生率、平均住院时间、平均住院费用、住院期间规范用药评价指标等。

三、中国胸痛中心质量控制指标

为保证已经通过认证的胸痛中心能够持续改进运行质量，中国胸痛中心认证工作委员会专门设置了质量控制办公室，定期对全国已经通过认证的胸痛中心各项主要质控指标进行综合分析及排名。质控指标分为院前、院内和出院三个阶段的指标，详见第二十章第八节。各胸痛中心应该紧紧围绕这些指标展开质量控制工作。

（秦伟毅　向定成）

第二节 制定流程改进计划及流程改进流程图

胸痛中心建设的目的就是对现有的急性胸痛救治的临床行为进行规范,将最新指南的要求落实到临床工作的各个环节。未建立胸痛中心的医院,急性胸痛患者诊疗混杂于各种疾病中,不同医院、不同科室的接诊医师对同一疾病患者的诊疗思路和诊疗过程可能不同,从而可能得到完全不同的诊疗效果。其中部分患者可能导致误诊、漏诊、过度医疗、急救延误,其结果是增加死亡率和致残率,患者和医院均为此付出了巨大的代价。因此,胸痛中心建设中诊疗流程的制定和改进是最为关键和艰难的一步,在这一过程中不仅要改变以往不规范行为,还必须将指南的要求转变为简洁、方便和可行的流程图,使其具备可操作性和便于质量监控,以规范临床行为。

一、流程改进的组织管理

在胸痛中心建设中必须改进以往胸痛诊治过程中不合理的临床行为和工作模式,使之符合最新指南的精神、更有利于急性胸痛患者规范诊疗需要。然而,临床规范的行为并非一蹴而就,必须经历反复的临床实践、验证和改进。这是一项艰难而复杂的工作,必须有坚强的领导和一线临床骨干力量的组合去完成。医院胸痛中心委员会要在组织管理上承诺不断地优化急性胸痛救治流程,建立各项质量改进的规章制度,建立胸痛质量管理体系,从而保证胸痛诊疗质量的持续改进和监控。医疗总监和行政总监是质量和流程改进的设计和领导者,核心科室(心内科和急诊科)是制定流程改进的关键科室。一线骨干临床人员(院前急救、急诊科、心内科、导管室、ICU、其他功能辅助科室)是流程制定和改进的主体。流程的制定和改进是一个自下而上再自上而下的循环反复的过程,只有建立了良好的组织管理体系,才能保证所制定的诊疗流程既符合精神又与医院的实际情况吻合,能够指导本院胸痛中心的实际诊疗活动。

二、流程和质量持续改进的方法

流程制定、修订和持续质量改进是胸痛中心建设的永恒主题,也是认证工作的核心理念。目前缺乏做好胸痛中心流程和质量改进的统一方法,现结合广州总医院胸痛中心建设的体会介绍如下。按照以下步骤顺序展开流程和质量改进工作,多数单位可以取得较好的效果,但必须结合医院的具体实际情况进行适当调整。

(一) 基线调查

胸痛中心建设首先以急性胸痛的诊断及鉴别诊断流程和 ACS 诊疗流程为切入点,沿着急性胸痛患者从首次医疗接触开始到完成其关键性治疗的全程进行分段管理,设计最优化、最快捷的诊疗流程图,以指导各个诊疗环节的岗位人员进行规范而快捷的诊疗工作。制定流程图前应进行本院不同的岗位(院前急救、急诊科、门诊部、心内科和医疗辅助部门等)在 ACS 诊疗工作中的基线调查,将初始工作状态转化为初始工作流程图,并建立初始工作流程下的基线调查数据(高危胸痛就诊量和疾病的分类、发病至首次医疗接触、首次医疗接触至首份心电图、首份心电图传输比率、导管室激活时间、绕行急诊科和 CCU 的比例、D-to-B、D-to-N、肌钙蛋白从抽血至获取结果时间等)。

（二）分析基线数据，寻找初始工作流程下的缺陷和不足

对照胸痛中心认证标准和指南要求，通过对基线数据的分析查找临床初始工作流程下的缺陷和差距，并按照最新的指南要求改进现有的工作流程。此阶段由于工作量大，涉及面广，可以先从关键的科室和临床路径进行改进，也可以多学科多部门同步展开。先易后难，逐渐完善，广州军区广州总医院在胸痛中心的建设中，以 ACS 救治的时间逻辑关系为主线，先后建立了 35 个工作流程和 60 个质量数据采集点，涵盖了从患者首次医疗接触开始直至 STEMI 患者完成急诊 PCI 或溶栓治疗后补救性 PCI、主动脉夹层完成紧急外科手术或急诊介入治疗、肺动脉栓塞患者完成溶栓治疗的全部过程，逐步规范了 ACS 的临床诊疗行为。初步制定或修订流程图时，首先要由心血管内科和急诊科主任结合本院实际情况共同制定以下几个关键性流程图：急性胸痛诊断及鉴别诊断的流程图、ACS 的诊断及治疗总流程图、STEMI 的再灌注治疗流程图、NSTE-ACS 诊治流程图、主动脉夹层的诊治流程图、肺动脉栓塞的诊治流程图。上述基本流程图均为总体流程图，并不能作为实施流程图，应在此基础上将各疾病的诊疗过程分解成不同时段或岗位的细化流程，称之为岗位流程图，岗位流程图要完全按照每个岗位人员在实际诊疗过程中的操作步骤制定，这样才能具有实际指导价值。

（三）制定质量监控指标及其近期奋斗目标值

根据胸痛中心建设和最新指南的要求确定可测量的临床质控指标（详见本章第一节），以基线调查为起始点，定期公布指标监测结果和流程改进后质控指标的变化情况。其中目标值应该是阶段性的，应随着胸痛中心的持续改进而调整，比如广州总医院胸痛中心在成立之前的基线数据为 110 分钟左右，所以胸痛中心成立之初所确立的 D-to-B 时间就是当时国内指南要求的 90 分钟。为了实现 90 分钟的目标，我们将院内救治过程的各个环节进行了时间分配和各时间节点限制值，要求从首次医疗接触开始到导管室完成球囊扩张的全程分解到各个时段，如首份心电图要在首次医疗接触后 10 分钟内完成、首份心电图后 10 分钟内确诊、心内科会诊从通知到完成会诊的时间为 10 分钟等等，以确保在 90 分钟内完成全部再灌注过程。

（四）目标值不断地更新和持续改进

胸痛的诊治涉及多方面，跨学科和部门，不同的岗位也存在着很大的流动性，使得制定的初始流程存在着很多的不足，监测的指标距离指南要求的目标有很大的差距，例如，STEMI 救治的 D-to-B 时间，代表着患者达到医院后的院内流程运作的情况，与急诊分诊、挂号收费、首诊医师、专科医师、住院登记处、辅助检查科室、知情谈话、导管室启动、介入人员配合和技术熟练度、医院标识、功能与结构等因素相关，多数医院在建立胸痛中心的初始阶段无法达到 90 分钟以内，此时，制定的初始阶段的目标值应接近指南的要求，通过分析现状找出原因，分析产生问题的原因，找出主要原因，拟定整改措施和改进计划，执行新的措施和执行计划，检查工作，调查效果，标准化流程和保持效果。当改进后达到初始目标值后，应针对存在的不足提出新的整改计划，并制定新的目标值，使得 ACS 诊治质量不断的提高。比如广州总医院在胸痛中心成立之初所确定的 D-to-B 时间目标值为 90 分钟，但随着胸痛中心建设的日益规范化，救治效率逐渐提高，各项时间节点指标得到了显著改善，2015 年第二季度的质量分析会上显示的平均 D-to-B 时间已经下降至 65~70 分钟之间，最好的月份能够接近 60 分钟。我们及时将该项指标目标值从原来的 90 分钟下调至 60 分钟，尽管当时的阻力较大，但经过一年的运行之后，平均 D-to-B 时间进一步下降至平均 58 分钟左右，且 60 分钟

达标率在 75% 左右。之后我们进一步将该项指标的奋斗目标值进一步下调至 55 分钟,以推动救治效率的持续改进和促进各诊治流程的不断优化。

（五）持续改进的方法和常用的工具

1. 持续改进的常用方法　有利于持续改进的方法很多,但其中最有效的应该是坚持定期召开质量分析会和典型病例讨论会。所有质量分析会是胸痛中心核心团队围绕着各个主要质量监控指标进行的阶段性数据分析,通过数据分析展示胸痛中心建设取得的成绩和存在的不足,同时通过典型病例讨论会分析问题发生的原因,以便制定改进计划。从近几年的实践经验看,坚持质量分析会和典型病例讨论会是促进胸痛中心持续改进的最有效手段,各胸痛中心一定要高度重视。

2. 常用质量改进工具　在胸痛中心诊疗质量改进中可以引入常用的质量改进方法,以ACS 诊治为例,将首次医疗接触到完成诊疗的全过程的每个环节流程化并建立相应的流程图,如首次医疗接触 - 首份心电图、胸痛分诊流程图等等,在改进的初始阶段可以使用 FOCUS 方法,F- 发现问题,O- 成立改进小组,C- 现况把握,U- 理解任何变化的原因,U- 揭示问题的根本原因,S- 选择改进流程的方法,S- 启动 PDSA 或 PDCA(图 12-2-1)。

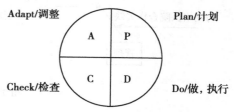

图 12-2-1　PDCA 循环改进方法图

PDCA/PCSA：

P-(plan)计划,就是为了达到改进的目标而制定目标或行动计划,因为胸痛诊治是不断完善的过程,所以目标也应不断进行更新。

D-(do)做,就是按计划执行工作,或执行改进措施落实行动中。

C-(check)检查,就是检验工作是否按计划被执行,并朝所预定的方向发展。

A-(adapt)调整,就是指通过对新的工作步骤的标准化来避免原问题的重复发生,并为下一步的改善制订目标。胸痛中心建设的初始阶段,在流程化的建立开始的时候都是不稳定的,必须要先将这种变化的过程稳定下来,然后才可以引入 PDCA 循环。这时可先采用SDCA 循环 standardization(标准化)—do—check—adapt(调整),SDCA 循环的作用就是将现有的过程标准化并稳定下来,而 PDCA 循环的作用是改善这些过程,SDCA 重在保持,PDCA重在完善,只有当已有标准存在并被遵守并且现有的过程也稳定的情况下,才可以进入PDCA 循环(图 12-2-2)。

在流程改进中针对疑难或反复解决不了的问题,可以使用因果图详细分析问题产生的原因,找出主要问题所在提出解决方法。如成都市二院在分析导管室激活时间过长所采用的鱼骨图分析法(图 12-2-3)。

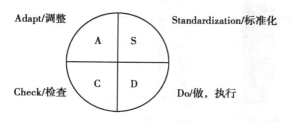

图 12-2-2　SDCA 循环改进图

其他的一些质量改进的工具还有对账单、排列图、柱状图、散点图、控制图表、流程改进流程图等(图 12-2-4、文末彩图 12-2-5 和文末彩图 12-2-6)。

（六）流程改进流程图的制定

在流程改进中同样应该遵循 PDCA 的原则,在流程的运行中发现问题,应及时反馈到胸

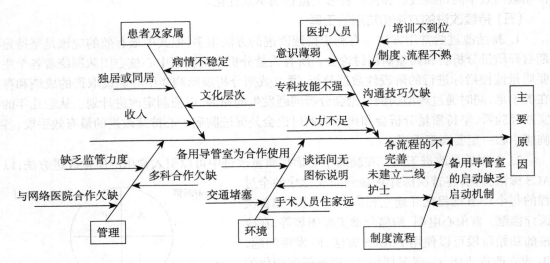

图 12-2-3 鱼骨图分析法

延误	频率
找不到心电图机	
找不到急救设备	
没有急救医嘱	
病人拒绝	

图 12-2-4 对账单查找心电图延误发生的原因

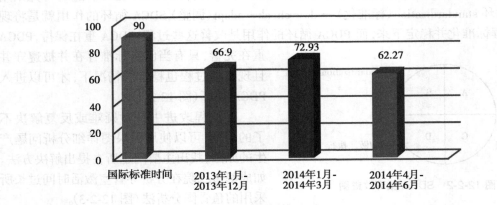

图 12-2-5 柱状图体现改进后的 D2B

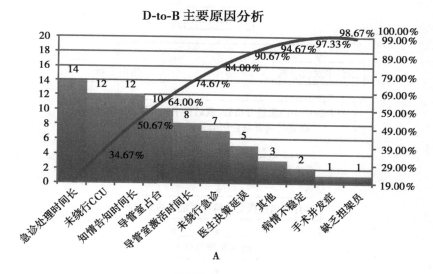

图 A：D-to-B 主要原因分析（柱状数据：急诊处理时间长 14；未绕行CCU 12；知情告知时间长 12；导管室占台 10；导管室激活时间长 8；未绕行急诊 7；医生决策延误 5；其他 3；病情不稳定 2；手术并发症 1；缺乏担架员 1。累积百分比：34.67%、50.67%、64.00%、74.67%、84.00%、90.67%、94.67%、97.33%、98.67%）

A

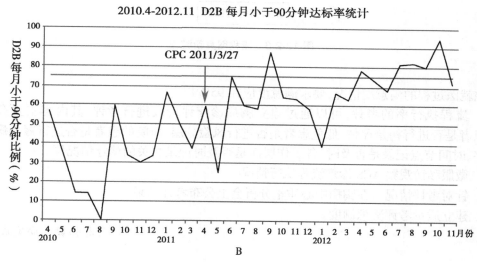

2010.4-2012.11 D2B 每月小于90分钟达标率统计

CPC 2011/3/27

B

图 12-2-6　流程改进应用的工具图

痛中心技术总监或行政总监,并记录相关的问题;对出现的问题找相关人员面对面讨论分析或通过质量分析会提出修改流程意见;由相关负责人制作新的流程并提交胸痛中心委员会审核批准运行使用;召集相关人员进行新的流程培训;临床应用新的流程(图 12-2-7、图 12-2-8)。

(七) 建立质量和流程执行的考评方法

建立质量和流程执行的考评方法主要有以下几方面:

1. 按胸痛中心认证标准提出的内容进行考核,主要通过胸痛中心云数据平台提取的各类指标进行考评。

2. 患者满意度的调查,主要通过问卷形式调查胸痛患者

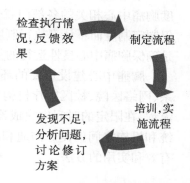

图 12-2-7　流程改进流程图

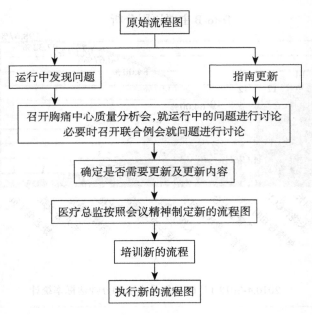

图 12-2-8　流程图更新流程

在本院就医过程的满意度情况,要求满意度应在 95% 以上。

3. 流程执行率的考评,可以通过建立胸痛诊疗评价表进行考评,其内容主要有首诊 ACS 患者是否进行初始评估、低危患者是否进行风险分层、离院的患者是否进行冠心病宣教和签字、时间节点记录是否及时、各工作层面是否及时记录相关的诊疗情况等。

4. 微服私访观察 ACS 诊疗流程执行情况。

5. 针对考评情况可在胸痛中心质量分析会上公布考评结果。

6. 建立质量考评奖惩制度。

（秦伟毅　向定成）

第三节　联合例会的组织与实施

本书第六章第三节详细介绍了胸痛中心制定的联合例会制度,但并不会因为制定了制度胸痛中心相关的各部门就会按照制度进行良好的运行。制度的生命力在于执行,如果仅仅制定制度而不认真执行制度,该制度就是一纸空文。因此,落实胸痛中心制定的各项制度是确保胸痛中心良性运行的关键措施。本节重点介绍如何落实联合例会制度。

胸痛中心建设重要的环节之一就是跨部门、医院、学科的联合救治,需要联合 EMS 体系、网络医院、社区医疗机构等等与胸痛救治相关的部门、单位和机构按照规范的胸痛诊疗流程,在限定的时间内完成诊疗工作。因此,胸痛中心必须建立良好的联络机制,保证各系统和机构之间的良好沟通和同步运作,联合例会的方式是解决胸痛救治体系联合救治最为有效和实用的方法。

一、联合例会的目的和意义

联合例会的目的是胸痛中心为协调院内外各相关部门的立场和观念、协调区域内胸痛患者联合救治,共同促进胸痛中心建设和发展而设立的专门会议。将胸痛救治由原来单纯的医院行为扩大到区域内相关部门,对于提高急性胸痛整体救治水平,缩短急性胸痛救治时间,落实政府相关的分级诊疗制度,提高基层医院诊疗水平和心血管救治能力都具有十分重大的意义,通过联合例会制度将院前急救体系、社区医疗机构、基层医院、非 PCI 医院和 PCI 医院实现了无缝连接大大提高了 ACS 救治效率。

二、联合例会的组织与实施

(一)依据医院胸痛中心委员会制定的《联合例会制度》组织联合例会

按照胸痛中心建设的要求制定联合例会制度,该制度明确要求在会议召开前应根据本单位胸痛中心建设需要确定会议主题,制定好会议日程、确定主持人及参加人员和会议召开的时间和地点,主持人一般由胸痛中心委员会主任委员或副主任委员主持。原则上联合例会的时间间隔不得超过 6 个月,但最好每个季度举行一次。联合例会由本院胸痛中心委员会负责召集,院内胸痛中心管理人员、胸痛诊治相关科室(心内科、急诊科、心胸外科、呼吸内科、影像科、检验科等),院外主要有院前急救医疗服务体系(120/999)、网络医院等基层医疗机构等代表参加,如果可能邀请当地卫生行政主管部门领导参加将会更有利于工作的推进。联合例会主题的确定是根据胸痛中心的当前任务、工作计划、胸痛中心运行情况和流程执行过程中存在的问题等情况决定的。具体时间应根据制度规定的常规时间经各部门协调后确定,并提前一周将会议主题通知到所有与会人员,以便提前做好组织准备工作。

(二)联合例会的主题及讨论内容

联合例会的主题的确定是根据医院在胸痛中心建设中所取得成绩及当前存在的问题而确定。胸痛中心建设的不同阶段所召开的联合例会主题不同,因为在不同阶段面对的实际问题不同。除了常规的所有各单位均能参与的联合例会之外,会议的组织形式也可以根据不同的主题做相应的调整,例如,当会议要讨论的主要问题集中在医院胸痛中心与急救医疗体系的联合运作方面,会议应该更多邀请此两个部门的领导和相关岗位负责人参加,会议将重点讨论如何解决院前急救与医院急诊科和专科的对接,包括急救指挥调度对急性胸痛患者呼救的受理和调度、急救出诊人员现场工作流程、转运流程、120 进入医院后与导管室对接等等,由于医院的相关临床科室对院前急救体系的运作了解不多,通过与院前急救系统的联合例会,反复讨论相关的工作流程,促进双方的沟通和了解,协调胸痛救治的工作。如果当前存在的主要问题是与基层网络医院的合作方面的,就应该重点召集各网络医院的联合例会,解决网络医院胸痛患者的联合治疗问题,制定一体化的工作流程,实现胸痛中心与网络医院的无缝连接。

会议详细讨论内容一定要就胸痛中心当前存在的问题展开,并要通过会议制定解决问题的办法,否则将会失去联合例会的意义。

(三)联合例会的会议议程

通常由胸痛中心委员会主任委员 / 副主任委员主持,原则上会议议程应包括以下内容:

1. 总监向会议报告上次会议以来胸痛中心各项主要监控指标的变化趋势,以使全体参

会人员对胸痛中心运行情况有全面的了解。

2. 从数据分析中发现当前存在的主要问题及其原因。

3. 针对存在的问题进行讨论,制定改进措施,这是联合例会的重点。

4. 主持人总结。

在第一环节对各项质量监控指标数据分析时,应通过展示胸痛中心取得的成绩提升区域协同救治体系整个团队的士气,要尽可能多地赞赏和感谢外单位对胸痛中心做出的贡献,以激发各单位的合作积极性。在此基础上再进入对存在问题的讨论,就比较容易在轻松友好的氛围中开始协商解决问题的办法。

在上述议程中,最关键的是第二和第三环节,因为涉及各个部门之间可能均属于不同的单位,相互之间是协作关系,并不存在领导与被领导的关系。因此,应采用相互尊重、相互理解但又能解决问题的方式进行讨论。要做到这一点,会前的充分准备至关重要,总监在提出存在的问题后,应尽可能提前与相关方进行事先沟通,并有一到几个初步解决问题的方案提交联合例会讨论后决定,这样可以大大提高会议效率,又能减少会议讨论中可能产生的各种矛盾。

总结环节时主持会议的胸痛中心委员会主任委员应高度提炼会议讨论后的结论,其中最重要的强调针对存在问题的改进措施和流程优化方案。因为该会议即为整个胸痛中心的最高级别会议,所形成的决议就是解决问题的方案,应该充分利用会议期间达成共识。

（四）会议记录及归档

每次联合例会应有专人负责记录,对于会议的决定应整理形成专门的管理文件。每次会议应有现场照片和签到表,应将会议的总结报告、中心发言稿件、幻灯片等存档,并将有关会议情况在会议召开后 5 个工作日内上传至中国胸痛中心认证云平台。

（五）联合例会常见问题

在落实联合例会制度时常见的问题包括:

1. 会议前准备不充分,主题不明确,针对性不强,没有就胸痛中心区域协同救治的中存在的影响救治效率和规范的问题提炼出来做好充分的总结和分析。

2. 对于例会的重视程度不够,流于形式,没有认识到联合例会是解决各单位之间问题的最有效手段和机会,主要负责人或管理者不参加,职能科室和相关人员参会者少。

3. 运作不规范,不能定期召集会议,会议没有完整的会议记录,没有联合工作相关的文件和流程。

4. 与合作单位的联络机制不健全,沟通不畅,对于联合救治的效果反馈不足,导致合作单位工作方向不明确,改进工作的动力不足。

胸痛救治是一个系统工程,患者从发病到救治经历多部门和不同的学科,区域联合救治是胸痛中心建设的最主要的任务,改善胸痛的救治质量必须有良好的联合协作,才能使患者最大的获益。分级诊疗和联合救治也是为了国家医疗卫生的发展方向,联合例会机制是联合救治运作的保证,胸痛中心必须将这一工作放在首位,才能使胸痛救治更加有效。

（秦伟毅　向定成）

第四节　质量分析会的组织与实施

胸痛中心的核心价值在于最大限度地提高急性胸痛的救治效率和救治质量,要保持高

质量就必须健全质量管理制度和质量监控体系,为持续的改进提供可靠的数据。质量分析会是提高胸痛中心质量的最有效的方式,也是胸痛中心建设的关键环节。因此,《中国胸痛中心认证标准》要求胸痛中心在成立之初就要建立质量分析会制度,质量分析制度就是对胸痛中心开展定期质量分析做出的重要的制度保障。质量分析会是通过对胸痛中心运行过程中的阶段性数据分析,明确整体运行的状况,对胸痛中心建设和运行质量提出客观的评价,展现通过改进取得的进步,发现存在的问题和产生的原因,通过分析提出改进措施。胸痛中心质量分析会也是开展对医护人员心血管能力培训和教育的极好时机,通过质量分析会促使相关人员更加规范的按照所制定的流程和制度工作。因此,质量分析会是胸痛中心诊疗质量管理的体现,中国胸痛中心认证标准中要求胸痛中心的质量分析会必须以制度的形式确定下来,对质量分析会参加人、召开时间间隔、主要讨论的内容等都有了明确的规定,以保证会议的高质量实施。

一、胸痛中心质量分析会的内容

(一)质量管理基本指标数据内容

胸痛中心质量监控指标由胸痛中心委员会根据胸痛诊疗各个环节,关键节点数据可测量型、最新临床指南和临床路径等制定的。基本数据内容必须包括该阶段内救治的急性胸痛总人数、各主要急性胸痛疾病分类人数和构成比、发病至首次医疗接触时间、呼叫120入院比例、首次医疗接触到首份心电图时间、首份心电图传输比例、完成首份心电图至确诊时间、肌钙蛋白抽血到出结果时间、STEMI的FMC2B、D2B和D2N时间、首次医疗接触到双联抗血小板给药时间、绕行急诊科/CCU比例、非PCI医院停留时间(DIDO)、各类指标的达标率、STEMI的死亡率、平均住院日、经济效益指标等。上述数据每个月由胸痛中心数据员或协调员进行分析和统计,并制作成直观的图表,在质量分析会上公布(见文末彩图12-4-1)。

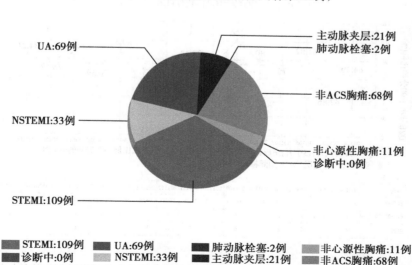

201407~201409 胸痛病例统计饼图(合计:313例)

A

STEMI患者的D2B月平均时间对比
(排除客观干扰因素)

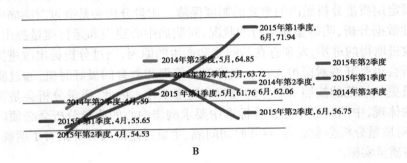

2015年第一季度,6月,71.94

2014年第2季度,5月,64.85

2015年第2季度

2014年第2季度,5月,63.72

2014年第2季度

2015年第1季度

2015 年第1季度,5月,61.76 6月,62.06

2014年第2季度,4月,59

2014年第2季度

2015年第2季度,6月,56.75

2015年第1季度,4月,55.65

2015年第2季度,4月,54.53

B

D2B延时原因统计

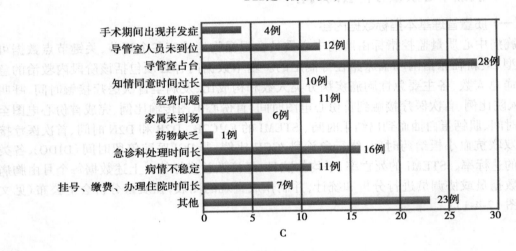

原因	例数
手术期间出现并发症	4例
导管室人员未到位	12例
导管室占台	28例
知情同意时间过长	10例
经费问题	11例
家属未到场	6例
药物缺乏	1例
急诊科处理时间长	16例
病情不稳定	11例
挂号、缴费、办理住院时间长	7例
其他	23例

C

2011年4月~2012年6月 D2B月小于90分钟比例统计

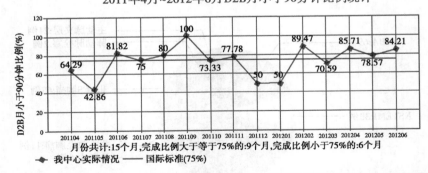

月份共计:15个月,完成比例大于等于75%的:9个月,完成比例小于75%的:6个月

◆ 我中心实际情况 —— 国际标准(75%)

月份	201104	201105	201106	201107	201108	201109	201110	201111	201112	201201	201202	201203	201204	201205	201206	合计:15
百分比	64.29	42.86	81.82	75.00	80.00	100.00	73.33	77.78	50.00	50.00	89.47	70.59	85.71	78.57	84.21	74.50
小于等于90分钟	9	3	9	9	8	6	11	7	6	7	17	12	18	11	16	149
总数	14	7	11	12	10	6	15	9	12	14	19	17	21	14	19	200

D

图 12-4-1 质量分析可能采用的图表格式以展示各项主要质量监控指标的总体趋势

（二）胸痛中心核心科室的关键指标

核心科室主要是院内急诊科和心内科以及院前急救环节,涉及上述环节的关键质控指标必须纳入质量分析会重点讨论内容,包括呼救至出车时间、呼叫到达现场时间、不同来源 ACS 就诊比例、首次医疗接触至完成首份心电图时间(不同来院途径分开分析)、传输心电图时间和比例、首份心电图完成到确诊时间、首次医疗接触到医师首诊时间、专科会诊从呼叫到到达时间、从确诊到一键启动导管室时间、STEMI 患者绕行急诊比例、ACS 误诊率等。反映心内科指标有专科会诊时间、从通知到导管室激活时间、知情同意时间、从患者进入导管室到开始造影时间以及球囊扩张时间、即刻血管再通率、出院带药符合指南推荐的比率。

（三）反映日常急性胸痛诊疗工作质量状况的指标

主要有胸痛病历书写情况(主要是在现病史中是否对重要的时间节点有记录)、时钟统一校对记录情况、云平台数据填报情况、时间节点管理表记录完整性和可溯源性、原始记录资料的保管情况,重要资料的丢失率(首份心电图、急诊病历等)。上述指标尽管不是直接反映胸痛救治情况,但对保证胸痛中心工作的良好的运行十分重要,应当将这部分内容纳入每次质量分析会中总结。

（四）其他相关的质量管理指标

如 CT 室 30 分钟内接收患者检查比例,非正班时间胸部 CTA 完成的时间、床旁超声 30 分钟内到达的比例、介入治疗优秀病例和不达标的比例、反映对社区患者宣教的指标有发病 2 小时内就诊的比例,胸痛患者拨打 120 的比例,基层医疗机构 ACS 转诊的比例等等。

（五）兼顾培训及继续教育

质量分析会可将专业指南的修订、学科建设发展趋势等最新进展结合胸痛中心质量分析会进行相关的培训,提高参会人员的胸痛诊疗水平。

二、胸痛中心质量分析会参加人员

（一）急救医疗服务体系（EMS）人员

主要是急救中心参与院前急救的一线人员,必要时可邀请部门领导参加。由于院前急救医护人员往往是首次医疗接触者,他们的医疗行为对患者的后续的诊疗至关重要,影响院前急救过程的因素很多,必须不断地分析总结和改进工作流程。尤其是通过 120 送达医院的高危胸痛患者,应及时将后续救治状况、各关键时间节点数据达标情况、入院后的处理及转归等信息通过质量分析会及时反馈到院前急救人员,对逐步优化院前急救与院内救治的无缝衔接具有重要的正反馈作用。

（二）核心科室人员

主要是急诊科和心内科(含导管室护士和技师、主管 CCU 的医师)全体人员,由于急性胸痛患者大部分在这两个科室完成诊疗过程,以 ACS 为代表的高危急性胸痛的救治质量好坏主要取决于这两个科室,几乎所有的指标都关系到急诊科和心内科,这两个科室是质量分析会的主体,必须保证到课率。对于流程执行不好的关键岗位人员,必须参加会议进行原因分析,提出整改措施。

（三）其他职能科室人员

心血管外科、呼吸内科、普通胸科、神经科、消化科、皮肤科、老年科、导管室、手术室、麻

醉科、放射影像科、超声科、检验科、药剂科和门诊部等,可根据主要质控指标的情况,会前邀请相应的科室人员参加质量分析会。

(四)网络医院人员

若近期数据显示存在网络医院转诊延误或不规范现象时,应邀请具有转诊关系的基层医院急诊及心血管专业人员参加质量分析会,以促进基层医院的诊疗质量改进。

(五)各职能部门的管理人员

医院负责胸痛中心质量管理的领导、医务部负责人、医疗质量管理科,护理部、对外联络部门,卫生健康保健部门、医学信息科、医疗设备管理、病案室、医学统计室等相关的代表参加。主要是负责与胸痛相关的医疗行政,环境治理和改进,科间协调,流程制定与落实,工作质量管理等。

三、质量分析会的组织与实施

胸痛中心质量分析会应由胸痛中心医疗总监或行政总监负责召集,原则上至少提前一周通知到各相关部门,会议应按照胸痛中心制定的《质量分析会管理制度》的要求定时定地点召开,早期应每个月召开一次,当胸痛中心运行较成熟之后可以改为每两个月最长不能超过每季度召开一次。其组织形式可以是单独的质量分析会,也可以与典型病例讨论会合在一起召开。

(一)会前准备工作

由于胸痛中心建设所涉及的部门较多,有院前医疗体系、网络医院、基层医疗机构和院内多学科的参与,会议组织人员应提前一周通知参会者。会议内容由胸痛中心的数据员与协调员提前将胸痛诊疗各类质量指标完整的统计分析、质量分析结果、改进后变化、存在的问题、诊疗流程的改进等分类整理,并制作各类演示图表、制作主题发言 PPT,提交总监审阅、确定。

(二)会议组织工作

1. 会议应有标准的签到登记表(含会议召开时间、地点、到会者姓名、职称或职务、来自单位或科室、本人签名),所有参会人员都应该签到,签到表应保存留档,将作为会议召开的凭证上传到中国胸痛中心云平台。

2. 会议由行政总监或医疗总监主持,胸痛中心数据管理负责人首先向会议报告自上次会议以来本阶段各类主要质控指标的运行情况,包括绝对值、达标率(认证标准目标值及本院目标值)、与上一阶段以及上一年度的同期对比,本阶段运行中取得进步的成绩、发现新的问题,下一步需改进的主要措施等。

3. 会议就前一段时间胸痛中心运作中存在的流程、质控、管理等主要问题讨论分析,提出先的整改措施和不合理的流程修改意见。

4. 医疗总监对本次会议相关问题做综合发言,总结前一阶段取得的成绩,对胸痛中心质量管理存在的问题分析,并提出整改意见。

5. 会后对会议讨论的内容整理形成正式文件提交胸痛中心委员会,对于重大问题和需要更改的制度条款、流程等需交胸痛中心委员进一步讨论决定。

6. 会议应做好记录,拍摄现场照片或视频,会后整理好会议相关资料并在会后 5 个工作日内上传中国胸痛中心认证云平台。

（三）开好质量分析会需注意的几个问题

1. 抓好数据库的填报和质控是开好质量分析会的最重要的基础，比如时间节点跟踪表的及时前瞻性填写、原始资料的收集、及时填报胸痛中心认证云平台数据库等基础，没有可靠的数据库就无法得出可信的数据趋势，也就无法进行数据分析和质量控制，也就失去了质量分析会的基础。

2. 通过质量分析会发现的问题一定要追本溯源、认真分析，并结合典型病例讨论会寻找延误的原因，并制定相应的改进措施，这也是质量分析会的最为主要目的。

（秦伟毅）

第五节　典型病例讨论会的组织与实施

急性胸痛的救治强调两个要素，一个是要快，一个是要准（即规范）。为了防止工作在一线的医护人员出现各种原因的诊疗错误和延误，胸痛中心专门制定了大量的流程图，这些流程图几乎涵盖了从急性胸痛呼叫 120 或到达医院急诊科开始，直至完成关键治疗手段的全部过程。但有了这些流程图并不一定就能保证所有一线医护人员均能严格地按照流程进行诊疗工作，因此，胸痛中心要求要定期对未能严格按照流程图进行规范诊疗、或者遵循了流程图的路径但未在规定的时限内完成诊疗的病例进行讨论。认证标准中要求各胸痛中心为此制定《典型病例讨论会制度》。典型病例讨论会将以该制度为指南，主要围绕着偏离流程图和未遵循流程时间限定要求的病例进行过程回顾和检讨，以分析原因，总结教训，防止再次发生类似情况，并提高全体胸痛中心人员自觉遵循流程、执行流程的自觉性、强化时间节点管理意识。胸痛中心的典型病例讨论会与临床疑难病例讨论会或死亡病例讨论存在显著的不同，其核心内容在于是否遵循流程和遵照时间节点管理要求，也就是强调规范和快捷，因此，延误的病例（环节）或者偏离流程图的病例（环节）是胸痛中心典型病例讨论的重点。

一、胸痛中心典型病例讨论会参加的相关部门和人员

急性胸痛患者在完成救治的过程中需经历胸部感觉不适和决定求医、途中转运、首诊接诊、病情诊断、专科处置和转归的最为基本的五个阶段，每个阶段都有大量的专业质量改进和整体工作的指导，例如在急性胸痛起病阶段，如何使高危人群认识胸痛，及时呼救或就诊，如何建立社区的心血管急救体系等等，只有通过很好的病例讨论才能制定出符合实际的工作流程。因此，胸痛中心的病例分析制度是其工作的核心内容。参加病例讨论会的人员主要来自以下部门，但其中心血管内科和急诊科相关人员是每次会议必须参加者，而其他部门的人员则根据实际讨论的病例是否被涉及而定。

（一）具有转诊关系的基层医院

由于典型病例讨论会主要是"自曝家丑"，将那些诊疗流程不规范或时间节点延误的病例拿出来进行分析和讨论，原则上这种讨论应严格限定在直接参与胸痛中心工作的各有关部门的人员之内。但与胸痛中心具有转诊关系的基层医疗机构尤其是存在诊疗延误责任或偏离流程的基层医院责任人或负责人可以应邀参加。

（二）院前急救人员

主要是直接工作在一线的院前急救医师和护士，如果存在调度延误的病例，也可以邀请

急救中心调度人员参加。在胸痛中心病例讨论中，由于院前急救医护人员往往是首次医疗接触者，他们的医疗行为对患者的后续的诊疗至关重要。对院前急救过程进行分析讨论十分重要，由于影响院前急救过程的因素很多，必须不断地分析总结和改进工作流程。

（三）院内相关科室医护人员

原则上与急性胸痛诊疗相关的学科应该参加典型病例讨论会，但由于胸痛中心的主要工作是在急诊科和心血管内科，该两个科室的主要领导、参与一线值班的所有医师，包括急性胸痛门诊、急诊抢救室（EICU）、观察室、介入手术相关人员、导管室和CCU人员均应参加。此外，若涉及主动脉夹层、肺动脉栓塞等病例，根据医院的学科分工情况应要求相关的岗位责任人及领导参加。主要岗位的负责人更是不能缺席所有的分析讨论过程。

（四）医院有关职能部门的管理人员

如果讨论的病例中产生延误的环节涉及医疗、护理管理以及后勤保障等方面的问题，除了要求责任人必须参加外，还应邀请与该环节的上级领导部门负责人参加典型病例讨论会，以寻求解决办法。

（五）胸痛中心的质量控制和数据管理人员

二、胸痛中心典型病例讨论会的组织

胸痛中心的病例讨论会是胸痛中心进行质量改进的重要形式之一，一般每月召开一次，在所有急性胸痛的救治均符合要求、质控指标趋势良好的情况下亦可每个季度召开一次，但必须按照医院胸痛中心制定的管理制度而定。典型病例讨论会的组织程序包括以下几个方面：

（一）会前准备

总监每个月对胸痛中心运行中的统计数据进行初步分析后根据实际情况提出召开质量分析会和典型病例讨论会的时机或者按照年度工作计划预定的时间召开。会前由质量监控员对关键时间节点明显延误的病例进行初步筛选，并提交给医疗总监进行专业分析，从中挑选出具有典型代表性的病例供会议讨论用，并至少在会前5天通知该病例相关的责任医护人员进行准备，包括执行接诊（或院前急救人员）、首次检诊、知情同意、转诊、介入手术相关人员等过程的人员，提前做好病例分析准备，要求在会议正式讨论之前必须将病例的所有诊疗环节和时间节点以及期间的事件客观地还原出来，并由质量控制人员负责制作成课件供讨论，其中应包含主要病史、心电图、肌钙蛋白、冠状动脉影像资料和诊疗过程的时间轴等，此外，原始病例的相关记录要一并准备供随时查阅。典型病例讨论会也可以选取救治成功的案例进行经验总结，发现成功的要素，表彰流程执行力好的医护人员，但应该以讨论延误或偏离流程图的病例为主。

（二）病例讨论会基本流程

1. 会议一般由胸痛中心医疗总监和行政总监联合主持；

2. 由协调员或质量控制人员介绍典型病例的诊疗过程并展示相关客观资料，最后重点展示时间轴。

3. 在主持人引导下由相关岗位责任人按照时间轴顺序所显示的延误环节进行解释和说明，共同分析、讨论延误的原因是属于主观还是客观因素所导致、这些因素是否可以改变；是否与现行的流程有关；如果有关是否应该修改流程。

4. 病例小结 由医疗总监和行政总监分别对该病例进行点评,如果是医护人员的主观性因素所导致的延误,则对相关责任人提出批评和改进的建议;如果符合胸痛中心或医院的奖惩制度规定的条款,则应落实相应的奖惩制度;如果是现行流程不合理,则应提出修改意见。

5. 进入下一典型病例 流程同上。

6. 总结 对本次会议讨论的所有病例进行归纳总结,对存在的问题提出改进意见,对需要改进的流程图提出修订意见,并指定责任人负责落实。

三、胸痛中心典型病例讨论会所发现问题的解决途径

典型病例讨论会是从对实际胸痛急救病例救治中发现诊疗过程的延误,重在分析延误的原因,其中可能涉及的原因常常包括患方的原因和医疗系统内的原因,前者包括经济原因、知情同意过程延误、病情不稳定或表现不典型等。系统内原因则是与医疗系统相关的各类延误,如诊断不及时、判断失误、转运延误(救护车调配困难、人员召集延误、交通堵塞、通讯不畅等)、检查延误(心电图、肌钙蛋白)、会诊不及时、绕行方案是否合理、办理检查或住院手续延误、导管室占台、导管室人员或介入治疗人员到位延迟等。在病例讨论会总结时,总监应将主要问题概括为以下几种不同的类别,并分别采取不同的处理途径加以解决:

(一)涉及诊疗流程的问题

应尽可能在该流程所涉及的人员范围内进行讨论是否应对现行流程进行修改,修订后应及时更新胸痛中心的相关技术文件,任何修订内容均需在胸痛中心记录在案,并及时组织与执行该流程环节相关的全体人员重新学习修改后的流程。

(二)涉及管理制度的问题

胸痛中心的管理制度的制定和修改由胸痛中心委员会负责,因此,若病例讨论会上发现现行的管理制度不合理,应将会议讨论的内容形成统一的文件提交胸痛中心委员会,并提前择期召开委员会会议进行修订,医疗总监和行政总监应在胸痛中心委员会上对修订的理由进行说明,并提出修订的具体意见供委员会讨论。

(三)涉及医院以外的其他单位问题

一般性问题由胸痛中心对外联络部负责协调解决,重大问题则由胸痛中心委员会组织并邀请相关单位领导参加的联合例会(协调会)进行沟通、协商后解决。

(秦伟毅 向定成)

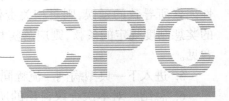

第十三章

中国基层胸痛中心建设的特殊要求

第一节　基层胸痛中心认证标准的适用对象

　　从理论上讲,所有承担了急性心肌梗死、主动脉夹层、肺动脉栓塞等急性胸痛救治任务的医疗机构均应建立胸痛中心,因为在上述急性胸痛患者发病后早期任何环节的延误均将导致死亡率升高和存活患者生活质量的降低。因此,作为整个医疗体系的任何一个环节均应为急性胸痛患者提供规范、快捷的诊疗通道,若首诊医院不具备完全救治能力,则应将患者及时转运至具有救治能力的医院,并应与后者的院内绿色通道实现无缝衔接。由于目前胸痛中心工作的重点是发病率最高的急性心肌梗死,常常以是否具备急诊 PCI 能力作为划分是否具有完全救治能力的标准。因此,从理论上讲,应将胸痛中心划分为急诊 PCI 中心和非 PCI 中心比较合适,但从全国范围来看,目前许多基层医院尤其是县级医院尽管已经建立了导管室,开展了急诊 PCI 技术,但总手术量、急诊手术量较少,介入医师的经验和技术水平难以确保完成高危、复杂病例的急诊介入治疗,通常这类医院介入团队的人数也难以确保导管室全天候开放,随时为急性心肌梗死患者提供急诊介入治疗服务。基于上述综合考虑,中国胸痛中心认证工作委员会经过多次讨论后将《中国胸痛中心认证标准》定位于主要针对具备全天候急诊介入治疗能力和急性心肌梗死完全救治能力的医院,不能满足上述能力要求的则应申请《中国基层胸痛中心认证标准》。

　　上述定义理论上是根据医院的情况将所有胸痛中心分成了两类,但实际操作上会遇到一些难以界定的问题。为方便各单位选择合适的标准申请认证,现将《中国基层胸痛中心认证标准》适用的对象及可能存在的主要问题解读如下。

一、不具备急诊 PCI 条件的医院

　　凡是不具备急诊 PCI 条件的医院均应申请《中国基层胸痛中心认证标准》,此类医院不存在任何争议。其胸痛中心建设工作的重点是根据与建立了胸痛中心的最近 PCI 医院之间的转运时间决定首选及次选的再灌注治疗策略,比如能够在 120 分钟内完成转运 PCI 的医院就应该首选转运 PCI 策略,否则就应该首选溶栓及溶栓后转运策略;对于转运时间可能受交通高峰等因素影响者,则应将这些影响因素和预计耽误的时间考虑进去再做决策。

二、具备急诊 PCI 条件但不能确保为全部急性心肌梗死患者提供全天候急诊 PCI 和后续治疗的医院

此类医院因为能够开展急诊 PCI,通常都是愿意申请《中国胸痛中心认证标准》而不愿意申请《中国基层胸痛中心申请标准》认证。两个认证标准的划分是以医院的实际救治能力为依据的,但实际救治能力在界定时容易产生分歧。为此,认证标准中专门对医院的完全救治能力明确了相应的数据要求,以减少实际执行中的偏差和争议。认证标准中明确了申请认证的医院必须满足以下三个全部条件才能进入《中国胸痛中心认证标准》的申请,否则应选择《中国基层胸痛中心认证标准》进行认证:①上一年度医院总 PCI 手术量 ≥ 200 例;②上一年度急诊 PCI ≥ 50 例;③两名以上能够独立完成急诊 PCI 手术的介入医师。不具备上述条件的医院原则上只能申请《中国基层胸痛中心认证标准》的认证。但在认证工作委员会内部对于两个标准的适用对象的理解和解释上也还存在一些分歧,在实际认证工作中也还可能会遇到一些存在相互矛盾的问题,比如,有些医院可能能够满足上述三个基本条件,但当前 CCU 没有达到 6 张以上的规模或者只有综合 ICU 而没有独立的 CCU;也有些医院尽管数量无法达到上述要求但能够为所有 STEMI 提供全天候急诊 PCI 服务等等。评估上述问题的基本原则应该是以实际救治能力和发展趋势为主进行考虑,比如对于没有独立的 CCU 的医院,若由综合 ICU 承担急性心肌梗死患者的监护救治任务,现场核查时就应该重点考核 ICU 的设备、人员是否具备抢救急性心肌梗死、心源性休克、急性左心衰、各类严重心律失常的能力,心内科医师参与 ICU 救治的工作机制和急诊 PCI 术后的管理机制是否合理、是否能够满足急性心肌梗死患者突发事件抢救的需要等,对于机制合理、能够满足抢救需要的可能认可。否则,只要存在任何可能影响患者救治安全可能的,就应该建议医院建立独立的 CCU 后再申请《中国胸痛中心认证标准》,当前只能申请基层胸痛中心认证标准。对于总 PCI 量和急诊 PCI 数量无法达到《中国胸痛中心认证标准》的医院,应从两个方面重点评估,一方面是距离要求的最低例数的差距大小,若是差距很大则应该选择基层胸痛中心认证标准,若是接近最低要求且近两年的总趋势是增长很快,预期近期可能达到最低要求者,则可以暂缓申请认证,但应加强胸痛中心建设尤其是基层网络医院的建设,使更多的急性心肌梗死患者能够在发病早期到达医院,促进急诊 PCI 例数的增长,待能够满足最低要求后再申请。

三、医院级别、规模和胸痛中心建设及认证的关系问题

在中国胸痛中心认证标准及基层胸痛中心认证标准中均未对医院的级别和规模做出明确要求,前已述及理论上只要承担了急性胸痛救治任务的医院均应建立胸痛中心,但在两个认证标准中均明确要求申请认证时医院应具备相应的专业条件和急诊救治能力,似乎有些矛盾。实际上需要各级医院明确的是,中国的胸痛中心建设和认证还只是近几年的事,其中规范化胸痛中心建设应该始于 2011 年,而认证则是 2013 年开始启动,不论是建设还是认证都还处于早期。目前的两个标准并未涵盖全部医院的实际情况,是否不具备申请认证条件的医院就不应该建立胸痛中心呢? 显然不是,因为是否建立胸痛中心应根据实际承担的救治任务而定,如果承担了急性胸痛的救治任务,就应该建立胸痛中心。但作为认证,是必须要通过对一定数据量的病例进行考核并达到标准才能通过的,如果数据量太少显然无法进

行客观、全面、科学地考核;此外,在申请认证过程中需要投入一定的资金和人力,当所服务的病例数量太少时投入与产出比过大,会造成医疗资源的浪费。因此,目前的认证标准中鼓励具有一定接诊量的医院申请认证。但并不意味着未达到认证标准所规定的接诊量的医院就不应该建立胸痛中心。也可以简单理解为:胸痛中心建设是根据实际需要而定的,而认证是有条件的,即使不具备申请认证条件,只要承担了急性胸痛救治任务,就应该建立胸痛中心,等到条件成熟时再申请认证。

(向定成)

第二节 基层胸痛中心建设与认证的专科要求

基层胸痛中心的专科条件常常是指在申请认证时心血管内科需要达到的基本要求,并不意味着不具备这些条件的单位就不能开展胸痛中心建设工作。实际上胸痛中心建设与认证既是胸痛中心从起步到成熟的一个过程,同时针对基层医院而言,并不一定要求所有建立了胸痛中心的单位均要申请认证,因为毕竟认证必须要达到一定的要求,而建设则是根据需要而定,只要承担了救治任务就应该积极建立胸痛中心。以下就结合《中国基层胸痛中心认证标准》对基本条件与资质要求相关的条款说明如下。

一、人员资质基本要求

认证标准中要求申请认证的基层胸痛中心至少有 2 名取得中级职称资格且从事心血管内科临床工作 3 年以上的心血管内科专业医师。这里提出需要 2 名以上心血管内科专科医师的主要原因是考虑到在基层胸痛中心建设中,心血管内科是核心专业,随时需要参与急性胸痛的会诊和抢救,尤其是当以溶栓治疗作为主要再灌注策略时,常常需要心血管专科医师进行溶栓全程的监护,如果只有一名心血管专科医师,一旦出现连续几个晚上需要专科会诊、抢救或溶栓时,该医师将无法正常休息,可能会影响到医师的身体健康。要求中级以上职称是从基层医院的实际情况及专科救治能力的需要而定的,在《中国胸痛中心认证标准》中,强调至少两名以上具有高级职称的心血管介入医师,对于基层胸痛中心而言,要求具有高级职称的心血管专科医师可能不现实,绝大多数医院无法达到,但如果太年轻的住院医师或者心血管专业实际临床工作不满 3 年,则可能临床经验和心血管疾病救治能力均难以胜任胸痛中心的心血管专科救治任务。

心血管内科医师的专业资质认定需同时满足以下两个条件:一是获得心血管内科专业硕士以上学位或在三级甲等医院进修心血管内科专业 6 个月以上,二是每年(认证时提交连续 2 年)参加 ACS 相关继续教育的证明。上述两个条件的设置是从接受心血管内科专业培训的经历和通过继续教育保持知识更新两个方面考虑的,以确保基层专科医师的对最新指南和诊疗常规的了解和理解,不至于因知识老化而影响救治水平。

二、心血管专科诊疗条件的基本要求

《中国基层胸痛中心认证标准》中对心血管专科诊疗条件的要求是:应具备开展心血管内科常见疾病专科诊疗的基本条件,设有开放床位不小于 20 张的心脏专科病房或心脏病患者专用床位;应配有不少于 2 张的心脏重症监护室(CCU、ICU 或 EICU)或心脏重症专用床位。

上述条件的提出是基于基层医院对急性胸痛救治的专科需要,如果不具备一定的专科床位数和重症监护床位,对急性胸痛患者的救治能力将会受到很大影响。同时,在制定这些标准时也是经过在不同省份的县级医院调查后确定的最低数,而且是要与前一条款"人员资质"以及后一条款"急性心肌梗死接诊及转诊量"相匹配的原则而确定的。至于监护病房的要求,则更多的是从实际情况结合救治需要而定的,因为即使是基层胸痛中心,也必然要承担心源性休克等心血管急危重症患者的抢救任务,但基层医院很难有专门的冠心病监护室,不论是在综合ICU还是在心内科或急诊科设置的抢救室,只要能够随时为急性心肌梗死患者的溶栓治疗、急性左心衰、心源性休克、严重心律失常等急危重症心血管病患者提供监护下专科抢救治疗即可。

三、年急性心肌梗死的接诊/转诊量

标准中要求申请认证的基层胸痛中心每年急性心肌梗死的接诊量应达到30例以上,主要是从资源利用率的角度考虑的。因为作为胸痛中心的国家认证标准,必须要强调规范,也就是要软硬件条件以及建设水平均要达到一定的要求才能通过国家认证。因此,需要投入必要的人力、时间、资金对硬、软件环境进行改造,如果年接诊和转诊的病例数太少则投入产出比太低,有可能造成医疗资源的闲置和浪费。但不能据此理解为急性心肌梗死接诊量达不到30例/年的医院就不能或不应该建立胸痛中心。我们强调只要承担了急性心肌梗死等急性胸痛接诊任务的医院均应该建立胸痛中心,使所有急性胸痛患者在首次医疗接触后均能得到快捷、规范的诊疗。此类胸痛中心也许各类软硬件条件距离认证标准尚有较大差异,但只需要解决急性胸痛早期诊段和紧急处理等关键性环节的流程优化即可,比如首诊后10分钟完成心电图、建立10分钟内完成心电图确诊的机制、不能开展溶栓条件者应建立及时转运机制等,其中若本院不具备10分钟内完成心电图诊断的能力,则可以通过与上级医院之间建立微信群等即时信息沟通和联络机制解决。对于诊断明确的急性胸痛或诊断不明但属于高危胸痛患者,应尽快转诊,以使患者能够尽快达到具有诊治能力的医院。

四、建立ACS早期治疗规范

作为基层胸痛中心建设最重要的任务是要完成在急性胸痛患者首次医疗接触时的快捷而规范的诊断流程、使患者尽快明确诊断,而对于明确诊断的患者要尽快实施早期的关键治疗。由于急性胸痛患者中的主动脉夹层和肺动脉栓塞在基层胸痛中心确诊相对困难,但ACS患者的确诊相对容易且发病率高,是基层胸痛中心最常见的疾病,因此,认证标准中要求基层胸痛中心应具备对确诊的ACS患者尽早开始根据预计的再灌注策略使用指南推荐的双联抗血小板和抗凝治疗,并制定规范的流程图指引一线工作人员执行抗栓治疗。其中必须根据再灌注策略制定相应的抗栓治疗方案,因为溶栓和直接PCI的抗血小板治疗方案是不同的,溶栓患者若使用的溶栓剂不同,其抗凝方案也不同。标准的流程图对于基层胸痛中心而言尤其重要,因为一线值班人员可能绝大多数未经心血管专科训练,只有指引清晰的流程图才能防止出现执行偏差。

该条款同时要求首次负荷量的抗血小板和抗凝药物应实行先救治后收费原则,此要求主要是为了确保能够在确诊后尽快启动抗栓治疗。医院可以结合实际情况建立相应机制,比如在急诊科预备一定人份的抗栓药物小药箱,供在急诊科确诊的患者先使用,再开具处方

让家属取药后还回备用药箱。

五、关于 STEMI 再灌注策略的选择

基层胸痛中心认证标准中要求医院应根据实际情况制订 STEMI 患者首选及次选的再灌注治疗方案,可以在溶栓、转运 PCI、本院直接 PCI 三种再灌注策略中选择至少一种。在制定再灌注策略时应遵循以下基本原则:①若本院具备急诊 PCI 的条件则首选直接 PCI,但若不具备全天候急诊 PCI 能力,比如只有一名介入医师,则应将溶栓或者转运 PCI 作为次选策略,当该医师不在位或者其他原因不能实施直接 PCI 时应采用次选策略;②若本院不具备急诊 PCI 条件,则应依据就近原则与至少一家以上建立了胸痛中心的 PCI 医院建立转诊关系,且根据从本院到最近的 PCI 胸痛中心的转运时间决定再灌注治疗策略:若能在 2 小时内完成转运 PCI(从首次医疗接触到开通血管),则应首选转运 PCI,若不能在 2 小时内完成,则应首选溶栓治疗。现代指南强调溶栓治疗不能作为终极治疗,应在溶栓后尽快转运,欧洲指南已经明确应在溶栓后即刻转运,不宜在基层医院等待确定溶栓是否成功后再转运,否则会延误溶栓失败患者的补救性 PCI 时间。

需要强调的是,医院在申请认证时需要自行选择再灌注治疗策略,标准中明确要求只要医院实际开展了的再灌注策略均应选择。比如,医院的首选策略时转运 PCI,并将溶栓作为备选策略,若医院过去 6 个月的全部 STEMI 患者均实施转运 PCI,并未开展溶栓治疗则申请认证时就不必选择溶栓治疗,若实际工作是以转运 PCI 为主,也有部分病例溶栓,则应选择转运 + 溶栓两个再灌注策略。认证标准对与三种再灌注治疗策略对应的软硬件要求已经做了非常详细的描述,此处不再赘述。

总之,上述条款都是针对申请认证的基层胸痛中心提出的要求,也就是说如果申请中国基层胸痛中心认证就是必须要达到的条件,但并不是说不具备上述专科人员条件就不能或不应该建立胸痛中心。只要承担了急性胸痛救治任务,就应该开始胸痛中心建设,因为胸痛中心建设是一个持续改进过程,其中人力资源队伍建设需要一个逐渐成长和成熟的过程,各类软硬件条件也有一个逐步完善的过程。应树立在建设中追求持续改进、在改进中逐步达标、达标后再申请认证的观念,而不是从一开始就要具备了认证要求的条件后才开始胸痛中心建设。

(向定成)

第三节 基层胸痛中心建设的重点环节

《中国基层胸痛中心认证标准》尤其提到直接 PCI 是 STEMI 患者最有效的治疗手段。但我国现阶段医疗资源分布不均,很多地区尚不具备开展直接 PCI 的条件。对于不具备直接 PCI 条件的基层医院(包括已经开展 PCI 技术但无法达到 PCI 医院认证标准的医院),建立规范化胸痛中心对及时明确诊断、减少发病后早期延误、及时实施转运 PCI 或溶栓治疗具有重要的意义,这也是我国急性心肌梗死区域协同救治体系的重要组成部分。本节介绍基层胸痛中心建设的重点环节。

对于基层胸痛中心而言,除要素一要求的基本条件和资质外,要素二、三要求的对急性胸痛患者的评估和救治及院前急救与院内绿色通道的整合是重点。

首先,基层医院需要有明确急性胸痛患者的分诊机制,急诊诊区范围内布局有清晰醒目的导诊分诊台,有把急性胸痛患者或者怀疑 ACS 的患者快速分诊出来的机制与能力。

与大型三甲医院不同,多数基层单位急诊科患者并不多,根据自身的机构布局设置,病人流量及医务人员的配备设计切实可行的分诊流程及尽早完成首份心电图的流程机制。对于很多基层医院的急诊来说,应该是处置急性胸痛患者尤其是 STEMI 患者的核心单位,可能的患者来源包括救护车转运(有或无院前心电图)和患者自行来院两种形式。因为与 120 车辆的隶属关系或者调配的原因,基层医院急诊室很多时候会对 STEMI 患者处理面临较为复杂的情况,比如明确 STEMI 患者的转运,是继续沿用原来转运来的救护车还是重新调度,如何调度,这些问题很多时候均需要在急诊室内进行,只有各方面关系理顺利,才有可能达到进门至出门时间(door in to door out, DIDO)时间 <30 分钟的目标值。

绝大多数的 PCI 单位胸痛中心就诊的患者会接受直接 PCI 治疗,但基层胸痛中心就诊的 STEMI 患者的依从性往往欠佳,变数可能更多。患者可能因经济原因选择溶栓治疗,也可能就地接受基层医院的直接 PCI 治疗,还有一些患者可能要求行转运直接 PCI 服务。如何在患者临床状况,家属意愿及医院所能提供的医疗条件等多种影响条件下进行优化抉择,给众多基层医院急诊科带来巨大的挑战。因此在 STEMI 治疗指南的框架下,兼顾各种实际情况和客观条件,建立个体化、清晰的 STEMI 再灌注治疗流程是基层规范化胸痛中心建设中首当其冲的内容。

一、认识基层胸痛中心建设重点环节应把握的核心理念

基层胸痛中心最重要的任务是尽快明确急性胸痛患者的病因并采取相应的早期规范化治疗,为后续关键性治疗创造条件。由于 ACS 尤其是 STEMI 是当前胸痛中心工作的最主要的质控病种,因此,基层胸痛中心建设也应围绕着如何实现 STEMI 患者的最佳再灌注治疗而展开。从这一理念出发,就很容易抓住基层胸痛中心建设的关键环节,也就是要抓住三个"30 分钟"的理念。所谓三个"30 分钟"就是围绕着 STEMI 患者再灌注治疗的三种策略而提出的要求:第一个"30 分钟"是针对溶栓策略的进门 - 溶栓时间应≤30 分钟,第二个是针对转运 PCI 策略而言,进门 - 出门(DIDO)时间应≤30 分钟,第三个 30 分钟就是要求在本院实施直接 PCI 时导管室激活时间≤30 分钟。

如果理解了上述三个"30 分钟"的理念,就比较容易理解基层胸痛中心认证标准的核心内容,几乎全部条款都是围绕着上述三个"30 分钟"而设计的,也就是说基层胸痛中心建设就是以实现这三个"30 分钟"为目标的。如果这三个"30 分钟"能够达标,该胸痛中心就一定是合格的基层胸痛中心。

二、基层胸痛中心建设关键环节的具体内容

1. 急诊分诊　基层胸痛中心应在急诊室内设立有胸痛患者导诊台,且保证值守的分诊人员均接受了胸痛中心建设的相关培训,并建立了一系列的规范化的培训内容和工作流程。如对包括非典型表现 ACS 患者有具体的急诊分流准则,在急诊分诊流程和培训中包括了典型和非典型的 ACS 体征和症状的介绍,并且有相关的制度规定急诊分诊的护士必须接受 ACS 的急诊分诊培训,确保各种来源的 ACS 患者能得到早期的诊断和治疗。其次,存在自我评估机制,如同行评审机制对急诊分诊护士工作进行评价。以上分诊流程,工作职责及考

核机制均应有书面的规章。最后,培训和演练还应包括或模拟胸痛患者就诊过程中的所有因素,以便快速诊断和早期启动治疗。应当特别注意可能会导致延迟的因素,比如未能识别典型或非典型症状,大门到急诊分诊台的距离过远,急诊分诊台不够显眼、距离心电图机的位置较远等。其中分诊流程图是急诊科最重要的胸痛中心建设内容之一,好的分诊流程图应具备评估内容及选择路径完整、流程简洁、可执行性好,要避免使用不具备可执行性的原则性分诊流程图,比如"生命体征不稳定"的就属于执行性不好的描述,应在流程框中列出详细的生命体征评估内容及选择,如意识判断结果、心率、血压等达到什么界限值时就判断为生命体征不稳定,这样才能便于指导分诊水平可能参差不齐的一线人员使用。

2. 首份心电图　急诊室备有心电图机是确保首次医疗接触后10分钟内完成首份心电图的前提条件。此外,应明确急诊室内进行心电图操作的人员,心电图的操作人员可以是急诊室护士,急诊室医师或者电话通知心电图室的工作人员来急诊室现场操作。因为后者时间上的不确定性及不好掌控,推荐由急诊室护士或者医师来进行心电图操作,随后交由心血管内科医师或心电图专职人员进行心电图的解读(心电图应该患者到达医院大门10分钟内完成,解读也应该在心电图操作结束后10分钟内完成),部分情况下也可以通过各种信息传输途径(如实时心电传输系统或微信)发送心电图至具有联合救治协议的直接PCI胸痛中心,由心血管专业人员进行远程诊断。此外,对于急性下壁心肌梗死的STEMI患者或者临床怀疑后壁心肌梗死的患者应常规进行18导联心电图。要求对于胸痛患者或疑似ACS的非典型胸痛患者的首份心电图及心脏损伤标志物检测应遵循先执行后收费的原则,确保尽早诊断。

3. 确诊机制　基层胸痛中心的急诊科应具备ACS或其他胸痛疾病的确诊能力,或临床怀疑而又无条件确诊的,应具备转诊上一级医院进行后续诊疗的机制。确诊机制的落实主要依赖于各类急性胸痛的鉴别诊断流程图。这些流程图可以指引首诊医师对胸痛的原因做出快速甄别,因此必须包括ACS、急性主动脉夹层、肺动脉栓塞、急性心包炎、气胸等以急性胸痛为主要表现的常见疾病,流程图应能指引一线医师选择最有价值且本院具备的辅助检查方法以快速完成上述疾病的诊断和鉴别诊断。若确实临床怀疑,而本院又无条件确诊的,应设计相应流程协助患者转运至上级医院进行后续诊疗。

4. STEMI再灌注策略的制定　首先基层胸痛中心医师应该熟知可选择的再灌注治疗方案,包括药物溶栓治疗,直接PCI治疗及急诊冠状动脉旁路移植术(coronary artery bypass grafting,CABG),并清晰了解再灌注治疗的适应证及以上再灌注治疗措施的优缺点和基本实施步骤。

关于STEMI再灌注治疗的适应证指南都明确推荐:①所有发病<12小时,且ST段持续性抬高或(推测的)新出现的左束支传导阻滞的患者(Ⅰ,A);②再灌注治疗(首选直接PCI)适用于存在持续缺血证据,尽管发病>12小时、胸痛消失、或ECG已回落到基线(Ⅰ,C);③发病12~24小时的稳定患者可考虑再灌注治疗,即直接PCI(Ⅱb,B);④发病>24小时的稳定患者,没有缺血证据(无论是否溶栓),不建议常规对完全闭塞病变实施PCI(Ⅲ,A)。

多数基层胸痛中心可提供药物溶栓治疗,少部分可提供直接PCI服务,很少基层胸痛中心能进行急诊冠状动脉旁路移植术。以下简单介绍三种再灌注治疗措施的优缺点及适用情况。

溶栓治疗有简单易行、应用方便、价格低廉、疗效确切、降低死亡率、保护左心室功

能等优点,但溶栓治疗仍存在相当多的不足之处:①再通率不高:静脉溶栓的再通率仅为60%~80%。②再通不充分:仅 30%~55% 患者溶栓后冠状动脉血流可达 TIMI 3 级;③再通不持久:溶栓后心肌缺血复发或冠状动脉再闭塞率为 15%~20%;④出血并发症:有 1%~2% 的出血并发症;⑤时效性严格:症状发作 2 小时内是溶栓治疗的黄金时间,超过 2 小时溶栓治疗效果欠佳。在决定进行溶栓治疗之前需要评估患者有无明确的溶栓禁忌证及出血风险。

目前可以选用的溶栓药物及使用方法如下:阿替普酶:全量 90 分钟加速给药法:首先静脉推注 15mg,随后 0.75mg/kg 在 30 分钟内持续静脉滴注(最大剂量不超过 50mg),继之0.5mg/kg 于 60 分钟持续静脉滴注(最大剂量不超过 35mg)。半量给药法:50mg 溶于 50ml 专用溶剂,首先静脉推注 8mg,其余 42mg 于 90 分钟内滴完。替奈普酶:国内已有的国产制剂为 rhTNK-tPA,用量为 16mg 溶于 3ml 注射用水中,5~10 秒内静脉推注。尿激酶:150 万 U 溶于 100ml 生理盐水,30 分钟内静脉滴完。溶栓结束后 12 小时皮下注射普通肝素 7500U 或低分子肝素,共 3~5 天。重组人尿激酶原:20mg 溶于 10ml 生理盐水,3 分钟内静脉推注,继以 30mg 溶于 90ml 生理盐水,30 分钟内静脉滴完。

直接 PCI 成功率不受时间限制性,是急性心肌梗死治疗的标准治疗。PCI 血管开通成功率在 90% 以上,并且 85% 以上可达 TIMI 3 级,此外严重出血并发症比静脉溶栓者少见,梗死相关血管再闭塞以及复发缺血、再梗死、死亡、颅内出血等重大临床事件均显著减少,并且越是高危亚组患者,其获益越大。

中国 STEMI 指南中指出:溶栓治疗仍然是一种有效的再灌注治疗手段。是否获益主要取决于起病至溶栓治疗的时间差及梗死相关动脉开通情况。发病 3 小时内的急性 STEMI患者,溶栓治疗即刻疗效等同于直接 PCI。除此之外,均应优先考虑行直接 PCI 或转运 PCI。若不能满足直接 PCI 或转运 PCI 的条件,则在没有禁忌证的情况下可以进行溶栓治疗,如:发病 12 小时内,预计 FMC 至 PCI 时间延迟 >120 分钟 或发病 12~24 小时 仍有进行性缺血性胸痛和至少 2 个胸前导联或肢体导联 ST 段抬高 >0.1mV,或血流动力学不稳定的患者,可进行溶栓治疗(Ⅱa,C)。患者进行溶栓治疗后,无论临床判断梗死相关动脉是否再通,均应于 3~24 小时 行冠状动脉造影,决定是否行 PCI;不具备冠状动脉造影和(或)PCI 条件的医院,溶栓治疗后应将患者转运到有 PCI 条件的医院(Ⅰ,A)。溶栓治疗成功的患者于 3~24 小时进行冠状动脉造影和血运重建治疗(Ⅱa,B);溶栓治疗失败者应尽早实施挽救性 PCI(Ⅱa,B)。溶栓治疗后无心肌缺血症状或血流动力学稳定者不推荐紧急 PCI(Ⅲ,C)。溶栓治疗药物建议优先采用特异性纤溶酶原激活剂如重组组织型纤溶酶原激活剂阿替普酶、兰替普酶、瑞替普酶和替奈普酶等。PCI 发病 12 小时内(包括正后壁心肌梗死)或伴有新出现左束支传导阻滞的急性 STEMI 患者推荐行直接 PCI(Ⅰ,A);伴心源性休克或心力衰竭时,即使发病超过 12 小时的患者仍推荐行直接 PCI(Ⅰ,B)。发病 12~24 小时内仍有临床和(或)心电图进行性缺血证据者推荐行直接 PCI(Ⅱa,B);PCI 时应仅对梗死相关动脉病变部位行直接 PCI,但合并心源性休克或梗死相关动脉 PCI 后仍有持续性缺血的患者除外(Ⅱa,B);无血流动力学障碍的患者,不应对非梗死相关动脉进行急诊 PCI;发病超过 24 小时、无心肌缺血、血流动力学和心电稳定的患者不宜行直接 PCI;发病 >24 小时未接受早期再灌注治疗的急性STEMI 患者,当存在再发心肌梗死、自发或诱发心肌缺血或心源性休克或血流动力学障碍的患者建议行 PCI(Ⅰ,B);合并左心室射血分数(LVEF)<0.40、心力衰竭、严重室性心律失常患者应常规行 PCI(Ⅱa,C);STEMI 急性发作时有临床心力衰竭的证据,发作后左心室功能尚可

(LVEF>0.40)的患者也应考虑行 PCI(Ⅱa,C)。无自发或诱发心肌缺血证据,但梗死相关动脉有严重狭窄患者可于发病 24 小时 后行 PCI(Ⅱb,C)。

CABG 在 STEMI 的救治中的作用有限,一般仅用于合并心源性休克,合并室间隔穿孔,乳头肌断裂,心脏游离壁破裂等机械并发症时,或出现急诊 PCI 失败或冠脉解剖不适合 PCI 等罕见情况。

基层胸痛中心应在了解本医院的医疗服务条件,患者的临床情况,在 STEMI 救治指南的指导下合理的给予患者家属再灌注治疗方案建议。2015 版中国 STEMI 救治新指南强调早期、快速和完全地开通梗死相关动脉是改善急性 STEMI 患者预后的关键。为此新指南强调,应尽可能缩短两个时间,即发病至首次医疗接触(FMC)的时间和 FMC 至开通梗死相关动脉的时间。通过增加健康教育和媒体宣传使患者明白什么情况下应及时就医,以缩短发病至首次 FMC 的时间。通过建立区域协同救治网络,必要时进行合适的转运,尽可能缩短FMC 至开通梗死相关动脉的时间。例如将发病 12 小时内的急性 STEMI 患者送至可行直接经皮冠状动脉介入(PCI)术的医院(Ⅰ,A);首诊医院不具备 PCI 条件时,如果预计 FMC 至PCI 的时间延迟 <120 分钟,则应将患者转运至可行 PCI 的医院实施直接 PCI(Ⅰ,B);若预计FMC 至 PCI 的时间延迟 >120 分钟,则推荐进行溶栓治疗。也可转运有资质的医师到有 PCI设备但不能独立进行 PCI 的医院进行直接 PCI(Ⅱb,B)。2015 中国急性 ST 段抬高型心肌梗死诊断和治疗指南推荐的 STEMI 救治流程详见图 13-3-1。

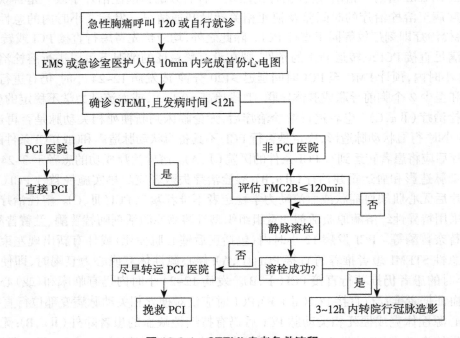

图 13-3-1　STEMI 患者急救流程

(摘自中华心血管病杂志,2015 年第 43 卷第 5 期,380-393)

但在基层胸痛中心的实际运行过程中,患者的具体情况千变万化。但是有几点相对固定的因素也应是我们最终制定 STEMI 再灌注流程的重要参考因素:①基层胸痛中心与协议

PCI单位的转运所需时间（需要考虑路途时间，转运车辆到位时间，道路通畅情况）；②患者症状发作至就诊时间（是否小于3小时）；③患者出血风险，尤其是接受药物溶栓治疗的获益风险比；④基层胸痛中心直接PCI是否可行，并且是否能满足FMC2<120分钟或D2B<90分钟的目标值。图13-3-2为推荐的基层胸痛中心对STEMI患者再灌注策略流程图。

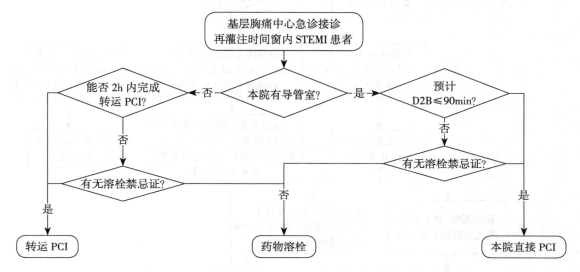

图13-3-2　基层胸痛中心STEMI患者再灌注策略流程图

5. 高危胸痛患者的转运　高危胸痛患者的转运主要包括了ACS患者的转运和主动脉夹层及其他高危急性胸痛患者的转运，下面分别就这两类患者的转运应注意的问题进行简单介绍。

（1）ACS患者的转运：基层胸痛中心与直接PCI中心的转诊应满足以下几点：①基层胸痛中心的ACS患者转运应在遵循最快到达的原则与附近至少一家以上已经建立胸痛中心的直接PCI医院建立转诊关系，并需要签署联合救治协议建立双向转诊机制，该协议应明确双方的责任与义务；若与两家以上接受转诊医院建立了转诊关系，应根据转运时间优先并结合导管室是否可用确定优选和次选转诊的医院，并制定流程图指导一线医护人员使用。②与接收转诊医院建立信息共享平台（微信或实时心电图传输等），建立心电图远程传输和远程会诊机制，申请认证时需要提交流程图及实际应用证据。③与接收转诊医院建立了联络及转诊机制，包括转运救护车的派遣，转运途中病情变化时的应急预案以及到达接受医院的目标科室，其中应包括绕行直接PCI医院急诊科和CCU直达导管室的机制。④与接收转诊医院的联络机制中应建立一键启动的快速响应机制，转诊决策者及参与转诊人员必须熟悉该电话号码。⑤建立流程化机制，确保转运PCI患者DIDO时间<30分钟。⑥与负责转运的120急救单位建立转运协议，120急救系统应积极配合和协助STEMI及高危NSTE-ACS患者的转运。

基层胸痛中心应在急诊室制定胸痛患者的诊疗流程（图13-3-3），以便能及时筛选出ACS患者。此外针对不同类型的ACS患者尤其是非ST段抬高型心肌梗死（non-ST segment elevation myocardial infarction，NSTEMI）和不稳定型心绞痛（unstable angina，UA）需要有效的危险分层工具，常用的急性缺血性危险分层方案包括GRACE评分，GRACE 2.0风险计算器

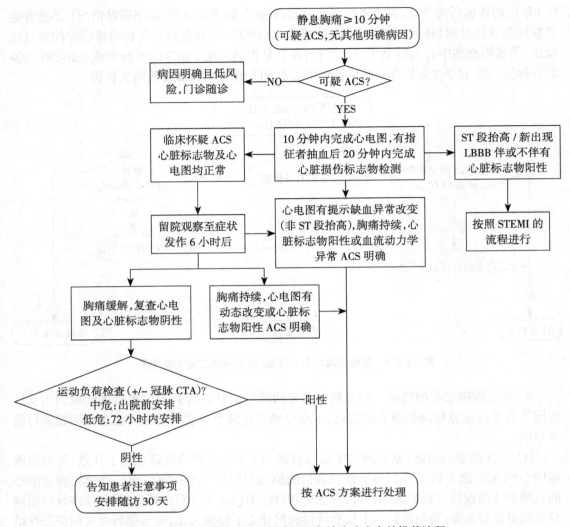

图 13-3-3　基层胸痛中心急诊处理急性胸痛患者的推荐流程

及 TIMI 评分系统。其中 GRACE 2.0 风险计算器纳入年龄、收缩压、脉搏、血肌酐水平、入院时 Killip 分级情况、有无心搏骤停、心脏损伤标志物是否阳性及心电图 ST 段变化等,可计算短期及长期的死亡风险。无论采用哪种评分体系,早期识别和判定 ACS 患者,尤其是识别非 ST 段抬高型 ACS(non ST segment elevation acute coronary syndrome,NSTE-ACS)中需要进行积极有创介入治疗之情况(表 13-3-1),并根据危险分层之情况判定患者需要紧急(<2 小时),早期(<24 小时),有创介入评估(<72 小时)或是无创评估来决定转诊策略非常重要(图 2-10-4)。

　　ACS 患者一旦需要转运 PCI,必须制定详细、个体化的转运流程确保高效、安全的患者转运。针对 STEMI 或高危 NSTE-ACS 患者的转运策略推荐流程如图 13-3-4 所示。转运过程不仅需要考虑尽量缩短转运过程的时间延误,同时也要选择合适的转运时机,尤其是针对极高危 NSTE-ACS 或血流动力学不稳定的 STEM 患者要做好充分的准备和预案,该类患者

表 13-3-1　NSTE-ACS 中推荐进行有创介入评估的危险分层

极高危情况（very-high risk criteria）	中危情况（intermediate risk criteria）
血流动力学不稳定或心源性休克	糖尿病
药物无法控制的持续或反复发作心绞痛	肾功能不全 [eGFR<60ml/(min·1.73m²)]
危及生命的心律失常或心搏骤停	LVEF<40% 或心功能不全
心肌梗死后机械并发症	心肌梗死后早期心绞痛
急性心力衰竭	PCI 病史
反复 ST-T 改变，尤其是 ST 段抬高	CABG 病史
高危情况（high risk criteria）	
肌钙蛋白阳性并有动态改变	
伴或不伴症状的 ST-T 改变	
GRACE 评分 >140	

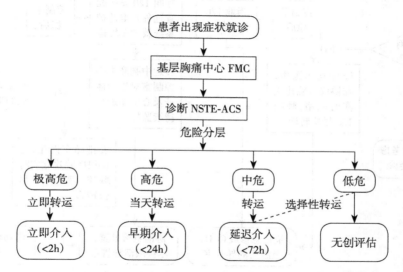

图 13-3-4　基层胸痛中心基于危险分层的 NSTE-ACS 的转运策略

转诊的过程是风险和获益并存，做好风险和获益的平衡始终是转运决策时需要考虑的最重要问题。

　　为了提高转运的效率，减少不必要的时间延误，我们推荐优先向有协议的 PCI 胸痛中心转运高危 ACS 患者，部分情况也提倡向基层胸痛中心转运有经验的医师也不失为一种很好的补充。但因受医疗设备和医护团队的限制，转运医师并不能解决全部极高危 ACS 的治疗问题，部分患者仍需转运至 PCI 胸痛中心。因此，制定极高危 ACS 患者的转运预案尤其重要。特别对于高危 STEMI 患者及合并有血流动力学不稳定或心源性休克、药物无法控制的持续或反复发作心绞痛、危及生命的心律失常或心搏骤停、心肌梗死后机械并发症、急性心力衰竭、反复 ST-T 改变的 NSTE-ACS 患者，一方面积极迅速的介入评估和治疗能带来临床获益，另一方面如处置不好转运前或转运过程中的突发情况可能使患者失去接受介入评估的机会，此时医师的经验和判断亦非常重要，必要时可考虑与协议 PCI 胸痛中心进行网络会诊，协助决策。推荐的转运前评估流程如图 13-3-5 所示。

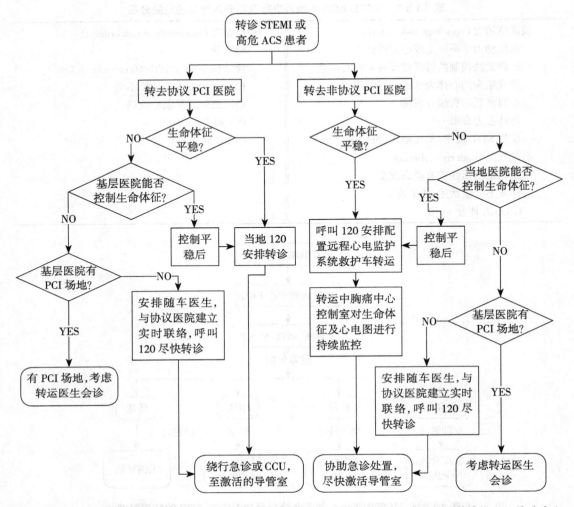

图 13-3-5　基层胸痛转运 STEMI 患者或高危 NSTEMI/UA 患者,推荐转运至通过认证的协议 PCI 胸痛中心

医师的临床判断与决定也非常重要,某些较为极端的情况,如 STEMI 患者血流动力学不稳定,合并恶性心律失常或心源性休克,此时维持血流动力学的稳定非常重要,必要时可考虑由 PCI 胸痛中心派出携带有临时起搏器,主动脉球囊反搏装置的救护车前往转运,提高患者救治成功率。如合并有急性心力衰竭,可行的方案应是积极药物纠正心衰症状后及时转运,这时在转运过程中装备齐全除颤仪,建立稳定的静脉通道,进行严密的生命体征监控,进行完备的抢救用药非常重要。

(2) 主动脉夹层及其他不明原因高危胸痛患者的转运:与 ACS 患者的转运不同,主动脉夹层及其他高危胸痛中心尤其是不明原因的高危急性胸痛患者的转运要求有以下不同:①临床情况的不确定性更大,一是主动脉夹层患者在基层医院得到确诊的概率相对较低,很多患者是在高度可疑的前提下转诊,病情的不可预知性增大;二是确诊的夹层患者尤其是 A 型夹层患者的发病后早期病情变化快,容易突然破裂死亡,转运途中的风险显著增大;②转运目的地常常不同,对于 ACS 患者要求尽可能转运至建立了胸痛中心的 PCI 医院,通常要

求绕行急诊,直达导管室或 CCU,而能够具有主动脉夹层完全治疗能力的医院有限,并非所有 PCI 胸痛中心均具有治疗主动脉夹层尤其是 A 型夹层的能力,所有患者的转诊前的联络很重要,必须要尽可能直接转诊到具有救治能力的医院,避免先到达一家医院确诊后因不具备救治能力需要再次转诊从而导致治疗的延误。此外,若主动脉夹层患者首诊的基层胸痛中心不具备增强 CT 扫描的能力,则患者通常应转运至上级医院的急诊科或直达 CT 室,必须实现与接受医院沟通好,并提前做好相应的准备工作,包括 CT 室的提前启动等。而此类转诊和联络机制尽管使用频率远远低于 ACS 的转运,但对时间节点的要求也很高,基层胸痛中心必须事先建立专门的转运机制并制定转运流程图。

(王　斌　王　焱)

<h2 style="text-align:center">第四节　基层胸痛中心的信息
共享平台及联络机制</h2>

一、建立信息共享平台的意义

《中国基层胸痛中心认证标准》要求基层胸痛中心若无行直接 PCI 的条件,则应根据最快到达的原则与附近至少一家以上已经建立胸痛中心的 PCI 医院建立转诊关系,并且与接收转诊 PCI 医院建立信息共享平台,建立心电图远程传输和远程会诊机制。同时要求基层院前急救人员熟悉胸痛中心院内绿色通道的联络机制,能在完成首份心电图后 10 分钟内将心电图传输到胸痛中心信息共享平台,并通知具有决策能力的医师做出心电图诊断;对于从首次医疗接触到进入医院大门时间 >15 分钟的急性胸痛患者,传输院前心电图的比例不低于 50%;因此,基层胸痛中心信息共享平台建设应满足三个方面的信息共享,一是基层胸痛中心内部各部门值班人员、负责专科会诊和决策的上级医师、管理团队成员等参与胸痛中心实际工作的人员,二是当地院前急救人员,三是接受转运 PCI 和远程会诊的上级医院。

在实际工作中无论基层胸痛中心对 STEMI 患者采用哪种再灌注治疗策略,均应与上一级的医疗单位之间建立信息共享或互通平台,并形成稳定的联络机制,保证必要时通畅的转运或会诊渠道。如以溶栓治疗为主要再灌注治疗方案的基层胸痛中心,按照指南的要求,STMEI 患者溶栓后应尽快转诊,但转诊过程中存在严重再灌注心律失常、心源性休克和急性左心衰等风险。因此,应建立保障转运过程中患者安全的机制,一方面要提高转运队伍的抢救能力,另一方面应建立由接受转运医院或转出医院上级医师远程支持的机制,在必要时通过远程实时传输系统或者微信传输的心电图协助救护车进行诊断和决策,并指导救护车抢救。以转运 PCI 为主的医疗单位,有效的信息共享及联络平台是转运安全、有效减低总缺血时间、减少转运 PCI 相关时间延误的关键。对于拥有导管室能独立或需要转运医师完成PPCI 的基层胸痛中心来说,不可避免地存在一些高危、复杂患者的处置需要进行转运 PCI 或转运医师,形成预先的信息共享平台和联络机制亦非常重要。

二、适用于基层胸痛中心的信息共享平台的种类及特点

目前国内比较通用的信息共享平台主要是通过手机微信及实时心电图传输系统。通过建立微信群,把基层胸痛中心急诊科或心内科医师与 PCI 胸痛中心的值班人员联系起来,基

层胸痛中心的工作人员第一时间获取患者的心电图,血压,血糖,心率以及一些基本信息,并上传至微信平台,随后通过专用值班电话(手机)通知 PCI 值班人员查阅以上信息,值班人员可根据情况判断,给予现场的指导和建议。如需转运 PCI,值班人员会第一时间启动导管室,通知急诊值班人员,激活导管室及 CCU,患者到达后可绕行急诊和 CCU,直达导管室,大大减少 PCI 相关时间延迟。亦有部分医院尤其是 PCI 胸痛中心采用的是 12 导联实时心电传输系统(如北京的"扁鹊飞救"),该系统最大的好处是处理心电图和其他生命体征的采集和传输外,它还兼顾了信息指导部分,即数据库系统。实时心电图传输系统可应用在 STEMI 患者的救治现场或转运途中,基层胸痛中心如果配备了 12 导联心电实时传输系统,对现场及转运的胸痛患者进行 12 导联实时心电监测,并将数据通过 3G 或 4G 网络方式传输到云平台,基层胸痛中心及 PCI 网络医院专家可在多场合(家中,办公室,机场等),多种平台(电脑,智能手机,平板电脑等)查阅患者情况,同时给予救治指导,并决定是否启动导管室。此外在传输心电图信息的同时,相关的生命体征数据如心率,血压,血氧饱和度亦可以周期性或联系实时发送至云平台以供查阅。下面分别介绍上述两种信息平台的工作模式和特点。

1. 12 导联心电图实时传输系统　广州军区广州总医院最先在国内建立了与基层医院、院前救护车之间基于医疗物联网的新型信息共享平台这一新的会诊机制,目前这种模式已经在国内 PCI 医院广泛应用。所谓的新型会诊机制是指有别于传统的会诊机制,传统的会诊活动是当基层医院有需求时向大医院提出申请,由大医院派出专家赶到基层医院对患者进行现场诊查后给出治疗建议,再由基层医院负责实施。由于急诊胸痛患者的死亡多发生于发病后的早期,任何时间的延误往往就意味着患者的死亡。因此,传统的会诊方式并不适用急诊胸痛患者的救治需要。因此,无论哪级医疗单位在建立自己的胸痛中心之前,均应该有区域协同救治网络的概念,无论是信息的输出还是输入,均应该有通畅的渠道和实时对接机制。广州军区广州总医院的经验是通过开发 12 导联心电图远程实时传输系统,把周边地区的基层医院和广州军区总医院胸痛中心连接起来,形成一个区域协同的救治体系,当任何基层医疗单位收治了急性胸痛患者,总医院专家可以通过手机,电脑电脑,平板电脑等设备,随时查看患者的实时 12 导联心电图,血压,血氧饱和度等监护参数,该系统还可以显示患者肌钙蛋白,D-二聚体,血糖等诊断和鉴别诊断所需要的常用检验指标,以便对患者进行远程监控和诊断,同时通过电话指挥基层医院的现场急救,从而能有效提高基层医院的抢救成功率,使生命体征不稳定的急性胸痛患者能得到早期及时的救治,为后续救治创造条件。对于 STEMI 患者来说,广州总医院的专家可根据患者的发病时间,临床情况和转诊所需要的时间等综合分析后决定是应该在当地先行溶栓治疗再转诊还是直接转运至 PCI 医院接受直接 PCI 治疗;对于主动脉夹层患者,原则上应该尽快转诊,并由救护车直接送至 CT 室行急诊 CT 血管成像,再根据结果决定后续的治疗方案;对于急性肺动脉栓塞患者,只要当地医院能够进行 CT 增强扫描明确诊断,原则上不需要转诊,在总医院专家指挥下就地进行溶栓和(或)抗凝治疗。

对于需要转诊的患者,双方可以商议转诊方式,若基本生命体征平稳,原则上由基层医院救护车实施转运任务,若患者生命体征不稳定,转诊途中风险较大者,则有广州总医院派出具备移动 ICU 功能的救护车实施转诊。移动 ICU 是完全按照冠心病监护病房标准配备的救护车,车上装备有上述 12 导联心电图等远程监护系统,同时配备有呼吸机,必要时装备

主动脉内球囊反搏仪,心肺复苏机、心脏临时起搏器等生命支持设备,车上医师和护士可以在救护车行进过程中完成深静脉穿刺、气管插管、各种生命支持系统的应用等操作,总医院专家可以通过远程监护系统随时监控转运途中的情况,在病情变化时随时指挥车上的抢救。从而大大提高了转运途中的安全性。

2. 基于微信群的信息共享模式　广州军区广州总医院的新型信息共享会诊及联络机制的实施,无疑可以增加医疗的资源利用率,大大提高工作效率,提高下一级别医院的救治水平,同时提高了转诊患者转运途中的安全性,可有效缩短急性心肌梗死患者的再灌注治疗时间。但这种基于物联网的新型信息共享平台毕竟花费较多,对经费紧张的很多基层胸痛中心来说实施起来具有相当的难度,近年来随着微信等即时通信工具在全民中的普及,利用智能手机的拍照,对话,视频等信息传输手段,利用微信的分组建群功能,通过广覆盖的 3G 或 4G 网络可及时、高效、精准的把患者的医疗信息传输给胸痛中心联络人或指挥专家,也可以获得较为理想的效果。微信等即时联络工具处理不仅能迅速传递患者的医学信息至上一级医院协助制定患者的救治方案,同时若行转运治疗,患者在上级胸痛中心救治的具体情况同样也可以在微信平台上向转出单位进行反馈,这不仅仅有利于提高基层医疗单位医务人员对疾病的认识水平,同时也大大提高了大家的参与感和能动性,获得较好的职业荣誉感。除此之外,大家还可以在一定的范围内展开积极的讨论,通过网络在线形式讨论病例的得与失,为更好地改进工作和流程提供了非常好的渠道和平台。更为重要的该途径是基本不需要添加新的设备,不产生额外的费用,值得在广大基层胸痛中心,尤其是县市级基层胸痛中心中应用及推广。

三、基层胸痛中心的联络机制

主要包含基层胸痛中心与上级网络医院的联络,基层胸痛中心与下级网络医院的联络和基层胸痛中心与 120 急救系统的联络(院前转运与院后转运)。若基层胸痛中心有患者需要上级胸痛中心会诊或转诊,应与上级医院(通常建议应该是建立了胸痛中心的 PCI 医院)建立 24/7 全天候的联络机制,目前国内较为常见的做法有拨打上级胸痛中心联络员电话或一键启动的值班电话(住院总或二线医师值守),通过呼叫 120 指挥平台协助调度救护车等常规措施。但在一些基层单位在初步实践中发现,在基层医院建立远程胸痛急救会诊终端,实施过程中也遇到一些困难和问题。由于基层医院规模小,患者信任度不高,常有患者或家属要求直接送往市内大医院,而不接受远程会诊,另外,作为在城市周边的街镇医院,本身就收到周边大医院的辐射。开展远程会诊受到一些限制,导致实施应用该模式诊治胸痛病例的比率不高,且急诊团队操作的熟练程度也会在一定程度上影响远程会诊的效果。因此深化与胸痛中心的双向互动机制,各地根据自身医疗、地理、人口分布特点,建立个体化的联络机制应是切实可行的措施。标准胸痛中心的专家可以采取进修培训、教学指导、远程会诊等多种形式,不断提高基层医务人员的综合素质和业务能力。

总之基层胸痛中心信息共享平台和联络机制绝对不应该仅仅是一些信息设备的配置,简单的临床患者的转运和救治,思考如何在长期互动中共同发展,从单向帮扶到双向合作转变,从单纯技术帮带到提高整体实力转变,最终实现协同发展、多方受益。总之,通过远程信息共享平台及联络机制的建立,将急救调度、快速启动、现场急救、转运监护和院内救治合理地整合,为基层医院诊治急性胸痛患者提供了更快捷有效的技术手段,不失为现阶段提升基

层医疗单位胸痛诊治水平,挽救胸痛患者生命的有效手段。

(王 焱)

第五节　基层胸痛中心对急性 ST 段抬高型心肌梗死再灌注策略的选择

一、首诊于非 PCI 医院的 STEMI 患者再灌注治疗的现状

早在 1979 年 Reimer 等研究者就注意到心肌梗死发生后心肌坏死程度及心肌恢复情况是时间依赖性的。因此,无论是基层胸痛中心还是 PCI 胸痛中心,STEMI 的处理原则均是尽快开通梗死相关血管,恢复心肌血供。对于 PCI 胸痛中心而言,直接 PCI 是首选,应力争门-球时间控制在 90 分钟之内(最好 60 分钟之内),但是对于基层胸痛中心而言,由于医疗条件的限制,STEMI 患者可能无法第一时间接受最优化的直接 PCI 治疗,实施转运 PCI、溶栓治疗以及溶栓后转运 PCI 等再灌注治疗措施成为可能的选择。不同的基层医疗单位,在遵循指南的前提下,根据自身条件制定个体化 STEMI 再灌注的预案尤为重要,本章节简单介绍基层胸痛中心制定预案时需要考虑的内容。

无论是 ESC,ACC/AHA 的 STEMI 诊治指南,还是 2015 中国 STEMI 诊治指南均推荐再灌注治疗时间窗内的 STEMI 患者若预测首次医疗接触至球囊时间(first medical contact to balloon,FMC2B)超过 120 分钟,则应优先选择静脉溶栓治疗。最近的美国心血管病注册研究显示仅有 51% 的转运 PCI 患者的 FMC2B 时间 <120 分钟,丹麦尽管有良好运作的区域协同 STEMI 救治体系,也有 65% 的 STEMI 患者的系统延迟 >120 分钟。国内的报道不一,据广州军区广州总院的数据显示,尽管建立区域协同 STEMI 救治网络系统,实施转运直接 PCI 患者的平均 FMC2B 时间仍高达 323 分钟,远远高于指南要求的 120 分钟。由此可见,基层胸痛中心,尤其是不具备 PCI 能力的基层胸痛中心,在制定自己的 STEMI 再灌注策略时,除了尽可能采用一系列的办法来缩短转运系统延迟外,还要制定预计 FMC2B 时间超出指南要求的情况下的具体的 STEMI 再灌注治疗策略。本节重点论述基层胸痛中心经常面临的预计 FMC2B 超过 120 分钟时可能面临的再灌注策略选择,简单来说就是对溶栓及转运 PCI 时机进行优化的抉择。

CHINA-PEACE 研究结果显示,21 世纪初以来,我国住院 STEMI 患者总体再灌注比例无明显改变,其中直接 PCI 比例略有升高,而溶栓治疗比例下降,呈现出过分依赖直接 PCI 的趋势,但直接 PCI 的时间延误严重,导致绝大多数患者未能在发病后早期接受再灌注治疗。急性心肌梗死规范化救治项目第一期的结果显示,全国 53 家大型医院直接 PCI 患者的平均门-球时间为 112 分钟。这种片面追求直接 PCI、忽视溶栓治疗地位的倾向导致了早期接受再灌注治疗的比例低,患者预后不良。

二、首诊于基层胸痛中心的 STEMI 患者的再灌注策略选择

迄今为止,已有数个临床研究评估了溶栓治疗与 PCI 治疗相结合的措施,如"易化 PCI","药物介入策略"(溶栓后常规早期介入策略)。上述思路对解决我国 STEMI 救治面临的主要问题具有重要意义。以下就首诊于基层医院的 STEMI 患者的再灌注策略选择进行分别叙述。

(一) 溶栓治疗

尤其是全剂量的溶栓治疗是当前主流指南推荐的如 FMC2B 超过 120 分钟的标准治疗。主要优点是给药方便,甚至做到院前给药或转运救护车上给药,且发病时间越短溶栓成功率越高,但是溶栓治疗恢复 TIMI 3 级血流的比例仅 50%~60%,即使使用第三代溶栓药物,溶栓成功率也仅仅为 70% 左右,且出血风险较高,有 1%~3% 的患者可发生颅内出血情况。

(二) 溶栓后补救 PCI

若临床判定溶栓失败,有证据表明早期的补救 PCI 可带来临床获益。MERLIN(middlesbrough early revascularization to limit infarction)研究随机对比了溶栓失败后采取补救 PCI 策略与保守策略,结果提示补救策略可减低 30 天再次血运重建率(6.5% vs. 20.1%;$P<0.01$),但是两组 30 天全因死亡率无显著性差异(9.8% vs. 11%;$P=5.7$)。REACT(rescue angioplasty after Failed Thrombolytic Therapy for Acute Myocardial Infarction)研究在英国进行一项多中心随机对照研究,共纳入 427 例患者,分为补救 PCI 组,再次溶栓组及保守治疗组,随访 6 月,观察一级终点事件为死亡,再次心肌梗死,卒中及严重心衰。三组间的无事件生存率分别为 84.8%,70.1%,68.7%,死亡率三组间并无差异。但本研究的一个局限是仅通过胸痛持续症状及 ST 段回落情况来判断溶栓是否失败,很多时候这两种标准并不可靠。更为重要的是,溶栓之后至少需要 60-90 分钟的时间观察窗来判断溶栓是否成功,这个时间延误对于溶栓真正失败的患者来说失去了通过 PCI 挽救心肌的较好时机。

(三) 直接 PCI 治疗

早在 20 年前,PAMI 研究就已证明急诊 PCI 治疗可以使 90% 以上的罪犯血管恢复 TIMI 3 级,与溶栓治疗相比明显降低短期死亡率(2.6% vs. 6.5%)。随后的多个临床研究及荟萃分析也再次证明了这一点。很多时候基层胸痛中心无法进行直接 PCI 手术,需要转运 PCI 患者至 PCI 医院,在欧洲一些国家和美国一些地区的临床也证实,与溶栓治疗相比,转运 PCI 能带来更多临床获益,但这些国家和地区一个共同的特点就是有建立完善的 STEMI 区域协同救治体系,保障了 STEMI 患者的快速,安全转运。那么与溶栓治疗相比,多久的转运 PCI 时间延误是可以接受的呢? 为了回答这个问题,Pinto 等分析了美国 1994—2003 近 10 年间近 20 万例 STEMI 患者,分析转运 PCI 相关时间延迟对死亡率的影响,他们发现 PCI 相关延迟每增加 30 分钟,院内死亡风险增加 10%,当 PCI 相关延迟超过 114 分钟时,PCI 与溶栓治疗院内死亡率相同。此外,该时间阈值还与患者情况相关,当患者症状发作至球囊时间 <2 小时时,该阈值为 94 分钟,患者年龄 <65 岁时及为前壁心肌梗死时,该阈值分别为 71 分钟及 115 分钟。

(四) 溶栓治疗与转运 PCI 治疗相结合再灌注方案

有两种方案可供选择:一种为易化 PCI(facilitated PCI)策略,一种为药物介入(pharmacoinvasive)策略。两者之间区别详见表 13-5-1。

表 13-5-1　易化 PCI 策略与药物介入策略的不同

	易化 PCI 策略(facilitated PCI)	药物介入策略(pharmacoinvasive)
实验设计	溶栓 +PCI vs. PCI	溶栓 +PCI vs. 保守治疗(缺血驱动 PCI)
纳入环境	PCI 医院,非 PCI 医院及院前	非 PCI 医院及院前
PCI 延迟	较短	较长
氯吡格雷	无	有

所谓易化 PCI 即在进行直接 PCI 前给予 STEMI 患者溶栓药物或糖蛋白 ⅡbⅢa 抑制剂来提高 PCI 术前罪犯血管的再通率,但是事与愿违,两项大型临床试验并没有证实易化 PCI 策略的有效性。第一项研究是 ASSENT-4 PCI(Assessment of the Safety and Efficacy of a New Treatment Strategy for Acute Myocardial Infarction),随机分为全量的 tenectaplase 加 PCI 组和直接 PCI 组,本研究因易化 PCI 的住院死亡率明显高于直接 PCI 组而提前终止(6% vs. 3%;$P=0.0105$)。第二个研究为 FINESSE(Facilitated Intervention with Enhanced Reperfusion Speed to Stop Events)研究,随机分配发病时间 6 小时内的 STEMI 患者为 3 组:阿昔单抗 +PCI 组,阿昔单抗 + 半量瑞替普酶 +PCI 组及直接 PCI 组,一级终点为 90 天的全因死亡,心室颤动,心源性休克及心衰发生率,三组之间并无差异(5.2%,5.5%,4.5%)。随后的荟萃分析同样没有证实易化 PCI 的有效性,故易化 PCI 的有效性饱受争议。但是亦有学者认为很多易化 PCI 相关临床研究纳入患者不科学,很多患者的直接 PCI 延迟并没有达到 120 分钟。Herrmann 等回顾性分析 FINESSE 研究更是发现来源于非 PCI 医院,症状发作至随机时间 <4 小时及高危(TIMI 评分 >3)的 STEMI 患者 90 天临床事件终点更低,1 年内生存率更高。因此,对于易化 PCI 的优劣可能需要更完善的临床研究进一步证实。

药物介入策略重点关注的是首诊于非 PCI 医院的 STEMI 患者,因无法进行及时的直接 PCI 再灌注治疗(FMC2B>2 小时)而进行药物溶栓治疗。多数药物介入策略相关临床试验比较溶栓治疗后的早期 PCI 处理与相对保守的溶栓后缺血驱动 PCI 处理间的优劣。早期代表性研究包括德国的 SIAM-Ⅲ研究(Southwest German Interventional Study in Acute Myocardial Infarction)与加拿大的 CAPITAL AMI(Combined Angioplasty and Pharmacological Intervention Versus Thrombolysis Alone in Acute Myocardial Infarction),研究发现溶栓治疗后立即转运 PCI 治疗优于补救或延迟 PCI,且并无增加出血风险。随后公布了欧洲 CARESS-in-AMI 研究结果,该研究纳入 STEMI 高危患者,患者均来自非 PCI 医院,所有患者接受半量的瑞替普酶,阿昔单抗,肝素及阿司匹林治疗后,随机分为立即转运组及补救转运组,结果发现 30 天一级终点事件(死亡,再梗,顽固性心肌缺血)发生率分别为 4.4% 及 10.7%($P=0.004$),立即转运组优于补救转运组。另一项 TRANSFER-AMI(Trial of Routine Angioplasty and Stenting After Fibrinolysis to Enhance Reperfusion in Acute Myocardial Infarction)研究纳入非 PCI 医院就诊的高危 STEMI 患者,随机分为全量 tenectaplase 溶栓后立即转运组及补救转运组(溶栓后持续 ST 段抬高,持续胸痛及血流动力学不稳定),30 天一级复合终点事件(死亡,再梗,顽固性心肌缺血,新发或恶化心衰,心源性休克)发生率分别为 11% 及 17%($P=0.004$),结果同 CARESS-in-AMI 研究。NORDISTEMI(NOR Wegian Study on District Treatment of ST-Elevation Myocardial Infarction)研究纳入挪威 266 例乡村就诊的 STEMI 患者,并且转运时间 >90 分钟,所有患者给予标准剂量 tenectaplase 溶栓治疗,结合依诺肝素,氯吡格及阿司匹林治疗,随后随机分为即刻转运 PCI 组及补救转运 PCI 组,12 个月后复合终点事件(死亡,再梗死,卒中)在分别 6% 及 16%($P=0.01$)。荟萃分析也显示溶栓后早期转运 PCI 治疗明显降低 30 天的再梗及心绞痛再发,且并不增加出血风险,并且该获益可持续至术后 6~12 个月(再梗,死亡 / 再梗)。此外,一些回顾性注册研究也证实了药物介入策略即溶栓后立即转运 PCI 的有效性及安全性,如美国的明尼阿波利斯区域协同 STEMI 救治系统的登记数据显示,在该区域内一些转运 PCI 距离超过 60 英里的非 PCI 机构,给予半量溶栓及其他抗血小板治疗立即转运,与直接转运 PCI(平均门至球囊时间 >93 分钟)相比 30 天死亡(5.5% vs. 5.6%,$P=0.94$),大

出血(1.5% vs. 1.8%；P=0.65),再发心肌梗死或心肌缺血(1.2% vs. 2.5%；P=0.88)没有明显差异。最近的国际多中心STREAM(Strategic Reperfusion Early After Myocardial Infarction)研究纳入发病3小时内的STEMI患者,并且预计60分钟内无法接受直接PCI治疗,患者随机分为直接PCI组及Tenectaplase溶栓后转运PCI组(若ST段回落6~24小时内实施PCI,若溶栓90分后判断不成功考虑补救PCI),30天一级终点包括复合终点(死亡,休克,心衰,再梗死)发生率分别为14.3%和12.4%(P=0.21),无明显差异,但溶栓组颅内出血的发生率高于直接PCI组(0.5% vs. 0.3%；P=0.45)。尽管本研究纳入标准为预测FMC至PCI时间>60分钟的患者,但实际情况约有1/3的患者PCI相关的延迟<60分钟,由此推测如果PCI相关延迟越长,可能药物溶栓策略带来的临床获益更大。

由于国内具备高效直接PCI的医疗单位有限,大多数基层胸痛中心的首次医疗接触至直接PCI时间远不止60分钟,FMC2B的时间也超过120分钟,由以上推测药物介入的再灌注方案可能应是这些基层胸痛中心的首选方案,但很多临床研究并没有具体阐明溶栓治疗后多久行PCI治疗最为合适,针对药物溶栓治疗应该选择哪种抗凝,抗血小板方案最优也有待进一步的研究。

Madan等荟萃分析显示溶栓后转运PCI的时机并不是30天及1年死亡或再梗死的独立预测因素,但溶栓后4小时内转运PCI降低再发心肌缺血风险,且需要注意的是发病2小时内溶栓治疗并不增加住院期间大出血风险。此外,目前尚无临床研究直接对比不同溶栓药物在药物介入策略中的差异。GRACIA-3(Groupo De Analisis de la CardiopataIsquemica)研究比较了替罗非班加tenectaplase与tenectaplase作为不同的药物介入策略的差异,发现替罗非班联合tenectaplase方案并不增加梗死血管通畅率及心肌灌注,相反会增加主要出血风险。溶栓药物可能活化血小板,促进血小板聚集,既往的CLARITY和COMMIT研究已经证实抗血小板药物氯吡格雷在采用溶栓策略时的临床获益,但新型口服P2Y12抑制剂是否能取得类似的获取尚缺乏临床试验的证实。

总之,直接PCI应是基层胸痛中心应该优先选择的STEMI再灌注治疗策略,并且最好在首次医疗接触后120分钟内完成,如无法在以上时间窗内完成转运直接PCI策略,排除禁忌证后应考虑药物溶栓策略,并且溶栓后患者应立即转运至PCI中心接受进一步的评估,若临床怀疑溶栓失败或血流动力学不稳定,应立即进行补救PCI。症状发作至再灌注时间与STEMI患者死亡率及心肌坏死程度的关系见文末彩图13-5-1。

除此之外,其他溶栓后的患者也应该在3~24小时内接受冠脉造影评估,必要时冠脉介入。要满足以上时间和策略需求,基层胸痛中心与PCI胸痛中心建立良好的协作关系非常重要。

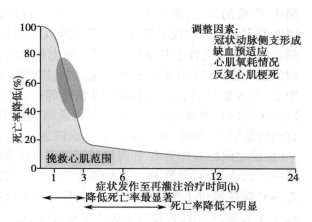

图 13-5-1　症状发作至再灌注时间与STEMI患者死亡率及心肌坏死程度的关系

最大的临床获益来自于心肌梗死后2~3小时(图中蓝色加深)部分给予再灌注治疗(摘自 Gersh BJ,et al. JAMA 2005;293:979-86.)

（王焱　王斌）

第六节　双向转诊机制

在《中国基层胸痛中心认证标准》中建议基层胸痛中心应与 PCI 胸痛中心之间建立双向转诊机制,以确保急危重症急性胸痛患者能够及时被转运至具有救治能力的医院,而病情稳定后的患者能够及时转回到基层胸痛中心或社区医疗机构进行后续治疗。现就如何做好双向转诊工作进行探讨。

一、双向转诊的现状及问题

2006 年《国务院关于发展城市社区卫生服务的指导意见》中明确提出:建立分级医疗和双向转诊制度,探索开展社区首诊制试点。同时,卫生部也指出:政府鼓励各城市试推行社区医院首诊制,探索建立社区医院与附近大医院的双向转诊制,努力实现城市医疗卫生资源合理配置,减少患者辗转求医的环节和花费,缓解大医院的压力。因此急性心肌梗死的系统救治绝不能是单纯的基层非 PCI 医院向 PCI 医院转运高危的急性心肌梗死患者,经过 PCI 医院的再血管治疗后,这些转运的心肌梗死患者均应该回归社区和基层单位接收进一步随访和危险因素的控制等治疗。

当前我国的主要存在 4 种代表性的双向转诊模式,主要包括院办院模式、医院与社区卫生服务机构协议合作模式、医院和社区卫生服务机构以利益为导向的松散式模式和医院"托管"。在国务院有关文件的指导下,各地开始采取拉大社区卫生服务机构和医院就诊的医保报销比例的办法引导患者到社区首诊,并吸引康复期的患者回社区卫生服务机构继续治疗。

各种双向转诊模式均存在一些弊病,如:院办院模式患者就医程序虽然相对其他模式更简单,医院的医疗、设备等资源能够得到更有效的利用;社区卫生服务机构医师容易得到上级医院多种形式的技术指导。但是该模式往往会出现只转上不转下,考核指标不合理等弊病。此外由于急性心肌梗死等胸痛疾病对抢救的时效性要求较高,双向转诊,尤其是"转上"时需要考虑到转诊医院的具体情况,如转诊医院与基层医院的距离,转诊医院是否建立胸痛中心,是否能提供 24/7 的直接 PCI 治疗等等。因此,胸痛中心建设中的双向转诊医院需要跳出医院固有的双向转诊模式。举例说明:患者因突发胸痛到达某三级 A 医院的下属但非直属的基层"医联体"B 医院就诊,B 医院急诊科心电图提示急性广泛前壁心肌梗死,此时因 AB 医院之间的合作关系,B 医院的医师建议患者转运至 A 医院治疗,但 A 医院并未通过胸痛中心认证,能行急诊 PCI 手术但是无法确保实施 24/7 模式的直接 PCI 治疗,但 A 医院附近的 C 医院通过了胸痛中心认证,向社会承诺能提供 24/7 的直接 PCI 服务,患者随后被转运至 A 医院,A 医院并没有为患者实施直接 PCI 手术,而是采用溶栓治疗,因溶栓未成功,第二天才行造影检查 + 开通血管治疗。患者接受完手术后出院,随后除了偶尔去 B 医院取药外,基本很少出现在 B 医院,而是常去手术医院 A 复诊。以上的例子似乎是我国当前较为常见的模式,大家可从实例中发现很多不合理的地方。可见这种双向转诊的模式对急性心肌梗死的救治而言存在很多的弊病,首先患者可以有机会也更应该转诊至转诊时间接近的 C 医院接受直接 PCI 治疗,其次在卫生管理层面缺乏指导本地医疗单位特别是基层医疗单位转运急性心肌梗死等高危疾病的优化方案,顶层设计匮乏。最后接受完手术治疗的患者

理论上应该进入 B 医院进行随访和危险因素的控制,而不是常去 A 医院门诊,挤占本身就紧张的医疗资源。

以上贴近现实的举例彰显一个事实,双向转诊,尤其是"转上"肯定应该在急性心肌梗死等高危患者中实施,因为这是医疗条件和疾病自身特点决定的,很多时候是救命的措施,但是也是因为疾病固有的特点和对抢救时效性的高要求,急性心肌梗死尤其是 STEMI 的转诊绝不能套用我们常见的双向转诊模式,应根据各地的医疗分布特点,救治能力,疾病特点建立基层医院个体化的"双向转诊"模式。

二、胸痛中心建立双向转诊机制的必要性

从胸痛中心尤其是基层胸痛中心建设的角度出发,在认证标准中提出的双向转诊主要是基于以下两个方面的考虑,一是急性胸痛患者诊治的需要,因为 ACS、主动脉夹层等急性胸痛患者中绝大多数需要转运到大医院接受专科治疗,所有由下向上转诊是必然的。但从胸痛中心建设的要求上,应在转诊医院之间建立信息共享平台和即时响应机制、制定转运和会诊的规范流程,应能确保 STEMI 患者实施绕行急诊和 CCU 直达导管室,以最大限度地节省时间,减少延误,而不是常规的医院之间松散型转诊关系。二是当前绝大多数 PCI 医院、尤其是大型医院的床位压力很大,特别是 CCU 更是人满为患,若能将已经完成再灌注治疗且病情稳定的患者及时转回当地医院进行后续治疗,则一方面可以减轻大医院 CCU 的床位压力,另一方面可以增加基层医院的收容量,同时提高基层医院的诊疗水平,可以大大提高基层医院参与区域协同救治体系建设的积极性和主动性;对于患者而言,就近进行康复治疗既可减少医保自付比例也有利于家人就近探视,可谓一举多得。其中最重要的是有利于区域协同救治体系的可持续发展,因此,不论是基层胸痛中心还是 PCI 胸痛中心,均应尽可能将双向转诊机制纳入胸痛中心建设的重要日程之中。

三、如何实现急性心肌梗死患者的双向转诊

双向转诊尤其是胸痛中心实施双向转诊必须要建立在技术可行的基层上,这里的技术可行性主要是指基层胸痛中心是否具备接受 ACS 患者转回至本地进行后续治疗的能力。广州总医院在前几年的实践中摸索出了一套完善双向转诊机制的方法,可资借鉴。具体做法为:①双方签署联合救治协议;②基层医院的急诊和心血管相关学科带头人和心血管专科医师到胸痛中心接受 2~4 周的免费培训,熟悉胸痛中心的绿色通道以及区域协同救治体系的整体运作情况,掌握 ACS 患者的围术期处理流程和治疗规范,学会 ACS 患者康复期的治疗常规;③实施双向转诊后早期可定期从 PCI 胸痛中心派出专家至基层胸痛中心或网络医院以查房、会诊、讲座等形式检查医疗质量是否规范,并及时反馈,促进持续改进和提高。

双向转诊在具体实施中还要做好哪些患者适宜转回当地进行康复治疗的评估,原则上所有病情不稳定、发生并发症尚未有效控制、潜在风险较大的患者不宜转回,应在 PCI 胸痛中心完成危险期的治疗后再转回当地。适合早期转回当地的应是已经完成血运重建的中低危 ACS 患者、手术顺利术后无并发症的患者,此类患者可根据临床情况决定转回的时机,多数无并发症的稳定患者可在监护室完成 24~48 小时监护后转回当地治疗。

(王　焱)

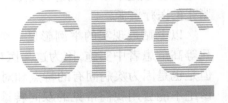

第十四章

胸痛中心管理的关键环节

第一节　胸痛中心是"院长工程"

随着经济的发展、人口老龄化及城镇化进程的加速,我国缺血性心脏病发病和死亡率上升趋势明显,每年约新增 60 万急性心肌梗死(AMI)患者。AMI 发病急,救治急,黄金救治时间只有 120 分钟。然而,由于院前急救体系不完善,院内救治流程不规范,基层医院急救水平有限等原因,我国 95% 的 AMI 患者错过了黄金救治时间。对比西方国家,它们在二三十年以前,心血管疾病的死亡率已经呈现下降趋势,所以中国的心血管疾病防控形势严峻,亟需全社会的共同努力。

胸痛中心作为欧美发达国家普遍应用的急性心血管病急救诊疗体系,凭借全新的管理理念、多学科协作医疗模式及规范化的胸痛诊治流程,能实现早期快速准确诊断、危险评估分层、正确分流、科学救治和改善预后,有效地缩短救治时间,降低患者的病死率和并发症发生率;胸痛中心的救治模式是对医院现有流程的再造,以及对院前急救系统、区域性社会医疗机构资源重组的一种新型的诊治平台。

我国自 2013 年起启动中国胸痛中心自主认证体系,但发展快,近年来取得了可喜的进展,快速走上了与国际接轨之路,提高了 STEMI 患者的早期再灌注比例,缩短了 STEMI 患者直接 PCI 的门 - 球囊(D-to-B)时间,改善了患者预后,探索出了一个能全面提高我国急性心肌梗死救治能力的医疗模式,胸痛中心也成为衡量急性心肌梗死救治水平的重要标志之一。不管从国土面积、人口基数,还是从急性心肌梗死患者患病人数来看,我们都需要更多的胸痛中心。

任何一家医院,要想建立并建设好胸痛中心,首先必须要得到医院最高管理层的认可和支持,胸痛中心建设是一项"院长工程"。院长作为医院的领导层的核心,既是决策者,又是执行者,要为获取医院生存和可持续的稳定发展以及竞争优势而对医院的发展目标、达到目标的途径和方法进行总体谋划。胸痛中心的建设有助于促进我国 ACS 整体救治水平的提高,改进和完善院内胸痛诊疗规范和流程,提高各类胸痛患者的救治能力,也有助于提升医院的竞争力和影响力。建立胸痛中心的第一件事就是需要给院长"洗脑",灌输胸痛中心的重要性和意义,如果院长的专业是心血管病,他就会很容易接受胸痛中心的理念而大力支持胸痛

中心工作,但如果该院长是非心血管病专业,他接受胸痛中心的过程可能会比较慢,这就需要胸痛中心的发起者,要有耐心,讲策略,不断做工作,逐步赢得院长的理解和支持。院长支持的胸痛中心,建设起来事半功倍,而没有得到院长有效支持的胸痛中心,则可能事倍功半,甚至举步维艰。

一、为什么胸痛中心建设是一项"院长工程"?

胸痛中心建设是一项系统工程,它是通过整合院内外相关优势技术和力量为急性胸痛患者提供快速诊疗通道的机构,既可以是在不改变现有结构基础上实体运作的虚拟机构,也可以是重新组建的实体机构。但不论何种方式,胸痛中心的建设均要涉及医院内外许多部门,因此,建立胸痛中心首先要成立胸痛中心委员会,组织、领导和协调胸痛中心的全面工作,对胸痛中心的建设和发展负责,而且该委员会必须具备调动院内外技术、行政资源共同为胸痛中心服务的能力,为此,应由医院主要领导担任该委员会的核心领导,即胸痛中心委员会主任委员应由医院院长或分管医疗的副院长担任。

同时,为全力支持胸痛中心的建设与认证,确保认证成功,医院需要作出承诺:分配相应人力、设备和财政资源,并做好监察、考核、质量控制等工作,确保胸痛中心规范化运行;对胸痛中心在优化诊疗流程过程中所涉及的院内外标识与指引、急诊及抢救区域的布局等进行改造、对医院各部门的工作流程、管理制度进行相应的调整以适应胸痛中心流程优化需求,在分诊、就诊、检验、收费、发药等环节实行急性胸痛优先原则,在急性胸痛患者就诊时首份心电图、肌钙蛋白等辅助检查、ACS 的抗血小板药物、STEMI 患者的抗凝、溶栓治疗环节等实行先救治后收费的原则,以适应优化诊疗流程、最大限度缩短救治时间的需要;与院前急救系统签署联合救治协议,以实现院前救治与院内救治的无缝连接;与基层转诊医院、社区医疗机构等签署联合救治 ACS 的协议;支持并协助胸痛中心实施各类培训计划;不能因无床位、人力紧张、患者无力支付医疗费用等原因将 ACS 转诊到其他医院,以防延误救治。上述的每一条承诺,都不是哪一个部门或科室有能力独立承担或者完成的,需要得到医院领导层,尤其是院长或主管副院长的支持,建设胸痛中心的执行力取决于院长的决心,如果院长下决心要建,就容易取得成功,如果院长自己含含糊糊、犹犹豫豫,那就很难做成,院长对建立胸痛中心的决心决定了胸痛中心建设的成败。

二、院长对胸痛中心建设工作的支持

胸痛中心是一项"院长工程",不是指建设胸痛中心可以为院长带来荣誉和名利,而是指胸痛中心的规范化建设工作离不开院长的支持,需要院长辛勤的付出。院长对胸痛中心的支持工作主要有以下几个方面:

(一)制度的制定和落实

俗话说"没有规矩,就没有方圆",规矩就是制度,制度建设是一个制定制度、执行制度并在实践中检验和完善制度的理论上没有终点的动态过程,从这个意义上讲,制度没有"最好",只有"更好"。建设胸痛中心,首先要制定各项制度,包括质量分析会制度、典型病例讨论会制度、联合例会制度、时钟统一管理制度、数据库管理制度、奖惩制度、培训制度等,胸痛中心的各项制度是保障胸痛中心能够规范化运行,并能持续改进的必要条件。这些制度涉及面比较广,涵盖院内外多个部门或科室,包括 120、基层医院等院外机构,包括心内科、急

诊科、呼吸科等院内各临床科室,也包括了财务科、设备科、信息科、医务科等多个行政、后勤部门,只有良好的制度才能让多部门、多科室团结协作、形成合力。但制度制定容易,执行困难,特别是涉及众多部门,这就需要院长对制度的执行进行督促,保障制度的落实,必要时甚至需要亲自参加并主持会议。

（二）财物支持

胸痛中心的规范化运行,需要对现有的胸痛诊治流程进行改造,以达到更优化,同时,也需要增添必要的硬件设施来保障流程的优化。为了能更快地完成对 ACS 的诊断,达到 20分钟内肌钙蛋白出结果的认证标准,急诊需要有床旁肌钙蛋白检测仪,如果没有的医院,则需要新购置仪器;为了指引急性胸痛患者能第一时间到达胸痛诊室,院内外需要有醒目的、清晰的指引标识,而这些指引标识在建立胸痛中心之前,几乎所有的医院本来是没有的,而新增标识也是一笔不小的费用;胸痛中心建设的主要目的就是构建 ACS 区域协同救治体系,而构建这个体系的基础条件就是胸痛急救物流网的建立,其硬件条件包括远程心电传输设备、远程会诊设备等,配置这些硬件也会投入不少;为调动大家工作积极性,胸痛中心需要建立奖励机制,对成绩突出的个人,对节假日或者夜间开展急诊 PCI 手术的介入团队等,要给予适当的经济刺激。医院的生存和发展需要资金作为保障,医院的经营无论是公立医院还是民营医院,都是院长的重要职责。胸痛中心的建设过程中,硬件的配备和人员的奖励对于医院来时是一笔不菲的额外开支,但这也是一笔必需的开支,俗话说"巧妇难为无米之炊",没有资金的投入,胸痛中心的运行很难达到认证的标准,所以,院长必须对胸痛中心建设给予一定财政支持,从长远来看,胸痛中心的规范化运营也会为医院带来回报。

（三）科室之间的协调和利益平衡

目前,胸痛中心开展主要有以急诊科为主导、以心内科为主导和医院领导层为主导等几种模式,但不管是以谁为主导或者提倡来开展胸痛中心,都必须将各部门,尤其是心内科和急诊科两个核心科室紧密揉合在一起,因为急性胸痛的患者,从诊断、转运到治疗很难在单一部门完全解决,其诊治过程往往包括多个环节,如果彼此配合不顺畅,或者甚至不配合,会极大延误胸痛患者的诊疗时间,这与建立胸痛中心的初衷相违背。

急诊科与心内科之间彼此不配合原因有很多,以急诊科为主导建胸痛中心,虽然能快速地完成转诊、诊断及基本治疗,但弱势是不能开展介入治疗,尤其是急诊介入治疗,如果想建立规范化的胸痛中心,就必须要有能做急诊 PCI 的心内科团队做后盾,而急诊 PCI 是一项非常辛苦的工作,特别是一些介入手术量大的心内科,客观上也难有精力承担急诊 PCI 的工作,因此,对建立胸痛中心意愿不大,配合度自然不高。如果是以心内科为主导建胸痛中心,对急性胸痛,特别是急性心肌梗死的救治能力毋庸置疑,但绝大多数急性胸痛患者不可能直接去心内科就诊,而是应该走急诊通道,需要急诊对急性胸痛患者完成分诊、诊断及药物治疗等,而建设规范化胸痛中心,对于急诊医护来说,不仅是要完成上述工作,而且是要高标准完成上述工作,比如 10 分钟内完成心电图、20 分钟内肌钙蛋白出结果、时间统一管理、胸痛数据库填写等,明显增加了急诊医师的工作量和工作压力,并改变了他们的工作习惯;另外,建立规范化胸痛中心带来的直接效益是急性胸痛患者的增加和介入手术患者的增加,而这反而给急诊医师增加了更多的工作量,心内科医师却能从介入手术量的增长中获取收益,这样的一种结果很难调动急诊科医师积极性,当然,也很难让他们去配合胸痛中心的工作。

如果想让急诊科和心内科通力合作,共建胸痛中心,就必须借助院长的行政力量,一方

面,需要院长动用行政手段,全力推进胸痛中心工作,按胸痛中心建设要求规范急诊科和心内科医师的医疗行为,必要的时候甚至可以采取一定的奖惩措施;另一方面,需要院长从全局的角度出发,通过经济杠杆作用,均衡双方之间利益,合理分配收入,以充分调动相关人员的工作积极性。在院内,除了急诊科和心内科之间的协调,全院的培训工作也需要院长的支持,因为胸痛中心的培训和教育工作不仅局限于心内科和急诊科两个核心科室,还包括呼吸科、消化科、胸外科、脑外科、放射科等全院各医疗医技科室,以及医院的管理层、财务、保洁、保安等行政后勤部门,要完成如此大范围的培训工作,离不开院长的支持。

（四）与120的合作

胸痛中心与120协调的目标是确保医院把为急性胸痛患者提供院前医疗急救服务作为医院的扩展任务,将院前急救与院内绿色通道无缝连接起来,促进120与医院建立一体化的合作关系。如果没有120的积极配合,再好的胸痛中心也只能是在家坐等患者的到来,不可能积极参与到院前急救之中,也就不可能充分发挥其社会效益。目前国内120运行模式尚不统一,有独立于医院以外的由政府卫生行政部门主管的独立院前急救体系,也有以大医院为依托的院前急救体系等。胸痛中心应尽全力从各个层面与120体系合作,包括急性心肌梗死相关知识培训、远程心电信息的传输与会诊、共同模拟演练、建立双方定期协商机制等。120系统,特别是独立型120,他们和医院是平行单位,由于目前我们国家的医疗体制等原因,120医师配合胸痛中心工作的主观意愿性不强,协作的难度比较大,如果要提高120医师的行为依从性,需要从行政角度加以约束,而这需要院长从医院的层面与120系统达成合作,虽然院长的参与不能立即让120医师和胸痛中心充分配合,但这起码为双方的合作提供了一个很好的平台,并为接下来的工作铺平了道路。

（五）胸痛中心质量管理

持续改进是胸痛中心规范化建设的主要手段和主要方向,质量控制是持续改进能够顺利进行的保障和方法,胸痛中心委员会在持续改进和质量控制方面起着至关重要的作用,而作为胸痛中心委员会主任的院长则对胸痛中心运行的质量负主要责任,并要亲自参与胸痛中心重大决策的制定和顶层设计。

三、依托胸痛中心建设其他中心

医院院长的重要工作职能之一就是医院的战略管理。随着医药卫生事业体制改革的逐步深入,医院生存和发展的外部环境和内部机制都发生了很大的变化,医院之间的竞争已从单纯争夺病源变成了经营理念和综合实力的较量,在这场战争中,医院只有站在战略的高度,通过管理创新来提高综合竞争能力,才能适应医疗市场变化快、技术更新迅速的形势。而在医院内部,科室和部门繁多,有的科室具有相对的独立性,有的科室又具有很强的相互依存性,科室之间发展不均衡,发展前瞻性不够,整合和协调效率不高,这已成为医院管理工作中的一个突出问题。在当前大的社会和医疗环境之下,医院科室发展不仅仅是内部管理的问题,更是涉及医院各部门及外部环境的互动问题。科室的发展战略明晰,则医院的发展定位才会准确,医院才会得到良好的发展,这两者是必然联系的紧密体。

中国胸痛中心经过三年的认证之路,已逐步建立了自己的认证体系和标准,包括了五大要素:基本条件与资质、对急性胸痛患者的评估和救治、院前急救系统与院内绿色通道的整合、培训与教育、持续改进。胸痛中心的规范化建设,能显著降低胸痛确诊时间、降低STEMI

再灌注治疗时间、缩短住院时间、再次就诊次数和再住院次数、减少不必要检查费用,改善了患者健康相关生活质量和就诊满意度,胸痛中心已经成为衡量急性心肌梗死救治水平的重要标志之一。而胸痛中心作为一种新的医疗模式,建设流程清晰,认证标准明确,改进效果显著,具有很好的可复制性和可学习性,而作为院长,可依托胸痛中心建设模式促进其他学科的进步和发展,比如建立卒中中心、创伤中心、新生儿中心等,通过这种创新型管理模式提高重点学科以及医院的整体竞争力。

(苏　晞)

第二节　核心团队建设

胸痛中心的建设犹如信息工程中的集成技术,是将各优势学科以及院外资源整合成一个实体运作的虚拟机构,但实际上人员、设备等资源仍是分属于各自不同的部门,因此,这种虚拟的整合又要达到实体的运行效果将是极其艰难的工作。从笔者近年来在广州总医院胸痛中心建设和作为认证专家在全国进行现场核查工作的体会来看,要使胸痛中心沿着持续改进的道路顺利前行,必须要有坚强有力的核心团队才能实现。因此,核心团队建设是胸痛中心建设的重中之重。

一、核心团队的基本概念

所谓胸痛中心的核心团队是指医院胸痛中心委员会的主要(常务)领导、心血管内科和急诊科两个专业的主要负责人所组成的决策小组,该小组既是胸痛中心的主要决策者也是关键执行力,是推动胸痛中心健康发展的核心力量。所有提交委员会讨论的议题和议案均应经过核心团队预先协商和讨论并达成共识,然后提交委员会讨论才能比较容易形成统一的决议。

二、核心团队成员的素质要求

核心团队素质要求分为以下两个方面:

1. 专业素质要求　从核心团队的构成可以看出,胸痛中心核心团队应包括了管理、急诊和心血管内科三个方面的专业人员,通常要求其在各自的领域里能够完全独立处理胸痛中心建设涉及的问题,比如胸痛中心委员会主任委员或常务副主任委员必须能为胸痛中心的建设和发展提供相应的行政支持;急诊科负责人必须能够独立处理各类急诊临床问题和与院前急救系统的沟通协调问题等;心血管内科负责人要具备独立处理各类急危重症心血管疾病的能力,并且要具有一定的权威性和决断能力,否则在常规工作协调、复杂疑难情况的处理、会诊讨论、急诊 PCI 等场合不能当机立断,不敢决策,就可能导致胸痛中心的总体救治能力和水平受到很大的限制,同时也会影响胸痛中心的凝集力和执行力。

2. 基本素质要求　核心团队成员应在专业背景基础上兼顾以下基本素质:①良好的个人品质,管理团队领导的能力和人品将直接决定着胸痛中心能否沿着正确的方向发展。②事业心和责任感:胸痛中心建设是一个伟大的事业,但需要付出艰苦的努力才能建设好胸痛中心,因为涉及体系建设,涉及要更改许多临床常规。凡是要改变人的习惯都注定是困难的,都会遇到很大的阻力。因为人们总是习惯于过去的常规,不愿意做出改变。在当今的中国

积极从事胸痛中心建设需要极大的热情、坚定的事业心和高度的责任感，否则遇到挫折就会败退。③互补性要强：核心团队成员间，最好有互补性。这种互补，既包括知识、经验上的互补，也包括性格、能力上的互补。核心团队成员的互补性可以克服工作和计划中的偏颇，有利于团队和事业的发展。④包容性：每个成员都可能存在自身的缺点，但主要看能力和优点是否对胸痛中心的发展有利，因此，作为核心团队成员必须具有良好的包容性。胸痛中心核心团队实际上是一个领导团队，需要大家的合作才能管理好胸痛中心，个人能力再强也不可能独立承担全部管理工作。要靠大家的力量，也就必须能容忍别人的缺点，容人的雅量往往是团结协作的基础。大行不顾细谨，成大事者历来都是心胸似海之人。包容心也是非常珍贵的品质。⑤要有发展的眼光，不谋全局者不足谋一域。胸痛中心的建设和发展是一个逐步改进和提高的过程，但有远见卓识的领导者可以预见未来发展前景，提前制定跨越式发展策略和方向，可以避免亦步亦趋的跟随式发展，才有可能实现创新性和跨越式发展。

三、核心团队建设的基本要求

1. 具备共同目标　目标的一致性，是核心团队建设的基石，一个单位只有在其所有成员尤其是核心成员对所要达到的整体目标有一致的肯定和充分的认同，才能积极为之付出努力、最终实现共同目标。目标的不确定、方向感的缺失会导致领导之间、领导与部属之间出现信任危机和工作目标的分离。事实上每个人都必须忠诚于自己的团队，忠诚于自己的事业，做好自己的本职工作，为共同的目标不懈努力。因此我们把共同目标作为团队建设的最基本要素，团队核心成员之间必须就胸痛中心建设中面临的主要困难和问题经常交流，在讨论甚至争论中达成共识，统一认识才能形成一致的行动力。

2. 团队协作精神　团队协作精神是决定团队建设的关键所在。胸痛中心建设中涉及的科室和单位很多，各个部门必须在统一奋斗目标的基础上进行充分的合作和协作。当然，合作和协作的基础除了有共同的目标之外，也要注意协调好各部门之间的利益分配政策的调整，才能使所有相关单位在工作中既能体现社会价值也能体现经济效益价值，以充分调动大家的积极性。

3. 个人角色定位　准确的自身角色定位，是团队建设重要内涵。事实上无论是一个单位、一个部门、一个小组想要共同创造出优良绩效，对于每一个个体都会做出一个准确的定位。而最终导致绩效不佳的原因很大程度上是员工对自身在组织中的定位缺乏认识，以至于定位不准、不足、不对，最终没能发挥应有的作用，没能尽到应尽的职责，反而起到了不够积极的作用，更有甚者起到了副作用。大雁飞行中的角色定位和角色互换，使整个团队始终保持着飞行的稳定性和高度而且使每个团队成员都充分的投放到团队之中来。而现实工作中的角色定位，不仅可以使员工可以更为清醒的认识自己、更为有利发展、培养、锻炼自己的所长、更是为了充分提高团队的综合实力。俗话说："尺有所短，寸有所长"即是对角色定位的最好注释。作为胸痛中心的核心团队成员，必须非常明确自己在团队中的作用和定位，要避免争权夺利。

4. 相互激励　团队成员之间尤其是核心成员之间的激励，是团队建设中保持蓬勃发展的精髓。在职场上最好把共事的伙伴变成拉拉队，快乐、阳光的工作则是成功的最好助手，工作伙伴散播的有利消息远远比个人所作的努力更有助于职业生涯的发展。而相互间的激励更容易在心与心之间产生共鸣、达成默契，从而形成团结、向上的整体工作氛围。队员间

的友爱和激励,可以大大提高种群的生存空间与概率。其实在激励别人的同时,对自己何尝不是最好的激励。就如净化别人是对自己灵魂最好的洗礼一样。相互间的配合、帮助、激励会使我们更容易的攻克难关和通向成功。

5. 沟通与协调　和谐团队相互理解胸痛中心建设和发展的前提条件,而经常性沟通与协调是保持核心团队成员相互之间理解和思想统一的最有效手段,因此,核心团队应建立经常性的沟通协调机制。根据笔者的体会,有效的沟通协调机制包括但不局限于以下几点:①建立及时通报机制:凡是涉及胸痛中心的任何信息和问题,均应在核心成员之间及时通报,确保所有核心成员随时知道胸痛中心的任何进展或问题。通报机制最简单有效的是微信工作群。②定期内部讨论机制:是指胸痛中心核心成员之间应定期分析胸痛中心的工作进展,讨论未来的发展方向,一方面可以加强核心成员之间的交流、加深理解,同时也可以提高大家对胸痛中心工作的重视程度,三是能及时发现问题,提前解决,有利于胸痛中心的科持续发展。

总之,核心团队是胸痛中心的核心驱动力,医院必须高度重视核心团队的建设,团队成员具有共同的目标和理念、相互之间的团结协作是保持胸痛中心科持续改进的必要性条件,而相互沟通、理解和激励是保持团队凝集力的关键措施。

(周民伟　向定成)

第三节　胸痛中心的"法规"——流程图和管理制度的制定与落实

从管理的角度看,胸痛中心要想健康发展、规范运行,就必须建立自己的"法规"体系,而胸痛中心的"法规"就是各类流程图和管理制度。为什么将流程图和管理制度称为胸痛中心的法规呢? 因为流程图是规范一线医护人员诊疗行为的指南,也就是为一线工作人员制定的诊疗"规矩";而各项管理制度的落实则是为了确保各类流程图能被遵循。因此,对于胸痛中心建设而言,流程图和管理制度的地位等同于"法律",是维持胸痛中心正常运行的主要措施。因此,所有胸痛中心应该重视各项流程图和管理制度的制定、落实。

一、把好流程图制定关

流程图的制定过程实际上是启动胸痛中心管理的第一环节,因为,流程图表面上是指引一线医护人员实施规范化诊断及治疗的路线图,但实际上也是从专业角度实施胸痛中心管理的依据。因此,作为管理层,必须高度重视流程图的制定。原则上流程图必须由具有较高学术水平、较强专业技能、熟悉最新指南和临床一线工作环境的学科带头人牵头制定,通常应由心血管内科和急诊科的学科到头人负责,涉及急诊和院前急救部分的由急诊科主任牵头,联合120和心血管内科负责人共同制定,涉及院内心血管专业救治的部分由心血管内科主任牵头,与相关部门负责人和职能小组负责人共同制定,涉及不同部门衔接的内部必须有相关部门的负责人参与。流程图制定的基本原则是以学术组织发布的当前最新指南为依据,结合本院的实际情况制定,基本要求是将指南精神落实到临床实际工作之中,由于各家医院的实际情况差异很大,结合实际情况制定流程图就非常重要。如果照搬指南而不结合医院实际情况,有些流程可能根本无法执行或者根本就不适用,比如认证标准和指南均强调传输

院前心电图,那是考虑到绝大多数院前急救人员不具备心电图很大能力,如果在指挥型院前急救模式地区的心血管专科医院,由医院管理的救护车上已经配备具备心电图的诊断能力心血管内科医师随车出诊,再要求传输院前心电图就是画蛇添足之举,不具备任何实际价值反而会增加院前人员的工作量。再比如,绕行急诊对于绝大多数医院可以大大节省流程和时间,显著缩短院内延误,但对于导管室设置在急诊科内的医院,绕行急诊就成了毫无意义的机械之举。对于会诊相关的流程图,也必须结合医院的实际情况制定,比如通常要求专科会诊在 10 分钟内完成,但有些地域面积很大的医院,学科布局很分散,从心血管内科值班医师所在地步行到急诊科可能需要十多分钟,十分钟内完成专科会诊几乎不可能,针对此情况的会诊流程图就必须做出改变,原则上是以基于心电图传输的远程会诊为主,必须要现场会诊的就只能据实确定会诊时间而不是一味地要求十分钟内完成会诊。否则,所制定的流程图没有落实的可能性也就不具备进行质控的条件,就成了一纸空文。

二、抓住关键制度的落实

上述从专业救治需要与医院实际情况相结合所制定的流程图是衡量一线人员是否进行规范诊疗活动的标准,但一线人员是否遵循流程图则必须要有与之配套的管理制度来强制落实。否则,单靠自觉性是很难持之以恒的,更不可能达到胸痛中心建设追求的持续改进的效果。胸痛中心的管理制度很多,详见第六章。其中与胸痛中心管理关系更加密切的包括数据库管理制度、时钟统一及管理制度、联合例会制度、质量分析会制度、典型病例讨论会制度、各团队值班制度及奖惩制度。因此,必须以强化上述制度的落实作为胸痛中心管理的抓手。上述各项关键管理制度的相互关系如下:数据库管制制度和时钟统一及管理制度是胸痛中心建设的基础性工作,必须持之以恒每天抓,否则数据的可靠性和真实性会受到质疑,就无法得到真实的质控数据以衡量胸痛中心的运行情况;定期质量分析会是所有质量控制和管理的最关键会议制度,必须按时、按照程序召开,该会议的核心价值在于分析胸痛中心阶段性主要质控指标的数据情况,与历史及预期目标值进行对照,了解胸痛中心的运行质量。在此基础上应针对时间节点指标不达标、违背流程图的病例进行典型病例讨论会,以寻找原因,若是流程图不合理导致延误或者偏离流程图,则需要修订流程图,若是执行人没有认真执行流程图则应加强培训与教育,必要时落实奖惩制度以强化对流程图的依从性。对于质量分析会宏观数据面显示存在部门之间的协调障碍,则需及时召开联合例会以解决存在的问题。即使在各项数据运行良好的情况下也应定期召开联合例会进行及时的质量反馈,促进持续质量改进。

总之,从有利于胸痛中心管理和促进持续改进的需要出发,笔者再次强调,**胸痛中心的主要负责人必须将流程图的制定、落实、修订作为胸痛中心建设的基础工作,再忙也必须坚持质量分析会和典型病例讨论会,因为这是促进持续质量改进的必要条件。**

(向定成　段天兵)

第四节　胸痛中心建设中的
利益调整与平衡

胸痛中心是多学科合作的新型医疗模式,其核心学科是急诊科和心血管内科。由于工

作模式的改变打破了原有的工作量与收入分配之间的平衡,比如急诊科的工作量明显增加但收入却会下降,因为患者实施了绕行急诊方案后无法从急诊收费中体现所付出的劳动报酬;而随着急诊PCI和主动脉夹层患者数量的增加,心血管内科和心脏外科的收入显著增加。因此,胸痛中心委员会应该就科室之间的劳动与收入分配和利益重新调整提出建议方案,促进医院制定相应的政策进行利益调整,才能保护各方的积极性,共同为胸痛中心积极工作,从而保持可持续发展。

要重视做好利益调整的理念是比较容易被广泛接受的,但实际工作中如何进行调整则是很难有统一的标准和做法,因为各家医院的分配政策和利益格局本身存在很大的差异。以下是广州总医院胸痛中心在利益调整方面所做的工作,供各单位在建设胸痛中心时参考。

1. 适当调整卫生经济政策　中心运作过程中,广州是指挥型120的典型代表,急诊科同时接受120指挥负责院前急救,配有多辆救护车,有一批专业化的院前急救队伍,实行24小时应急制,在胸痛中心建设中是承担任务最多的科室,也是付出劳动最大的科室,更是收益相对不足的科室,基本上是干得越多,受益越少。因而适当调整卫生经济政策,根据工作量适当提高院前岗位津贴,对院前急救相关的成本列入医院成本而不再由急诊科承担,同时提高利润的分配比例等措施来适当体现多劳多得,有劳有得的指导思想。

2. 适当调整人力资源配置,减轻一线工作人员的工作量　数据管理和核对、审查是胸痛中心的一项非常重要的基础性工作,工作繁琐耗时长,广州总医院实行的是前瞻性实时记录各时间节点及工作内容,以确保记录的真实可靠,防止回顾性补记带来的时间节点不准确。这种工作机制要求的是各岗位的流程执行人负责填写自己的工作岗位部分,很显然会增加一线工作人员的工作量,为了尽可能减轻此项负担,胸痛中心设置了专职数据管理员,其职责就是每天进行数据库核对,防止漏填数据及漏报病例,发现问题后及时在微信群提醒,并且每天上午9:00前定时发布前一天的急性胸痛数据通报,此举既有利于提高数据库的完整性和可靠性,增强团队的质控意识,也有利于减少一线工作人员的数据核对时间。

3. 加强经费支持　原则上胸痛中心的基本成本和运行成本应列入医院的管理成本,以减少实际工作科室的成本负担。经费投入原则是采用分期分批投入,采取多渠道筹措方法,经费来源渠道:医院预算、上级经费支持、科研经费等。

4. 学科建设和人力资源建设的调整　胸痛中心的区域协同救治理念所倡导的实际上是提高医院整体的急危重症救治能力,心血管内科和急诊科主导的胸痛中心实际上仅仅是个突破口,医院完全可以在此基础上建设卒中中心、创伤中心等以提高急危重症的救治能力和区域辐射力。无论是胸痛中心还是卒中中心及创伤中心,急诊科及院前急救均是最重要的桥头堡,没有强大的急诊科和合作良好的院前急救队伍,胸痛中心、卒中中心和创伤中心都不可能有效地发挥其效应。因此,医院必须将急诊科列入重点发展科室,在人力资源、学科建设以及经费投入等全方位给予相应的支持,才能为建立起医院在区域内的急危重症救治的优势地位。

除了医院的政策调整外,作为胸痛中心内部的协调发展机制之一,建议心血管内科应站在整体发展的高度,自觉地承担起与急诊科协同共进、协调发展的重任,在自主权限范围内进行适当的科间利益调整,包括科间经济利益、人才培训、科研项目申报及成果产出等方面进行适当的调整,以利于协调发展。

(向定成　周民伟)

第五节　强化急诊科在胸痛中心
建设中的枢纽作用

在胸痛中心的建设中,急诊科是实现患者早期快速评估分流、实现院前院内绿色通道无缝衔接的中心环节,是胸痛中心涉及的各机构、部门、科室形成网络、有机融合的枢纽。强化这种枢纽作用,可以更好地整合、利用各种优势技术和力量,进一步为急性高危胸痛患者的快速诊疗通道提速。

一、急诊科在胸痛中心建设中枢纽作用的具体含义

如果说胸痛中心建设的实质是一种网络建设,那么急诊科就是这个网络中的重要集散中心,患者流、信息流都以这里为枢纽交汇和中转。这个过程涉及方方面面的沟通协调和协作联动。

(一) 急诊与院前急救的协作联动

1. 现场急救与胸痛中心急诊科的衔接

(1) 胸痛中心医护人员进行的院前急救和与急诊的衔接:如果院前急救的医护人员由胸痛中心派出,他们应在现场和救护车上按首次医疗接触的规范要求完成包括心电图、心肌标志物、生命体征等在内的初步评估,并向本中心的急诊科汇报和传输相关信息。急诊科医护人员需要根据这些信息并结合医院的实际情况明确患者是否需要在急诊科完成进一步评估和救治后再分流或是绕行急诊科和 CCU 直接进入导管室,并做好接诊或绕行的相关准备。

(2) 非胸痛中心医护人员进行的院前急救和与急诊的衔接:如果院前急救的医护人员由非胸痛中心的其他医疗机构派出,他们在现场完成初步评估后,应快速明确患者的转诊医疗机构。如需转往胸痛中心,应尽可能联系胸痛中心所在医院的急诊科。急诊科接到信息后,需安排人员、空间、物资等做好接诊、评估、救治和分流准备,院前传输信息足够充分时,也可考虑启动绕行急诊流程,加快患者诊疗速度。

2. 网络医院与胸痛中心急诊科的转诊衔接　患者在网络医院获得明确诊断或疑似诊断后,需要向胸痛中心汇报和传输相关信息。对于需要进行紧急 PCI 治疗的患者,胸痛中心所在急诊科需要做好协助患者绕行急诊和 CCU 直接进入导管室的准备。对于需要进一步评估的患者,急诊科需要做好接诊、评估、救治和和与其他科室协同完成治疗的准备。

(二) 急诊与其他临床科室的协作联动

急诊科作为临床平台科室,与院内各个临床科室都有密切的联系。在急性高危胸痛的一体化诊疗方面,与急诊科关系最紧密、联动要求最高的临床科室包括:心血管内科、心胸外科、血管外科、呼吸科。急诊科医护人员完成患者的早期评估、处置、诊断和鉴别诊断后需积极与上述科室沟通协调,明确患者下一步治疗方案,并快速妥善安排转运,确保患者在急诊科期间和转运过程中的安全。

(三) 与临床辅助科室的协作联动

除了与其他临床科室协作,急诊科与临床辅助科室的默契配合也是保证胸痛患者诊疗通道流畅运行的重要环节。在胸痛的诊断、鉴别诊断和病情危重程度评估中,放射科、超声科和检验科发挥着不可或缺的作用。尽管有的检测项目可以在急诊床旁完成,但仍需要这

些科室提供快速高效的服务和精确的室间质控。在患者的治疗中,急诊科与药剂科协同配合,将保证对药品的供应和为患者提供优先的取药服务。在患者的转运中,急诊科与患者运输部门的配合将为患者的快速、安全、正确转运提供保障。急诊科需要通过各种制度、流程及反馈机制与这些科室达成共识,缩短患者在院内的延误,尤其是从进入医院到接受关键性治疗的时间。

(四) 与行政后勤部门的沟通协调

急诊枢纽作用的正常有序发挥还与医院行政、医疗、护理、后勤部门的大力支持密不可分。急诊科作为多种类型胸痛患者救治的院前终点和院内起点,迫切需要利用院前、院内多学科的整合资源。而这些资源的获取,需要来自相关行政管理人员,包括120的管理人员、各级医院的行政领导、医院各部门和科室的管理人员的充分理解、认同和支持。因此,急诊科与院办、人力资源部、医教部、护理部、设备物资部、财务部和安全保卫部的沟通,将助力打破和拆除院前、院间和科间壁垒,增加各环节间的润滑剂,简化手续,推动多学科融合和多部门联动。

二、强化急诊科在胸痛中心建设中枢纽作用的具体措施

为了强化急诊科在胸痛中心建设中的枢纽作用,从硬件到软件的保障必不可少。只有急诊科胸痛单元的各项职能均得到强化,才能让急诊科的枢纽作用发挥到最好。根据《中国胸痛中心认证标准》,具体措施包括以下几个方面:

(一) 硬件配置

1. 救护车上胸痛诊断与鉴别诊断的相关配置　若救护车归属胸痛中心所在医院管理,需在救护车上配备心电图机、肌钙蛋白快速检测仪、心电图传输设备以及相关的抢救设备物资和药物,以便院前急救时快速完成初步评估和向急诊科汇报传输相关信息。非胸痛中心所在医院的救护车,也需尽可能通过沟通、培训和各种协议实现上述配置。

2. 急诊科内胸痛诊疗的相关配置　胸痛中心所在医院的急诊科需要进行如下配套设置:

(1) 急诊科、胸痛中心的标识与指引:①为使不熟悉医院环境的急性胸痛患者或转诊救护车辆能顺利找到急诊科或胸痛中心,在医院周边地区的主要交通要道、医院门诊、医院内流动人群集中的地方、急诊的入口处设置醒目的胸痛中心或急诊的指引和标志。②急诊科分诊、挂号、诊室、收费、抽血、检验、检查、药房等均应有急性胸痛优先标识,以便最大程度缩短患者在急诊因排队等候而消耗的时间,尤其是病人流量大的大型综合医院的急诊科更应该注意这点。

(2) 胸痛诊室及急性胸痛观察室设置:急诊科需要设置供胸痛患者使用的诊室(专用或兼用),并在急诊科设置抢救室或监护室、留观室中设置急性胸痛观察床供观察、评估、治疗和抢救胸痛患者使用。

(3) 通讯设备:保证急诊与院前院内无障碍沟通的基础就是配置足够、合适的通讯设备,包括图像传输设备、手机电话等移动和固定通话设备、对讲机等无占线通话设备,以便相关人员能及时获得信息并及时就位。

(4) 床旁检测设备:急诊科应配备胸痛患者专用的床旁心电图仪,确保在首次医疗接触后10分钟内完成首份心电图检查,还应配备能在抽血后20分钟获取检测结果的床旁快速

定量检测肌钙蛋白、D- 二聚体、BNP 等急性胸痛鉴别诊断项目的设备检测仪。

（5）抢救设施和物资：急性胸痛抢救所需的设施包括供氧系统、监护仪、除颤器、呼吸机等急救器材，以及急救药品。

（二）制度保障

1. 与人员管理相关的制度　胸痛中心所在医院的急诊科应该有一系列与人员管理相关的制度，将岗位设置、岗位职责固定下来，例如安排专职或兼职的管理人员对急诊科中胸痛单元的物资、人员、流程运行等各项事务进行管理、安排协调员负责胸痛单元与其他各科室、部门、机构的联络协调工作。还应确立医、护、技、工各类一线人员的值班制度，确保日间、夜间胸痛患者均有专人诊治，急诊就诊量大量小均能实现高危胸痛患者优先救治。对于人员的轮转和培训也应设立相应制度，尽可能实现每一位胸痛患者都能按流程和标准得到适当的处置。此外，与各项制度配套的奖惩制度也将在调动工作人员积极性中发挥重要作用。

2. 与物资管理相关的制度　急诊科胸痛单元的物资管理包括设备申领、耗材基数配置和增补、设备校准和质控、器械分类放置、标记和储存都应有相应的制度，且这些制度应适用于急诊科内管理中低危患者的观察室和管理高危患者的抢救室和（或）监护室，这样才能保证急诊科内对急性胸痛患者的处置无真空地带。

3. 与医疗质控和改进相关的制度　院前 - 急诊 - 院内绿色通道的流畅运行、急诊科内胸痛患者的医疗质量和安全都需要一系列制度的保驾护航。

与 120 急救系统、网络医院和其他具有转诊关系单位签署的合作协议和为推进工作开展制定的联合例会制度可以协调急诊和各相关部门、机构的立场和观念、统一认识和思想、共同促进胸痛中心绿色通道建设和发展。

远程会诊制度和现场会诊制度有助于专科诊断和救治前移，让更多的疑难和危重胸痛患者在院前急救和（或）网络医院以及急诊科的救治中更早获得高年资专业人员的诊疗，让 STEMI、急性主动脉夹层、肺栓塞等高危胸痛的救治效率更高。

质量分析会制度可以保证对胸痛中心运行过程中的数据进行阶段性宏观分析，肯定工作成绩、发现存在问题并制定改进措施。这项制度除了保证包括急诊科在内的临床科室一线工作人员参加会议外，还需要求医院管理层、其他辅助科室及院前急救人员参会，真正实现胸痛急救一盘棋。

典型病例讨论会制度也是保证有效改进胸痛中心工作质量的制度，主要是针对包括急诊科在内的临床科室一线工作人员。这项制度有助于保证挑选出存在救治延误或决策错误的典型病例，并让所有与执行流程相关的人员集中讨论和分析，发现问题并及时改进，避免延误或错误再次发生。

4. 与数据信息收集相关的制度　要实现数据的宏观分析和微观监控，以及绿色通道中所有相关科室、部门、机构都得到及时信息反馈，还需要相应的数据信息收集管理制度，其中各环节的时钟统一是确保时间节点记录准确可靠的基础，而数据库填报管理制度更是保证数据获取、质量提高和胸痛预防及健康管理的重要制度。急诊科对这些制度的执行和实施将使数据信息的完整性和前后连贯性得到更好的保证。

（三）流程优化

对于大多数胸痛中心所在医院的急诊科而言，流程的从无到有往往是从借鉴国内外其他胸痛中心的流程开始的。但是这样的流程在实际应用中常常会因为与所在地区、医院或

急诊科的急救网络情况、环境条件、岗位设置、人员安排、配套设施等诸多方面不匹配而遭遇各种问题,甚至运行障碍。这些问题和障碍可能在很大程度上影响急诊胸痛患者绿色通道的通畅性,进而影响急诊科在胸痛中心建设中枢纽作用的发挥。因此,急诊科必须根据所在地区、医院和科室的实际情况对流程进行梳理、修改和调整,并在运行中不断磨合,最终形成可操作性强、患者获益大的具有各胸痛中心自身特色的诊疗流程。

1. 流程的分类设置 由于患者来院方式不同、已接受的诊疗程度不同、病情危重程度不同,单一的流程往往难以满足所有急性胸痛患者的诊疗需要,所以在制定流程时应考虑这些方面进行分类设置。例如根据患者的来院方式不同,急诊分诊人员采用的分拣和处置方式也可能不同,可考虑将分诊流程分设为自行来院患者、120转诊患者和绕行急诊患者的接诊流程图。再如根据病情的危重程度不同,可分设高危患者和中低危患者的救治流程图。这样急诊科内的各个区域,从前台分诊到后台抢救观察都有方案可循。

2. 流程的细节考虑 制定流程时,还应注意避免太笼统、不细化。例如,胸痛中心认证标准中要求在分诊、就诊环节实行急性胸痛优先原则,那么在流程中就应该通过具体的步骤来体现和落实"优先"。再如,我们要缩短现场会诊的时间,那么在流程中就应该列出请会诊时机、会诊人员安排和联系方式等细节。还如,要实现先救治后收费的原则,那就在设计流程时就应该财务部门、药剂科等相关部门做好沟通协调后,通过具体措施落实临床给药和付费结算分开的问题,而这些措施都应该在流程上体现,才能保证不因为医护人员的轮转更换而降低流程的执行力。

(四) 人员培训

在急性胸痛诊疗过程中任何岗位人员对胸痛中心的知识和认知度是决定其是否能充分发挥作用的基础,除此之外,急诊科要在胸痛中心建设中发挥枢纽作用还离不开全体人员的共识。因此,急诊科还应重视无死角、全覆盖的人员培训。

1. 社区群众和高危人群的培训 对社区群众和高危人群的培训可能有效缩短发病至首次医疗接触的时间。对他们的培训宜采取走进社区、联合媒体进行科普知识宣讲的方式进行。主要内容应包括疾病的危害和严重性、预警症状的初步识别、尽早呼救和可能获得的治疗等。

2. 医务人员培训 ①院前急救人员的培训:这类人员包括120接警人员和参与现场急救的人员。对他们的培训可通过讲座、演练等方式进行。主要培训内容包括预警症状的识别、初步诊断和鉴别诊断、现场急救的方法、与胸痛中心联系的方法和流程、救治目标和时限要求等。②急诊科医护人员的培训:急诊科医护人员的培训应强化专业知识、诊疗流程和制度以及沟通协调三方面。专业知识包括预警症状的识别、心电图、影像检查和血液学检查结果的判读,高危患者的急救和中低危患者的观察等。诊疗流程和制度应着重强调患者准确快速分流的相关要求。沟通协调应重点关注与院前急救人员的沟通、与院内其他临床科室现场会诊人员的沟通、与临床辅助科室人员的沟通。③医技人员的培训:对于医技人员而言,熟悉急性高危胸痛患者优先原则、树立时间节点管理意识、达成救治时限目标共识、及时进行危急值报告是培训的重点。④护工的培训:对这类人员的培训往往容易被忽视,但这对于加快胸痛患者的诊疗进程却是很有实际意义的。他们需要通过培训理解急性高危胸痛患者的优先原则,并在患者转运、标本传送等方面有意识的加快速度。

(五) 信息系统支撑

信息系统建设是胸痛中心建设的重要环节,而急诊科要发挥好胸痛中心建设中的枢纽

作用更有赖于信息系统强有力的支撑。急诊科应设计界面友好、填写简便、字段化的胸痛电子病历系统，以便完整收集院前和急诊科的患者信息。同时在电子病历系统上还应有胸痛患者身份的显著标识，以便院内其他临床科室和临床辅助科室的工作人员都能实时了解患者身份和诊疗信息。还可考虑在病历系统设置胸痛患者的专属医嘱项或医嘱包，简化医护人员的操作过程，让他们有更多的时间为患者所用。如有可能，还应考虑电子病历系统的数据格式兼容性，并设置其与数据库和认证中心云平台的信息交互接口，以便打破"信息孤岛"、实现数据共享和大数据分析。

（万智　张伟）

第六节　各级卫生行政部门在胸痛中心建设中的角色和地位

一、概述

　　胸痛中心是对急性胸痛为主的急危重症患者提供的快速诊疗通道，通过全新管理理念和多学科协作医疗模式，依照规范化诊治流程，已成为衡量 AMI 救治水平的重要标志之一。继美国胸痛中心协会和德国心脏病学会认证体系之后，中国胸痛中心认证体系成为国际上第三个认证体系，霍勇教授等全国主流心血管专家牵头在 2013 年发起成立了胸痛中心认证委员会，开始了中国胸痛中心建设认证之路，并在近三年多的时间取得了初步成效，受到了政府、学术界广泛认可。但是，从全国胸痛中心建设进程来看，发展速度仍显缓慢，主要是胸痛中心建设还是医院个体行为，以院长、心内科主任、急症科主任主观意识为主导，这极大限制了胸痛中心发展速度。由于胸痛中心在中国尚处起步阶段，促进和规范建设，尚需临床医师和各研究机构共同努力，特别是各级卫生行政力量的支持是非常重要的。长期以来受到计划经济的影响，行政力量主导我国医疗体制的发展，而胸痛中心建设需要协调 120 以及各级医院共同参与，要打破现有的工作模式和利益格局，卫生计生行政部门对医疗资源的宏观调控以及对关键要素的有机整合成为胸痛中心建设的重要推动力。因此，中国胸痛中心建设要想获得快速发展也离不开政府支持。最理想的是政府进行顶层设计、出台相应的政策、法规，通过行政力量在全国推广。比如厦门心脏中心在胸痛中心建设过程中得到了市政府以及卫生局和科技局的大力支持，太原市、贵阳市卫生局等地方卫生行政部门都在积极主动地组织胸痛中心区域协同网络的建设。天津市政府及卫生主管部门充分意识到行政干预在胸痛中心建设中的作用，并基于全市心血管疾病发病现状，将胸痛中心建设列入 2016 年 20项民心工程之一，期间，行政部门可迅速对全市医疗资源进行整合，促使整个流程高效运转，行政力量的介入和推动确实可以起到事半功倍的效果。

二、卫生行政部门着力推动胸痛中心建设的背景

（一）顺应中国医药卫生体制改革纵深推进的趋势

　　"十三五"是全面深化医药卫生体制改革的关键时期，建立分级诊疗制度，是深化医药卫生体制改革、建立中国特色基本医疗卫生制度的重要内容，同时，也体现合理配置医疗资源、促进基本医疗卫生服务均等化的重要理念。胸痛中心建设是对分级诊疗工作的积极探索，胸痛中

心基于区域协同救治网络,具有 PCI 能力的医院依托网络医院和社区医院构建医联体,医联体网络和社区医院将首诊急性高危胸痛患者向 PCI 医院快速转诊,并承接胸痛患者救治后的康复工作,而 PCI 医院及网络医院为社区医院进行社区健康教育与急救培训,符合基层首诊、双向转诊、急慢分治、上下联动的分级诊疗模式,促使医疗资源利用效率和整体效益进一步提高。

（二）面临心血管疾病死亡率居高不下的严峻形势

随着社会经济的发展,人民生活方式发生了深刻的变化,我国急性心肌梗死患者的发病率持续攀升,死亡率也呈上升趋势。同时,有统计数字显示,从 1999 年至 2014 年,心血管病死因率一直居高不下,处于居民死亡第一位。与此同时,急性心肌梗死患者又占心血管病死亡的首位。可见,急性心肌梗死的防治工作日益严峻,已成为全国重大的公共卫生问题,提高急性心肌梗死的救治效率,改善急性心肌梗死患者预后已刻不容缓。

人民群众的身体健康历来是党和政府高度关切的民生民计的大事,而胸痛中心的建立正是加强急性心肌梗死患者救治的有效手段,不仅是为救治急性心肌梗死患者而组建的医疗服务单元,更是转化医学时代不断完善的医疗模式,对老百姓就医体验满意度的提升具有重要意义。

（三）应对急性冠脉综合征救治（ACS）过程中的壁垒

全国 ACS 的发病率和死亡率逐年增加,成为我国居民致死、致残和导致劳动力丧失的重要原因,但 ACS 治疗流程中却存在诸多问题:患者对其认识不足,导致求治明显延迟;医院诊断流程不规范,20% 的患者出院诊断可能存在错误;医师对其治疗欠规范,2/3 高危 ACS 患者并未接受介入治疗;ACS 患者预后差,特别是心力衰竭患者。而"胸痛中心"正是为降低急性心肌梗死的发病率和死亡率提出的概念,通过多学科合作,提供快速而准确的诊断、危险评估和恰当的治疗手段,对胸痛患者进行有效的分类治疗,从而提高早期诊断和治疗 ACS 的能力,降低心肌梗死发生的可能性,改善患者临床预后。

（四）履行落实卫生计生事业相关政策的职责

按照《院前医疗急救管理办法》（国家卫生计生委令第 3 号）有关要求要全面加强急诊急救体系建设,胸痛中心建设是完善急救体系,提高心肌梗死救治水平有效手段,能够促进院前医疗急救、院中急诊急救无缝对接,整合院内急救资源,改善急救流程,最大限度节省抢救时间。其中,心电传输系统加快院前急救信息化建设的节奏,提高院前急救工作效率和救治成功率。同时通过胸痛中心建设的经验,总结提炼成为可复制可推广的长效机制和服务模式,并逐步推广至脑卒中、急性创伤等其他专科,从而加强急诊急救体系建设。

按照国家卫生计生委的统一部署,启动"进一步改善医疗服务行动",坚持以患者为中心,通过改善环境、优化流程、科技支撑等措施,为人民群众提供有效、价廉的基本医疗服务。胸痛中心建设是推进"进一步改善医疗服务行动"的具体措施,这种胸痛诊疗模式的建立能够显著降低胸痛确诊时间、降低 STEMI 再灌注治疗时间、减少不必要检查费用,改善了患者健康相关生活质量和就诊满意度。

三、卫生行政部门发挥职能作用推动胸痛中心建设

胸痛中心建设往往由医疗专家启动,特别注重专业技术,而忽视行政部门政策导向。而事实上,它首先是一种管理活动,需要把管理和医疗服务相结合,行政部门主要负责监控医疗资源和医院的有效运作,身兼临床和管理结合的共同责任。卫生计生行政部门只有做好顶层

设计,发布相关政策支持,充分发挥管理作用,技术准备有效跟上,中心工作才能水到渠成。

对一个地方卫生系统的总体效能富有根本责任的是政府,对人民健康福利谨慎而负责的管理是一个有为政府的根本素质。政府直接领导、统一组织协调,将社会公共卫生服务建设纳入经济和社会发展规划综合考虑、统一部署,因此,天津市政府将胸痛中心建设纳入20项民心工程是从百姓的根本利益出发,也是民心所向。天津卫生计生行政部门从改善医疗服务、急救体系建设、信息化建设、分级诊疗制度、多学科联合救治等多角度理解胸痛中心建设的意义,并按照"统筹安排、合理布局、突出重点、循序渐进"的原则,在全市进行推广。

(一)建设区域协同救治体系,推进我国胸痛中心建设

2011年,在美国心脏病学会等学术组织的推动下,美国启动了全国性的ACS区域协同救治工程,大大缩短了AMI患者的救治时间。2012年8月ESC新版指南强调建立ACS区域性网络管理系统,进一步优化早期ACS诊断和治疗的临床路径。通过对我国急性心肌梗死救治现状的分析,中国胸痛中心认证工作委员会所提出我国的胸痛中心应建立在区域协同救治体系之上的理念。以具备直接经皮冠状动脉介入治疗(PPCI)能力的医院为核心,通过对医疗资源的整合建立起区域协同快速救治体系,以提高急性胸痛患者的整体救治水平,建立区域性协同救治机制将是未来中国AMI救治必然趋势。目前区域协同救治网络建设的困难有非PCI医院意愿不强、动力不大,从经济利益考量而不是一切从患者的利益出发,部分地区120自成体系,配合度较差;PCI医院院内绿色通道不规范;硬件条件有待提升;医保政策限制等,各级卫生行政部门参与和政策支持能更好推动区域协同救治体系建立。2015年3月,国家卫生计生委办公厅印发《国家卫生计生委办公厅关于提升急性心脑血管疾病医疗救治能力的通知》(国卫办医函〔2015〕189号),《通知》旨在建立科学的急性心脑血管疾病区域协同医疗救治体系,要求在有条件的地区建立胸痛中心和卒中中心的诊疗模式,最大限度地缩短早期救治时间,提高急性心脑血管疾病救治成功率,降低病死率、致残率,有效降低疾病负担。

1. 加强急诊急救体系建设,实现信息共享。长期以来,我国院前急救系统与院内诊疗环节是相对独立和分割的,仅在医院内建立快速通道并不能完全解决AMI救治所面临的主要问题;另外,我国目前的急救体系是遵循急诊就近原则,救护车的主要职责是将患者从发病现场尽快送进最近的医院,不会考虑医院救治能力,容易导致二次转诊造成的大量时间浪费,耽误早期救治。院前急救系统与院内绿色通道的整合,基于区域协同救治理念的胸痛中心建设中要求救护车不再仅仅是一个运输患者的工具,应承担起首次医疗接触后早期救治并与院内绿色通道无缝衔接的任务。天津市卫生计生委以专科建设为切入点,以急慢分治为核心,探索建立急危专科疾病转诊抢救服务模式。将胸痛中心作为切入点,落实急诊分级分区管理制度,通过胸痛专科医联体建设,构建胸痛中心与基层医疗卫生机构"急慢分治、上下联动"的协作机制,提升基层医疗卫生机构鉴别诊断、及时转诊能力,切实保障患者医疗安全,胸痛急慢分治运行效果逐步显现充分发挥政府资源整合作用,提高诊疗效率。

《国家卫生计生委办公厅关于提升急性心脑血管疾病医疗救治能力的通知》提出,地方各级卫生计生行政部门要按照《院前医疗急救管理办法》(国家卫生计生委令第3号)有关要求,合理设置规划院前医疗急救网络,加强院前医疗急救体系建设,急救中心与医疗急救网络医院要建立信息衔接共享机制,逐步实现救护车车载信息及时传输至要送达的网络医院,形成科学的院前医疗急救和网络医院间转诊、接诊流程。针对上述情况,天津卫生计生

行政部门重新规划院前医疗急救网络,使急救中心辐射半径合理。在含社区急救、院前急救和院内救治连续性急救医疗网络体系方面作了积极的探索和实践。形成以急救中心的统一指挥调度、院前急救 - 院内救治 - 重症监护室的一体化无缝衔接急救模式,提高了胸痛急救的整体性和时效性。合理设置急救指挥调度层级,划分责任区域,实行值班医师负责制和三级医师会诊制。同时,要求各级救治医疗机构建立专门的组织和制度,配备装备精良的急救设施,针对胸痛患者,急救车备有"一包药":阿司匹林、替格瑞洛、氯吡格雷;并配有远程心电传输装置,患者通过佩戴远程心电终端,将患者 12 导联心电图、血压、血氧饱和度、呼吸、血糖等生命体征实时传输到胸痛中心相关各单元,院内专家给予院前急救医师专业指导,从而把急诊科功能延展到患者家中及急救车上,院前及院内急救人员协同作出决策,确定再灌注策略,缩短救治时间,也是加强急救体系信息化建设的重要体现。

2. 加强专业人员培训,提升急性心脑血管疾病医疗救治相关专业医疗服务能力。地方各级卫生计生行政部门和网络医院要加强心血管内科、心脏大血管外科、神经内科、神经外科、介入放射学专业等临床专科建设,提升心脑血管疾病医疗技术水平和医疗救治能力。加强对急救中心、网络医院及其他医疗机构相关专业人员的培训,重点加强急性心脑血管疾病的诊断、鉴别诊断和规范化治疗的培训,提高急性心脑血管疾病早期识别、早期再灌注治疗的意识和能力,按照心脑血管疾病诊疗指南规范开展早期再灌注治疗,在规定时间内尽快转运至具备相应诊疗资质的医院。网络医院要逐步完善并形成胸痛中心、卒中中心诊疗模式,缩短再灌注治疗时间,确保各流程无缝隙衔接,进一步提高急性心脑血管疾病医疗救治水平。天津已经开展胸痛中心建设的医疗机构,能够及时发现主动脉夹层和肺栓塞等致死率高的凶险疾病,并正确应对和处理,大大降低了死亡率,取得显著成效。

加强急诊急救体系建设,建立急性心脑血管病救治规范和持续质量评估机制,旨在促进各级医院建立心脑血管病的急救绿色通道,将胸痛中心建设纳入国家政策,加速胸痛中心理念推广,推动各级医院的胸痛中心建设,促进区域协同救治体系的建立。以政府为主导的建设推进,具有行政制约的权威性,有利于各单位部门意识统一,协调共进,提高效率。

(二) 探索分级诊疗和多学科诊疗(MDT)模式,推进我国胸痛中心建设

建立分级诊疗制度,是合理配置医疗资源、促进基本医疗卫生服务均等化的重要举措。为指导各地推进分级诊疗制度建设,2015 年 9 月国务院办公厅印发《国务院办公厅关于推进分级诊疗制度建设的指导意见》(国办发〔2015〕70 号)、国务院医改办等 7 部门印发《关于印发推进家庭医师签约服务指导意见的通知》(国医改办发〔2016〕1 号),各地卫生计生委结合实际情况,探索建立"急慢分治、上下联动"的分级诊疗模式。行政部门按照分级诊疗制度要求,引导各级医疗机构建立起合作互动关系及双向转诊机制,对有冠心病高危风险及已患冠心病患者提供连续跟踪服务。分级诊疗模式中的家庭医师通过一对一的签约式服务,尽早发现冠心病高危人群,并对已患冠心病居民提供自我管理知识和技能培训,从而开展更有针对性的社区居民健康管理服务,将防治一体化落到实处。一旦发现胸痛急症患者,经培训的社区医师可通过微信进行信息传输,在上级医院的指导下,判断是否就地治疗或转运至上级单位,以最优化的方案对患者进行及时规范化的治疗。同时,采取进修培训、双向代职、教学指导、远程会诊等多种形式,不断提高基层医务人员的综合素质和业务能力。使帮带双方在长期互动中共同发展,从单向帮扶到双向合作转变,从单纯技术帮带到提高整体实力转变,最终实现协同发展、多方受益。

胸痛急诊具有患者多、风险高、责任重的特点,如何及时、准确地鉴别诊断心源性和非心源性胸痛是急诊处理的重点和难点。特别是急性心肌梗死的救治应该视为一个过程和系统,提高救治水平的关键不是发明另一个新的溶栓药物或医疗器械,而是比现有策略更有效的组织方法。它是将心脏科医师、急诊医师、影像科医师、检验科及相关科室医师聚合起来,共同进行心肌梗死的早期干预,是一种多学科诊疗模式的探索和实践。

（三）卫生行政部门将胸痛中心建设纳入重点工程是加快胸痛中心建设步伐的重要策略

我国的急性心肌梗死（AMI）救治面临着患者就医延迟及医疗系统内延误导致错过最佳再灌注时间窗的问题,同时,我国医疗资源分布的不均衡、医疗保障范围和力度不够使许多患者无力支付医疗费用,也是导致 AMI 患者救治延误的重要因素。因此,将胸痛中心建设纳入重点工程是加快胸痛中心建设步伐的重要策略。胸痛急救只是一个突破口,带动的是与 120 及其他医院之间的全方位的合作,需要相关行政部门,引入管理式医疗的理念,出台引导政策,对医疗保障模块进行合理规划,确保百姓公平地享受优质医疗资源。

政府将胸痛中心建设纳入"民心工程",通过政策引导,引起各级医疗机构及广大人民的关注,同时,加强主流媒体宣传,并利用各医疗机构微信、微博、院内网站和院报、院刊等自媒体平台,进行胸痛知识宣传,使群众了解胸痛相关知识,提高疾病鉴别力,发生胸痛时,及时正确寻找救治,以免延误治疗。卫生计生行政部门通过形式多样的措施,合理利用医疗资源,理顺流程,不增加成本,反而节省就诊费用,老百姓就医体验提升,医疗纠纷减少,对未来有深远意义,符合"进一步改善医疗服务行动"的要求。

四、对胸痛中心医疗网络的整体展望

胸痛中心区域医疗网络的形成,开启了为缺血性和非缺血性胸痛患者设立不同临床路径的大门,从而提高心肌梗死早期救治的能力,增强了临床医师对胸痛诊断和鉴别诊断的能力,提高了医疗质量及医疗技术水平。胸痛中心模式实现医疗资源最优化使用,使 PCI 医院和网络医院、社区医院间建立起共同面对患者、实时会诊、直接指挥的新模式。从新知识的学习、治疗方案的选择、患者的管理等方面进行全程服务、全程监护、全程管理,从而大大提高了医疗诊断治疗的准确性、及时性。胸痛中心医疗管理模式致力于早期实现心肌再灌注、降低急性心肌梗死的病死率、病残率、节约医疗成本,有效缓解医疗资源分布不均、供需矛盾日益突出的医疗现状,是人民群众热切期盼的一件大事,也是医疗供给侧改革的重要内容之一,关乎千千万万百姓健康的切身利益,胸痛中心布局网络的铺展,改进医疗服务流程,创新方便人民群众看病就医的措施,可真正让人民群众享受到改革的红利。

目前,天津市通过中国胸痛中心认证的医疗机构已达 9 家,其他三级综合医院和有条件的二级综合医院也在积极筹备胸痛中心建设。数量居全国第二,密度第一,所有通过认证的医院的院内 STEMI 死亡率大幅下降。天津市卫生计生委高度重视、大力扶持,把全市胸痛中心工作纳入民心工程,集体领导、统筹管理,促进了区域协同救治体系的壮大和发展! 天津开展胸痛中心建设的模式,已经成为名副其实的民心工程,同时也为兄弟省市胸痛中心的建设提供了一定借鉴作用,即以政府为主导的建设推进,有利于各级医院从领导到专家到各相关职能科室的达成共识,行政制约和推进是一个重要的助推器,为胸痛中心快速发展提供了有力支持和保障。

（刘先夺　刘　双　周志兰　李春洁　律　扬）

第三篇

不同院前急救模式及不同类型医院
胸痛中心建设的基本特点及要求

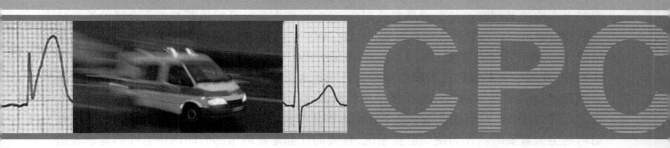

第十五章

不同院前急救模式下进行胸痛中心建设的基本特点及要求

第一节　急性胸痛的基本特点及对院前急救的要求

急性胸痛作为最常见的急诊症状,可能是多种疾病的临床表现之一,其中既有随时可能威胁生命的急性心肌梗死、主动脉夹层等真正的急危重症,也可能是带状疱疹、肋间神经痛、流行性胸痛等疼痛较重但并不威胁生命的疾病。由于急性心肌梗死、主动脉夹层、肺动脉栓塞三大疾病的共同特点是发病早期致死性很高,若能在早期及时诊断并给予合适的治疗绝大多数患者可以存活且可以避免致残。因此,对于急性胸痛而言,最关键的是要强调发病后早期,尤其是首次医疗接触(first medical contact,FMC)时的快速而规范性的诊治。从就诊方式来看,我国绝大多数急性胸痛患者是自行到达医院就诊的,目前只有不到 10% 的急性胸痛患者以及不到 20% 的急性心肌梗死患者是通过呼叫院前急救系统(120 或 999)由救护车接诊入院的,因此,我国的院前急救系统和医院急诊科的救治能力对急性胸痛患者的早期救治均是至关重要的。作为院前急救系统,首要的任务是在最短的时间内将急性胸痛患者送至具有救治能力的医院接受最佳的治疗。

长期以来,我国急救体系设置的基本原则是急诊就近,院前急救的责任主要是承担转运任务,即要求救护车将需要急救的患者在最短的时间内送至最近的医院,不考虑送达医院的救治能力。这种院前急救理念导致许多急性胸痛患者被送至不具备救治能力的基层医院,由于受技术条件和设备条件的限制,多数基层医院并不具备急性胸痛所需要的早期快速诊疗能力,常常需要花费较长的时间才能做出初步判断或明确诊断,由于急性胸痛相关疾病对医院的救治条件要求较高,即使能在基层医院明确诊断的患者,往往也需要转诊运到具备条件的医院进行关键性治疗。这种早期在基层医院的时间延误和二次转诊,导致许多患者错失了最佳救治时间窗,显著增加了急性胸痛患者的早期死亡率和存活患者的致残率。因此,从急性胸痛的早期救治需要出发,院前急救系统必须改变当前的单纯急诊就近的原则,应该更多地考虑所送达的医院是否具备对急性胸痛患者的救治能力,应尽可能地避免二次转诊。因为前已述及急性胸痛患者中常常是鱼目混杂的,并非所有的急性胸痛都是需要进入抢救路径的,若把所有急性胸痛患者都送至大医院,也可能导致轻症重治、造成医疗资源浪费,使

本来已经人满为患的大医院更加不堪负荷。因此,提高院前急救系统的早期鉴别诊断能力,实现现场分诊显得尤其重要。为了有利于最大限度缩短院前救治时间,并尽可能通过与院内绿色通道实现无缝衔接而缩短院内救治时间,在《中国胸痛中心认证标准》和《中国基层胸痛中心认证标准》中均强调胸痛中心必须与当地院前急救系统进行整合,以实现上述目标。

上述两个认证标准中均要求胸痛中心与院前急救系统通过以下几个方面的合作以实现院前救治与院内救治的无缝衔接:①胸痛中心所依托的医院必须与院前急救系统签署联合救治急性胸痛患者的协议。该协议必须明确双方在急性胸痛救治中各自应承担的责任和义务。②胸痛中心应针对急性胸痛的院前救治要求对院前急救系统进行专业培训。③双方进行联合演练以熟悉如何实施急性胸痛的院前救治与院内流程的无缝衔接,包括院前心电图的传输和联络机制、院前启动导管室、绕行急诊直达导管室、直达 CCU 和 CT 室等转运目的地。④院前急救系统应定期参加胸痛中心的质量分析会和典型病例讨论会,也要通过微信群等信息平台及时发布反馈信息,以促进持续质量改进。⑤完善、提高救护车的救治能力。

由于我国目前的院前急救模式的差异性很大,有三种主要的模式即独立型、指挥型和依托型,少数地区存在两种类型的混合型。不同类型院前急救模式开展胸痛中心建设工作时其合作方式和重点存在一定的差异,为便于各地了解与不同类型院前急救系统合作的重点,以下分述三种主要院前急救模式下进行胸痛中心建设的基本特点及要求。

(向定成)

第二节　独立型院前急救模式下胸痛中心建设的基本特点及要求

一、独立型院前急救模式的基本特点

以北京、上海、天津等为代表的我国绝大多数地区是独立型院前急救模式,其中除了极少数地区曾经是院前急救系统拥有自己的医院,按照所谓院前、院内一体化模式外,目前独立型院前急救模式几乎都是单纯院前急救性质的。其显著特点是院前急救系统是与医院完全分离的,院前急救系统拥有自己的救护车队和院前急救人员,急救中心根据城市人口地域分布分特点在全市设立不同的急救分站,急救站的分布密度通常以急救半径表示,各地的急救半径存在一定的差异性,与地区的经济发达程度、人口密度、政府对院前急救的投入情况等有关,但通常要求救护车能在发出指令后 5~10 分钟内到达呼叫现场。当患者或家属呼叫 120 或 999 时,急救中心根据就近原则派出各急救分站的救护车赶赴现场,将患者送至最近的医院并在急诊科完成交接。独立型急救模式中急救中心处于绝对主动地位,医院不参与院前急救,处于坐等患者到来的完全被动状态,目前多数地区院前急救与医院之间缺乏有效的及时沟通机制。但该模式下急救中心可以根据医院的急救能力进行急救病源的分配,以充分发挥各医院的优势资源为急诊患者提供最优化的服务。

二、独立型院前急救模式下胸痛中心建设的重点工作

鉴于我国绝大多数地区是独立型院前急救模式,目前《中国胸痛中心认证标准》和《中

国基层胸痛中心认证标准》均是以独立型院前急救模式为主要依据设计的。鉴于其上述特点,医院在开展胸痛中心建设时应充分认识到对院前急救系统的高度依赖性,即如果院前急救系统不能积极参与到胸痛中心的工作之中,胸痛中心就仅仅是一个院内绿色通道,是无法充分发挥其效益的;而一旦解决了与院前急救系统的合作问题,胸痛中心就可以大大提高对本地区急性胸痛的救治效率,甚至可以覆盖更广大的地区,因为一旦院前急救系统认识到了"就能力"的重要性之后,将会把更多的周边地区急性胸痛患者送至胸痛中心。因此,独立型院前急救模式地区开展胸痛中心建设与院前急救系统合作的重点工作应包括以下几个方面。

（一）要把与急救中心领导的沟通作为与院前急救系统合作的首要工作

通过专题讨论、培训、协商等多种形式让急救中心领导层充分理解急性胸痛相关疾病的院前急救的特点及专业要求、规范院前急救对急性胸痛救治的意义、如何实现急性胸痛院前救治的优化等重要问题,只有在改变了理念之后才有可能改变行为。部分地区急救中心领导可能因各种原因一时难以转变观念,胸痛中心可能需要通过更广泛的渠道实现这一目标。业经证明有效、可供选择的途径包括但不限于:①邀请急救中心主任等领导层参加全国、地区性胸痛中心相关的会议,通过更新知识、了解动态促使改变观念;②通过撬动行政资源实现这种改变,包括与上级卫生行政主管部门甚至市政府等沟通与协调,通过行政干预实现理念的转变。在这个过程中很重要的一点是要强调胸痛中心建设所建立的区域协同救治体系建设是国家的基本国策,国家卫生计生委 2015 年 3 月 17 日发布的 189 号文件是最强有力的政策依据,而各级卫生行政主管部门及急救中心理应是新的急救体系建设的主体,应该主动承担此项利国利民工程之重任,而医院和专家只是从专业层面进行呼吁和推动,同时在主动帮政府分忧,承担此项改革的重任。此外,也要强调在推动此项改善民生工程过程中也会大大提高院前急救的能力,减少院前急救期间的医疗纠纷;对于政府和患者而言,亦可通过提高救治效率、改善预后而降低医疗费用,可谓是一举多得,政府及其所属的急救中心没有理由不支持如此重要的有利于急救体系改革的工程。

（二）签署联合救治协议

联合救治协议对于独立型院前急救系统是至关重要的,此份协议是胸痛中心与院前急救系统进行合作的基础,应该包含双方在急性胸痛救治中合作的具体内容和工作原则,该协议必须由双方法人签字并加盖公章。

（三）落实联合救治协议

联合救治协议如果不被执行就没有任何意义,因此,胸痛中心应该高度重视与院前急救系统的联合救治协议的落实。其中包括落实对急救中心人员的培训、联合演练、定期召开联合例会及质量分析会,对存在的问题经过讨论后寻求解决问题的办法。为提高一线人员的参与感和成就感,及时解决可能存在的问题,应尽可能建立针对每一实际病例的信息反馈机制,其中通过微信群及时进行信息反馈及必要时的点评是最有效的手段。

三、独立型院前急救模式下胸痛中心建设的优势与劣势

独立型院前急救模式下胸痛中心建设的难度在于很大程度上依赖急救中心的大力支持和配合,如果不能打通院前急救这个环节,就很难实现缩短从院前首次医疗接触到院内救治的时间、提高院前传输心电图比例、实行绕行急诊及绕行 CCU 等目标。但一旦打通院前急救这个环节,使急救中心理解了急性胸痛救治的要求和重要性,则急救中心可以改变单纯

急诊就近原则,将更多的急性胸痛患者及时送至建立了胸痛中心的医院,使更多急性心肌梗死、主动脉夹层、肺动脉栓塞等患者得到及时、规范的治疗,也使胸痛中心能够发挥更大的社会效益,挽救更多急性胸痛患者的生命。

（向定成）

第三节　指挥型院前急救模式下胸痛中心建设的基本特点及要求

一、指挥型院前急救模式的基本特点

以广州等为代表的地区,院前急救模式为指挥型,该模式的基本特征是急救中心主要发挥调度指挥中心的作用,所有开设急诊医疗服务的医院经过主动申请、检查、考核合格后均可以加入院前急救系统,并承担院前救护车及院前急救人员的招聘、培训和管理任务,多数医院将院前急救队伍配置在急诊科,但救护车及院前急救人员在急救中心的统一指挥调度下承担分配的院前急救任务,急救中心通过车载 GPS 监控、考核救护车的运行情况。急救中心预先把全市的急救范围根据就近原则划分到各家医院急诊科,急救半径根据参与院前急救系统的医院分布情况而定。一旦患者呼叫120,急救中心直接将任务分派到就近的医院,后者派出救护车赶赴现场,经过现场紧急处理后将患者接回所在医院,除非患者要求送到指定医院。整个急救过程中急救中心通过车载 GPS 对救护车的运行路径和时间进行监控和管理。此模式下急救中心将院前救治任务的绝大部分任务分配到医院,充分发挥了医院在院前急救中的作用,急救中心主要起调度和监管作用。相比独立型而言,优势是调动了医院参与院前急救的积极性,容易实现院前急救与院内救治的衔接。而缺陷是由于事先根据就近原则进行了"势力范围"的划分,无法将既定区域以外的急性胸痛、卒中等患者直接送至救治效率最高的医院接受关键性诊疗。

二、指挥型院前急救模式下胸痛中心建设的重点工作

与独立型院前急救模式不同,指挥型院前急救模式下医院在院前急救中拥有一定的主动权,因为救护车和院前急救人员归医院所有和管理,对院前人员的培训、教育、院前传输心电图及与院内联络、绕行急诊等环节相对容易实现,但并不代表不需要与急救中心合作。指挥型院前急救模式下胸痛中心与急救中心的实质性合作重点在于实现两个目标,一是通过对120接线人员的培训使调度人员在接听呼救电话时能够正确地判断急性胸痛患者是否属于生命体征不稳定的对象,对于判断为生命体征不稳定者,能够正确指导现场呼救者或家属对患者展开紧急救治,为后续专业救治争取时间;二是要通过加强胸痛中心的区域协同救治理念的宣传教育使120调度人员能将更多的急性胸痛患者从没有建立胸痛中心的地区调度至胸痛中心,接受规范的诊治,从而使更多患者获益。

为实现上述两个目标,胸痛中心仍需与急救中心充分讨论区域协同救治体系建设的重要性,并在此基础上双方签署联合救治协议,该协议的主要内容应该集中在如何实现上述两个目标。而培训的内容则重点是对调度人员的急性胸痛症状识别、生命体征是否稳定的判别、现场自救的基本方法、本地区胸痛中心的分布等。对于院前救护车人员的培训、联合演

练等内容则可以归属到急诊科的人员培训之中进行。

三、指挥型院前急救模式下胸痛中心建设的优势与劣势

指挥型院前急救模式下胸痛中心建设的显著优势是比较容易实现院前急救与院内绿色通道的无缝衔接,院前急救队伍和能力建设方面医院具有较大的自主权,可以通过调整利益分配和待遇使院前队伍更加稳定,必要时甚至可以由专科医师跟车出诊参加急性高危胸痛患者的院前救治;比较容易实现院前心电图的传输和绕行急诊、CUU 方案。但明显的劣势是由于存在事先划区,如果不能使 120 调度人员主动将急性胸痛患者更多调度至胸痛中心所属医院,胸痛中心能够发挥的效益会受到原来划区的影响而不能最大化。

(向定成)

第四节　依托型院前急救模式下胸痛中心建设的基本特点及要求

一、依托型院前急救模式的基本特点

以重庆、深圳、福建等为代表的依托型院前急救模式是指急救中心依托当地一家或几家医院设置院前急救系统,急救中心的人员及车队是由所依托的医院代管或监管,也可能是独立于医院仍由急救中心管理。依托型院前急救模式也是绝大多数地市级以下城市的主要急救类型,部分省级城市亦为依托型院前急救模式。该模式的最大特点是依托单位承担了本地区绝大多数院前急救任务,容易实现院前急救与院内救治的衔接,弊端是容易形成院前急救业务的垄断,不能根据医疗资源的分布优化资源分配以及充分调动其他医院的积极性,当城市区域较大时,会出现舍近求远运送的问题。

二、依托型院前急救模式下胸痛中心建设的重点工作

此类型院前急救模式下的城市和地区开展胸痛中心建设时依据医院是否为 120 所依托的单位而不同,以下分别介绍依托单位和非依托单位胸痛中心建设的重点工作内容。

(一) 120 依托医院的胸痛中心建设重点工作

此类医院开展胸痛中心建设具有得天独厚的优势,由于院前急救与医院相当于"一家人",工作协调上比较容易。在工作机制上完全可以按照指挥型 120 模式地区的医院建设胸痛中心的基本要求进行,除了上述对调度员的培训是重点外,还应重点解决如下几个问题:

1. 加强对院前急救队伍人员的培训,使其具备对急性胸痛的早期识别能力、能够及时完成院前心电图及传输、熟练使用一键启动机制、时间节点的记录等工作习惯的养成。

2. 除了要求所有院前急救队伍均应参加定期召开的质量分析会和典型病例讨论会之外,还应制定专门针对院前急救队伍的考核机制和必要的奖惩机制,以鼓励院前急救队伍持续改进院前急救质量。

3. 关于与急救中心的合作协议,应视急救中心与医院的具体关系而定,如果是同一法人、统一管理(人事、财务和行政管理全部纳入医院的统一管理之中)体制,则可以不签署联

合救治协议,只需要提供相应的证明即可;若两者是不同法人,或者同一法人但不同的管理体制,则仍应签署双方联合救治协议。

(二)非120依托医院胸痛中心建设的工作重点

相比于其他任何院前急救模式,在依托型120模式下的非120依托医院开展区域协同救治体系建设面临的难度最大,主要是很难让依托其他医院的救护车将急性胸痛患者送至本院。但从真正区域协同救治体系建设的需要出发,基于120依托某一家或几家医院所建立的对院前急救的垄断并不利于急性胸痛患者的救治,因为如果将所有急性胸痛患者均要拉回依托医院就会导致舍近求远进行转运,增加了急性胸痛患者路途转运时间,从而造成救治时间的延误、增加了患者的风险。因此,此类医院仍应想办法解决院前急救合作困难的问题,这也是此类医院建设胸痛中心要解决的重点问题。建议尝试以下途径:

1. 直接与急救中心主任(可能是依托医院的院长兼任)协商,提出解决问题的办法,比如将本院周边一定范围内的急性胸痛患者送至胸痛中心,医院适当分担一定比例的院前急救队伍建设培训、教育或其他方面的任务,或者建立一定的人员合作机制,医院派出一定的人力参与院前急救工作等。

2. 通过上级卫生行政主管部门进行调节,以国家卫生计生委2015年189号文件为依据,与当地卫生计生委(局)协商围绕着急性胸痛或急性心肌梗死早期救治建立本地区区域协同救治体系。最好能与多家非120依托医院一起进行此项工作,更容易引起卫生计生委(局)的重视,通过动员或调动行政力量主导或支持本地区的区域协同救治体系建设,从而更容易实现此目标。

3. 一旦院前急救系统参与到本院胸痛中心建设之中,就必须建立良好的定期质量控制和反馈机制,其中及时的反馈机制尤其重要,能够随时让院前急救人员树立起对胸痛中心建设的参与感和成就感,必要时可以通过建立相应的奖励机制,鼓励大家持续改进。同时也可以通过经常性的培训和其他活动将院前急救队伍与本院胸痛中心团队融为一体,增进相互了解和理解,提高合作主动性和能动性,从而有利于可持续发展。

三、依托型院前急救模式下胸痛中心建设的优势与劣势

该模式下由于存在120依托和非120依托医院两种情况,很显然前者具有较大的天然优势就是合作较容易,但可能存在因"垄断"造成的院前急救半径过大而使院前转运时间过长的问题,并不利于急性胸痛患者的及时救治;相比120依托医院,非120依托医院则处于极端不利的劣势,但如果通过上述途径达成协议或解决了行政力量支持甚至主导问题,则完全可以变不利为有利,通过政府的主导直接建立起本地区的区域协同救治体系。

(向定成)

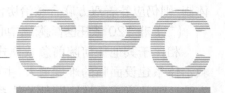

第十六章

不同类型医院胸痛中心建设的
基本特点及要求

　　我国的医疗机构具有性质多样化的特点,不同性质的医院均可能承担着急性心肌梗死等急性胸痛患者的救治任务,而承担了急性胸痛救治任务的医院均应建立胸痛中心。但不同性质的医院在建立胸痛中心过程中有显著不同的特点,不同的特点也就决定了相应的要求也不同。为了给各种不同性质的医院在进行胸痛中心建设时提供可供借鉴的经验,我们邀请了在胸痛中心建设领域里取得了显著成绩的不同性质医院的专家共同编写了此章,仅供相同性质医院在开展胸痛中心建设时参考。

　　由于作者的写作思路和在胸痛中心建设中积累的经验和体会不同,导致本章各位作者的写作思路和风格存在较大的差异。主编在修订终稿时在是否应该统一风格、统一思路和格式问题上很矛盾,为了保持各原作者的基本思想,最终决定不做大的修改,保持原创但在每节之前增加主编点评以让读者能够在阅读完全文之后看到主编提示的对各类医院建设胸痛中心时应注意的关键要点。

第一节　大型公立综合性医院胸痛中心建设的
基本特点及要求

　　主编点评:大型公立综合性医院的基本特点是综合实力和心血管专科水平高、区域影响力大,心血管学科带头人对胸痛中心的理解深刻等优势;但同时存在科间协调困难、急诊科超负荷运转因而不愿意承担胸痛中心建设的过多工作两大主要不利因素。因此,该类医院的工作重点是要充分调动医院行政力量的支持,建立由心血管专业推动、医院领导主导、急诊和心血管内科作为主力的胸痛中心建设组织构架和工作机制,同时要通过优化流程减少急性胸痛患者在急诊科停留的时间以降低急诊室压力,使急诊科从胸痛中心建设中获益。如果医院的心血管急诊量大,建立心血管专科急诊是解决急诊环节配合的一大重要举措,但若心血管急诊量不大时该机制会造成资源的浪费、难以持续。无论哪种机制,通过各种方式提高急诊科的参与度是大型综合医院建立胸痛中心的关键和难点。

毫无疑问的是胸痛中心的建立显著降低了急性胸痛确诊时间、降低STEMI再灌注治疗时间、缩短了住院时间、减少再次就诊和再住院次数、节省了不必要检查费用、改善了患者健康相关生活质量和就诊满意度、并改善了患者预后。胸痛中心已经成为衡量急性心肌梗死救治水平的重要标志之一。作为我国医疗事业的主体,大型公立医院必须在急性心肌梗死等急性胸痛患者救治中发挥主力军作用,因此,大型公立医院开展胸痛中心建设势在必行。

近年来胸痛中心也逐渐在增加覆盖面和提高质量,STEMI救治网络正在逐渐覆盖更多区域。综合性医院共有的特点为患者负荷重、医疗压力大、诊疗过程偏慢、经济消费偏高,也被简单的总结为"看病难,看病贵",随着我国经济与社会的快速发展和医疗卫生体制改革的不断深化,医疗卫生市场的竞争日趋激烈,作为向人民群众提供高水平医疗服务的主体,大型综合性医院面临严重挑战,而胸痛中心则作为新兴的运行模式部分解决了上述难题。更新理念,创新体制,尤其面对当前医保和大型综合性医院所面临的困难,胸痛中心能够有效的采取措施,优化治疗流程,努力改善患者的就诊体验,不断提高患者满意度,促进医院健康可持续发展。

胸痛中心的建立可能会颠覆传统思想,"保守派"院领导存在投入担忧,秩序担忧,纠纷担忧,甚至管理担忧,但胸痛中心的体质与传统普通科室并不相同,它是集多学科为一体,通过五大要素:基本条件与资质、院前急救系统与院内绿色通道的整合、对急性冠脉综合征(ACS)患者的评估和救治、持续改进、培训与教育下防止胸痛中心建设中的标准混乱而导致的救治不规范,减少不必要的弯路而建立的绿色诊疗通道,同为救死扶伤,急诊要优先,同为治病救人,重症要快速。胸痛中心的运作不仅仅是多学科参与,更重要的是同一个目标基础上的合作。对于急性心肌梗死的患者,最重要的治疗方式就是再灌注,而再灌注治疗中核心关键词就是时间,而院内所能节省的时间就需要团队的配合,胸痛中心就是这样一个团队将患者分诊、就诊、诊断、治疗简单化、标准化、流程化,从而完善疾病的诊治过程。

胸痛中心的协调不仅仅单纯是院内相关科室的协调,也不仅仅单纯是胸痛中心医务人员的协调,更广义更重要的是作为医患双方的协调、院前院内的协调、院前传输心电图、院前沟通做决定,使医患双方的准备工作更充分,最大程度的减少患者完成诊治的每个时间,是医务工作者更安全的工作,做到"知己知彼,百战百胜"。在胸痛中心工作的协调管理工作中,要及时从一线人员处取得所遇到的困难和延误,对于反映的问题要集中会议建立解决方案并及时反馈,规章制度的制定最终是服务于患者,在"以患者为中心"大前提下,及时修改规章制度,并适当地给予赏罚政策。此外,对于工作的监督要落到实处,定期监察与汇报,不定期抽查与总结,对于数据的管理,要及时,反复核对;要真实,可以溯源;要永久,库存分析。院前、转运、院内无缝衔接的前提下建立绿色通道,做到真正意义上的快捷通道,对于院前的120和其他不具备能力的医院,培训结合沟通是提高的最快手段和方式。再灌注是救治STEMI的核心,而血管再通时间则是再灌注的核心,是从另一个角度诠释时间就是心肌,时间就是生命,再灌注的方式有两种(介入治疗和溶栓治疗),不同的医疗条件下可以有着不同的治疗方式,但却应有着相同的救治理念——争分夺秒救心肌。影响再灌注的因素有很多,如再灌注方式,再灌注时间等等。在我国,95%的急性心肌梗死患者都错过了黄金救治时间,而每延迟1小时,其相关的死亡率便会增加10%,这也便提示我们:对于急性心肌梗死的救治,时间的意义大于方式的选择。针对我国国情和医疗现状,我们更需要缩短总缺血时间,缩短FMC-to-B时间,缩短D-to-B(N)时间,当前我们的解决手段包含:建立院内绿色通道、

建立区域协同诊疗机制、培训基层医院、建立快速转运机制、对社区人群进行教育。而对于心肌梗死的相关救治结果未见好转，原因可能是由于目前尚未有大规模宏观的系统、规范、流程化的心肌梗死救治体系和救治流程。局部地区呈地域性的心肌梗死网络救治可逐渐使包括门-球时间，心肌再灌注率、时间等在内的心肌梗死救治评估指标渐近国际化。这些均逐步该改善急性心肌梗死的救治率，急性心肌梗死的治疗，时间最为重要，无论溶栓还是介入，都受到严格的时间控制，在患者延迟，转运延迟和治疗延迟等多方面因素条件下，优化院内急救流程更加重要，不但争取更多的时间同时救治率及愈后都会大幅度提高。胸痛中心在以心内科为中心的前提下，120急救中心的大力配合下，以及下级医院的良好合作网络体系下，可建立好局域网络为全国大网络做铺垫。在当前患者综合意识差、交通落后、部分对介入治疗抵抗的条件下，作为黑龙江省以心肌梗死为代表的胸痛救治网络的核心，胸痛中心联合120急救中心，通过120急救车与胸痛中心的数据传输系统、胸痛中心专家的24小时对下级网点电话指导、甚至包括开通介入手术的导管室绿色通道等，争取一切时间减少门球时间，再灌注时间挽救心肌梗死患者心肌和生命。目前，加强与120合作的同时，对下级医院以及心肌梗死的救治网点的建立是当前工作的重点，胸痛中心可以作为心肌梗死救治平台承担120急救中心以及下级医院的对以心肌梗死为代表的相关胸痛患者的诊疗和指导工作。"就急、就近、就能力"的原则在这样的网络体系下体现得更为明显，在安全的转运下，介入治疗可以作为后台保障，溶栓治疗可以作为下级医院的远程指导，目的在于作为心肌梗死治疗的规范化培训基地质控地域性的规范化治疗进而提高心肌梗死救治率。

再灌注流程的优化包括了院前流程的优化和院内流程的优化，流程化保障时间，专业化保障安全，系统化保障秩序，模式化保障运行。在与120合作时多沟通、多合作、多反馈，及时将发现问题集中解决，并跟踪解决效果，利用现有所有的通讯手段保障患者安全治疗的前提下，相互提高治疗经验，这能够有效地提高与120的合作，院内工作相对于院前工作难度可相对降低，思想上以患者为中心点出发，为患者从进院直至诊疗结束的各个环节提供便利条件不仅是服务于患者，更长远的意义是服务医疗工作以保障医疗安全。胸痛中心就是为了这一有意义的目的而建设，胸痛中心网络体系下的救治联盟不仅包含了医疗技术团队同样囊括了社区、媒体等与患者零距离接触的公众工作人员，提高患者意识也是医疗工作人员提高自身技术外的重要工作。院前流程：院前120医师完成初步诊治和基本的术前药物准备，并会与患者家属进行病情介绍和初步治疗方案的介绍；院内流程：院内入院绿色通道，院内24小时手术室备岗，院内为急诊让行，术后分级流程等流程。目前，加强与120合作的同时，对下级医院以及心肌梗死的救治网点的建立是当前工作的重点，胸痛中心可以作为心肌梗死救治平台承担120急救中心以及下级医院的对以心肌梗死为代表的相关胸痛患者的诊疗和指导工作。"就急、就近、就能力"的原则在这样的网络体系下体现得更为明显，在安全的转运下，介入治疗可以作为后台保障，溶栓治疗可以作为下级医院的远程指导，目的在于作为心肌梗死治疗的规范化培训基地质控地域性的规范化治疗进而提高心肌梗死救治率。

当前，越来越多的胸痛中心在通过国家认证，越来越多的医院按照胸痛中心的模式在运营，胸痛中心的协调与管理也再同步的更新与发展，所有的动作都是为"一切为了患者"的最终目的所服务，鲁迅先生讲过"其实地上本没有路，走的人多了，也变成了路"，胸痛中心亦为如此，率先开展的单位积累的经验会指导后期单位的工作，服务STEMI网络是各胸痛

中心当前的重头戏,而规范化的管理和运营则成为胸痛中心发展的前提,希望中国胸痛中心相关事业明天会更好。

(于 波)

第二节 公立专科医院胸痛中心建设的基本特点及要求

> **主编点评**:公立心血管专科医院的基本特点是心血管专科实力强,在本地区的心血管疾病救治领域有较大的影响力,全院从领导层到各科室具有心血管相关知识和背景,急诊科多以心血管专科医师为主,全院容易接受胸痛中心理念,培训工作压力相对较小,急诊科与心血管内科协调相对容易等特点。总体来讲,在心血管专科医院建设胸痛中心的阻力相对于综合医院会更小。但因为缺乏其它学科建制,在复杂、疑难急性胸痛患者的鉴别诊断以及急危重症合并多脏器功能衰竭患者的救治方面不能得到相关学科的及时支持,因此,胸痛中心建设必须与综合医院的相关学科建立密切的协作机制,确保在需要时能及时得到支援;此外,若心血管专科医院参与院前急救,则需要与120及其它医院协调好非心血管急性胸痛患者的院前、院内处理流程问题。最后一点是,心血管专科医院常常分科过细,需要加强内部各亚专科的培训,防止非冠心病亚专科医师值班延误诊疗的问题。

公立心血管病专科医院的胸痛中心在 ACS 患者的救治中起着非常重要的作用。在心血管病专科医院建立规范化的胸痛中心,将会更有效推动加速完成胸痛中心的建设任务,利用高水平的救治能力挽救大面积心肌梗死合并心源性休克、心源性猝死患者的生命,降低心肌梗死相关死亡率,尤其是患者到达急诊大门开始 ACS 诊治以及到达医院大门到血管开通(D-to-B)时间的流程应该更加顺畅。以心血管病知识为基础的急诊科医师在接诊以胸痛为主诉的患者时,能快速识别缺血心电图,启动肌钙蛋白的检测,一旦明确 STEMI,则能即刻启动导管室,可大大缩短 D-to-B 时间;同时,对于 UA/NSETMI 患者进行 GRACE 评分,对于极高危患者则在 2 小时内行 PCI 术。

一、专科心血管病医院胸痛中心建设的基本条件与资质

(一)成立胸痛中心委员会及其主要成员

专科医院的胸痛中心委员会成员相对于综合医院可能涉及的科室更少一些,但领导层面的要求是完全一样的。

(二)公立专科医院急诊科的要求

由于专科医院的急诊科常常也是心血管内科背景的人员,相对来说比综合医院更容易理解胸痛中心的理念,对急性胸痛的诊疗能力也更强。因此,更多的是要为急诊医师制定专业的流程图以指引一线急诊医师执行标准的诊疗流程。对于急诊医师的培训的重点不是急性胸痛的诊疗流程、心电图的阅读等专业问题,而是时间节点记录、溯源性及时间节点管理意识。

(三)成立胸痛指挥中心

根据医院的实际急性胸痛患者的接诊量决定是否应该成立胸痛指挥中心,如果急性胸痛患者多就应该设置由诊治 ACS 经验丰富、有决策力的胸痛医师 24 小时值班,该医师能够

适时激活导管室；区域协同胸痛救治网络医院能够实时传输心电图到胸痛指挥中心，并能在10分钟内得心电图解读，且通过胸痛指挥中心指导患者的抢救和治疗。

（四）做好数据的录入，并应该真实可靠，数据有溯源性

在急性胸痛患者较多的心血管专科医院设置专门的数据管理员进行前瞻性数据采集几乎是不可能的，因此，专科医院更应该通过培训急诊、心血管内科医师和护士、导管室人员实行岗位负责制的前瞻性数据采集模式。才能确保数据采集的准确、可靠。

二、对急性胸痛患者的评估和救治

相对于综合医院，心血管专科医院相应岗位人员更容易深刻理解胸痛中心的要求，对ACS、主动脉夹层和肺动脉栓塞等专业指南的内容也更熟悉，因此，对于专科医院而言，上述心血管疾病疾病的诊疗应该相对容易，但涉及非心血管专科疾病的急性胸痛患者的诊疗可能是流程图和培训的重点。胸痛中心需要与综合医院相关学科建立及时响应机制，能够在需要时邀请参与会诊或接受转诊。但胸痛中心应将如何规范进行此类患者的管理制成流程图，以指引一线人员执行。

三、与院前急救系统的合作

相对于综合医院，专科医院与院前急救系统的合作存在一定的局限性，主要是专科医院只能选择性接受心血管疾病患者，对于不能在现场确认的患者，可能会存在分诊的难度，并要制定将非心血管性急性胸痛患者送至专科医院后的处理流程。如果是指挥型院前急救模式，且医院参与了院前急救工作，则可能需要事先制定专科医院救护车接诊非心血管病患者的运送流程和协议。

四、专科医院的持续质量改进

专科医院的持续质量改进的重点在于质量分析会和典型病例讨论会的频度可能与综合医院存在一定的差异，如果急性尤其是急诊 PCI 量较大的医院，典型病例讨论会的间隔时间最好能够短一些，以防时间过长不一定能够清晰回顾当时的情况，同时集中讨论过多病例也不一定能产生良好的效果。

（王 焱）

第三节　军队医院胸痛中心建设的基本特点及要求

> **主编点评：**军队医院的基本特点是组织严密、令行禁止、执行力很强，同时还有协调能力强、时间观念严格、注重社会效益等特点，均为开展胸痛中心建设的优势性特点，但也存在军队改革后缺乏经济激励政策、卫勤保障优先影响胸痛中心人力和病床资源、地方政策性歧视等不利因素。因此，军队医院建设胸痛中心的工作重点是一定要集中强力部门共同组建胸痛中心组织机构、充分利用军民融合政策为胸痛中心建设寻求发展空间、通过制订预算确保胸痛中心建设和运行所需的资金。同时要重视将胸痛中心远程技术积极用于战场救治。

在中国胸痛中心的建设史上，军队医院发挥了极其重要的引领、示范和推动作用，为推动全国胸痛中心的快速发展做出了积极的贡献。其中广州总医院是我国率先提出并成功实现区域协同救治理念胸痛中心的医院，该院的成功实践奠定了我国胸痛中心建设的基本模式和发展方向，在 2012 年被中华医学会指定为全国胸痛中心规范化建设的唯一示范基地，于 2013 年在中华医学会心血管病学分会授权下组建了中国胸痛中心认证办公室，承担了全国胸痛中心认证的组织工作，并在中国胸痛中心认证工作委员会领导下主持制定了《中国胸痛中心认证标准》和《中国基层胸痛中心认证标准》。之后先后有解放军总医院、第三军医大学新桥医院、武警总医院、沈阳总医院、昆明总医院、第三军医大学西南医院、武警后勤学院附属医院、成都总医院解放军第 101 医院等军队单位先后开始进行了胸痛中心建设，并成功通过了中国胸痛中心的认证。目前在全国 22 家胸痛中心示范基地中有 4 家军队医院。正继续发挥着引领全国胸痛中心规范化建设的作用。

一、军队医院的基本特点

总体来讲，军队医院与胸痛中心建设相关的特点主要包括以下两个方面：

（一）军队医院的优势

军队医院在开展胸痛中心建设中可能存在以下优势：

1. 组织机构严密、执行力强　军队历来是以组织严密、等级明确、执行力强而著称，在开展胸痛中心建设过程中，医院一旦确立了相应的组织机构，就会自然建立起维持胸痛中心建设和发展的行政执行力。也就是说只要医院领导决策了，执行层面通常不会有太多问题。这是在胸痛中心建设中军队医院的最大优势。比如地方医院的各类培训活动中如何保证胸痛中心建设相关人员参加培训是个非常困难的问题，但军队医院通过行政命令的方式可以要求各单位人员按照人员类别按时参加培训，组织起来相对地方更加容易。各类质控相关的会议和活动常常也可以以机关通知也就是行政命令的方式下达，执行情况和效果就会完全不同。

2. 协同能力强，团队协同效率高　由于胸痛中心是以"虚拟机构、实体运作"为主要形式，在绝大多数医院并非组建专门的实体机构，相对于地方医院而言，这种形式的组织机构能够凸显出军队医院的巨大优势。因为军队是以服从为原则的，只要成立了相应的组织机构，就自然形成了令行禁止的团队，哪怕这个团队是临时组建的，也能够坚决执行决策者的意志。因此，军队医院在胸痛中心建设中尤其是需要协调院内外各方力量方面具有独到的优势。

3. 军队医院时间观念强、快速反应能力强　强烈的时间观念和快速反应能力是军队医院的性质所决定的，这与胸痛中心建设中倡导的"时间就是心肌、时间就是生命"的理念高度一致。平时的良好养成造就了军队医院在胸痛中心时间节点管理方面更加严格、更加可靠。

4. 军队医院更加注重社会效益　尽管胸痛中心建设会在客观上为医院带来一定的经济收益增长，但从主观上更多的是一项公益性事业，产生的主要是社会效益，比如挽救更多生命、改善患者预后、降低医疗总费用、提高医疗体系的整体急救能力等等。不论是从医院的宗旨还是现实来看，军队医院更加看重具有社会效益的工作，这是军队医院推动胸痛中心建设的非常重要的原因之一。

5. 军队医院在社会上具有良好的声誉　军队医院在确保姓军为兵服务的前提下,全心全意参与地方医疗体系建设,为保障全国人民的生命和健康安全做出了巨大贡献,同时也为军队医院地方民众开放中所建立的良好信誉度。这对胸痛中心建设中与地方各基层医院和院前急救系统的合作奠定了良好的基础。

（二）不利的因素

同时也要看到军队医院在胸痛中心建设中也存在一些的不利因素,主要包括:

1. 自从进入军队改革时期之后,军队医院严格执行军队财务管理规定,实行收支两条线,医院很难通过地方医院普遍采纳且行之有效的经济手段实施胸痛中心的管理,也无法落实胸痛中心制定的奖惩措施,往往只能以"惩"为主,不能落实奖励。这对调动团队的积极性、鼓励持续改进是极端不利的。以行命令加上精神奖励为主的机制需要更多的其他人文关怀才能使胸痛中心可持续发展,其中作为胸痛中心领导层的总监以及学科带头人们的身先士卒、率先垂范是必不可少的。这可能是军队医院建设胸痛中心面对的最大困难。

2. 军队卫勤保障任务可能冲淡胸痛中心的常规性工作　随着强军理念的深入和日益现实化,军队医院承担的军队卫勤保障任务越来越重,由于人力资源的限制,当军队任务与面向社会的医疗服务发生矛盾的时候,一定是军队任务优先,这是军队医院必须坚持的一项基本原则,但在一定程度上可能会影响胸痛中心的日常工作,因为胸痛中心必须坚持全天候的急救服务。如何建立确保完成军队卫勤保障任务的前提下使胸痛中心的全天候服务承诺不受影响,是军队医院尤其是人员编制较紧张的中心医院建立胸痛中心过程中要高度重视的问题。

3. 个别地区地方政府对医疗资源分配方面可能存在不利于军队医院的情况;这里主要是指某些地区在急救资源分配、医保政策等方面可能存在向地方所属医院倾斜的可能,未将军队医院纳入地方同级别医院的统一资源分配之中。导致许多急性胸痛患者不能就近在军队医院接受早期的关键性救治,使胸痛中心的效益不能最大化地为当地民众服务。

二、军队医院建立胸痛中心的基本要求

（一）重点是通过对建立胸痛中心的论证过程获得医院行政力量的支持

建议所有军队医院均要高度重视对医院是否应该进行胸痛中心建设的论证,论证过程实际上就是对医院领导层的一次全面的培训,培训和论证中除了介绍与地方医院相同的问题外,重点是要讲清楚胸痛中心是平时为民、战时为军队的一项重要举措。当专业负责人将胸痛中心建设的必要性和如何建设胸痛中心的问题讲清楚之后,医院领导层在充分了解和理解的基础上再做出决策。如果一旦同意启动胸痛中心建设,也就意味着医院将会为胸痛中心建设提供全面支持,这是军队医院胸痛中心建设的第一步。

（二）建立具有各强力部门参与的胸痛中心组织机构

军队医院胸痛中心建设中一定要设计好组织机构的人员构成,最好能从医院管理层面解决好未来胸痛中心建设和运行过程中可能存在的问题,通常除了要求院长或者分管医疗副院长任胸痛中心主任委员、各专业科室负责人外,尚需要将医务、护理、后勤、宣传等部门的相关人员均纳入委员会,以便工作协调。在胸痛中心建设和实际运作过程中一旦遇到困难,就可以通过胸痛中心委员会这个组织机构去解决,可以大大节省医疗总监的精力和时间。

（三）高度重视军地协作机制的建立及维持,把握好政策界限

胸痛中心的核心理念是建立区域协同救治体系,作为区域医疗资源的组成部分之一,军

队医院在参与地方医疗资源整合过程中一方面要积极协同各方资源,建立急性胸痛患者的快速转诊机制,为急性胸痛患者提供最佳救治服务,另一方面也要妥善处理好涉及政策面的一些问题,充分利用好军民融合相关政策为胸痛中心建设服务。同时也要避免在胸痛中心建设过程中产生违背军队改革精神、背离军队改革方向的问题。

（四）将胸痛中心质量控制纳入医院的医疗质量管理之中,以提高各个层面的重视程度

胸痛中心的持续质量改进主要来自从时钟统一、数据采集及录入到定期质量分析和典型病例讨论会等常规管理制度的落实,在落实上述质量管理和控制过程中,若能将胸痛中心的上述质控工作统一纳入医院医疗质量管理之中,每天或每周的质量报告由医院医疗质量管理部门统一进行而不是由胸痛中心单独进行质控,不仅有利于质控工作的常态化,也有利于提升胸痛中心质控的级别,是医院层面在进行质控而不是胸痛中心自行质控,可以大大提高一线人员的积极性和主动性,同时也有利于通过落实奖惩制度促进持续质量改进。

（五）通过制定年度预算确保胸痛中心的早期建设投入及成立之后的实际运行畅通

鉴于军队医院的严格财务制度,胸痛中心必须通过制定年度预算的方式确保各类建设相关的基本投入以及维持胸痛中心运行相关的开支能够从医院财务支出。最好争取医院能够为胸痛中心制定专门预算账户,专账管理,以确保专账专用。

（六）将胸痛中心建立的远程医疗模式和技术与战场救治的军事医学结合起来,推动军民融合发展

这对取得各级领导重视和支持非常重要,胸痛中心可以多参加并承担军队的各种演习保障任务,建立与基层部队的急救网络,实现军民融合发展。

（向定成）

第四节　地市级医院胸痛中心建设的基本特点及要求

主编点评: 地市级医院的基本特点是三级学科基本齐全、综合实力处于地区领先、基本具备急性胸痛完全救治能力、覆盖人口多、地域较大,承担县级医院转诊任务重,容易得到当地卫生行政部门的支持,胸痛中心能够发挥的效益很大,因此,是胸痛中心建设的重点。但专科能力参差不齐、人力资源不足、常规病源充足致医院工作负荷大、医师和医院均缺乏建设胸痛中心的动力等可能是地市级医院胸痛中心建设面临的不利因素。该类医院开展胸痛中心建设的工作重点应放在从以下几个方面说服医院决策层重视胸痛中心建设:一是学科建设和发展的需要,二是改善民生的需要,三是面临的同城竞争。而在胸痛中心建设的实际工作中要强化与周边及县级医院的网络建设,重在构建急危重症急性胸痛患者的转诊体系,同时要注重帮助县级医院提升能力建设,推动县级医院提高救治急性心肌梗死能力,包括带动县级医院胸痛中心的发展。

近几年,我国胸痛中心建设得到越来越多卫生行政主管部门的重视,正处于快速发展阶段,从中国胸痛中心网上所反映的数据显示,现有通过胸痛中心认证的单位约 50% 为地市级医院,因此,地市级医院已经成为包括急性冠脉综合征在内的急性胸痛相关疾病救治的中坚力量。由于地域、经济、交通、文化等各方面因素的制约,地级市与省会城市、直辖市相比,在城市规模、人口数量、具备急诊 PCI 手术能力的医疗机构等多方面存在差距。因此,地市

级医院胸痛中心的建设具有其特殊性,因地制宜地规划其发展方向是地市级医院胸痛中心建设的关键。

一、地市级医院胸痛中心建设的基本特点

(一) 地市级医院建立胸痛中心的优势

我国地市级医院地处中小城市,具有如下特点:包含所辖郊县人口在 100 万 ~300 万,所在地区三级甲等医院相对较少,医院覆盖范围比较固定,在医疗体系中处于承上启下的地位,是二级医院的主要技术后盾,便于制定同一标准和流程、标准化网络构建、协调 120 转运和院前急救。因此,相对于大城市的三级医院,地市级医院建立胸痛中心有其自身的特点且具有较明显的优势。

1. 行政主管部门的支持　胸痛中心的建设涉及急救医疗系统(EMS)、急诊、心内、影像、心外、呼吸等多科室紧密合作,甚至需要市政、交通、医保等多部门的配合,这往往离不开行政主管部门的协调和支持。地市级医院作为本地区的核心医疗机构,在胸痛中心的建设方面,往往更易获得政府在资金和行政举措上的支持,从而更易构建高效、有序的区域协同救治网络,真正发挥胸痛中心的效能。

2. 医院的区域核心性强　建立胸痛中心的医院通常是该地区综合实力或专科能力领先的医疗机构,其通常能够辐射全市及周边地区,在当地群众中具有较高的知名度和认可度。因此,地级市一般仅 1~2 家医疗机构具备建立胸痛中心的资格,存在多个心脏中心竞争的可能性较小,建立核心胸痛急救网络的难度较低。

3. 院前急救整合便捷　在胸痛中心建设过程中,院前急救的充分整合是影响转运与救治的重要因素。地级市往往具备急诊 PCI 能力的医疗机构数量较少,因此在与院前急救整合过程中,在患者救治及转运流程上较易达成共识。目前,地级市院前急救通常是挂靠在地区的中心医院或是独立存在,由卫生主管部门管理。前者院前急救直接与医院挂靠,两者沟通直接,更易实现无缝衔接。后者由于医院更易获得主管部门政策上的支持,实现院前整合也较容易。整合后,院前急救系统在进行胸痛患者转运时选择目标医疗机构更加明确,有助于胸痛患者实施快速转运与救治。

4. 网络医院平台成熟　地市级医院多具备完善的以地区中心医院为核心的转诊网络,而其网络医院往往不具备急诊 PCI 手术的能力。胸痛中心建设时可直接依托已形成的转诊网络,按照地域分布进行选择网络医院,较易取得网络医院支持。

5. 医疗保险政策的优势　目前,多数省份、地市施行的医疗保险政策是限制本地区患者转出就医,该政策使得绝大多数患者只能在本市就近治疗。因此,建立本市内协同救治的胸痛中心也符合医保政策的要求。地级市胸痛中心的核心医院由于其网络医院常常不具备急诊 PCI 手术能力,在双向转诊制度的建立下,医疗保险政策能够向核心医疗机构进行倾斜,在对患者快速有效救治的同时,减少患者的经济负担,实现医保资金的有效及合理利用。

(二) 地级市建立胸痛中心的劣势

由于我国各地区的经济发展与卫生资源配置参差不齐,地市级医院胸痛中心建设中在人力资源、专业技术、医疗设备、患者因素等方面的劣势显得尤为突出。

1. 人力资源纵深度不足　地市级医疗机构人员储备较少,高级人才相对缺乏。如心内科医师培养周期长,尤其是具备熟练介入手术能力的核心医师难以短期培养完成。因此人

力资源不足是制约地级市胸痛中心建设的一个重要因素。

2. 专业技术能力的差距　由于地级市自身因素的不足,其中医疗机构的核心竞争力不强,如复杂病变或高难度病变,地市级医院的技术尚无法超过甚至到达直辖市及省会城市医疗机构的水平。同时,胸痛中心涉及多科室联合协作,地市级医院的往往各学科发展差距大,能力参差不齐,综合实力不强。

3. 医疗设备资源的匮乏　地市级医院在设备资源上与直辖市、省会城市的医疗机构存在一定差异。如在导管室的数量、CCU 的规模以及相应仪器设备的配置上相对不足。如无法单独设置急诊专用导管室、手术出现占台现象、CCU 床位不足等状况,在一定程度上影响了急性胸痛患者的救治。

4. 患者因素的制约　地级市人口构成比以农村人口居多,经济水平低,导致一部分急性胸痛患者由于经济原因得不到最优救治。另外与发达地区相比,民众普遍卫生知识水平偏低,对急性胸痛疾病知识缺乏导致重视不足,以至于很多急性心肌梗死患者错失最佳再灌注时间甚至丧失生命。

总之,地市级医院胸痛中心建设具有其独特性,有优势也有劣势。在充分发挥地级市优势的基础上,通过加强学术交流、注重人才培养、提高技术水平、增加医疗投入等方法改善劣势,最终实现胸痛中心的高效运行。

二、地市级医院胸痛中心建设的要求

中国胸痛中心认证工作委员会于 2015 年 11 月修订《中国胸痛中心认证标准》(第 5 版)和制定《中国基层胸痛中心认证标准》(第 1 版),分别针对具备直接经皮冠状动脉介入治疗(PPCI)能力的医院、不具备 PPCI 条件的基层医院(包括已经开展 PCI 技术但无法达到 PCI 医院认证标准的医院)。标准包含五大要素:基本条件与资质、对急性胸痛患者的评估和救治、院前急救系统与院内绿色通道的整合、培训与教育以及持续改进,为地市级医院胸痛中心建设提供了依据和准绳。

(一) 充分理解胸痛中心五大要素的含义

认证标准的五大要素的核心理念是要建立区域协同救治体系,以实现在首次医疗接触后在最短的时间内将急性胸痛患者送至具有救治能力的医院接受最佳治疗的目标。因此,在整个从首次医疗开始直到完成关键性治疗如 STEMI 患者的再灌注治疗之间的任何一个环节均是区域协同救治体系的组成部分之一,均要纳入胸痛中心的管理范围。同时要充分理解到时间节点管理是胸痛中心建设的基本要求,也是区别于其他医疗管理的最显著特点。因此,只有认识到胸痛中心建设的核心理念和主要管理手段,才能自觉地在胸痛中心建设的实际工作中发挥主观能动性。

(二) 全力加强地市级医院胸痛中心自身能力的建设

1. 增强地市级医院的综合实力和发展潜力　加强心血管专科实力的建设,包括制度管理,专业技术、人才引进与培养、科研实力等方面的提升;提高胸痛急救相关科室如急诊、呼吸、消化、胸外、影像等科室综合救治能力;提升医院科研实力,实现对高端人才吸引力;加大专科技术和名医专家的推荐力度,做大做强学科。从而增强地级市医院对周边的影响和服务能力,形成自身特色,树立品牌形象,形成品牌效应。

2. 提高地市级医院对周边地区的影响和服务能力　加强胸痛中心基层网络医院医师

专业知识培训,规范胸痛中心医师诊治流程,实现对胸痛患者快速诊断、及时治疗、降低死亡、避免浪费的目标;加强对基层医院、社区诊所医师的培训指导,与下级医院间建立实时会诊的合作模式,提高诊断的准确性以及治疗方案的最优化;加强对民众健康教育,为民众提供急救基本知识的培训是胸痛中心的基本职能。通过海报、知识讲座、网络传媒等方式,提高民众对胸痛急救的认识,实现缩短 STEMI 总缺血时间。通过上述措施,不断完善地市级医院区域医疗中心功能,实现增强地市级医院胸痛中心的辐射范围。

　　总之,地市级医院因其地域特殊性,开展胸痛中心建设必然要面对较多的问题,解决这些问题的关键在于获得卫生主管部门和医院的大力支持,建立健全完善的胸痛中心管理制度,规范急性胸痛救治流程,健全区域协同救治网络,提高心血管专科及相关科室的实力,增强所在地区基层医师的诊疗水平和民众对疾病的认识,最终实现扩大医疗辐射区域,提升医疗服务质量,提高医疗资源的利用效率。在目前已通过胸痛中心认证的地级市胸痛中心建设的实践表明,综合实力较强的地市级三甲医院开展胸痛中心建设、主导构建区域胸痛急救网络是切实可行的,地市级医师胸痛中心应在多方面协作下走出一条适合自身发展的道路。

(刘培晶　严金川)

第五节　民营综合型医院胸痛中心建设的基本特点及要求

> **主编点评**:民营综合性医院因具有组织机构简单、执行力强、用人机制及各项政策较灵活、不受体制及编制限制、注重经济杠杆的调节作用等基本特点,上述特点均有利于胸痛中心建设,但同时也存在建院历史不长、综合实力不够强、各专科不平衡、区域影响力不大、医院过度追求经济效益等不利于胸痛中心建设的因素。因此,民营综合医院在胸痛中心建设中应重点解决以下关键问题:①在进行医院是否要开展胸痛中心建设的论证过程中要使投资方和管理方全面理解胸痛中心建设的意义,尤其是要充分理解区域协同救治体系建设最终会显著提升医院的学术影响力和急危重症救治能力,也会带来相应的经济效益;②做好急性胸痛相关学科的综合发展计划,而不是单一的心血管内科发展计划,这样能够更加全面地提升医院为急性胸痛患者服务的能力,同时促进多学科发展;③制订合理的激励机制,推动胸痛中心的持续质量改进;④将如何提升民营医院的社会影响力和信誉度作为胸痛中心建设的重要内容,应制订计划并付诸实施。

一、我国民营综合医院建设现状与发展

　　2002 年,据不完全统计,全国已有一定规模的民营医院 1500 多家。民营医院产生的主要模式包括:由个体诊所逐渐发展成的医院;一些企业和个人通过兼并、注资改制发展起来的自主经营或股份合作医院;中外合资合作医院;公立医院转制等。经营特征一般以各类专科、中医和民族医院为主,综合性医院、西医类医院较少。近年来,民营医疗机构随着医疗卫生体制改革的深入,数量与规模不断扩大。作为一种新生力量,民营医院在推进医药卫生体制改革和发展卫生事业起着重要作用。至 2016 年 5 月底,全国医疗卫生机构数达 98.8 万个,其中:医院 2.8 万家,公立医院 12971 家,民营医院 15 193 家。2016 年 1~5 月,医院总诊

疗人次中,公立医院约 11.5 亿人次,民营医院 1.6 亿人次。出院人数 7003.3 万人,公立医院占 5976.2 万人,民营医院 1027.1 万人。民营医院数量上已经超过公立医院,但诊疗人数和住院人数方面仅占全国服务量的 15% 左右。反映出民营医院总体规模偏小、专科建设和服务能力相对较弱,尚有很大发展完善空间。

二、民营综合性医院胸痛中心建设的重要意义与价值

民营综合性医院胸痛中心建设对民营医院自身发展有深远的影响,也是我国胸痛中心建设的重要组成部分。虽然很多民营医院投资者和医院管理层对民营医院是否需要建立胸痛中心,是否有能力建设胸痛中心,存有一些疑虑。但从实际情况来看,民营医院所具备的体制管理优势对胸痛中心建设非常有利,并且通过胸痛中心认证对提高医院的声誉和所带来的医疗管理能力和医疗质量的提升都有巨大帮助。苏州九龙医院与大型综合性公立医院相比,尽管医院历史不长(2006 年 1 月正式营运),2014 年申报第三批中国胸痛中心认证并顺利通过认证。随后,东莞康华医院申请并通过中国胸痛中心认证。从中国非公立医疗机构协会心血管疾病委员会统计数据看,具备心血管专科条件申报胸痛中心的民营医院约200 家左右(含基层胸痛中心),目前申报第九批中国胸痛中心认证的医院包括北大医疗鲁中医院、延安大学咸阳医院、南京明基医院等多家综合性民营医院。从已经创建胸痛中心并通过中国胸痛中心认证的民营医院胸痛中心运行情况看,创建胸痛中心和参加中国胸痛中心认证,有利于民营医院胸痛诊疗技术发展,有利于医院专科建设和发展,有利于医院与周边医院及社区加强联系,并赢得周边区域广大患者及社会对医院的认可,也有利于医院的长期可持续发展。并可以对医院急性胸痛的诊治、乃至未来的医学管理模式,产生深远的影响。民营综合医院应该创造条件尽早创建胸痛中心并积极参加中国胸痛中心认证。这是当前的发展大趋势。建设胸痛中心的主要目标是提高对急性胸痛患者进行快速临床甄别,提高早期诊断和治疗 ACS、主动脉夹层、肺动脉栓塞等致死性疾病的水平,使 STEMI 患者获得早期再灌注治疗,减少误诊、漏诊,同时防止过度检查和治疗,避免医疗资源的浪费从而改善临床预后。直接经皮冠状动脉介入治疗(PPCI)是 ST 段抬高急性心肌梗死(STEMI)最有效的治疗手段,但目前我国医疗资源分布不均,许多民营综合医院还不具备 PPCI 条件,或者已经开展 PCI 技术但无法达到 PCI 胸痛中心认证标准的手术例数。综合性民营医院建立基层规范化胸痛中心对及时明确诊断、减少发病后延误、及时实施转运 PCI 或溶栓治疗具有重要的意义,是我国急性心肌梗死区域协同救治体系的重要组成部分。

胸痛中心建设是通过整合医院院内和医院外相关优势技术和力量为急性胸痛患者提供快速诊疗通道的机构,既可以是在不改变现有组织架构基础之上实体运作的虚拟机构,也可以是重新组建的实体机构。但不论何种方式,民营综合性医院胸痛中心的建设均要涉及医院内外许多部门,必须有一套相应的组织机构进行协调和管理。组织机构的形式可以因不同医院的实际情况而定,但基本要求和任务是相同的。建设一个合格的胸痛中心将有利于提高民营综合性医院的临床医疗技术水平和全院整体管理水平。

三、民营综合性医院如何创建胸痛中心

民营综合性医院有其自身的特点,因此民营综合医院胸痛中心建设的理念和建设流程也有其不同于公立医院的一些特点。

（一）首先是认清形势，端正态度、达成共识

《2015 年中国心血管疾病报告》显示，中国现有心血管疾病（包括冠心病、脑卒中、心衰、高血压）患者约 2.9 亿，且呈快速增长趋势，中国心血管病（CVD）死亡率仍居疾病死亡构成的首位，对比西方国家，心血管疾病的死亡率在二十年前已呈现下降趋势，中国心血管疾病的发病率和死亡率仍呈现快速上升趋势，近 10 年来，我国心肌梗死直接 PCI 术比例逐年增加逐渐取代了溶栓成为急性心肌梗死的标准化治疗方案。但 10 年来急性心肌梗死的死亡率却未得到明显改善。提高急性心肌梗死救治水平和医疗服务能力刻不容缓。胸痛中心作为急性心血管病急救和诊疗模式，能有效地缩短 ACS 患者救治时间，降低患者的病死率和并发症发生率。为加速推进胸痛中心系统化建设，提升中国急性心血管疾病的救治水平和医疗服务能力，中华医学会心血管分会、中国心血管健康联盟、中国胸痛中心委员会计划在三年（2016—2018 年）内建立推动 1000 家医院的胸痛中心认证。作为综合性三级民营医院，应该认识到我国心血管病患病率及死亡率仍处于上升阶段，我国心血管疾病的救治能力还需要进一步提高，积极参与中国胸痛中心建设，承担相应的社会责任。综合性民营医院建设胸痛中心的目的是投入资源，降低急性胸痛的死亡率这一社会效益为主的共识全院上下必须高度一致。

（二）仔细学习解读认证标准，脚踏实地建设胸痛中心

中国胸痛中心自主认证体系于 2013 年 9 月正式启动，是国际上第三个认证体系，目前已经是第五版中国胸痛中心认证标准。2015 年 11 月，中国胸痛中心委员会首次制定了中国基层胸痛中心认证标准，引导并协助基层医疗机构申请胸痛中心认证。胸痛中心认证标准是针对所有的医疗机构，并未为民营医院单独设立一个认证标准。因此，民营医院在建设胸痛中心中，尽管建设的组织架构，建设流程和投入资源可以有所不同，但不能以民营医院的特殊性，来降低认证标准，或者不合实际解读认证标准，每家参与创建和申请认证的民营医院，都应该认真解读标准，深刻领会，根据《中国胸痛中心认证标准》或中国基层胸痛中心认证标准的五大要素指导建设胸痛中心。

（三）借建设胸痛中心之东风，提高心血管疾病救治能力

在胸痛中心建设过程中，可以充分利用中国胸痛中心总部提供的建设指导与帮助，申请相关的学习资源，包括各种胸痛中心建设培训项目，与区域胸痛示范中心进行交流学习。按照中国胸痛中心提供的胸痛中心建设流程和工具包，进行胸痛中心建设。期间，可以随时询问相关建设问题，也可以申请去其他已经通过论证胸痛中心参观学习，或者邀请胸痛中心建设专家现场指导。通过学习和胸痛中心建设进一步提高急性冠脉综合征的救治能力和水平。

（四）立足本院，结合本院本地区实际，积极创新

民营综合性医院一般比较年轻，虽然没有太多的岁月沉淀，但也没有历史的包袱。胸痛中心建设主要是对传统胸痛诊疗流程的再造，重塑对以胸痛为主要症状心血管疾病救治的科学流程。不但需要全院动员，还需要协调政府，院前急救体系，本地区基层医疗机构等社会资源等共同参与，医院内部特别是胸痛相关的临床及医技科室的协作支持。民营医院可利用体制优越性，对本院本地区实际状况进行调研，利用现代化信息技术，制定切实有效方案。最大程度缩短胸痛患者的救治时间，优化各种救治流程，大胆创新，积极有序开展各项创建胸痛中心工作。

四、民营综合医院胸痛中心建设的特点：优势与短板

民营综合医院有其自身的特点，大多实行董事会领导下的院长负责制，更加注重内部管理，构建和完善法人治理结构。民营医院产权制度明确，医院所有者与资产保值，增值有直接利益关系。这就使得医院管理者有动力去降低成本，提升效率，以求达到更好运营效果。民营医院的现代化企业管理制度和绩效制度使得医院有更灵活的人事制度，有极强的资源整合能力和灵活应变能力强，医院应该更有活力，并能为患者救治提供更优质的医疗服务。因此民营医院在胸痛中心建设中自然具有一定的优势。

（一）民营综合医院建设胸痛中心有若干重要优势

1. 强烈的发展意愿。目前情况条件下，民营综合医院建设发展困难很多，道路并不平坦，有生存的压力，有强烈的发展壮大、完善医院的愿望。建设完善胸痛中心有助于促进医院发展，通过认证的胸痛中心能获得当地政府支持和民众的拥护，有利于提高医院整体诊疗水平，既惠及患者，又有利于改善提高自己的形象和影响，也有利于增加医院服务能力和增加营业收入。一旦医院高层通过建设胸痛中心的决定，建设方案和各种资源的落实很快。

2. 管理体制相对先进，用人方式灵活。在胸痛中心管理架构的组成中更加体现务实，高效。政策也相对灵活，一旦领导层达成共识，形成决议，资源配置和建设流程落实会很快，不太会扯皮久拖，各科室间较易协调、协同。所以在占权重最大的胸痛中心认证标准要素中的许多条款在民营综合性医院中执行起来相对容易。因为胸痛中心建设是一项系统工程，医院领导的重视和各科室的协同配合是胸痛中心有效开展工作的基本保证。

3. 民营综合医院组织体系较精简，决议一旦形成，执行力较强。对胸痛中心建设的一些硬件设备，专科条件的配置会很快落地，胸痛中心标识和宣传等工作将会快速展开。

4. 民营综合性医院与本地区大学附属医院和本地区的公立中心医院相比，心血管专科区域影响力相对偏低，急性胸痛患者相对较少，出于自身的发展和胸痛中心建设需求，都会竭力和院前急救体系和区域内基层医疗机构保持密切沟通和希望签订救治协议，使院前急救体系和院内绿色通道保持有效衔接。

尽管如此，民营综合性医院在医院综合实力，专科水平和人才梯队建设等方面相对较弱，在胸痛中心建设中也面临一定的挑战和困难，建议在筹建胸痛中心的开始阶段就要客观评价各科室基本情况和能力，注意尽早克服短板，加强人才队伍的培育和心血管学科和相关的核心科室专科能力的建设，确保急性胸痛患者特别是急性冠脉综合征患者在院内得到有效的救治。

（二）民营综合医院建设胸痛中心的若干短板

1. 民营医院特别是盈利性医院的特性是要保持一定的经济效益，胸痛中心救治原则是先救治后收费，对于民营医院也不例外，患者的生命高于一切，因此，在民营医院胸痛建设过程中，必须坚持医院公益性的原则，决不推脱和任何急性胸痛患者。

2. PCI 胸痛中心心血管专科人员要求基本条件是必须具备至少两名副高职称以上有心血管介入资质专科医师，三名心血管导管室经验专科护士和一名经过培养放射科专业技师，主要的目的是保证心导管室全天候快速开放，民营医院人才相对紧缺，因此在准备筹建胸痛中心前应有目的地做好人才引进和培养，能组建起来一支具有业务能力扎实和快速反应能力的精锐队伍。

3. 中国大型民营综合性医院（三级）绝大部分建院时间不长，专业技术人员大都来自五

湖四海,规范医疗救治流程难度相对较大,因此加强胸痛中心院内培训显得非常重要,特别是与胸痛中心相关的核心科室医药卫技人员必须要反复培训,培训中特别强调对急性胸痛急诊的甄别和急性冠脉综合征诊治的各个指南和诊治流程,要人人过关达到要求。另外,部分民营医院建立初期首先面临的是信任问题,从社区医院,到患者层面,不信任民营医院现象非常普遍。为了胸痛中心建设,民营综合性医院要本着对百姓健康负责的初心,坚持深入社区,走近百姓,开展健康科普宣教,提高胸痛风险公众健康意识。

4. 虽然胸痛中心建设主要目的是针对提高急性心肌梗死的救治水平,但急性胸痛中也涉及主动脉夹层和急性肺栓塞的救治,民营医院规模不够,大部分心、胸外科专业力量不强,有若干薄弱环节,初期可以考虑与一家近距离的心脏中心心外科建立转诊机制,但从长远发展看,在胸痛中心建设发展过程中时也应该注重相关学科培养建设,为胸痛中心的进一步完善和提高打下坚实基础。

五、苏州九龙医院创建胸痛中心的初步体会

苏州九龙医院是位于苏州工业园区的一家综合性中外合资民营医院,也是上海交通大学医学院附属医院,2006 年 1 月正式营运。目前,开放床位 1000 张,年门、急诊量已超 100余万人次,年收治住院患者超 3 万人次,心血管内科是苏州市重点学科、江苏省省重点专科建设单位。医院建院初期即建立了急性心肌梗死行急诊介入治疗抢救的“绿色通道”,有四名介入资质高级职称心血管专科医师带领 医、护、技人员全天 24 小时待命,心血管技术力量和服务能力已经能很好地满足和确保患者得到及时抢救。已经基本具备建设胸痛中心的基本条件。但初创阶段,不少管理人员提出了众多疑虑。医院在多方调研后,认为完善胸痛中心建设,参加胸痛中心认证,有利于医院胸痛诊疗技术发展,有利于医院与二级医院及社区加强联系,有利于患者及社会大众,也有利于九龙医院的长期发展与提高,并可能对医院的医学管理模式产生深远的影响。但作为新建民营医院各个科室间竞争激烈,在建设胸痛中心初期,有的科主任就提出为什么不建腹痛中心、头痛中心。在对医院各科室各部门进行统一思想后,确定九龙医院胸痛中心建设的具体目标和任务分工。医院严格遵循中国胸痛中心认证标准,全体动员,有效组织,优化救治流程,强化培训,持续改进,保证胸痛各项关键质量控制指标达到或超过胸痛中心认证要求。同时,医院管理层认识到,信息化建设需要资金投入,医院打破经费的控制严格的惯例,拨出专款支持胸痛中心建设,在信息化建设上投入三百多万,实现胸痛中心的救护车、院前 120、网络医院及九龙医院的心电信息互通和语音对讲,实现了院前急救与院内抢救无缝衔接、分级救治和协同救治并举。实现园区居民健康档案管理系统与医院信息系统连接共享,保证胸痛患者急救安全。通过胸痛中心建设和不断改进,九龙医院于 2014 年 12 月顺利通过中国胸痛中心认证。2015 年,胸痛中心FMC-B(首次医疗接触到球囊开通阻塞血管)平均时间控制在 90 分钟内。患者对九龙医院胸痛中心有了较高的认可度。在急性心肌梗死患者急诊介入手术签字时间上,胸痛中心建设前,急诊 PCI 手术谈话平均时间在 30 分钟左右,胸痛中心建设后,手术签字平均谈话时间在 5 分钟之内,再也没有出现要求转院延误抢救的事情发生了。九龙医院作为一家民营综合性医院,胸痛中心建设取得的一点成绩得到政府部门的高度认可,为当地政府构想苏州市民健康 531 工程提供了重要的参考依据。胸痛中心建设和通过论证就是质量不断持续改进的过程,是万里长征的第一步。已经开始做的需要进一步改进与完善,还有许多新问题需要

研究和解决。以下为我们的初步体会，供同行参考：

1. 与当地政府沟通，获得他们的理解、支持与帮助。

2. 与当地急救体系沟通，及周边医院和社区卫生保健人员取得共识，建立科学的急性心血管疾病区域协同医疗救治体系，最大限度地缩短早期救治时间，提高急性心血管疾病救治成功率，降低病死率、致残率，有效降低疾病负担。

3. 取得中国胸痛中心总部的指导与帮助，包括各种胸痛中心建设培训，跟区域胸痛示范中心进行交流学习。按照中国胸痛中心总部提供的胸痛中心建设流程和工具包，进行胸痛中心建设。

4. 心内科，急诊科的密切合作，共同学习，模拟演练、相互提高对急性胸痛特别是STEMI 救治能力。

5. 加强园区基层医疗专业人员培训和公众健康教育，不断提高社区居民心脑血管疾病知识普及率（期望目标 95% 以上）。

6. 坚定目标持续努力。根据胸痛中心云平台上报数据，定期进行质量分析会和典型病例讨论会，建立长效机制改善质量。

（刘　峰）

第六节　民营专科医院胸痛中心建设的基本特点及要求

主编点评：民营心血管病专科医院的基本特点类似于前述民营综合性医院，但心血管专科实力较强、在区域内具有一定的影响力以及缺乏多学科支持是其有别于综合医院的特点。民营专科医院在胸痛中心建设中应重点解决以下关键问题：①在进行医院是否要开展胸痛中心建设的论证过程中要使投资方和管理方全面理解胸痛中心建设的意义，尤其是要充分理解区域协同救治体系建设最终会显著提升医院的学术影响力和急危重症救治能力，也会带来相应的经济效益；②制订与周边或未来拓展区域基层医院之间的联合救治计划；③制订合理的激励机制，推动胸痛中心的持续质量改进；④将如何提升民营医院的社会影响力和信誉度作为胸痛中心建设的重要内容，应制订计划并付诸实施。

中国的民营医院从 1995 年至 2000 年，曾经是一个朝阳产业，2001 年前后是民营医院发展高峰期，伴随着一系列利好政策及经过 20 多年的发展，其数量和规模都在不断地扩展，尤其是在数量上，与公立医院日益接近。民营医院的出现一方面可以减少国家在医疗卫生方面的投入，发展社会医疗保障事业；另一方面可为老百姓提供更多的就医选择，它既是深化医疗卫生事业改革的必然产物，又对整个医疗卫生事业的发展起着积极的推动作用。民营医院毕竟不是企业，和企业的管理模式有着截然不同的概念，有其自身的基本特点和要求；社会效益和经济效益并存是现代民营医院生存的根本，纵观国内众多民营医院的成功之路，我们必须强调的是：社会效益是第一位的，经济效益居第二位，而且必须坚持接受区域领导和为人民服务的宗旨，并具有先进的技术和一流的服务，坚持临床与科研相结合，注重观念创新、服务创新、制度创新、科技创新以及管理创新。而民营专科医院作为民营医院的重要组成部分，作为我国医疗卫生事业的主要组成部分，对保障人们的健康，开展公益卫生事业有着重要的作用。

随着我国胸痛中心规范化的建设的不断推进，越来越多的不同类型医院加入到胸痛中

心的队伍中来,包括大型公立综合性医院、公立专科医院、教学型医院、研究型医院、大型军队医院、地市级医院、民营综合型医院、基层医院等,当然也包括民营专科医院,虽然在目前的胸痛中心队伍里,民营专科医院显得形单影只,但确是推动胸痛中心建设的一股中坚力量,为胸痛中心的发展做出了突出贡献,也为民营医院开展胸痛中心工作提供了借鉴。

一、民营专科医院胸痛中心建设的基本特点

(一) 良好的社会信誉

民营专科医院创建胸痛中心,首先面临的是信任问题。个别民营医院急功近利,置人民群众的生命健康而不顾,发布虚假宣传、滥检查,虚高药价,开大处方,在社会上造成非常恶劣的影响,玷污了医院的圣洁声誉,也败坏了广大群众对民营医院的信誉。胸痛中心的建设过程中,ACS 区域协同救治网络的建立非常重要,但如果民营专科医院在当地有很差的口碑,当地 120、基层医院以及民众对其收费和技术不信任,就会将急性心肌梗死患者送到距离更远的公立医院,既不利于心肌梗死患者的救治,也不利于胸痛中心工作的开展。所以,民营医院,不管是民营专科医院,还是民营综合医院,要想建立胸痛中心,必须在当地具有良好的社会信誉,要想具有良好的社会信誉,就必须重视品牌价值的建立,品牌价值已经成为现代民营医院提升核心竞争力的关键所在,民营医院要发展应视品牌为生命,着眼细处,放远眼光,突出服务,彰显特色。

(二) 灵活的管理模式

随着市场经济的发展,竞争环境日趋激烈,民营医院面临的经营风险也日益复杂化,在与公立医院竞争的环境中,民营医院要生存发展,除了主动适应外部环境的变化外,民营医院的管理体制、管理模式也需要根据自身的特点和市场需求,自主决定,通过管理模式的优越性消除与公立医院的差距。民营医院在机构设置上可以更加灵活,不受任何干扰,设置最适合自身发展的机构系统,做到机构精简、效率优先;在人员使用上,可以实行真正的聘用制,既可低职高聘也可高职低聘,双向选择,灵活多样;在分配制度上,实行岗位工资制,以岗定薪,以薪促岗,薪随岗动,最大限度地发挥人的主观能动性。正因为民营专科医院相对灵活的管理模式,更便于在建设胸痛中心过程中,各种资源的整合,医院内部更容易形成合力,胸痛中心的执行力更强,运行效率更高。

(三) 区域的专科优势

当前,民营专科医院的发展日益受到重视,它既是适应医学科技发展的需要,也是满足医疗服务市场的需要。我国民营医院中,专科医院占大多数,其特点是具有专科技术优势,在于医疗技术上的"专",进而达到诊断治疗方面的"精"与"优"。而心脏专科医院门槛较高,要做到"精"与"优"难度更大,所以,建立胸痛中心的民营专科医院多是规模大,软硬件实力雄厚,专业技术的区域优势明显的医院,其心血管专业实力,包括手术的开展、科研教学水平等,在其所属区域内,不但能赢得老百姓的信任,更能得到当地同行的普遍认可,甚至在国内同行中都享有很高的知名度。

(四) 充实的人才储备

在日益激烈的医疗市场竞争中,由于体制、观念等原因,人力资源问题一直是许多民营医院发展的瓶颈;在人才的使用上,民营医院往往"重眼前、轻长远、重使用、轻培养、重设备、轻人才"。但医疗市场的竞争,说到底还是高端人才的竞争,不培养自己的"精锐部队",

终究是战鼓未擂，成败已定，人才已经成为医院，尤其是民营医院争夺市场最重要的战略资源。民营医院在逐渐发展壮大的同时，对人才的需求也在不断增加。因而，如何引进人才、培养人才、留住人才便是民营医院发展的重要课题，特别是在心脏专科医院，心脏专科医师的技术要求更高，培养周期长。充实的人才储备，是胸痛中心建设的基础。而民营心脏专科医院，由于其高门槛，所以更加重视人才的作用，对人才的吸纳和培养上，投入也更大，再通过对人才的长效、科学的管理机制，形成合理的人才梯度，充实人才储备。胸痛中心的建设过程中，在面对诸如 365 天 /24 小时开展急诊 PCI 手术等很多综合医院人才捉襟见肘等问题上，民营心脏专科医院在人力资源上的调配显得更加游刃有余。

(五) 优质的服务理念

众所周知，服务是民营医院不可缺少的一个重要环节，民营医院提倡"以人为本、患者至上"的服务理念，患者从进院到出院，尊重、理解和人文关怀体现全过程。在服务质量和服务理念上，民营医院均要优于公立医院。而在胸痛中心建设细节方面，如果胸痛患者优先、先救治后收费、通过路面标识指引家属到达导管室等要求，均和民营医院以人为本的服务理念相契合，所以民营医院对这些条款的理解也更透彻，执行的也更坚决。

(六) 高效的团队协作

胸痛中心的概念是通过多学科、多部门的合作，为胸痛患者提供快速而准确的诊断、危险评估和恰当的治疗手段，从而提高胸痛的早期诊断和治疗能力，减少误诊和漏诊，避免治疗不足或过度治疗，以降低胸痛患者的死亡率、改善临床预后。多学科、多部门之间能否通力协作，是胸痛中心能否高效，甚至规范化运行的前提。在各大型综合医院，多学科之间的合作是胸痛中心建设工作中的一个难点，特别是心内科和急诊科之间，这两个胸痛中心建设的核心科室，往往各自为政，彼此间配合度比较低，使得胸痛中心的流程运行不畅。而非心血管科室更是觉得事不关己，高高挂起，甚至有些学科会觉得，凭什么要挂胸痛中心的牌子，为什么不能挂"头痛中心""腹痛中心"？这些都会影响胸痛中心运行的效率，也可能会影响到医院管理层对胸痛中心支持的力度和资源的投入。而民营心脏专科医院在这方面有着天然的优势，院内学科少，甚至就只有心血管一个专业，医院的优势资源都会用来支持学科的发展，而胸痛中心作为推动学科发展的一个重要平台，就会获得医院更多的资源倾斜，既包括政策的支持，也包括财务的支持。而且民营心脏专科医院内部凝聚力更强，辅助科室，如超声科、CT 室等，与临床科室之间的协作更加高效。还有胸痛中心核心科室心内科和急诊科之间的配合，尤其高效，在民营心脏专科医院，急诊科医师的专业往往也是心血管病，他们的心血管专业能力不弱于心内科医师，很多在综合医院需要请心内科会诊的工作，比如心电图诊断、急性冠脉综合征的治疗、急诊手术指征的把握，急诊手术的术前谈话等，急诊科医师都可以独立完成，甚至可以参加介入手术，既提高了急诊科医师的工作积极性，也极大提高了急性胸痛患者的诊治效率。

二、民营专科医院胸痛中心建设的要求

民营专科医院是否有能力建设好胸痛中心？在很多人心目中还存在重重顾虑，但从武汉亚洲心脏病医院胸痛中心的运行情况来看，民营专科医院不但有能力建设好胸痛中心，而且比起综合医院来更有优势。那么，民营专科医院胸痛中心建设需要具备哪些要求呢？第一，在当地具有一定的品牌效应及影响力、口碑差的医院，对患者没有吸引力，也无法赢得周

边基层医院和 120 的信赖,建立胸痛中心无法起到相应的作用;第二,软硬件实力要过硬,心血管专业能力在当地有一定的区域影响力;第三,加强和 120、基层医院的合作,民营医院相比公立医院,和 120 和基层医院的合作相对较欠缺,但根据胸痛中心认证要求,需要将急性胸痛患者的诊治提前,建立高效的区域协同救治网络,民营医院需要弥补短板,利用社会资源,和 120、基层医院取得紧密的合作;第四,发挥管理模式灵活性的优点,更好地为胸痛中心服务。当然,民营专科医院建设胸痛中心不局限于上述要求,而是要尽可能创造条件,持续改进,逐步达到中国胸痛中心认证要求。

三、武汉亚洲心脏病医院胸痛中心介绍

武汉亚洲心脏病医院是由国家卫生部备案、湖北省卫生厅批准成立的心脏病专科医院,是中国最大的心脏病专科医院之一,医院采取科学先进的管理模式——总经理院长负责制,行政为医疗服务、医疗为患者服务,一切以患者为中心。目前,医院开放床位 750 张,心内科病区床位 382 张,拥有 6 间国内最先进的心脏介入治疗导管室,年介入手术量连续 10 年排名全国前十位,其中 PCI 年手术量 5500 余例。武汉亚洲心脏病医院(下文简称亚心)胸痛中心于 2014 年 1 月 26 日正式成立,于 2014 年 12 月 12 日顺利通过了中国胸痛中心认证,同时,也是全国首家通过认证的民营专科医院“胸痛中心”。高效的团队协作是亚心的传统,也是亚心的优势,亚心胸痛中心经过两年多多部门通力协作,取得的成绩得到了国内同行普遍认可,并于 2016 年 7 月 29 日正式挂牌成为中国胸痛中心示范中心以及全国四个中国胸痛中心区域认证中心之一。

亚心胸痛中心的建设得到了武汉市卫生计生委、武汉市急救中心的大力支持,在胸痛中心建立的同时,成立了湖北省首家特色专科急救站——单洞路胸痛急救站,以实现对急性胸痛患者的快速转运及救治,在院前急救车及 120 急救车上均配备了十二导联心电图远程实时传输系统,建立胸痛微信群,实现“患者未到、信息先到”,可在院前完成术前相关准备并启动导管室,绕行急诊和 CCU 直接到达导管室,从而大大缩短了血管开通的时间,其中最短 D-to-B 时间仅 9 分钟。在院内,利用心血管专科急诊优势,急诊护士可以在 10 分钟内完成 18 导联心电图,急诊医师快速解读心电图,同时,急诊配有多台床旁肌钙蛋白检测设备,能保证肌钙蛋白 20 分钟内出结果,急诊医师具有把握急诊 PCI 指征的能力,医院赋予了急诊医师直接启动导管室权限,而不需要通过心内科会诊再来明确手术指征及启动导管室,使急诊 PCI 手术绕行 CCU 的比例超过 92%,极大缩短了院内救治时间;亚心胸痛中心人才储备充分,有 7 个急诊介入手术团队,能保证 365 天 /24 小时随时启动导管室,完成急诊手术。亚心胸痛中心建立了胸痛数据库,数据的填报注重及时性及溯源性,设置专职数据员,并有专人对数据进行三级质控,以保障数据的准确性和真实性。根据胸痛中心的运行情况,定期召开质量分析会、典型病例讨论会和联合例会,通过数据分析,发现问题,持续改进胸痛救治流程,使患者能得到更高效、更规范的救治;而且小范围质量分析会每月开一次,若涉及多部门,则至少每个季度一次,将此项制度落到实处,不断改进。

亚心胸痛中心建设的经验表明,民营专科医院不但能建设胸痛中心,而且发挥民营专科医院的优势,还能建设好胸痛中心,建设拥有自身特色的胸痛中心,在中国胸痛中心阵营里,也必将有民营专科医院一席之地。

(苏　晞)

第七节　县级医院胸痛中心建设的基本特点及要求

> **主编点评:**县级医院的基本特点是人力资源、设备资源不足,整体实力和心血管专科救治能力均难以满足急性胸痛的救治需要,绝大多数不具备急性心肌梗死、主动脉夹层的完全救治能力,但承担了本地区的最重要的救治任务。是绝大多数急性胸痛患者的首诊医院或首次转诊医院,也是决定急性胸痛患者预后的关键环节。因此,成为国家医疗体制改革需要重点解决的环节。近年来以及未来数年内,县级医院的基础设备将有较大改善,但人才队伍的改善尚需时日。基于此,当前县级医院建设胸痛中心的重点工作应是根据医院的当前救治能力以及距离建立了胸痛中心的上级医院的转运时间制订心肌梗死的再灌注策略,若已经具备急诊 PCI 能力则应立足以直接 PCI 为首选,否则应根据是否能在120 分钟内完成转运 PCI 决定是以转运 PCI 为首选还是以溶栓后转运为首选再灌注策略。但无论哪种策略,建议县级医院均应与上级医院建立快速应急响应机制和转运机制,包括患者的转运及必要时转运医生的策略,以使本院无法救治的急性胸痛患者能够尽快转诊到具有救治能力的医院,同时县级医院应抓住国家医疗卫生体制改革的有利时机,充分利用胸痛中心建设为契机,加强心血管专科能力和整体急救能力建设,充分利用上级医院的网络支持及胸痛中心实际工作中的信息共享平台进行人才培训,同时建立和完善双向转诊机制,为未来县级医院的发展和承担更多急救任务做准备。

县级医院是我国医疗体制布局中最重要的一层机构,因为其位于基层,面向基层,直接承担着绝大多数乡镇急危重症的救治任务,也是农村人口中绝大多数急性胸痛患者的首诊医院或首次转诊目标医院,收治了大量的急性胸痛患者,其救治水平的高低往往决定了我国农村急性心肌梗死、主动脉夹层、肺动脉栓塞和张力性气胸等急性胸痛患者的预后。因此,在县级医院开展胸痛中心建设具有极其重要的意义。尽管当前不同县级医院之间的救治能力差异很大,但实际上都在承担着繁重的救治任务,因此,从急性心肌梗死救治的需要出发,所有县级医院均应建立胸痛中心。

一、县级医院的基本特点

（一）县级医院承担了绝大多数农村和乡镇急性胸痛患者的一线救治任务

县级医院是我国医疗体制中最基层的全科医疗机构,更加基层的乡镇卫生院通常是承担初级保健及慢病防治任务,多不具备急救能力。由于县级医院位于基层、面对基层的特点,是绝大多数急性胸痛患者的首诊医院或者首次转诊的目标医院,同时也是县级急救中心的依托单位。因此,在急性胸痛救治中是非常重要的环节。

（二）由于人才和设备资源的限制,绝大多数县级医院当前尚不具备急性胸痛的完全救治能力

当前我国县级医院的救治能力受制于人才和设备条件,绝大多数不具备对急性胸痛患者的完全救治能力,其中能开展急诊 PCI 的医院极少,甚至能够开展溶栓治疗的医院也不普遍。对于急性主动脉夹层的救治能力更是差距巨大,因此,多数县级医院只能作为整个急性胸痛区域协同救治体系网络建设的基层医院开展工作,建立基层胸痛中心是绝大多数县级

医院的当前目标。需要做好急性胸痛患者的早期分诊、确诊、转诊工作将是重点。还有少数县级医院已经具备急诊 PCI 能力，可以逐步向急性胸痛完全救治能力方向发展。

（三）县级医院容易得到当地卫生行政部门的大力支持

由于国家医疗卫生体制改革的重点是"强基层"，提出了要求 90% 的大病不出县的目标，因此，国家会加大对县级医院的经费投入和政策倾斜，为县级医院的快速发展提供了前所未有的机会；同时，由于县级医院在当地的地位重要性，决定了当地卫生行政主管部门会大力支持县级医院的发展。加上胸痛中心建设是改善民生的工程，县级卫生行政主管部门甚至县政府均会大力支持，只要医院将此项工作作为民生工程定位并及时向上级政府部门汇报，获得行政支持几乎不会有任何困难，甚至可能变成政府行为。

（四）不同县级医院之间的差异很大

不可否认的事实是目前我国县级医院之间的实力差异很大，部分经济发达地区的县级医院早已拥有导管室、CTA、MR 等条件，而西部地区也有不少县级医院甚至全院都找不到一台可用的心电图机。基于中国的现实国情，在制定国家胸痛中心认证标准时未采用"县级医院胸痛中心认证标准"的建议，而是完全根据医院的实际救治能力划分为《中国胸痛中心认证标准》和《中国基层胸痛中心认证标准》，其划分的原则不是以医院的级别而是以 PCI 总量和急诊 PCI 数量为主要依据，重点体现的是医院的救治能力。因此，同样是县级医院，有些可以申请《中国胸痛中心认证标准》，而更多的只能申请《中国基层胸痛中心认证标准》。

（五）县级医院与乡镇卫生院之间的行政所属关系更明确

这种地域上的比邻关系和行政上的所属关系以及平时慢病防治业务指导中的紧密合作关系，使县级医院开展胸痛中心所要求的区域协同救治体系建设时更容易将整个县作为整体进行规划，容易做到资源的统一整合和调配、统一培训、统一流程、统一考核。这是地市级医院以及其他其他三级甲等医院所不具备的优势。因此，县级医院胸痛中心更容易做到真正的区域协同。

二、县级医院胸痛中心建设的工作重点

（一）根据医院的实际情况确定医院当前胸痛中心建设的定位和未来的发展方向

如果县级医院决定了要开展胸痛中心建设，其第一步就是要尽快确定胸痛中心建设的目标，要从医院所覆盖的人口数量、目前的急诊规模（尤其是急性胸痛的规模）、未来可能的增长趋势、医院距离上级胸痛中心医院的转运时间、当前是否具备导管室、未来是否有建立导管室计划等几个方面综合考虑后决定胸痛中心的建设目标，是以基层胸痛中心为目标还是定位于近期发展成为完全急性胸痛救治能力的 PCI 胸痛中心。如果医院所服务的人口数量巨大，周边没有具有急诊 PCI 能力的医院，无法在 2 小时内完成转运 PCI（若本院具备转运能力，通常路途转运时间应低于 1 小时；若本院不具备转运能力，需要上级医院派车转运，则单程路程时间不应超过 40 分钟），则应该立足于向具备完全救治能力的急诊 PCI 胸痛中心发展，即使当前不具备条件，但可以先从基层胸痛中心开始进行建设，满足基层胸痛中心认证标准后及时申请《中国基层胸痛中心认证标准》认证。在建设中逐步提升自身能力，包括增添设备、培养人才、优化救治及管理流程等，逐步发展为具备急诊 PCI 能力的胸痛中心，再申请《中国胸痛中心认证标准》的认证。定位决定高度，只有对医院的胸痛中心发展有明确的定位，才能确定近期和远期发展目标。

（二）注重组织机构建设

一般来讲，不论从行政编制还是医院综合实力上讲，县级医院通常都是当地最强的医院，缺乏具有实力的竞争对手，因此，很容易得到当地卫生行政主管部门的行政支持。如果医院对胸痛中心的定位较高，可以事先向卫生行政主管部门汇报、协商，取得共识后完全可以将胸痛中心提升为当地卫生行政主管部门甚至是县级政府主导的民生工程，利用政府的资源加速胸痛中心的发展。如果能够做到，则组织机构的设置中除了医院内部的胸痛中心委员会以外，应在政府计划中设置相应的组织机构，让政府搭台、医院唱戏，这种模式将会起到事半功倍的效果。

（三）确定 STEMI 患者的首选再灌注治疗策略

这是开展胸痛中心建设的实质性工作基础，只有确定了医院的首选再灌注策略，才能决定具体的流程图、时间节点管理表等详细建设内容。通常应根据医院当前的实际情况，包括是否有急诊 PCI 能力、距离建立了胸痛中心的上级 PCI 医院的转诊时间综合考虑后决定本院胸痛中心的首选和次选再灌注策略。①如果本院不具备急诊 PCI 能力，且距离上级胸痛中心的转诊时间较短，能够在 120 分钟内完成转运 PCI，则应首选转运 PCI，但同时应制定当因交通高峰、交通事故、道路维修等原因不能在 120 分钟内完成转运时 PCI 时的次选策略，即溶栓后再转运；若医院距离上级胸痛中心较远，不能在 120 分钟内完成转运 PCI，则应首选溶栓治疗策略，并应建立溶栓后转运的机制；②若本院具备急诊 PCI 能力，则应首选直接PCI 作为 STEMI 患者的再灌注策略；但若仅有一组急诊介入团队，不能确保 24/365 天开放导管室为急性心肌梗死患者提供服务，当急诊团队不能及时到达（出差、休假、生病、临时原因不能到达、连续工作需要休息等）时应将溶栓或者转运 PCI 作为次选再灌注策略。

在确定了本院首选再灌注策略之后，应根据首选和次选策略制定相应的工作流程图、内部及外部的联络机制等。

（四）建立与上级胸痛中心医院之间的快速响应和转运机制

对于绝大多数县级医院胸痛中心而言，是难以具备对急性胸痛患者的完全救治能力的，即使是具备急诊 PCI 能力的县级医院，在遭遇心源性休克、极高危 NSTEMI 患者的严重迂曲、钙化、多支病变、左主干等复杂病变或危重症患者时，常常需要上级医院的支持，包括转运医师或转运患者。而以转运 PCI 和溶栓为主要策略的县级医院，更是需要及时与上级胸痛中心沟通、反馈才能实现区域协同救治体系建设要求的传输院前心电图、及时会诊确诊、院前启动导管室、绕行急诊和 CCU 等方案，以最大限度地节省流程和时间。因此，县级医院胸痛中心原则上均应与至少一家建立了规范化（最好是通过了认证的）胸痛中心的上级 PCI 医院之间建立协作关系，通过签署联合救治协议、建立信息共享平台及"一键启动"联络机制，以便随时为急性胸痛患者提供远程会诊、确诊、转诊等服务。

（五）建立双方转诊机制

对于向上转诊的患者，县级医院胸痛中心应与接受转诊医院制定双向转诊机制，在患者病情稳定后及治疗条件允许时及时将患者转回县级医院继续后续治疗。双向转诊机制一方面可以减轻上级医院的床位压力，同时也有利于县级医院学会急性冠状动脉综合征患者的规范化管理，有利于提高医疗技术水平，增加县级医院的医疗收入；而最重要的是有利于患者的就近康复治疗，可以减少患者自付医疗费比例、减少家属探视的长途奔波。可谓一举多得。

(六) 与乡镇卫生院的联合救治协议及培训

县级医院胸痛中心必须将所属乡镇卫生院纳入其区域协同救治体系建设之中,认证标准中要求至少与 5 家以上更加基层的医疗机构签署联合救治协议,建立联合救治体系。如果具备条件应将所属基层乡镇卫生院均纳入此体系之中,以便能够为卫生院首诊的急性胸痛患者提供快速诊疗服务。同时要制定对乡镇卫生院的培训计划,培训方式可以根据实际需要采用多家卫生院集中进行重点培训或到点进行全员培训。

(七) 重视公众宣传教育

县级医院的公众宣传教育活动具有重要的意义,相对大城市,县城具有城市规模小、功能性场所集中等特点,利用当地交通要道、现场广场、电视台等媒体进行面向公众的胸痛急救宣传教育可能更容易发挥作用,微信传播也更容易到达普通老百姓之中。因此,县级医院胸痛中心应采用多种形式进行大众宣传教育,让更多的普通老百姓明白"急性胸痛会要命,拨打 120 可救命"的道理,以缩短从发病到呼叫 / 就诊的时间。

(向定成)

第十七章

中国胸痛中心认证的组织机构

第四篇

中国胸痛中心认证体系

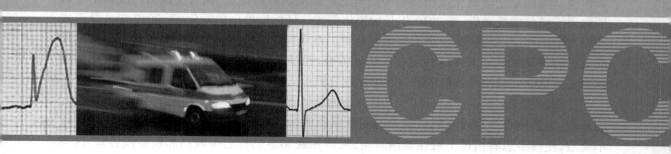

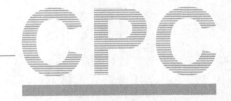

第十七章

中国胸痛中心认证的组织机构

第一节　中国开展胸痛中心自主认证的背景

　　全球第一家"胸痛中心"于 1981 年在美国巴尔地摩建立,经过三十多年的发展,美国"胸痛中心"已经发展到 5000 余家,几乎所有大型综合性医院、心血管及急救专科医院均已建立胸痛中心,进入 21 世纪之后,美国通过推动胸痛中心的认证工作使胸痛中心建设日趋规范和快捷。美国是全球最先提出胸痛中心概念并开展认证的国家,在对美国国内胸痛中心认证取得了显著成效之后,于 2010 年开始拟将美国认证标准推向国际化,于 2012 年 8 月正式开始对中国和中东地区的申请医院进行认证。在美国之后,2008 年德国心脏病学会也正式成立了胸痛单元认证工作组并发布了认证标准,经过不到十年的努力已使德国胸痛单元建设水平及急性心肌梗死救治水平处于国际领先地位。

　　我国的急性冠状动脉综合征(ACS)救治的总体水平与发达国家及指南的要求存在很大的差距,主要体现在患者发病后就诊时间延误和就诊以后医疗系统内的延误过长以及诊疗不规范,使许多患者错过了最佳救治时间,从而导致 ACS 的死亡率较高和长期预后差,这与我国尚未广泛开展胸痛中心建设有着密切的联系。2010 年发表的《胸痛中心建设中国专家共识》对我国胸痛中心建设起到了积极的推动作用,在胡大一教授的呼吁下全国先后有十余家医院挂牌成立胸痛中心,其中广州军区广州总医院于 2011 年 3 月 27 日正式成立了国内首家以区域协同救治体系为核心理念的胸痛中心,在强化院内绿色通道建设的基础上,利用远程实时传输 12 导联心电图与院前急救及周边多家医院建立了急性胸痛应急响应机制,从而建立了我国基于区域协同救治体系胸痛中心的基本模式。同年被中华医学会心血管病学分会指定为中国胸痛中心示范基地,并于 2011 年 10 月开始举办首届中国胸痛中心高峰论坛,以后一直延续成为年度胸痛中心建设全国性会议,从而开始了全国胸痛中心的启蒙阶段。2012 年 8 月上海交通大学附属胸科医院及广州军区广州总医院胸痛中心通过美国胸痛中心认证,成为国内首批通过认证的胸痛中心。该两家胸痛中心一次性通过美国认证说明尽管我国胸痛中心建设起步晚,但起点较高,在较短时间内取得了显著的进步,为全国胸痛中心建设增添了信心。2012 年 9 月广东省胸痛中心协会正式成立后,除了作为全国胸痛中心高峰论坛的依托学术组织外,还充分利用南方国际心血管病学会议等各种学术平台,开

办胸痛中心专题论坛或学术专场,广州总医院充分利用示范基地的优势,2012年至2013年年均接待200多家医院的参观学习和交流。在上述多方合力推动下,国内胸痛中心建设进入起步阶段,先后有数十家胸痛中心正式成立。但总体来看,我国的胸痛中心建设刚刚起步,各家胸痛中心的运作模式、管理机制和实际运作效果差别很大,其中很重要的原因是我国还没有自己的认证标准,多数是按照自己对美国胸痛中心的认识结合自身条件而设计。为使我国的胸痛中心建设达到规范化要求,急需建立中国自己的认证标准。为此,2013年在霍勇教授接任中华医学会心血管病分会主任委员之后,开始牵头制定中国胸痛中心认证标准,以指导全国胸痛中心的建设和发展。

第二节　认证组织机构及变迁

胸痛中心认证是一个复杂、系统和持续性的工作,主要目的是推动胸痛中心工作质量和救治效率的持续改进。为此,必须有权威性的常设机构负责认证工作,引导全国胸痛中心的规范化建设和认证。

胸痛中心建设本身涉及多学科,其中心血管内科是推动胸痛中心建设的核心力量或驱动力,但急诊科是急性胸痛患者诊治的流转中枢,院前急救系统是急性胸痛患者转运的纽带,基层医院是绝大多数急性胸痛患者首次医疗接触的节点,区域协同救治模式的胸痛中心必须涉及上述所有方面。因此,理论上应建立由多个学科共同组成的机构负责胸痛中心的认证,但是鉴于当时我国的实际情况,多学科的联合实施认证条件尚不成熟,各学科领域和学术组织对胸痛中心的理解存在较大差异。为尽早推动认证工作的开展,在国家卫生计生委医政医管局大力支持下,2013年由中华医学会心血管病分会成立专门的胸痛中心认证组织机构,负责组织和实施全国的胸痛中心认证工作。现将中国胸痛中心认证工作组织机构、主要职责及其变迁情况介绍如下:

一、中国胸痛中心认证指导委员会

由中华医学会心血管病学分会前任、现任、候任主任委员、各省市自治区医学会心血管病学分会主任委员组成,由中华医学会心血管病学分会现任主任委员担任主任委员,负责指导全国胸痛中心认证工作,对认证工作的总体原则和计划制定等提供建议,不参与认证工作的具体实施。

二、中国胸痛中心认证工作委员会

由在胸痛中心建设领域里富有经验和责任感、并愿意积极参与认证工作的专家组成,由中华医学会心血管病学分会聘请、任命。2013年11月11日正式聘任第一批,并分别于2015年2月、11月及2016年11月三次增补,目前认证工作委员会成员为52名。

认证工作委员会的主要职责是负责胸痛中心认证工作的组织实施,包括:①制定、修订、发布、解释中国胸痛中心认证标准;②制定、发布中国胸痛中心建设、认证、发展的长期规划及年度计划,审查年度工作计划执行情况;③最终审查并以无记名投票方式决定申请单位是否通过认证;④审查认证工作委员会成员资格并提出初步意见提交给中华医学会心血管病学分会聘任,决定认证工作委员会办事机构的人事任免;⑤决定与胸痛中心认证相关的其他

重大事宜。

三、中国胸痛中心认证监督委员会

中国胸痛中心认证监督委员会是独立于认证工作委员会的专门机构,不参与认证的具体工作,主要职责是对认证工作进行监督,负责受理并根据《中国胸痛中心认证工作投诉制度》处理胸痛中心认证过程中的各类投诉和举报。认证监督委员会主任委员为中国科学院院士、上海复旦大学中山医院葛均波教授,成员包括武汉华中科技大学同济医院汪道文教授及上海第二军医大学长海医院秦永文教授。监督委员会的工作制度、职责、工作流程详见第四篇"认证工作投诉机制"。

四、中国胸痛中心认证办公室

2013年9月,在开展中国胸痛中心认证工作筹备期间,经过筹备小组的充分讨论后由中华医学会心血管病学分会正式委托广州军区广州总医院和广东省胸痛中心协会共同组建中国胸痛中心认证办公室,经过两个月的准备之后,2013年11月11日,中国胸痛中心认证办公室正式对外工作,组织了中国胸痛中心认证工作委员会第一次全体会议,会议期间的主要任务是对全体专家进行认证培训。2013年至2016年期间,认证办公室共计组织了对《中国胸痛中心认证标准》的五次修订、组织制定了《中国基层胸痛中心认证标准》,组织实施了第一至第九批全国胸痛中心的认证工作。为适应日益增长的认证工作量,认证工作委员会于2015年11月决定增加武汉、哈尔滨和厦门三个区域认证办公室,分别由武汉亚洲心脏病医院、哈尔滨医科大学第二附属医院以及厦门大学心血管病医院负责。经过跟班作业培训一个认证周期、协同工作两个认证周期后,从第十批开始各办公室完全独立开展认证工作。增设区域办公室确保了认证办公室能够满足申请认证单位数量快速增长的需要。

认证办公室的主要工作职责:在成立胸痛中心总部之前,认证办公室承担了全国胸痛中心建设和认证的全部组织工作,包括规范化胸痛中心建设培训、认证专家培训、接受认证申请、形式审查、专家网评的组织和任务分配、现场核查和微服私访的组织、认证总结、授牌仪式等。从胸痛中心总部成立之后,各区域认证办公室将主要承担由胸痛中心总部分配的认证任务,同时承担各区域内的胸痛中心建设的培训、教育任务。

五、中国胸痛中心质控办公室

胸痛中心质控办公室是在2016年正式设立并开始运行的,由上海胸科医院承担具体质控工作。质控工作主要针对已经通过认证的单位,目前设置了十五项质控指标,每月通过胸痛中心认证云平台数据库获取质控数据后进行各单项指标的分析和排名,并在网站公布。质控工作对推动已经通过认证胸痛中心的持续质量改进工作发挥了重要的作用。

六、中国胸痛中心示范基地

为了推动全国胸痛中心的规范化发展,早在2012年4月中华医学会心血管病学分会直接指定广州军区广州总医院为全国胸痛中心规范化建设示范基地,该院从2011年至2016

年之间接待了来自全国的 700 多家不同级别医院的参观学习和现场观摩,同时也接待了全国各地不同级别政府及卫生行政主管部门组织的集体到访。并通过搭建《中国胸痛中心高峰论坛》学术平台、举办规范化胸痛中心建设培训班等多种形式使基于区域协同救治体系理念的胸痛中心逐步得到推广。随着全国胸痛中心建设的快速发展,为适应胸痛中心快速发展的形势需要,培训教育任务越来越繁重,为带动本地区以及全国同类医院的胸痛中心规范化建设,发挥培训、教育和示范作用,2015 年 11 月,中国胸痛中心认证工作委员会决定从全国已经通过认证的优秀胸痛中心中遴选一批示范基地并实行动态管理。遴选条件包括:①通过中国胸痛中心认证,医院同意后主动申请;②管理规范、云平台数据库填报全面,数据趋势显示持续改进效果显著;③质控考核指标位于前 25%,若当选的示范基地年度中 2 次排名在 25% 以后,将失去下一年度示范基地资格;④区域代表性和医院类别代表性;⑤具备相应能力,承担认证办公室分配或自由联系的参观、培训等任务,毫无保留介绍经验。

2016 年 7 月,经过半年多的自由申报、数据排名、认证工作委员会投票等遴选程序后,由中国胸痛中心认证工作委员会正式公布了 22 家中国胸痛中心规范化建设示范基地,该批示范基地基本涵盖了全国大的区域分布,为各地就近参观学习和接受培训提供了方便。

七、中国胸痛中心总部

在规范、严谨、公平、公正、公开的认证工作推动下,胸痛中心建设取得了显著的成绩,全

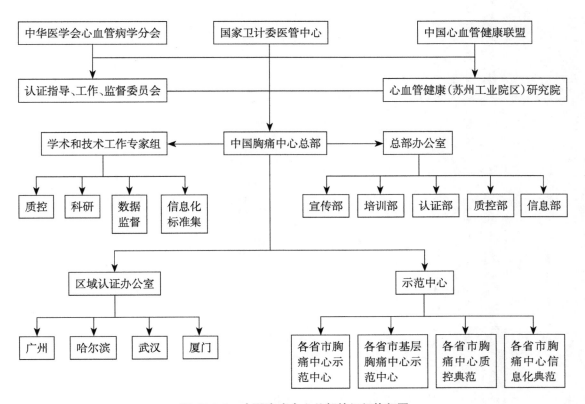

图 17-2-1 中国胸痛中心总部的组织构架图

国胸痛中心的发展速度很快。为适应快速发展的形势需要,中国心血管健康联盟与中华医学会心血管病学分会在国家卫生计生委医疗服务指导中心的支持下于 2016 年 7 月 16 日在苏州工业园区成立了中国胸痛中心总部,拟通过汇集和统筹社会资源,促进胸痛中心的快速发展。总部成立了相应的职能部门,并通过协调四个区域认证办公室和示范基地共同完成全国胸痛中心的培训、建设、认证及通过认证后的胸痛中心质控工作。中国胸痛中心总部的组织架构见图 17-2-1。胸痛中心总部成立之后将接管原来由中国胸痛中心认证办公室承担的大部分组织、管理和协调工作,而认证办公室将专门致力于的认证工作。

(向定成　曾文明)

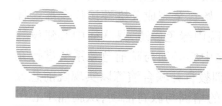

第十八章

中国胸痛中心认证标准

第一节　中国胸痛中心认证标准的设计理念及建设目标

一、中国胸痛中心认证标准设计理念

鉴于我国急性心肌梗死救治领域面临的众多问题,如中国急性冠状动脉综合征临床路径研究(CPACS)显示急性心肌梗死患者从发病至到达二级医院的平均时间为 5 小时,而到达三级医院平均为 8 小时;而 2012 年 12 月发布的急性心肌梗死规范化救治项目第一期结果显示全国 53 家三级甲等医院直接 PCI 患者的平均 D-to-B 时间为 112 分钟,溶栓患者的平均 D-to-N 时间为 83 分钟;2015 年发表的 CHINA-PEACE 研究显示 STEMI 患者院内死亡率高达 10% 以上。上述结果揭示了我国急性心肌梗死救治领域存在的主要问题包括:一是患者延误严重,导致许多患者错过了再灌注治疗的时间窗;二是医疗体系内延误严重,导致患者在 FMC 后不能及时进行最佳的再灌注治疗;三是院前急救系统的设置按照单纯急诊就近原则不能满足急性胸痛患者的救治需要,导致许多患者被送至最近但不具备救治能力的医院,需要二次转诊而耽误大量的救治时间;四是不同级别医院之间缺乏为急性胸痛患者建立的及时快速反应机制,使大量急性胸痛患者在基层医院延误了早期诊治。

鉴于我国急性心肌梗死领域存在的上述诸多问题,而我国胸痛中心建设又比西方先进国家晚了整整 30 年,为尽快缩短与西方先进国家之间的差距,在设计中国胸痛中心认证标准时,标准起草组在对我国急性心肌梗死救治体系进行全面分析后决定要以区域协同救治体系建设而不是单纯院内绿色通道建设为我国胸痛中心的主要建设目标。即在强化院内绿色通道建设的基础上,要求以具有急诊 PCI 条件的医院为核心,对区域内的各级医疗资源进行整合,通过与院前急救系统以及基层医院的合作实现"在最短时间内将急性胸痛患者送至具有救治条件的医院接受最佳治疗的目标",这便是我国胸痛中心认证标准的设计理念。

基于上述设计理念,《中国胸痛中心认证标准》要求具有急诊 PCI 条件的医院必须从五个方面进行胸痛中心建设,即胸痛中心认证标准的五大要素。要素一要求医院必须成立胸痛中心建设相关的组织机构领导胸痛中心建设,确保为胸痛中心建设提供所需的行政支持,制定相应的管理制度确保胸痛中心的规范化建设;同时医院必须具备急诊 PCI 所需的各种

人力资源、设备条件和专科条件。要素二要求胸痛中心必须以各种急性胸痛疾病的专业指南为依据,结合本院实际情况制定从急性胸痛鉴别诊断开始直至完成关键性诊疗全部过程的诊治流程图。要素一和要素二共同构成了胸痛中心的院内绿色通道,是胸痛中心建设的基础性工作。在完成绿色通道建设之后,要素三要求胸痛中心必须与院前急救系统进行充分合作,通过签署联合救治协议、对院前急救系统进行培训教育并联合演练以实现院前急救与院内救治的无缝衔接。要素四要求胸痛中心开展广泛的培训与教育活动,从胸痛中心所在医院的全员培训开始,涵盖具有转诊关系的全部基层医院,使各级医院从院长至普通医护人员以及医疗辅助人员均能深刻理解胸痛中心的快速救治和区域协同救治理念,自觉支持胸痛中心建设并为急性胸痛患者提供职责相关以及大众普及性紧急医疗帮助。要素五是要求胸痛中心建立持续改进机制,包括确立胸痛中心的质量监控指标和目标值、落实各项质量改进的管理制度,以促使胸痛中心逐步优化救治流程、缩短救治时间、改善患者预后。

从 2013 年 11 月开始,中国胸痛中心认证工作委员会依据《中国胸痛中心认证标准》进行了将近两年认证,通过对前两年的数据进行分析后发现,在已经通过认证的胸痛中心,院内绿色通道建设以及与当地院前急救系统的合作可以显著缩短急性胸痛患者的救治时间,但基层医院的转诊患者延误仍然十分严重。为此,中国胸痛中心认证工作委员会于 2015 年 11 月在第五届中国胸痛中心高峰论坛上正式发布了《中国基层胸痛中心认证标准》,该标准旨在指引不具备全天候开展急诊 PCI 技术的医院为急性胸痛患者提供快捷而规范的诊疗服务,其基本五大要素不变,但仅仅围绕着基层医院对急性胸痛患者的救治而设计。要求基层医院仅仅抓住"30 分钟"概念进行流程优化和时间节点管理,"30 分钟"概念包括了三个含义:一是对于不具备急诊 PCI 条件但能在 120 分钟内完成转运 PCI 的医院,应选择转运 PCI 作为主要再灌注治疗措施,但应尽可能在 30 分钟内将患者转运出去,即确保患者入门 - 出门(door-in-and-door-out)时间≤30 分钟;对于不具备急诊 PCI 条件又不能在 120 分钟内完成转运 PCI 的医院,应以溶栓治疗为首选再灌注治疗手段,要求 D-to-N≤30 分钟;对于具备急诊 PCI 条件以直接 PCI 为首选再灌注治疗手段者,导管室激活时间应≤30 分钟。

二、胸痛中心建设的最终目标

目前我国的区域协同救治体系几乎是依托 PPCI 医院胸痛中心而展开的,《中国胸痛中心认证标准》也明确要求申请认证的胸痛中心必须主动承担起在本地区区域协同救治体系的建设任务,将周边的各类参与急性胸痛救治的医疗资源整合起来为急性胸痛患者快速诊疗服务。这是基于我国当前的实际情况提出的现实解决方案,并不是理想的区域协同救治方案,因为以医院为主体的建设方案很难避免 PPCI 医院从自身利益出发,基层医院与 PPCI 医院的联合是自由性质,有可能存在舍近求远而难以确保是最优化最快捷的转诊选择等,但现阶段调动 PPCI 医院的积极性尽快把区域协同救治体系建立起来让更多的急性心肌梗死等急性胸痛患者得到相对快捷的救治是最重要的,等到所有或大多数 PPCI 医院均已建立了胸痛中心之后,应该由政府或政府委托学术组织针对本地区 PPCI 医院的分布特点,依据最先到达的原则为到达发病现场的救护车或基层医院首诊的急性胸痛患者制订优先转诊方案,当优选转诊医院导管室被占用不能及时接纳患者或无床位或交通堵塞等时应转送至次选的医院,并将所有建立了胸痛中心的 PPCI 医院的所有相关接诊能力信息、转诊方案、联络方式等与救护车载 GPS 系统连接,由 120 执行该区域协同救治方案,这才是真正的区域协

同救治体系,也是值得我们为之奋斗和期待的目标。

(向定成)

第二节　中国胸痛中心认证标准

胸痛中心的建设目标是要建立"在最短的时间内将急性胸痛患者送至具有救治能力的医院接受最佳治疗"的机制,通过对我国 ST 段抬高急性心肌梗死(STEMI)救治现状的分析,中国胸痛中心认证工作委员会所确立的我国胸痛中心建设的基本理念是:以具备直接经皮冠状动脉介入治疗(PPCI)能力的医院为核心,通过对医疗资源的整合建立起区域协同快速救治体系,以提高急诊胸痛患者的整体救治水平。为实现此目标,中国胸痛中心认证标准共包含五大要素。

要素一　基本条件与资质

胸痛中心申请认证之前必须满足此要素的全部条件。

一、胸痛中心的组织机构

由于胸痛中心是通过整合院内外资源和技术为急性胸痛患者提供快速诊疗通道的机构,既可以是在不改变现有结构基础之上实体运作的虚拟机构,也可以是重新组建的实体机构。但不论何种方式,胸痛中心的建设均要涉及医院内外许多部门,必须有一套相应的组织机构进行协调和管理。组织机构的形式可以因不同医院的实际情况而定,但基本要求和任务是相同的。

1. 医院发布正式文件成立胸痛中心及胸痛中心委员会,要求:

(1) 由医院院长或分管医疗的副院长担任胸痛中心委员会主任委员,主持胸痛中心委员会的工作和重大决策。

(2) 书面文件明确胸痛中心委员会的工作职责。

(3) 明确胸痛中心委员会具有调动医院所有资源为胸痛中心建设和运行提供保障的权力。

(4) 胸痛中心成立并实际运作至少 6 个月以上才能申请认证。

2. 任命胸痛中心医疗总监,要求:

(1) 医院正式任命一名具有心血管内科专业背景的高级职称医师担任胸痛中心医疗总监,且该医师应具备较强的组织协调能力,专业技能必须具备对急性冠状动脉综合征(ACS)、急性主动脉夹层、肺动脉栓塞等急性胸痛患者进行诊断、鉴别诊断及紧急救治能力。

(2) 正式文件明确胸痛中心医疗总监的职责。

3. 任命胸痛中心协调员,要求:

(1) 指定一名具有急诊或心血管内科专业背景的医师担任胸痛中心协调员,协调员必须具备正确处理 ACS 及其他急性胸痛的能力。

(2) 书面文件明确协调员的具体工作职责。

(3) 协调员每年至少参加 ACS 和胸痛中心相关的培训≥10 学时。

二、医院对胸痛中心的支持与承诺

胸痛中心建设需要医院的大力支持,医院在成立胸痛中心时应发布正式文件做出全力支持胸痛中心建设的承诺,该文件必须包括以下内容:

1. 全力支持胸痛中心的建设与认证,承诺分配相应人力、设备和财政资源,并做好监察、考核、质量控制等工作,确保胸痛中心规范化运行。

2. 对胸痛中心在优化诊疗流程过程中所涉及的院内外标识与指引、急诊及抢救区域的布局等进行改造、对医院各部门的工作流程、管理制度进行相应的调整以适应胸痛中心流程优化需求,承诺在分诊、就诊、检验、检查、收费、发药等环节实行急性胸痛优先原则,在急性胸痛患者就诊时首份心电图、肌钙蛋白等辅助检查、ACS 的抗血小板药物、STEMI 患者的抗凝、溶栓治疗环节等实行先救治后收费的原则,以适应优化诊疗流程、最大限度缩短救治时间的需要。

3. 承诺与院前急救系统签署联合救治协议,以实现院前救治与院内救治的无缝连接。

4. 承诺与基层转诊医院、社区医疗机构等签署联合救治 ACS 的协议。

5. 承诺支持并协助胸痛中心实施各类培训计划。

6. 承诺不能因无床位、人力紧张、患者无力支付医疗费用等原因将 ACS 患者转诊到其他医院,以防延误救治。

7. 若救护车归属医院管理,承诺对救护车救治能力进行改造,包括人员培训及设备更新,以满足转运急性胸痛患者的需求。

三、胸痛急救的配套功能区域设置及标识

(一) 急诊科、胸痛中心的标识与指引

1. 在医院周边地区的主要交通要道、医院门诊、急诊的入口处设置醒目的胸痛中心或急诊的指引和标志,旨在为不熟悉医院环境的急性胸痛患者能顺利找到急诊科或胸痛中心。

2. 在门诊大厅、医院内流动人群集中的地方均应有指引通往急诊科 / 胸痛中心的醒目标识,指引需要急救的患者快速进入急诊科 / 胸痛中心。

3. 急诊科分诊、挂号、诊室、收费、抽血、检验、检查、药房等均应有急性胸痛优先标识。

(二) 胸痛急救的功能分区

胸痛中心的大部分初步诊疗工作在急诊科完成,急诊科应建立如下功能区:

1. 急诊分诊台　急诊分诊台应易于识别且靠近抢救区,方便步行患者进入时发现,并有醒目的标识指引急性胸痛患者得到优先分诊;对于夜间急诊量较小、不具备设置夜间急诊分诊条件的医院,必须建立替代机制以确保急性胸痛患者得到快速诊疗。

2. 急诊分诊台或功能替代区应配置电话及急救相关的联络系统,以便进行院内、外的沟通协调,其中应包括与院前救护车、向本院转诊的基层医院的联络机制。

3. 急诊分诊台应常备急性胸痛患者时间节点管理记录表以及伴随时钟(如果需要),以便在首次医疗接触(FMC)时开始进行前瞻性时间节点记录,或者能在分诊台开始启动填报胸痛中心云平台数据库。

4. 分诊区有标准的胸痛分诊流程图,指引分诊护士在初步评估后将患者分流到胸痛诊室、急诊抢救室、胸痛留观室或直接送入导管室。

5. 急诊科入口处应根据急诊流量配备足够的轮椅和担架车,方便多个患者同时就诊时

使用。

6. 急诊科应具备床旁心电图检查条件,确保在 FMC 后 10 分钟内完成首份 12 或 18 导联心电图检查,并不受是否为正班时间的限制,对于急性胸痛患者首份心电图应实行先救治后收费原则。

7. 急诊科应具备床旁快速检测肌钙蛋白、D- 二聚体的设备,确保抽血后 20 分钟获取检测结果。

8. 应建立胸痛诊室(专用或兼用)、急诊抢救室、胸痛留观室(供暂时诊断不明确、需要留观的中、低危胸痛患者使用)等功能区域,上述功能区应配备急性胸痛诊疗和抢救所需要的相应设施(例如心电图机、供氧系统、监护仪、除颤器、呼吸机等急救器材和急救药品),上述抢救设备、面积、床位等配置应以能满足医院所承担的急诊任务为原则。

四、人员资质及专科救治条件

(一) 人员资质

1. 至少有 2 名以上接受过规范培训、具备急诊 PCI 能力的副高级职称的心血管专科医师,且每人年 PCI 手术量不低于 75 例。

2. 具有 3 名以上经过专门介入辅助技术培训、熟悉导管室工作流程的导管室专职护士,且每年至少接受一次 4 学时以上的介入诊疗和 ACS 的新知识培训,并获得证书。

3. 具有经过专门培训且获得大型放射设备上岗证书的放射技术人员。

(二) 心血管专科条件

1. 心血管内科在当地具有相对的区域优势,能为本地区其他医疗机构提供心血管急危重症抢救、复杂疑难病例诊治以及继续教育等服务和支持。

2. 配备有不少于 6 张病床的冠心病监护室(CCU)。

3. 具备急诊 PCI 能力,导管室基本设备(状态良好的数字血管影像设备、监护设备——含无创和有创性血流动力学监护设备、呼吸机、除颤器、心脏临时起搏器、主动脉内球囊反搏仪等生命支持系统)能满足急诊 PCI 的需要,并常备急诊 PCI 所需的各类耗材。

4. 导管室过去 1 年 PCI 手术量≥200 台,急诊 PCI(包括直接 PCI—PPCI 及补救性 PCI)不低于 50 例。

5. 导管室 365 天 /24 小时全天候开放。

6. 导管室从启动到开放(最后一名介入人员到达导管室)时间≤30 分钟,如果当前不能达到,应有切实可行的改进措施,确保在通过认证后半年内达到。

7. 如果心导管室暂时不可用(设备故障、维护或有占台),应有预先制定备用方案,确保高危患者得到及时治疗;

8. 有指引针对 STEMI 患者实施先救治、后收费(先手术、后补办住院手续)的专用流程图。

五、胸痛诊断及鉴别诊断的基本支持条件

1. 建立了包括以远程实时传输心电图、微信群、手机短信、传真等形式的信息共享平台,以及基于此平台的急性胸痛诊疗应急响应机制,以确保具有确诊能力的上级医师能及时为急诊一线提供全天候支持;该信息共享平台至少要与周边 5 家以上的非 PCI 医院实现信息共享,以便及时为非 PCI 医院的急性胸痛患者提供诊断支持,同时为实施转运 PCI 的

STEMI 患者绕行急诊科和 CCU 直达导管室提供条件。

2. 急诊科医师应具备对急性胸痛的鉴别诊断能力,能够独立阅读心电图、诊断 ACS,若当前不具备,应建立基于传输心电图的远程会诊或现场会诊机制,确保心血管内科医师能在10 分钟内参与会诊、协助诊断。

3. 在对急性胸痛进行鉴别诊断时,能得到其他相关学科的支持,例如呼吸科、胸外科、消化科、皮肤科等。

4. 具备随时进行超声诊断的能力,包括心脏超声及主动脉超声,从启动超声到实施检查的时间在 30 分钟以内,如果当前无法达到,则应有具体的改进措施确保在通过认证后 1年内达到(此条为为非必须满足的条件)。

5. 具备多排螺旋 CT 增强扫描的条件,并能开展急诊主动脉、肺动脉 CTA 检查,从启动CT 室到接受患者进行检查的时间在 30 分钟以内,如果目前无法达到,则应有具体的改进措施确保在通过认证后 1 年内达到。

6. 运动心电图应在正常工作时间内随时可用于对低危胸痛患者的评估。

六、时钟统一方案及管理

1. 已建立时钟统一方案,以确保各关键诊疗环节的时间节点记录的准确性。

2. 已制定了时钟统一管理制度,确保关键时间节点所涉及的各类时钟、诊疗设备内置系统时间、各类医疗文书记录时间的高度统一。

3. 能提供落实时钟统一管理制度的客观记录,如时钟校对记录等。

七、数据库的填报与管理

1. 已开始启用中国胸痛中心认证云平台数据库,并至少提供 6 个月的数据供认证时评估。

2. 制定了数据库的管理制度和使用细则,并有数据的审核制度,确保数据库的真实、客观、准确。

3. 应有专职或兼职的数据管理员。

4. 对相关人员进行了数据库使用方法和相关制度的培训。

5. 急性胸痛患者的 FMC 人员应及时在数据库中建档,若不能及时进行在线填报,应有纸质版的时间记录表格从 FMC 时开始伴随急性胸痛患者诊疗的全过程,进行时间节点的前瞻性记录,尽可能避免回顾性记录,以提高记录的准确性。

6. 数据库的完整性,应满足以下全部条件

(1) 所有进入医院的急性胸痛(明确的创伤性胸痛除外)患者的登记比例应不低于 75%,应包括各类因急性胸痛就诊于门、急诊或入院患者的基本信息和最后诊断。

(2) ACS 患者的登记比例应达到 100%。

(3) STEMI 患者的录入必须达到 100%,且各项关键时间节点的填报应齐全,关键时间节点的缺失率不能高于 10%,其中院内时间节点记录的有效率应达到 100%。STEMI 患者的关键时间节点详见云平台数据库。

7. 数据资料的溯源性　确保 STEMI 患者的上述关键时间节点可以溯源,其中发病时间、呼叫 120、到达医院等时间应能从急诊病历、入院病历、首次病程记录、心电图纸、检验报

告、病情告知或知情同意书等原始记录中溯源,并要求尽可能精确到分钟。

要素二 对急性胸痛患者的评估及救治

胸痛中心的最终目标是提高早期诊断和治疗 ACS、主动脉夹层、肺动脉栓塞等致死性疾病的能力,减少误诊、漏诊,防止过度检查和治疗并最终改善临床预后。要素二主要包括对急性胸痛患者进行快速临床甄别、STEMI 患者的早期再灌注治疗、NSTEMI/UA 的危险分层及治疗、低危胸痛患者的评估以及院内发生 ACS 的救治流程等,要求将当前专业学术组织制定的指南流程化,通过制定大量的标准流程图来规范和指引一线医护人员的诊疗过程,以最大限度地减少诊疗过程中的延误和误诊、漏诊,改善患者预后,并避免医疗资源的浪费。

为了体现持续改进的过程,此部分要求提交的所有流程图均应包括胸痛中心成立后原始流程图及改进后的流程图。

一、急性胸痛患者的早期快速甄别

此部分的重点是在急性胸痛患者就诊后早期进行病因的初步判断以及对生命体征不稳定的高危胸痛患者的识别,必须满足以下全部条件。

1. 制定了急性胸痛分诊流程图,该流程图必须包括详细的分诊细节,指引分诊护士或承担类似分诊任务的 FMC 医护人员在进行分诊和初步评估时将生命体征不稳定的患者快速识别出来并尽快送进急诊抢救室,生命体征稳定的急性胸痛患者尽快完成首份心电图并由接诊医师进行初步评估。

2. 所有负责分诊的人员及其他首次接诊急性胸痛患者的医护人员均熟悉上述分诊流程图。

3. 制定了急性胸痛鉴别诊断流程图,指引首诊医师对胸痛的原因做出快速甄别,该流程图中必须包括 ACS、急性主动脉夹层、肺动脉栓塞、急性心包炎、气胸等以急性胸痛为主要表现的常见疾病,流程图应能指引一线医师选择最有价值且本院具备的辅助检查方法以快速完成上述疾病的诊断和鉴别诊断。

4. 所有负责急性胸痛患者接诊的急诊医师熟悉上述诊疗流程图。

5. 制定了相关流程图,指引 FMC 人员在接诊急性胸痛患者后 10 分钟内完成 12/18 导联心电图检查。

6. 确保在首份心电图完成后 10 分钟内由具备诊断能力的医师解读,若急诊医师不具备心电图诊断能力,心血管内科医师或心电图专职人员应在 10 分钟内到达现场进行确认,或通过远程 12 导联心电图监护系统或微信传输等方式远程确认心电图诊断。

7. 所有急性高危胸痛患者应在 FMC(分诊台或挂号)后 10 分钟内由首诊医师接诊。

8. 急诊科护士或医师或其他急诊检验人员熟练掌握了床旁快速检测肌钙蛋白的方法,确保能在抽血后 20 分钟内获得检测结果。

9. 制定了 ACS 诊治总流程图,当心电图提示为 ACS 时,该流程图能指引一线医师进行后续的诊疗过程。

10. 所有急性胸痛患者均应录入认证云平台数据库。

二、对明确诊断为 STEMI 患者的再灌注流程

要求具有 PPCI 能力的医院应以 PPCI 为主要再灌注策略,以下第 1~12 项及第 17 项为

必须全部满足的条件,若本院开展了溶栓治疗,则 13~16 项亦为必须满足条件。

1. 以最新的 STEMI 诊治指南为依据,结合本院实际情况制定 STEMI 再灌注治疗策略的总流程图,该流程图应包括了各种不同来院途径(自行来院、经救护车入院、转院及院内发生)的 STEMI 患者,应以 PPCI 为首选治疗策略,并且要有明确的实施再灌注的目标时间(比如 FMC 到再灌注时间等),只有在特殊情况(比如导管室不可用等)导致不能在 90 分钟内完成 PPCI,或者患者拒绝接受 PPCI 治疗时可选择溶栓治疗。

2. 制定了各种不同来院途径的 STEMI 再灌注治疗的关系流程图,以明确参与救治过程的各环节的具体工作内容和时间限定。

3. 制定了本院 STEMI 患者的药物治疗方案,包括发病后早期用药及长期二级预防方案。

4. 制定了明确的 PPCI 治疗的适应证和禁忌证。

5. 制定了相应的流程,使经本地 120 救护车入院的 STEMI 患者绕行急诊和 CCU 直达导管室。

6. 制定了相应流程,使自行来院 STEMI 患者绕行 CCU 从急诊科直达导管室,急诊科及心血管内科相关人员必须熟悉流程和联络机制。

7. 制定了相应的流程,使从非 PCI 医院首诊、实施转运 PCI(包括直接转运 PPCI 和补救性 PCI)的 STEMI 患者能在到达医院前确认诊断、启动导管室,并实施绕行急诊和 CCU 直达导管室。并至少与 5 家以上的非 PCI 医院实施了上述流程。

8. 建立并落实了 PPCI 手术的先救治后收费机制。

9. 有标准版本的急诊 PCI 知情同意书,其中签字时间应精确到分钟。

10. 建立了旨在缩短知情同意时间的有效方法。

11. 制定了将 STEMI 患者从急诊科转移到导管室的转运流程图,在确保患者安全的前提下尽快到达导管室,此流程图应明确负责转运的人员、设备、联络机制、途中安全措施、交接对象及内容等。

12. 有规范的溶栓筛查表,其中包括 STEMI 的确诊条件、溶栓适应证、禁忌证。

13. 有规范、制式的溶栓治疗知情同意书,医患双方签字时间应精确到分钟。

14. 制定了溶栓治疗方案,包括溶栓前准备、溶栓药物选择及剂量、用法、监测指标及时机、结果判断、并发症处理预案、溶栓后抗凝治疗方案等。

15. 制定了溶栓治疗标准操作流程图,指引一线医师进行溶栓治疗。

16. 建立流程优化机制,确保自行来院或经 120 入院的 STEMI 患者能在 FMC 到开始溶栓时间(FMC-to-N)≤ 30 分钟。

17. 急诊科、心血管内科、导管室以及具有转诊关系的基层医院等相关人员熟悉上述 STEMI 再灌注治疗的流程及联络机制。

三、对初步诊断为 NSTEMI/UA 患者的危险分层及治疗

由于 NSTEMI/UA 患者的病情严重程度差异很大,需要根据危险程度分层施治,因此,胸痛中心应根据专业指南要求建立基于危险分层的治疗策略。以下条件必须全部满足:

1. 制定了对 NSTEMI/UA 患者进行初步评估及再次评估的流程图,其中必须明确评估内容、危险分层工具及再次评估时间。

（1）NSTEMI/UA 初始评估和再次评估流程图必须符合当前指南精神。

（2）流程图应有首次、再次评估的具体内容。

（3）应有公认的危险分层工具，包括缺血和出血评分工具。

（4）流程图中应明确根据情况确定心电图和肌钙蛋白复查的时间和再次评估的间隔时间，以便根据临床情况的变化调整相应的再灌注治疗策略，必须满足以下三项：

1）初始心电图和（或）持续 ST 段监护结果为阴性时，按规定的时间定期复查心电图，确保症状复发或恶化时，应在 15~30 分钟的间隔内重新采集心电图；无持续或复发性症状且临床情况稳定的患者应在不超过 4 小时内复查心电图。

2）确定心肌生化标志物诊断 NSTEMI 的标准界值，生化标志物中必须包含肌钙蛋白，有条件时应开展超敏肌钙蛋白检测，以满足快速评估和早期诊断的需要，应确保能在抽血后 20 分钟获得肌钙蛋白检测结果。

3）若首次肌钙蛋白为阴性，则应在入院后 6 小时内复查，若采用高敏肌钙蛋白，则应根据当前指南确定复查时间。

（5）流程图中应明确首次或再次评估为极高危、高危和中危的患者能在指南规定的时间内实施 PCI 治疗，低危患者应进行相应负荷试验等进一步评估后确定后续治疗策略。

2. 制定了各种不同来院途径的 NSTEMI/UA 从确诊到完成关键诊疗过程的关系流程图，以明确参与救治过程的各环节的具体工作内容和时间限定。

3. 各类相关人员熟悉 STEMI/UA 的初始及再次评估、危险分层及再灌注治疗原则。

4. 上述评估过程和临床实际工作中应尽可能避免医疗资源的浪费，防止过度检查和治疗。

5. 依据指南制定了 NSTEMI/UA 患者的药物治疗规范，包括早期药物治疗及长期二级预防方案。

6. 对 ACS 患者进行详细的出院指导。出院指导中应明确说明诊断、预后、随访检查时间和注意事项等，并向患者说明 ACS 体征和症状以及一旦发生紧急情况时呼叫急救系统或到急诊科就诊的重要性。

7. 为患者提供冠心病急救、预防的知识性宣教小册。

四、对低危胸痛患者的评估及处理

对于基本排除急性心肌梗死、主动脉夹层、肺动脉栓塞、气胸、急性心包炎等中高危急性胸痛、且诊断不明确的患者，应归入低危胸痛范畴，应对此类患者给出具体的评估方法，确保既不浪费医疗资源又不漏诊。可采用的方法包括：急诊短期留观、重复心电图检查、心脏生化标志物、心脏负荷试验、影像学检查等。对于明确排除了 ACS 的低危胸痛患者，离院时应告知随访时机。

1. 在胸痛鉴别诊断的流程图中应尽可能全面考虑其他非心源性疾病。

2. 对于初步诊断考虑 ACS 但诊断不明确、暂时无急性心肌缺血证据的急性胸痛患者，应制定根据不同临床症状复查心电图、肌钙蛋白的时间间隔，确保病情变化或加重时能被及时评估，又避免医疗资源的浪费。

3. 对于症状提示为非心源性胸痛可能性大的患者，急性胸痛鉴别诊断流程图应能指引一线医师根据临床判断进行相应的辅助检查，以便尽快明确或排除可能的诊断，同时尽可能

避免医疗资源浪费。

4. 低危胸痛的评估流程中应包含心电图运动试验作为首选的心脏负荷试验,并满足以下要求:

(1) 应制定运动心电图的适应证、禁忌证、标准操作规程、结果判断标准、并发症的处理措施。

(2) 规范运动负荷试验,包括检查时间、人员配备、设备要求,必须配备除颤仪以及常用急救药品。

(3) 建立运动试验中突发紧急事件的应急处理流程,确保在运动心电图试验中发生急性心肌梗死或心搏骤停等急性事件时能得到及时正确的处理。

(4) 建立对负荷试验异常患者进行后续评估和处理的流程。

(5) 确保正班时间能够随时接受胸痛患者进行心电图运动试验。

5. 除开展运动心电图外,尚应开展至少一项以上其他心脏负荷试验,以便对不能进行运动试验的患者作为次选心脏负荷试验。应明确该项心脏负荷试验的基本条件,包括但不限于适应证、禁忌证、试验方法和流程图、结果判断标准、发生紧急事件或不良反应的处理流程等。

6. 对于完成基本评估从急诊直接出院的低危胸痛患者,医师应根据病情制定后续诊疗和随访计划,并进行冠心病的知识宣传教育。

7. 对于未完成全部评估流程而提前离院的急性胸痛患者,急诊医师应告知潜在的风险、再次症状复发时的紧急处理、预防措施等注意事项,签署并保存相关的知情文件。

五、院内发生 ACS 的救治

院内发生的 ACS 包括因非心血管病住院期间新发生的 ACS 及因误诊收入其他科室的 ACS,针对此类患者,胸痛中心应满足以下全部条件:

1. 制定院内发生 ACS 时的救治流程图,该流程图应包括从明确诊断到实施关键救治的全部过程,明确患者所在科室的现场处理要点、会诊机制及紧急求助电话。

2. 通过培训、教育、演练、发放口袋卡片、墙上流程图等形式使全院各科室人员均能熟悉 ACS 现场救治的基本流程和会诊机制,熟练掌握心肺复苏的基本技能,熟悉紧急联系电话。

六、对急性主动脉夹层及急性肺动脉栓塞的诊断及处理

1. 经临床初步评估高度怀疑主动脉夹层或急性肺动脉栓塞的患者,能在 30 分钟内(从通知到患者开始扫描)进行"增强 CT 扫描"。

2. 怀疑 A 型夹层、急性心包炎者能在 30 分钟内完成心脏超声检查。

3. 制定了主动脉夹层的早期紧急治疗方案,若无禁忌证,在明确诊断后能尽快实施以 β 受体阻滞剂和静脉药物为主的降压和镇痛治疗方案,以降低主动脉夹层破裂的风险,为后续治疗赢得时间。

4. 制定了针对不同类型主动脉夹层的诊治流程图,如果本院具备急诊主动脉腔内隔绝术和外科手术能力,应制定多学科合作机制,使不同类型主动脉夹层患者能在专业指南规定的时间得到合理的治疗;若本院不具备急诊主动脉腔内隔绝术及外科手术条件,应与具备诊疗能力的医院建立转诊关系,并制定明确的转诊适应证和转运途中病情变化时的应急措施,

以尽快将不稳定的患者及时转运至具备救治能力的医院接受最佳治疗。

5. 制定了急性肺动脉栓塞的诊断筛查流程图。

6. 制定了急性肺动脉栓塞的标准治疗方案,对于诊断明确的患者能根据危险分层及时开始相应的治疗措施,对于排除了禁忌证的患者;应能在诊断明确后尽快开始抗凝治疗,对于具备溶栓适应证且排除了禁忌证的患者能在诊断明确后及时开始溶栓治疗。

7. 急诊接诊医师熟悉急性主动脉夹层及肺动脉栓塞的临床表现、诊断方法和治疗手段。

要素三 院前急救系统与院内绿色通道的整合

院前急救系统(120 或 999,以下简称 120)在急性胸痛的救治过程中承担着现场急救及将患者从发病现场转运至医院的任务,基于区域协同救治理念的胸痛中心建设中要求救护车不再仅仅是一个运输患者的工具,应承担起 FMC 后早期救治并与院内绿色通道无缝衔接任务。因此,胸痛中心必须与 120 进行全面合作。由于我国不同地区 120 的模式不同,分为独立型、指挥型、依托型等不同类型,医院与 120 的合作方式不可能完全一致。因此,本标准采用目标管理为主,各医院应根据本地区 120 的特点制定相应的合作方式和内容,以实现本标准所制定的目标。

1. 胸痛中心应与 120 建立紧密合作机制,必须满足以下内容:

(1) 医院应围绕急性胸痛救治与本地区 120 签署正式的合作协议,共同为提高急性胸痛患者的救治效率提供服务。该协议必须包括针对急性胸痛患者的联合救治计划、培训机制、共同制定改进质量的机制;申请认证时应提交双方盖章的正式协议,此协议必须在正式申请认证之前至少 6 个月签署生效。申请时须提供:正式协议的扫描件。

(2) 胸痛中心制定了针对急性胸痛的急救常识、高危患者的识别、ACS 及心肺复苏指南等对 120 相关人员进行培训的计划,并有实施记录;申请认证时应提交:①培训计划;②讲稿;③签到表;④培训现场照片或视频资料(显示时间、地点、授课人、培训主题、培训人员身份等内容)。

(3) 胸痛中心与 120 共同制定从胸痛呼救到从发病现场将急性胸痛患者转送至胸痛中心的急救预案、流程图以及联络机制,并进行联合演练;申请认证时应提交:①演练方案;②演练现场照片或视频资料。

(4) 院前急救人员参与胸痛中心的联合例会和典型病例讨论会,至少每半年参加一次上述会议,共同分析实际工作中存在的问题、制定改进措施;申请认证时应提交:①会议记录;②签到表;③现场照片或视频资料(显示时间、地点、人员身份等内容)。

(5) 转运急性胸痛患者的院前救护车应具备基本的监护和抢救条件,必备设备包括心电图机、多功能(心电、血压、血氧饱和度等)监护仪、便携式除颤器、移动式供氧装置、人工气道建立设备和各类急救药品等,有条件时尽可能配备便携式呼吸机、吸引器、具有远程实时传输功能的监护设备、心脏临时起搏器、心肺复苏机。

2. 胸痛中心与 120 的合作提高了急性胸痛的院前救治能力,必须满足以下全部条件

(1) 120 调度人员能够熟练掌握胸痛急救常识,能优先调度急性胸痛救护并指导呼救者进行正确的现场自救。

(2) 从接受 120 指令到出车时间≤3 分钟。

（3）院前急救人员能在 FMC 后 10 分钟内完成 12 导联（怀疑右心室、后壁心肌梗死患者 18 导联）心电图记录。

（4）院前急救人员能识别 ST 段抬高心肌梗死的典型心电图表现。

（5）院前急救人员熟悉胸痛中心院内绿色通道及一键启动电话，能在完成首份心电图后 10 分钟内将心电图传输到胸痛中心信息共享平台（远程实施传输系统或微信平台），并通知具有决策能力的值班医师；对于从 FMC 到进入医院大门时间 >15 分钟的急性胸痛患者，传输院前心电图的比例不低于 50%。

（6）院前急救人员熟练掌握了高危急性胸痛患者的识别要点。

（7）院前急救人员熟练掌握了初级心肺复苏技能。

（8）对于急性胸痛的救治，120 与胸痛中心采用相同的时间节点定义，院前急救人员熟悉各个时间节点定义。

（9）对于急性胸痛患者，实现了从救护车 FMC 时开始记录时间管理表或开始填报云平台数据库。

（10）对于首份心电图诊断为 STEMI 的患者，院前急救系统能实施绕行急诊将患者直接送到导管室，且绕行急诊的比例不低于 30%，如果当前无法达到，则应制定确实可行的措施确保在通过认证后 6 个月内达到。

要素四　培训与教育

培训与教育工作是胸痛中心建设的重要工作内容和职责，因为胸痛中心的最终目标是建立"在最短的时间内将急性胸痛患者送至具有救治能力的医院接受最佳治疗"的机制，可以简单地理解为，胸痛中心的终极目标就是要建立针对急性心肌梗死等急性胸痛患者的区域协同快速救治体系，以提高急诊胸痛患者的整体救治水平。由于胸痛中心建设所涉及的部门较多，例如在医院内部，除了以心血管内科和急诊科为核心外，心脏外科、胸外科、呼吸科、皮肤科等相关临床学科、放射科（含 CT 室）、超声科、检验科等辅助检查科室以及医务管理等部门均与胸痛中心的规范化建设与日常运作具有密切的关系；此外，胸痛中心必须与当地的院前急救系统和周边的基层医院或社区医疗机构等进行紧密的合作才能充分发挥其技术和社会效益。因此，规范化胸痛中心建设是一个系统工程，必须建立整体的救治原则、快速反应体系、协同和管理机制以及制定相应的实施细则，但上述原则通常是由心血管内科和急诊科负责制定，其他相关部门对胸痛中心的运作机制、要求、体系和各项流程并不了解，必须经过反复的教育、培训和演练，使胸痛中心所涉及的各有关部门、人员在全面了解胸痛中心的主要目标和运作机制的基础上，明确自身的职责和任务，才能使整个胸痛中心系统正常运行，并发挥各部门和人员的主观能动性，推动胸痛中心工作质量的持续改进，最终达到提高区域协同救治水平的目的。同时，在医院外部，还要针对各级基层医疗机构及普通民众进行培训，普及胸痛相关知识，提高急救及自救意识，缩短从发病到呼救的时间。

胸痛中心的培训和教育应根据人员身份分层次进行，申请认证时应提交以下材料：①培训计划（包括预计培训时间、授课人、参加培训人员、课时等内容）；②讲稿；③培训记录；④签到表；⑤能显示授课时间、包括授课人及第一张幻灯片在内的照片以及包括听众在内的授课场景的照片或视频资料。

1. 胸痛中心所在医院的全院培训，又分为以下几个不同的层次

（1）针对医院领导、医疗管理、行政管理人员的培训,应在胸痛中心成立之前或最晚成立之后 1 个月以内至少进行一次。培训内容应包括:区域协同救治体系胸痛中心的基本概念、在胸痛中心建设和流程优化过程中需要医院解决的主要问题等。

（2）针对胸痛中心核心科室(心血管内科、急诊科)医师和护士的培训,提交培训计划且应在正式成立胸痛中心后 1 个月内完成全面培训,以后每年进行一轮以确保新增人员得到及时培训。培训内容如下:①基于区域协同救治体系胸痛中心的基本概念;②胸痛中心的时钟统一、时间节点的定义及时间节点管理要求;③各项管理制度;④ACS 发病机制、临床表现、最新的 STEMI、NSTEMI/UA 诊治指南;急性主动脉夹层、肺动脉栓塞的诊断及治疗指南;⑤本院胸痛中心的救治流程图,其中分诊流程、急性胸痛的诊断与鉴别诊断流程、STEMI 从 FMC 至球囊扩张/溶栓、NSTEMI/UA 的危险分层及治疗流程图是重点;⑥若本院的再灌注流程图中包括了溶栓治疗,则培训计划中必须包括溶栓治疗的标准操作规程(筛查表、溶栓流程图、结果判断、并发症处理)及转运至 PCI 医院的联络机制;⑦急性心肌梗死、常见心律失常的心电图诊断;⑧心肺复苏技能,此项培训应包括讲课、演示及模拟操作;⑨胸痛诊疗过程中的数据采集及胸痛中心认证云平台数据库填报。

（3）全院医、药、护、技人员培训:已制定针对全院(除外上述胸痛中心核心科室)医师、护士、药师和技术人员的培训计划,该计划必须包括以下内容,且应在成立胸痛中心后 1 个月内完成培训,以后每年进行一轮以确保新增人员得到及时培训。培训内容:①基于区域协同救治体系胸痛中心的基本概念;②胸痛中心的时间节点管理要求;③院内发生 ACS 或心搏骤停的处理流程;④初级心肺复苏技能,此项培训应包括讲课、演示及模拟操作。

（4）全院医疗辅助人员及后勤管理人员的培训:已制定针对医疗辅助人员和后勤管理人员的培训计划,该计划必须包括以下内容:胸痛中心的基本概念、院内紧急呼救电话、心脏按压的基本要领,且应在成立胸痛中心后 1 个月内完成培训,以后每年进行一轮以确保新增人员得到及时培训。

（5）全员培训效果检验:现场核查时专家进行不同岗位的随机抽查访谈以检验培训效果。

2. 对本地区基层医疗机构的培训　对本地区其他基层医疗机构的培训是胸痛中心的重要职责之一,申请认证时必须满足以下全部条件:

（1）已制定针对其他基层医疗机构的培训计划,该计划必须包括以下内容:基于区域协同救治体系胸痛中心的基本概念、急性胸痛快速转诊机制及联络方式、高危急性胸痛及 ACS 早期症状识别、急性心肌梗死和常见心律失常的心电图诊断、初级心肺复苏技能,应在成立胸痛中心后 2 个月内完成上述全部培训计划,以后每年进行一轮。

（2）已经在至少 5 家以上的本地区其他基层医疗机构实施上述培训计划,申请认证时应提交实施上述培训计划的客观依据。

（3）现场核查时专家将检查其他基层医疗机构是否熟悉区域协同救治体系的概念及与胸痛中心的联络机制。

3. 社区教育　社区人群教育是指胸痛中心积极参与对社区人群进行有关早期心脏病发作的症状和体征的识别以及紧急自救的培训,这是胸痛中心的重要职责之一,胸痛中心必须承担公众健康教育义务并积极致力于通过对公众教育来降低心脏病发作及死亡率,提高公众对急性胸痛危险性的认识以及在胸痛发作时呼叫 120 的比例,这是缩短从发病到就诊

时间的最有效手段。

（1）为社区人群提供 ACS 症状和体征以及心脏病早期诊断的培训计划，至少包括下列项目中的五项，且要求每年至少进行一次：①通过定期举办讲座或健康咨询活动，为社区人群提供有关心脏病症状、体征、早期诊断以及急救处理方法的培训；②向社区发放有关心脏病症状和体征以及早期诊断的科普性书面材料；③胸痛中心向社区提供健康体检、义诊等心血管健康筛查服务；④通过各类媒体、网络、社区宣传栏等途径提供心脏病和急救常识的教育；⑤向社区提供饮食健康及营养课程、戒烟、运动指导等健康生活的培训指导；⑥向公众宣传拨打 120 急救电话的重要性；⑦对社区人群进行心肺复苏技能的基本培训和教育。

（2）已经在医院周边地区至少两个以上社区实施了上述培训计划，申请认证时应提交实施上述培训计划的客观依据。

要素五　持 续 改 进

持续改进是胸痛中心认证的核心价值，要求胸痛中心制定各类督促流程改进的措施和方法，并通过数据显示持续改进的效果。

一、医院应制定促进流程改进和质量改进的计划和措施

1. 胸痛中心应根据当前的实际情况确定本中心关键监控指标及质量改进计划，例如：FMC 至首份心电图时间、首份心电图至确诊时间、FMC- 球囊扩张时间、进门 - 球囊扩张时间、入门 - 出门时间、ACS 院内死亡率等，并确立关键性效率指标和预后指标的近期奋斗目标值，原则上应每年修改一次奋斗目标值以体现持续改进的效果；申请认证时应提交所确立的监控指标及奋斗目标值。

2. 制定了流程改进流程图。

3. 关键流程图的改进记录，至少提交三个以上改进前后的关键流程图及改进说明。

4. 制定了促进胸痛中心质量改进的重要管理制度并付诸实施，主要包括

（1）联合例会制度：是胸痛中心为协调院内外各相关部门的立场和观念、共同促进胸痛中心建设和发展而设立的专门会议，要求在提交认证材料和现场核查时均要有胸痛中心与120 以及其他具有转诊关系单位的联合例会制度以及实施记录，该制度应为联合例会制定规则，包括：主持及参加人员、频度、时间、会议讨论的主要内容等，原则上联合例会的时间间隔不得超过 6 个月。

（2）质量分析会制度：质量分析会的主要内容是通过对胸痛中心运行过程中的阶段性宏观数据分析，肯定工作成绩、发现存在问题并制定改进措施。除了胸痛中心的核心科室人员参加外，医院管理层及院前急救人员亦应参加。该制度必须为质量分析会制定出标准的规则，包括主持及参加人员、频度、时间、参加人员、主要分析内容等，原则上质量分析会的时间间隔不得超过 3 个月。

（3）典型病例讨论会制度：典型病例讨论会是改进胸痛中心工作质量最有效的工作形式之一，可与质量分析会同时举行，但主要是针对急诊科、心血管内科等胸痛中心的实际工作人员。一般是从质量分析会中发现宏观问题，再将存在救治延误或决策错误的典型病例挑选出来作为剖析的对象，将所有与执行流程相关的人员集中进行讨论和分析。典型病例讨论会制度就是为病例讨论会制定规则，主要内容包括会议主持人、参与讨论的人

员范围、举行会议的频度、时间、会议流程等,原则上典型病例讨论会的时间间隔不得超过3个月。

(4) 其他制度:如与质量分析会制度配套的奖惩制度、各类人员值班制度等。

申请认证时应提交上述制度原件的扫描件,落实制度的客观证据(流程及制度的培训、联合例会、质量分析会、典型病例讨论会的会议记录、签到表、显示活动时间、内容和场所的现场照片、视频等资料)。

二、持续改进效果

胸痛中心在提交认证申请前应进行云平台数据库的自我检查及评估,当云平台数据库显示的数据趋势达到以下要求时方可正式提交认证申请。

胸痛中心通过流程改进已改善 ACS 患者救治的效率指标和预后指标,至少在近 6 个月内下列指标中 10 项以上显示出改进的趋势,其中 1~6 条是必须满足的条件:

1. 对于自行来院或拨打本地 120 经救护车入院的所有急性胸痛患者,缩短了从 FMC 到首份心电图时间,且要求月平均 <10 分钟。

2. 对于 STEMI 患者,缩短了从首份心电图至确诊的时间,且要求月平均 <10 分钟。

3. 经救护车(包括呼叫本地 120 入院及由非 PCI 医院转诊患者)入院的 STEMI 患者,从急救现场或救护车远程传输心电图至胸痛中心(实时传输或微信等形式传输,但必须在云平台有客观记录)的比例不低于 30% 且在过去 6 个月内呈现增加趋势。

4. 建立了床旁快速检测肌钙蛋白方法,从抽血到获取报告时间 ≤20 分钟。

5. 对于接受 PPCI 治疗的 STEMI 患者,月平均门 - 球时间 ≤90 分钟,且达标率 ≥75%。若当前无法达到,则应呈现改进趋势,且应制定促进持续改进的措施,确保在通过认证后 1 年内逐步达到上述要求。

6. 导管室激活时间 <30 分钟。

7. 经救护车入院(包括呼叫本地 120 入院及由非 PCI 医院转诊患者)且接受 PPCI 治疗的 STEMI 患者,绕行急诊和 CCU 直达导管室的比例不低于 30%,且呈现增高趋势。

8. 自行来院且接受 PPCI 治疗的 STEMI 患者,绕行 CCU 从急诊科直接送入导管室的比例不低于 50%,且呈现增高趋势。

9. STEMI 患者的死亡率已降低。

10. 所有极高危 NSTEMI/UA 患者,2 小时内实施紧急 PCI 的比例在增加。

11. 所有高危 NSTEMI/UA 患者,24 小时内实施早期介入治疗的比例在增加。

12. 全部 ACS 患者院内死亡率在降低。

13. 全部 ACS 患者院内心力衰竭发生率在降低。

14. 所有 ACS 患者从 FMC 到负荷量双抗给药时间有缩短趋势。

15. 所有 ACS 患者从 FMC 到抗凝给药时间有缩短趋势。

16. 对于溶栓(包括本院溶栓及转诊医院溶栓)治疗者,D-to-N 或 FMC-to-N 时间缩短。

17. 对于转运 PCI 患者,在转出医院的入门到出门的时间已缩短。

18. STEMI 患者中呼叫 120 入院的比例在增加。

19. STEMI 患者发病后 2 小时内就诊的比例在增加。

20. 主动脉或肺动脉 CTA 完成时间有缩短趋势(怀疑主动脉夹层或肺动脉栓塞的患者,

计算从通知 CT 室到 CT 室完成准备的时间,要求 <30 分钟)。

(中国胸痛中心认证工作委员会　2015 年 11 月修订 向定成整理)

第三节　中国基层胸痛中心认证标准

第 1 版

　　直接经皮冠状动脉介入治疗(PPCI)是 ST 段抬高急性心肌梗死(STEMI)最有效的治疗手段,但我国现阶段医疗资源分布不均,很多地区尚不具备开展 PPCI 治疗的条件。对于不具备 PPCI 条件的基层医院(包括已经开展 PCI 技术但无法达到 PCI 医院认证标准的医院),建立规范化胸痛中心对及时明确诊断、减少发病后早期延误、及时实施转运 PCI 或溶栓治疗具有重要的意义,这也是我国急性心肌梗死区域协同救治体系的重要组成部分。为引导基层医院进行规范化胸痛中心建设,特制定中国基层胸痛中心认证标准。该标准包含五大要素,分别是:基本条件与资质、对急性胸痛患者的评估和救治、院前急救系统与院内绿色通道的整合、培训与教育以及持续改进。

要素一　基本条件与资质

　　基层医院胸痛中心申请认证必须满足此要素的全部条件。

一、胸痛中心的组织机构

　　胸痛中心是通过整合院内外相关优势技术和力量为急性胸痛患者提供快速诊疗通道的机构,既可以是在不改变现有组织架构基础之上实体运作的虚拟机构,也可以是重新组建的实体机构。但不论何种方式,胸痛中心的建设均要涉及医院内外许多部门,必须有一套相应的组织机构进行协调和管理。组织机构的形式可以因不同医院的实际情况而定,但基本要求和任务是相同的。

　　1. 医院发布正式文件成立胸痛中心及胸痛中心委员会,要求:

　　(1) 由医院院长或分管医疗的副院长担任胸痛中心委员会主任委员,主持胸痛中心的工作和重大决策,成员应包括与急性胸痛诊疗相关的学科、医疗及行政管理等部门的负责人。

　　(2) 医院发布正式文件明确胸痛中心委员会的工作职责。

　　(3) 明确胸痛中心委员会具有调动医院所有资源为胸痛中心建设和运行提供保障的权力。

　　(4) 胸痛中心成立至少 6 个月以上才能申请认证。

　　2. 任命胸痛中心总监,要求

　　(1) 医院正式任命一名具有心血管内科专业或急诊专业背景、中级以上职称的医师担任胸痛中心医疗总监,且该医师应具备较强的组织协调能力,专业技能必须具备对急性冠状动脉综合征(ACS)、急性主动脉夹层、肺动脉栓塞等急性胸痛患者进行诊断和早期急救的能力。

　　(2) 书面文件正式明确胸痛中心医疗总监的职责。

　　(3) 医院应任命一名从事急诊或医疗行政管理工作的人员担任胸痛中心行政总监,负责胸痛中心的行政管理和资源协调工作。

3. 任命胸痛中心协调员,要求

（1）指定一名具有急诊或心血管内科专业背景的医师担任胸痛中心协调员,协调员必须具备正确处理 ACS 的能力。

（2）书面文件明确协调员的具体工作职责。

（3）协调员每年至少参加 ACS 和胸痛中心相关的培训≥10 学时。

二、医院对胸痛中心的支持与承诺

胸痛中心建设需要医院的大力支持,医院在成立胸痛中心时应发布正式文件做出全力支持胸痛中心建设的承诺,该文件必须包括以下内容:

1. 全力支持胸痛中心的建设与认证,承诺分配相应人力、设备和财政资源,并做好监察、考核、质量控制等工作,确保胸痛中心规范化运行。

2. 对胸痛中心在优化诊疗流程过程中所涉及的院内外标识与指引、急诊及抢救区域的布局等进行改造、对医院各部门的工作流程、管理制度进行相应的调整以适应胸痛中心流程优化需求,承诺在分诊、就诊、检验、检查、收费、发药等环节实行急性胸痛优先原则,在急性胸痛患者就诊时首份心电图、肌钙蛋白等辅助检查、ACS 的抗血小板药物、STEMI 患者的抗凝、溶栓治疗环节等实行先救治后收费的原则,以适应优化诊疗流程、最大限度缩短救治时间的需要。

3. 承诺与院前急救系统、社区医院以及接受本院转诊的 PPCI 医院签署联合救治协议,以实现区域协同救治体系的建立。

4. 承诺支持并协助胸痛中心实施各类培训计划。

5. 若救护车归属医院管理,承诺对救护车救治能力进行改造,包括人员培训及设备更新,以满足转运急性胸痛患者的需求。

三、胸痛急救的配套功能区域设置及标识

（一）急诊科、胸痛中心的标识与指引

1. 在医院周边地区的主要交通要道、医院门诊、急诊的入口处设置醒目的胸痛中心或急诊的指引和标志,旨在不熟悉医院环境的急性胸痛患者能顺利找到急诊科或胸痛中心。

2. 在门诊大厅、医院内流动人群集中的地方均应有指引通往急诊科 / 胸痛中心的醒目标识,指引需要急救的患者快速进入急诊科 / 胸痛中心。

3. 急诊科分诊、挂号、诊室、收费、抽血、检验、检查、药房等均应有急性胸痛优先标识。

（二）胸痛急救的功能分区

1. 急诊分诊台　　急诊分诊台应易于识别且靠近抢救区,方便步行患者进入时发现;对于急诊量较小、不具备设置急诊分诊条件的医院,必须建立替代机制以确保急性胸痛患者得到快速诊疗。

2. 急诊分诊台或功能替代区应配置电话及急救相关的联络系统,以便进行院内、外的沟通协调,其中应包括与院前救护车、向本院转诊的基层医院以及接受本院转诊的 PCI 医院的联络机制。

3. 急诊分诊台应常备急性胸痛患者时间管理节点记录表,以及伴随时钟（如果需要）,以便在首次医疗接触时开始进行前瞻性时间节点记录,或者能在分诊台开始启用胸痛中心云

平台数据库。

4. 分诊区有标准的胸痛分诊流程图,指引分诊护士在初步评估后将患者分流到胸痛诊室、急诊抢救室、胸痛留观室或直接送入导管室。

5. 急诊科入口处应根据急诊流量配备足够的轮椅和担架车,方便多个患者同时就诊时使用。

6. 急诊科应具备床旁心电图检查条件,确保在首次医疗接触后10分钟内完成首份12或18导联(怀疑下壁和正后壁心肌梗死)心电图检查,并不受是否为正班时间的限制,对于急性胸痛患者首份心电图应实行先救治后收费原则。

7. 急诊科应具备床旁快速检测肌钙蛋白、D-二聚体的设备,确保抽血后20分钟获取检测结果。

8. 应建立胸痛诊室(专用或兼用)、急诊抢救室(或急诊监护室)、胸痛留观室(供暂时诊断不明确、需要留观的中、低危胸痛患者使用)等功能区域,上述功能区应配备急性胸痛诊疗和抢救所需要的相应设施(例如心电图机、氧气、监护仪、除颤器、呼吸机等急救器材和急救药品),上述抢救设备、面积、床位等配置应以能满足医院所承担的急诊任务为原则。

四、人员资质及专科救治条件

1. 至少有2名取得中级职称资格且从事心血管内科临床工作3年以上的心血管内科专业医师,专业资质的认定需满足以下两个条件:一是获得心血管内科专业硕士以上学位或在三级甲等医院进修心血管内科专业6个月以上,二是每年(认证时提交连续2年)参加ACS相关继续教育的证明。

2. 应具备开展心血管内科常见疾病专科诊疗的基本条件,设有开放床位不小于20张的心脏专科病房或心脏病患者专用床位;应配有不少于2张床位的心脏重症监护室(CCU、ICU或EICU)或心脏重症专用床位。

3. 每年接诊/转诊的急性心肌梗死患者不少于30例。

4. 已建立为诊断明确的ACS患者尽快开始双联抗血小板和抗凝治疗的流程图,根据预计的再灌注策略使用指南推荐的双联抗血小板和抗凝药物剂量,首次负荷量的抗血小板和抗凝药物应实行先救治后收费原则。

请申请单位根据本单位实际开展情况在以下5~7之间做出选择,若选择其中之一则按照括号内标记分数计算,若同时选择两项,则按照括号内分数减半计算,若选择三项,则按照括号内分数除以3记分。若已经开展的项目则必须选择:

您的选择　5 □　　　6 □　　　7 □

5. 若本院胸痛中心所制定的STEMI再灌注治疗方案中包含有溶栓治疗,应具备以下基本条件:

(1)溶栓场所:为达到在首次医疗接触后30分钟内实施溶栓治疗的目标,溶栓场所最好是方便患者快速到达的急诊科抢救室或CCU,亦可在其他重症监护室,但均必须具备心电、血压、血氧饱和度等的监护条件以及处理再灌注心律失常、心力衰竭、心肺复苏的相应条件,包括相应的抢救设备及人员配备。

(2)常备溶栓药物:最好备用特异性纤溶酶原激活剂,溶栓药物的保存地点、领用机制等应能体现先救治后收费的原则,为实现在首次医疗接触后30分钟内开始溶栓治疗创造

条件。

（3）溶栓团队：应由急诊和心血管内科/ICU专业人员组成，能熟练掌握STEMI的诊断、溶栓适应证、禁忌证、溶栓药物使用方法、溶栓注意事项、溶栓结果判定标准、各种并发症的处理以及心肺复苏能力，如果值班一线医师不具备上述能力，要有相应的支援机制以确保全天候开展溶栓治疗，在满足进门-溶栓时间<30分钟的基础上，逐步实现首次医疗接触后30分钟内开始溶栓治疗的目标。

6. 若本院胸痛中心所制定的STEMI再灌注治疗方案中包含有在本院实施急诊PCI治疗，应具备以下基本条件：

（1）导管室基本条件：具备能进行急诊冠状动脉介入诊疗的导管室基本设备（状态良好的数字血管影像设备、监护设备——含无创和有创性血流动力学监护设备、呼吸机、除颤器、心脏临时起搏器、主动脉内球囊反搏仪等生命支持系统）。

（2）介入人员资质：至少一名以上具备急诊PCI能力的介入医师，要求接受过规范的介入诊疗技术培训、年手术量不低于75例。

（3）常备急诊PCI相关的各类消耗性器材。

（4）导管室激活时间（急诊PCI手术组最后一名人员到达时间)<30分钟。

7. 若本院胸痛中心所制定的STEMI再灌注治疗方案中仅有转运PCI策略，则应满足以下全部条件：

（1）与至少1家以上具有急诊PCI能力且导管室全天候开放的医院建立了常规转诊机制，包括与PCI医院签订联合救治协议、共同制定的STEMI再灌注流程图、一键启动机制、绕行急诊直达导管室的机制等，能确保所有STEMI患者在FMC后120分钟内完成转运PCI。

（2）具备全天候转运STEMI患者的救护车，包括车载设备和人员具备处理转运途中并发症的能力。

（3）建立了确保本院首诊的STEMI患者能在患者进入医院大门后30分钟内转出医院的机制。

五、胸痛诊断及鉴别诊断的基本支持条件

1. 建立了包括以远程实时传输心电图、微信群、手机短信、传真等形式的信息共享平台，以及基于此平台的急性胸痛诊疗应急响应机制，以确保具有确诊能力的上级医师能及时为急诊一线全天候提供支持；对于以转运PCI为主要再灌注策略的医院，该信息共享平台应与PPCI医院建立及时响应机制，以提高早期决策能力并为转运PCI患者绕行急诊直达导管室提供条件；该信息共享平台至少要与周边5家以上的基层医院对接，以便及时为基层医院的急性胸痛患者提供心电图诊断等支持。

2. 具备随时进行超声诊断的能力，包括心脏超声及主动脉超声。

3. 具备多排螺旋CT增强扫描的条件，并能开展急诊主动脉、肺动脉CTA检查，从启动CT室到接受患者进行检查的时间在30分钟以内。

4. 在对急性胸痛进行鉴别诊断时，能得到其他相关学科的支持，例如呼吸科、胸外科、消化科、皮肤科等。

六、时钟统一方案及管理

1. 已建立时钟统一方案，以确保各关键诊疗环节的时间节点记录的准确性。

2. 已制定了时钟统一管理制度，确保关键时间节点所涉及的各类时钟、诊疗设备内置系统时间、各类医疗文书记录时间的高度统一。

3. 能提供落实时钟统一管理制度的客观记录，如时钟校对记录等。

七、数据库的填报与管理

1. 已开始启用中国胸痛中心认证云平台数据库，并至少提供 6 个月的数据供认证时评估。

2. 制定了数据库的管理规范、使用细则及监督管理制度，并有数据的审核制度，确保数据库的真实、客观、准确。

3. 应有专职或兼职的数据管理员。

4. 对相关人员进行了数据库使用方法和相关制度的培训。

5. 急性胸痛患者的首次医疗接触的人员应及时在数据库中建档，若不能及时进行在线填报，应有纸质版的时间记录表格伴随患者诊疗的全过程，进行时间节点的前瞻性记录，尽可能避免回顾性记录，以提高记录的准确性。

6. 数据库的完整性，应满足以下全部条件

(1) 所有进入医院的急性胸痛（明确的创伤性胸痛除外）患者的登记比例应不低于 75%，应包括各类因急性胸痛就诊于门、急诊或入院患者的基本信息和最后诊断。

(2) ACS 患者的登记比例应达到 100%。

(3) STEMI 患者的录入必须达到 100%，且各项关键时间节点的填报应齐全，关键时间节点的缺失率不能高于 10%，其中院内时间节点记录的有效率应达到 100%。STEMI 患者的关键时间节点如下：①发病时间；②呼叫 120 时间；③到达本院大门时间；④首次医疗接触时间（救护车到达现场或自行来院患者到达分诊台时间）；⑤首份心电图时间（救护车入院者为院前首份心电图，自行来院者为院内首份心电图）；⑥心电图远程传输时间；⑦确诊时间；⑧开始（溶栓或转运 PCI）知情同意时间；⑨签署（溶栓或转运 PCI）知情同意书时间；⑩溶栓开始时间；⑪转出患者离开医院大门时间。

7. 数据资料的溯源性　确保 STEMI 患者的上述关键时间节点可以溯源，其中发病时间、呼叫 120、到达医院等时间应能从急诊病历（电子病历或复印件）、入院病历、首次病程记录、心电图纸、检验报告、病情告知或知情同意书等原始记录中溯源，并要求尽可能精确到分钟。

要素二　对急性胸痛患者的评估及救治

胸痛中心的最终目标是提高早期诊断和治疗 ACS、主动脉夹层、肺动脉栓塞等致死性疾病的能力，减少误诊、漏诊，防止过度检查和治疗并最终改善临床预后。要素二主要包括对急性胸痛患者进行快速临床甄别、STEMI 患者的早期再灌注治疗、NSTEMI/UA 的危险分层及治疗、低危胸痛患者的评估以及院内发生 ACS 的救治流程等，要求将当前专业学术组织制定的指南流程化，通过制定大量的标准流程图来规范和指引一线医护人员的诊疗过程，以

最大限度地减少诊疗过程中的延误和误诊、漏诊,改善患者预后,并避免医疗资源的浪费。

为了体现持续改进的过程,此部分要求提交的所有流程图均应包括胸痛中心成立后原始流程图及改进后的流程图。

一、急性胸痛患者的早期快速甄别

此部分的重点是在急性胸痛患者就诊后早期进行病因的初步判断以及对生命体征不稳定的高危胸痛患者的识别,必须满足以下全部条件。

1. 制定了急性胸痛分诊流程图,该流程图必须包括详细的分诊细节,指引分诊护士或承担类似分诊任务的首次医疗接触医护人员在进行分诊和初步评估时将生命体征不稳定的患者快速识别出来并尽快送进急诊抢救室,生命体征稳定的急性胸痛患者尽快完成首份心电图并由接诊医师进行初步评估;

2. 所有负责分诊的人员及其他首次接诊急性胸痛患者的医护人员均熟悉上述分诊流程图。

3. 制定了急性胸痛鉴别诊断流程图,指引首诊医师对胸痛的原因做出快速甄别,该流程图中必须包括 ACS、急性主动脉夹层、肺动脉栓塞、急性心包炎、气胸等以急性胸痛为主要表现的常见疾病,流程图应能指引一线医师选择最有价值且本院具备的辅助检查方法以快速完成上述疾病的诊断和鉴别诊断。

4. 所有负责急性胸痛患者接诊的急诊医师熟悉上述诊疗流程图。

5. 所有急性胸痛患者在首次医疗接触后 10 分钟内完成 12/18 导联心电图检查。

6. 确保在首份心电图完成后 10 分钟内由具备诊断能力的医师解读,若急诊医师不具备心电图诊断能力,心血管内科医师或心电图专职人员应在 10 分钟内到达现场进行确认,或通过远程 12 导联心电图监护系统或微信传输等方式远程确认心电图诊断。

7. 所有急性高危胸痛患者应在首次医疗接触(分诊台或挂号)后 10 分钟内由首诊医师接诊。

8. 急诊科护士或医师或其他急诊检验人员熟练掌握了床旁快速检测肌钙蛋白的方法,确保能在 20 分钟内获得检测结果。

9. 制定了 ACS 诊治总流程图,当心电图提示为 ACS 时,该流程图能指引一线医师进行后续的诊疗过程。

10. 所有急性胸痛患者均应录入认证云平台数据库。

二、对明确诊断为 STEMI 患者的再灌注流程

1. 以最新的 STEMI 诊治指南为依据,结合本院实际情况制定 STEMI 再灌注治疗策略,该流程图应包括了各种不同来院途径的 STEMI 患者;具备 PPCI 能力的医院(但当前无法达到 PCI 医院胸痛中心认证标准者)应以 PPCI 为首选治疗策略;对于不具备 PPCI 能力的医院,应根据是否能在 120 分钟内完成转运 PCI 确定本院 STEMI 患者优先选择的再灌注策略及不能实施优先选择策略时的次选策略,并明确定义优选及次选策略的选择条件,以指引一线医师选择。

申请单位根据本单位目前实际开展的再灌注治疗方法进行下列选项(单选或多选,已经开展的必须选择):

溶栓□　　　转运 PPCI □　　　本院 PPCI □

(勾选单个选项时,按照括号内标准记分,勾选两个选项时,括号内分值自动除 2,勾选三项时,括号内分值自动除 3 计算)

2. 若再灌注策略中包括了溶栓治疗,则必须满足以下全部条件:

(1) 有规范的溶栓筛查表,其中包括 STEMI 的确诊条件、溶栓适应证、禁忌证。

(2) 有规范、制式的溶栓治疗知情同意书,医患双方签字时间应精确到分钟。

(3) 制定了溶栓治疗方案,包括溶栓前准备、溶栓药物选择及剂量、用法、监测指标及时机、结果判断、并发症处理预案、溶栓后抗凝治疗方案等。

(4) 制定了溶栓治疗标准操作流程图,指引一线医师进行溶栓治疗。

(5) 建立流程优化机制,确保从自行来院或经 120 入院的 STEMI 患者能在首次医疗接触后 30 分钟内开始溶栓治疗(FMC-to-N)。

(6) 制定了溶栓后转运方案和转运机制,其中包括转运时机、与 PCI 医院的联络机制、转运流程、转运途中病情变化时的应急预案等安全保障措施。

3. 若再灌注策略中包括了转运 PCI,则必须满足以下全部条件:

(1) 根据最快到达的原则与附近至少一家以上已经建立胸痛中心的 PPCI 医院(以下简称为接收转诊医院)建立转诊关系,并需签署联合救治协议(加盖医院公章),原则上应建立双向转诊机制,该协议应明确双方的责任与义务;若与两家以上接受转诊医院建立了转诊关系,应根据转运时间优先并结合导管室是否可用确定优选和次选转诊的医院,并制定流程图指导一线医护人员使用。

(2) 与接收转诊医院建立信息共享平台,建立心电图远程传输和远程会诊机制,申请认证时需提交流程图及实际应用证据。

(3) 与接收转诊医院建立了联络及转诊机制,包括转运救护车的派遣、转运途中病情变化时应急预案以及达到接受医院的目标科室,其中应包括绕行 PPCI 医院急诊科和 CCU 直达导管室的机制,申请认证时需提交流程图。

(4) 与接收转诊医院的联络机制中应建立一键启动的快速响应机制,转诊决策者及参与转诊人员熟悉该电话号码。

(5) 建立流程优化机制,确保转运 PCI 患者从入门至转出(door-in and door-out)的时间 <30 分钟。

4. 若再灌注策略中包括了在本院实施 PPCI 者,则应满足以下全部条件:

(1) 制定了明确的 PPCI 治疗的适应证和禁忌证。

(2) 制定了 STEMI 患者 PPCI 治疗流程图,确保从首次医疗接触到球囊扩张时间≤90分钟,该流程图中应包括:①经救护车入院的 STEMI 患者应绕行急诊和 CCU 直达导管室;②自行来院 STEMI 患者绕行 CCU 从急诊科直达导管室;③先救治后收费机制。

(3) 建立了旨在缩短知情同意时间的有效方法。

(4) 为救护车及急诊科提供了 PPCI 治疗的一键启动机制。

(5) 建立了导管室激活机制,确保在启动后 30 分钟内接纳 STEMI 患者。

5. 制定了本院 STEMI 患者的药物治疗方案,包括发病后早期用药及长期二级预防方案。

三、对初步诊断为 NSTEMI/UA 患者的危险分层及治疗

由于 NSTEMI/UA 患者的病情严重程度差异很大,需要根据危险程度分层施治,因此,胸痛中心应根据专业指南要求建立基于危险分层的治疗策略。以下条件必须全部满足:

1. 制定了对 NSTEMI/UA 患者进行初步评估及再次评估的流程图,其中必须明确评估内容、危险分层工具及再次评估时间。

(1) NSTEMI/UA 初始评估和再次评估流程图必须符合当前指南精神。

(2) 流程图应有首次、再次评估的具体内容。

(3) 应有公认的危险分层工具,包括缺血和出血评分工具。

(4) 流程图中应明确根据情况确定心电图和肌钙蛋白复查的时间和再次评估的间隔时间,以便根据临床情况的变化调整相应的再灌注治疗策略,必须满足以下三项:①初始心电图和(或)持续 ST 段监护结果为阴性时,按规定的时间定期复查心电图,确保症状复发或恶化时,应在 15~30 分钟的间隔内重新采集心电图;无持续或复发性症状且临床情况稳定的患者应在不超过 4 小时内复查心电图;②确定心肌生化标志物诊断 NSTEMI 的标准界值,生化标志物中必须包含肌钙蛋白,有条件时应开展超敏肌钙蛋白检测,以满足快速评估和早期诊断的需要,应确保能在抽血后 20 分钟获得肌钙蛋白检测结果;③若首次肌钙蛋白为阴性,则应在入院后 6 小时内复查,若采用高敏肌钙蛋白,则应根据当前指南确定复查时间。

2. 制定相应的流程,确保首次或再次评估为极高危的患者能在 2 小时内实施紧急 PCI 治疗;若不能在本院实施紧急 PCI,则应与接受转诊的 PCI 医院合作,建立联络及转诊机制,包括转运救护车的派遣、转运途中病情变化时应急预案以及达到接受医院的目标科室。

3. 强调一旦 NSTEMI 或 UA 转变为 STEMI,应立即按 STEMI 流程执行后续治疗。

4. 上述评估过程和临床实际工作中应尽可能避免医疗资源的浪费,防止过度检查和治疗。

5. 依据指南制定了 NSTEMI/UA 患者的药物治疗规范,包括早期药物治疗及长期二级预防方案。

6. 建立规范的流程,使首次或再次评估为高危或中危的患者能在指南规定的时间内接受早期或延迟介入治疗;若不能在本院实施 PCI,则应与接受转诊医院建立联络及转运机制,明确转运时机。

7. 对于初步和再次评估均为低危的 ACS 患者,若医院具备条件,应安排患者进行心脏负荷试验或冠状动脉 CTA 评估,并根据结果决定是否接受冠状动脉造影检查,对于不具备条件的医院应安排择期转院评估。

8. 与接受转诊医院共同制定了 ACS 患者在完成 PCI 治疗后病情稳定情况下即时转回本院进行后续康复治疗和长期随访的方案。

四、对低危胸痛患者的评估及处理

对于基本排除急性心肌梗死、主动脉夹层、肺动脉栓塞、气胸、急性心包炎等中高危急性胸痛、且诊断不明确的患者,因归入低危胸痛范畴,应对此类患者给出具体的评估方法,确保既不浪费医疗资源又不漏诊。可采用的方法包括:急诊短期留观、重复心电图检查、心脏生化标志物、心脏负荷试验、影像学检查等。对于明确排除了 ACS 的低危胸痛患者,离院时应

告知随访时机,并录入云平台数据库。

1. 在胸痛鉴别诊断的流程图中应尽可能全面考虑其他非心源性疾病。

2. 对于症状提示 ACS 但初始评估诊断不明确、暂时无急性心肌缺血证据的急性胸痛患者,应制定根据不同临床症状复查心电图、肌钙蛋白的时间间隔,确保病情变化或加重时能被及时评估,又避免医疗资源的浪费。

3. 对于症状提示为非心源性胸痛,急性胸痛鉴别诊断流程图应能指引一线医师进行相关的辅助检查以进一步明确诊断,同时应尽量避免医疗资源的浪费。

4. 对于具备心电图运动试验条件的医院,低危胸痛的评估流程中应包含心电图运动试验,并应制定运动心电图的适应证、禁忌证、标准操作规程、结果判断标准、并发症的处理措施;对于不具备运动心电图条件的医院,应对后续的评估给出明确的建议,包括可能的替代性评估方法或建议患者转到上级医院做进一步评估。

5. 对于完成基本评估从急诊直接出院的低危胸痛患者,医师应根据病情制订后续诊疗和随访计划,并进行冠心病的知识宣传教育。

6. 对于未完成全部评估流程而提前离院的急性胸痛患者,急诊医师应告知潜在的风险、再次症状复发时的紧急处理、预防措施等注意事项,签署并保存相关的知情文件。

五、院内发生 ACS 的救治

院内发生的 ACS 包括因非心血管病住院期间新发生的 ACS 及因误诊收入其他科室的 ACS,针对此类患者,胸痛中心应满足以下全部条件:

1. 制定院内发生 ACS 时的救治流程图,该流程图应包括从明确诊断到实施关键救治的全部过程,明确患者所在科室的现场处理要点、会诊机制及紧急求助电话。

2. 全院各科室人员均应熟悉 ACS 现场救治的基本流程和会诊机制,熟练掌握心肺复苏的基本技能,熟悉紧急联系电话。

六、对急性主动脉夹层及急性肺动脉栓塞的诊断及处理

1. 经临床初步评估高度怀疑主动脉夹层或急性肺动脉栓塞的患者,能在 30 分钟内进行"增强 CT 扫描",不具备 CT 增强扫描条件者应在病情允许时尽快转移至具有诊治条件的医院明确诊断。

2. 怀疑 A 型夹层、急性心包炎者能在 60 分钟内完成心脏超声检查。

3. 制定了主动脉夹层的早期紧急治疗方案,若无禁忌证,在明确诊断后能尽快实施以 β 受体阻滞剂和静脉药物为主的降压和镇痛治疗方案,以降低主动脉夹层破裂的风险,为后续治疗赢得时间。

4. 明确诊断或高度怀疑为急性主动脉夹层的患者,若本院不具备急诊介入治疗及外科手术条件,应与具备诊疗能力的医院建立转诊关系,并制定明确的转诊适应证和转运途中病情变化时的应急措施,以尽快将不稳定的患者及时转运至具备救治能力的医院接受最佳治疗。

5. 制定了急性肺动脉栓塞的诊断筛查流程图。

6. 制定了急性肺动脉栓塞的标准治疗方案,对于诊断明确的患者能根据危险分层及时开始相应的治疗措施;对于具备溶栓适应证的患者能在诊断明确后及时开始溶栓治疗。

7. 对于高危肺动脉栓塞患者,若本院不具备条件,应与具备救治能力的医院建立转诊

关系,能在诊断明确后及时转诊。

8. 急诊接诊医师熟悉急性肺动脉栓塞的临床表现、诊断方法和治疗手段。

要素三 院前急救系统与院内绿色通道的整合

对于基层医院而言,院前急救系统(120 或 999,以下简称 120)承担院前急救及向 PCI 医院转运的重要任务,因此,建立胸痛中心必须与 120 进行全面合作。由于我国不同地区 120 的模式不同,分为独立型、指挥型、依托型等不同类型,医院与 120 的合作方式不可能完全一致。因此,本标准采用目标管理为主,各医院应根据本地区 120 的特点制定相应的合作方式和内容,以实现本标准所制定的目标。

1. 胸痛中心应与 120 建立紧密合作机制,必须满足以下内容:

(1) 医院应围绕急性胸痛救治与本地区 120 签署正式的合作协议,共同为提高急性胸痛患者的救治效率提供服务。该协议必须包括针对急性胸痛患者的联合救治计划、培训机制、共同制定改进质量的机制;申请认证时应提交双方盖章的正式协议,此协议必须在医院正式成立胸痛中心的第 1 个月内签署生效,申请认证之前至少满 6 个月。申请时提供。

(2) 胸痛中心制定了针对急性胸痛的急救常识、高危患者的识别、ACS 及心肺复苏指南等对 120 相关人员进行培训的计划,并有实施记录;申请认证时应提交:①培训计划;②讲稿;③签到表;④培训现场照片或视频资料。

(3) 胸痛中心与 120 共同制定从胸痛呼救到从发病现场将急性胸痛患者转送至胸痛中心的急救预案、流程图以及联络机制,并进行联合演练;申请认证时应提交:①演练方案;②演练现场照片。

(4) 院前急救人员参与胸痛中心的联合例会和典型病例讨论会,至少每半年参加一次上述会议,共同分析实际工作中存在的问题、制定改进措施;申请认证时应提交:①会议记录;②签到表;③现场照片或视频资料。

(5) 转运急性胸痛患者的院前救护车应具备基本的监护和抢救条件,必备设备包括心电图机、多功能(心电、血压、血氧饱和度等)监护仪、便携式除颤器、移动式供氧装置、人工气道建立设备和各类急救药品等,有条件时尽可能配备便携式呼吸机、吸引器、具有远程实时传输功能的监护设备、心脏临时起搏器、心肺复苏机。

2. 胸痛中心与 120 的合作提高了急性胸痛的院前救治能力,至少满足以下 8 项,其中 2~8 项为必备条件:

(1) 120 调度人员能够熟练掌握胸痛急救常识,能优先调度急性胸痛救护并指导呼救者进行正确的现场自救。

(2) 从接受 120 指令到出车时间≤3 分钟。

(3) 院前急救人员能在首次医疗接触后 10 分钟内完成 12 导联(怀疑右心室、后壁心肌梗死患者 18 导联)心电图记录。

(4) 院前急救人员能识别 ST 段抬高心肌梗死的典型心电图表现。

(5) 院前急救人员熟悉胸痛中心院内绿色通道的联络机制,能在完成首份心电图后 10 分钟内将心电图传输到胸痛中心信息共享平台,并通知具有决策能力的医师;对于从首次医疗接触到进入医院大门时间 >15 分钟的急性胸痛患者,传输院前心电图的比例不低于 50%。

(6) 院前急救人员熟练掌握了高危急性胸痛患者的识别要点。

（7）院前急救人员熟练掌握了初级心肺复苏技能。

（8）对于急性胸痛的救治，120与胸痛中心采用相同的时间节点定义。

（9）对于急性胸痛患者，实现了从救护车首次医疗接触时开始记录时间管理表。

（10）对于首份心电图诊断为STEMI的患者，应满足以下三条之一：

1）以溶栓为主要再灌注策略者，院前急救系统能将患者直接送到进行溶栓治疗的地点。

2）对于以实施PPCI治疗为主要再灌注策略者，院前急救系统应能实施绕行急诊将STEMI患者直接送进导管室。

3）对于距离PPCI医院较近，以转运PCI为主要再灌注策略，并由120负责实施转运任务的地区，120能通过共享的信息平台的指引将患者直接转运至PPCI医院(绕行非PPCI医院)。

要素四　培训与教育

培训与教育工作是胸痛中心建设的重要工作内容和职责，因为胸痛中心的最终目标是建立"在最短的时间内将急性胸痛患者送至具有救治能力的医院接受最佳治疗"的机制，可以简单地理解为，胸痛中心的终极目标就是要建立针对急性心肌梗死等急性胸痛患者的区域协同快速救治体系，以提高急诊胸痛患者的整体救治水平。由于胸痛中心建设所涉及的部门较多，例如在医院内部，除了以心血管内科和急诊科为核心外，心脏外科、胸外科、呼吸科、皮肤科等相关临床学科、放射科(含CT室)、超声科、检验科等辅助检查科室以及医务管理等部门均与胸痛中心的规范化建设与日常运作具有密切的关系；此外，胸痛中心必须与当地的院前急救系统和周边的基层医院或社区医疗机构等进行紧密的合作才能充分发挥其技术和社会效益。因此，规范化胸痛中心建设是一个系统工程，必须建立整体的救治原则、快速反应体系、协同和管理机制以及制定相应的实施细则，但上述原则通常是由心血管内科和急诊科负责制定，其他相关部门对胸痛中心的运作机制、要求、体系和各项流程并不了解，必须经过反复的教育、培训和演练，使胸痛中心所涉及的各有关部门、人员在全面了解胸痛中心的主要目标和运作机制的基础上，明确自身的职责和任务，才能使整个胸痛中心系统正常运行，并发挥各部门和人员的主观能动性，推动胸痛中心工作质量的持续改进，最终达到提高区域协同救治水平的目的。同时，在医院外部，还要针对各级基层医疗机构及普通民众进行培训，普及胸痛相关知识，提高急救及自救意识，缩短从发病到呼救的时间。

胸痛中心的培训和教育包括以下几个方面(注意：要求所有培训及教育相关的证明材料在培训教育活动举办之后5天内及时上传至云平台数据库的相应文件夹，申请认证时专家可以自动调阅培训资料，系统不再支持后期临时补充录入资料，以增强时效性和真实性，防止造假)。

（一）胸痛中心所在医院的全院培训分为几个不同的层次

1. 针对医院领导、医疗管理、行政管理人员的培训，应在胸痛中心成立之前或最晚成立之后1个月以内至少进行一次。培训内容应包括：区域协同救治体系胸痛中心的基本概念、在胸痛中心建设和流程优化过程中需要医院解决的主要问题等。申请时应提交：①培训计划(包括预计培训时间、授课人、参加培训人员、课时等内容)；②讲稿；③培训记录；④签到表；⑤能显示授课时间、包括授课人及第一张幻灯片在内的照片以及包括听众在内的授课场景的照片或视频资料。

2. 针对胸痛中心核心科室专业医师和护士的培训，必须满足以下全部项目　已制定针对急诊科、心血管内科、ICU等直接参与急性心肌梗死等急性胸痛救治工作的各专科医师和

护士的培训计划,该计划必须包括以下内容,且应在正式成立胸痛中心后 1 个月内完成全面培训,以后每年进行一轮以确保新增人员得到及时培训。申请认证时应提交以下全部材料:

(1) 基于区域协同救治体系胸痛中心的基本概念,申请时应提交:①培训计划;②讲稿;③培训记录;④签到表;⑤能显示授课时间、包括授课人及第一张幻灯片在内的照片以及包括听众在内的授课场景的照片或视频资料。

(2) 胸痛中心的时钟统一、时间节点的定义及时间节点管理要求,申请时应提交:①培训计划;②讲稿;③培训记录;④签到表;⑤能显示授课时间、包括授课人及第一张幻灯片在内的照片以及包括听众在内的授课场景的照片或视频资料。

(3) 各项管理制度,申请时应提交:①培训计划;②讲稿;③培训记录;④签到表;⑤能显示授课时间、包括授课人及第一张幻灯片在内的照片以及包括听众在内的授课场景的照片或视频资料。

(4) ACS 发病机制、临床表现、最新的 STEMI、NSTEMI/UA 诊治指南;急性主动脉夹层、肺动脉栓塞的诊断及治疗指南,申请时应提交:①培训计划;②讲稿;③培训记录;④签到表;⑤能显示授课时间、包括授课人及第一张幻灯片在内的照片以及包括听众在内的授课场景的照片或视频资料。

(5) 本院胸痛中心的救治流程图,其中分诊流程、急性胸痛的诊断与鉴别诊断流程、STEMI 从首次医疗接触至球囊扩张 / 溶栓、NSTEMI/UA 的危险分层及治疗流程图是重点。申请时应提交:①培训计划;②讲稿;③培训记录;④签到表;⑤能显示授课时间、包括授课人及第一张幻灯片在内的照片以及包括听众在内的授课场景的照片或视频资料。

(6) 若本院的再灌注流程图中包括了溶栓治疗,则培训计划中必须包括溶栓治疗的标准操作规程(筛查表、溶栓流程图、结果判断、并发症处理)及转运至 PCI 医院的联络机制,申请时应提交:①培训计划;②讲稿;③培训记录;④签到表;⑤能显示授课时间、包括授课人及第一张幻灯片在内的照片以及包括听众在内的授课场景的照片或视频资料。

(7) 急性心肌梗死、常见心律失常的心电图诊断,申请时应提交:①培训计划;②讲稿;③培训记录;④签到表;⑤能显示授课时间、包括授课人及第一张幻灯片在内的照片以及包括听众在内的授课场景的照片或视频资料。

(8) 心肺复苏技能,此项培训应包括讲课、演示及模拟操作,申请时应提交:①培训计划;②讲稿;③培训记录;④签到表;⑤能显示授课时间、包括授课人及第一张幻灯片在内的照片以及包括听众在内的授课场景的照片或视频资料。

(9) 胸痛诊疗过程中的数据采集及胸痛中心认证云平台数据库填报,申请时应提交:①培训计划;②讲稿;③培训记录;④签到表;⑤能显示授课时间、包括授课人及第一张幻灯片在内的照片以及包括听众在内的授课场景的照片或视频资料。

3. 全院医、药、护、技人员培训　已制定针对全院(除外上述胸痛中心核心科室)医师、护士、药师和技术人员的培训计划,该计划必须包括以下内容,且应在成立胸痛中心后 1 个月内完成培训,以后每年进行一轮以确保新增人员得到及时培训:

(1) 基于区域协同救治体系胸痛中心的基本概念,申请时应提交:①培训计划;②讲稿;③培训记录;④签到表;⑤能显示授课时间、包括授课人及第一张幻灯片在内的照片以及包括听众在内的授课场景的照片或视频资料。

(2) 胸痛中心的时间节点管理要求,申请时应提交:①培训计划;②讲稿;③培训记录;

④签到表;⑤能显示授课时间、包括授课人及第一张幻灯片在内的照片以及包括听众在内的授课场景的照片或视频资料。

(3) 院内发生 ACS 或心搏骤停的处理流程,申请时应提交:①培训计划;②讲稿;③培训记录;④签到表;⑤能显示授课时间、包括授课人及第一张幻灯片在内的照片以及包括听众在内的授课场景的照片或视频资料。

(4) 初级心肺复苏技能,此项培训应包括讲课、演示及模拟操作,申请时应提交:①培训计划;②讲稿;③培训记录;④签到表;⑤能显示授课时间、包括授课人及第一张幻灯片在内的照片以及包括听众在内的授课场景的照片或视频资料。

4. 全院医疗辅助人员及后勤管理人员的培训　已制定针对医疗辅助人员和后勤管理人员的培训计划,该计划必须包括以下内容:胸痛中心的基本概念、院内紧急呼救电话、心脏按压的基本要领,且应在成立胸痛中心后 1 个月内完成培训,以后每年进行一轮以确保新增人员得到及时培训。申请时应提交:①培训计划;②讲稿;③培训记录;④签到表;⑤能显示授课时间、包括授课人及第一张幻灯片在内的照片以及包括听众在内的授课场景的照片或视频资料。

5. 全员培训效果检验　现场核查时专家进行岗位检验及随机访谈进行考核:

(1) 急诊及心血管专业人员访谈。

(2) 非急诊及心血管专业的医护人员。

(3) 医疗辅助人员。

(二) 对本地区其他基层医疗机构的培训

对本地区其他基层医疗机构的培训是胸痛中心的重要职责之一,申请认证时必须满足以下全部条件:

1. 已制定针对其他基层医疗机构的培训计划,该计划必须包括以下内容　基于区域协同救治体系胸痛中心的基本概念、急性胸痛快速转诊机制及联络方式、高危急性胸痛及 ACS 早期症状识别、急性心肌梗死和常见心律失常的心电图诊断、初级心肺复苏技能,应在成立胸痛中心后 2 个月内完成上述全部培训计划,以后每年进行一轮。申请时应提交:①培训计划;②讲稿。

2. 已经在至少 5 家以上的本地区其他基层医疗机构实施上述培训计划,申请认证时应提交实施上述培训计划的客观依据,包括但不限于:培训记录、签到表、能显示时间和内容的培训现场照片、培训后考核试卷及考试成绩表。

3. 其他基层医疗机构熟悉区域协同救治体系的概念及与胸痛中心的联络机制。

(三) 社区教育

社区人群教育是指胸痛中心积极参与对社区人群进行有关早期心脏病发作的症状和体征的识别以及紧急自救的培训,这是胸痛中心的重要职责之一,胸痛中心必须承担公众健康教育义务并积极致力于通过对公众教育来降低心脏病发作及死亡率,提高公众对急性胸痛危险性的认识以及在胸痛发作时呼叫 120 的比例,这是缩短从发病到就诊时间的最有效手段。

1. 为社区人群提供 ACS 症状和体征以及心脏病早期诊断的培训计划,至少包括下列项目中的五项,且要求每年至少进行一次。申请时需提交培训计划和讲稿:

(1) 通过定期举办讲座或健康咨询活动,为社区人群提供有关心脏病症状、体征、早期诊断以及急救处理方法的培训。

(2) 向社区发放有关心脏病症状和体征以及早期诊断的科普性书面材料。

（3）胸痛中心向社区提供健康体检、义诊等心血管健康筛查服务。

（4）通过各类媒体、网络、社区宣传栏等途径提供心脏病和急救常识的教育。

（5）向社区提供饮食健康及营养课程、戒烟、运动指导等健康生活的培训指导。

（6）向公众宣传拨打 120 急救电话的重要性。

（7）对社区人群进行心肺复苏技能的基本培训和教育。

2. 已经在医院周边地区至少两个以上社区实施了上述培训计划，申请认证时应提交实施上述培训计划的客观依据，包括但不限于：培训记录、能显示时间和内容的培训现场照片或视频资料。

3. 至少在两个以上社区开展了心血管疾病防治的义诊和健康咨询活动，需提供现场照片。

要素五　持　续　改　进

持续改进是胸痛中心认证的精髓，要求胸痛中心制定各类促进流程改进和质量改进的措施和方法，并通过数据显示持续改进的效果。

一、医院应制定促进流程改进和质量改进的计划和措施

1. 胸痛中心应根据当前的实际情况确定本中心关键监控指标及质量改进计划，例如：首次医疗接触至首份心电图时间、首份心电图至确诊时间、首次医疗接触 - 溶栓（球囊扩张）时间、进门 - 溶栓（球囊扩张）时间、入门 - 出门（door-in and door-out）时间、ACS 院内死亡率等，并确立关键性效率指标和预后指标的近期奋斗目标值，原则上应每年修改一次奋斗目标值以体现持续改进的效果；申请认证时应提交所确立的监控指标及奋斗目标值。

2. 制定了流程改进流程图。

3. 关键流程图的改进记录，至少提交三个以上改进前后的关键流程图及改进说明。

4. 制定了促进胸痛中心质量改进的重要管理制度并付诸实施，主要包括：

（1）联合例会制度：是胸痛中心为协调院内外各相关部门的立场和观念、共同促进胸痛中心建设和发展而设立的专门会议，要求在提交认证材料和现场核查时均要有胸痛中心与120 以及其他具有转诊关系单位的联合例会制度以及实施记录，该制度应为联合例会制定规则，包括：主持及参加人员、频度、时间、会议讨论的主要内容等，原则上联合例会的时间间隔不得超过 6 个月。

（2）质量分析会制度：质量分析会的主要内容是通过对胸痛中心运行过程中的阶段性宏观数据分析，肯定工作成绩、发现存在问题并制定改进措施。除了胸痛中心的核心科室人员参加外，医院管理层及院前急救人员亦应参加。该制度必须为质量分析会制定出标准的规则，包括主持及参加人员、频度、时间、参加人员、主要分析内容等，原则上质量分析会的时间间隔不得超过 3 个月。

（3）典型病例讨论会制度：典型病例讨论会是改进胸痛中心工作质量最有效的工作形式之一，可与质量分析会同时举行，但主要是针对急诊科、心血管内科等胸痛中心的实际工作人员。一般是从质量分析会中发现宏观问题，再将存在救治延误或决策错误的典型病例挑选出来作为剖析的对象，将所有与执行流程相关的人员集中进行讨论和分析。典型病例讨论会制度就是为病例讨论会制定规则，主要内容包括会议主持人、参与讨论的人员范围、举行会议的频度、时间、会议流程等，原则上典型病例讨论会的时间间隔不得超过 3 个月。

（4）其他制度：如与质量分析会制度配套的奖惩制度、各类人员值班制度等。

申请认证时应提交上述制度原件的扫描件，落实制度的客观证据（流程及制度的培训、联合例会、质量分析会、典型病例讨论会的会议记录、签到表、显示活动时间、内容和场所的现场照片、视频等资料），上述资料应在举办活动后 5 天内及时上传至云平台系统的相应文件夹保存，系统不支持补充性提交上述资料。

二、持续改进效果

胸痛中心在提交认证申请前应进行云平台数据库的自我检查及评估，当云平台数据库显示的数据趋势达到以下要求时方可正式提交认证申请。

胸痛中心通过流程改进已改善 ACS 患者救治的效率指标和预后指标，至少在近 6 个月内下列指标中 8 项以上显示出改进的趋势，其中 1~4 条是必须满足的条件，5~7 项中对应本院的再灌注策略项为必须满足的条件：

1. 对于自行来院或经救护车入院的所有急性胸痛患者，缩短了从首次医疗接触到首份心电图时间，且要求月平均 <10 分钟。

2. 对于 STEMI 患者，缩短了从首份心电图至确诊的时间，且要求月平均 <10 分钟。

3. 经救护车入院的 STEMI 患者，从急救现场远程传输心电图至胸痛中心的比例不低于 30% 且在过去 6 个月内呈现增加趋势。

4. 肌钙蛋白从抽血到获取报告时间 ≤20 分钟。

以下 5~7 条根据第三要素中再灌注策略的选项调整相应的分值，规则同前。

5. 对于以溶栓为优先选择的再灌注治疗手段的 STEMI 患者，应满足以下至少 4 条，其中第（1）和（3）条为必备条件：

（1）适合溶栓的患者接受溶栓治疗的比例不低于 50% 且在过去 6 个月内呈现增加趋势。

（2）经 120 入院的 STEMI 患者直达溶栓场所的比例 >50% 或呈明显增加趋势。

（3）接受溶栓治疗的全部 STEMI 患者进门 - 溶栓时间已明显缩短，平均时间应在 30 分钟以内，且至少 75% 的病例能达到此标准；如果目前无法达到上述要求，至少近 6 个月已经呈现出明显的缩短趋势且至少 50% 的病例达 30 分钟以内，且已制定合理计划以确保在通过认证后的第 1 年内达到平均 30 分钟以内且 75% 的合格率。

（4）经救护车入院的溶栓患者，首次医疗接触 - 溶栓时间呈现缩短趋势，且 <30 分钟的比例 >30%。

（5）溶栓后早期（2 小时内）转运的比例在增加。

6. 对于实施直接转运 PCI 的 STEMI 患者，应满足以下全部条件：

（1）在除外合并心源性休克、急性左心衰等需要 PCI 医院派出救护车双程转运的患者之后，月平均入门 - 出门（door-in and door-out）的时间应 ≤30 分钟，如果目前达不到，应显示明显的缩短趋势，并且需要针对当前存在的主要问题制定改进措施，确保在通过认证后 1 年内逐步达到。

（2）在过去 6 个月内实施转运 PCI 的患者中，向接收转诊的 PCI 医院传输心电图的比例不低于 50% 且呈现增长趋势。

（3）在过去 6 个月内实施转运 PCI 的患者中绕行 PCI 医院急诊科和 CCU 直到导管室的比例不低于 50%。

7. 在本院实施 PPCI 的患者,应满足以下至少 3 条,不足 3 条者不记分,其中第 (1)(2) 条为必备条件:

(1) 月平均门 - 球时间 ≤90 分钟,且达标率 ≥75%,若当前无法达到,则应呈现改进趋势,且应制定措施促进改进,确保在通过认证后 1 年逐步达到上述要求。

(2) 导管室激活时间 <30 分钟。

(3) 经救护车入院、接受 PPCI 治疗的 STEMI 患者,若从首次医疗接触到进门时间 >30 分钟,绕行急诊和 CCU 直达导管室的比例不低于 30%,且呈现增高趋势。

(4) 自行来院、接受 PPCI 治疗的 STEMI 患者,绕行 CCU 从急诊科直接送入导管室的比例不低于 50%,且呈现增高趋势。

8. 对于从其他基层医院转诊来院的全部 STEMI 患者,至少满足以下 2 条,不足 2 条者不得分:

(1) 过去 6 个月内月平均首次医疗接触到首份心电图时间 <10 分钟或呈明显缩短趋势。

(2) 过去 6 个月从首诊基层医院传输到胸痛中心的心电图比例在增加。

(3) 过去 6 个月内 STEMI 患者从首次医疗接触到确诊的时间在缩短。

(4) 过去 6 个月内 STEMI 患者从进入首诊基层医院到转出时间在缩短。

9. STEMI 入院患者中呼叫 120 的比例在增加。

10. 所有 ACS 患者从首次医疗接触到负荷量双抗给药时间有缩短趋势。

11. 所有 ACS 患者从首次医疗接触到首剂抗凝药物给药时间有缩短趋势;

12. 所有极高危 NSTEMI/UA 患者,2 小时内实施紧急 PCI 的比例在增加。

13. 所有高危 NSTEMI/UA 患者,24 小时内实施早期介入治疗的比例在增加。

14. 全部 ACS 患者院内心力衰竭发生率在降低。

15. 全部 ACS 患者院内死亡率在降低。

(中国胸痛中心认证工作委员会制订 2015 年 11 月 向定成整理)

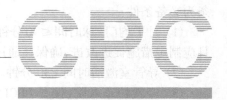

第十九章

中国胸痛中心认证工作的监督管理制度

为进一步规范中国胸痛中心认证工作,提高认证工作质量和公信力,确保全体认证工作委员会(包括认证专家及工作人员)在认证过程中坚持公平、公正、公开的原则,特制定中国胸痛中心认证工作委员会监督管理制度,包括回避制度、公示制度、申诉制度和投诉制度。

第一节　认证工作回避制度

1. 在中国胸痛中心认证工作的资料审查、现场核查、微服私访及投票表决等活动过程中,若认证工作委员会成员与申请单位之间存在利益冲突时应实行回避制度。

2. 利益冲突包括但不限于以下情形:来自申请单位的委员、与申请单位有聘用/合作/协作(除外科研合作/协作)关系的委员、帮助申请单位进行过预检的专家、来自与申请单位存在竞争关系或其他利益冲突单位的委员。

3. 当认证工作中存在上述利益冲突时,委员有主动申请回避的义务,申请单位亦可提出回避委员名单但需提供理由,原则上委员所在单位申请认证时该委员不参与此批认证工作(特殊情况无法落实此原则时该委员应在讨论本单位情况时回避且不参与对本单位的投票)。

4. 认证办公室负责根据上述原则并结合各方时间、交通条件等信息综合考虑后进行认证工作任务的分配,分配任务时应避开存在利益冲突的匹配,原则上不安排同城或本地区的专家进行现场核查,特殊情况下不能落实此项规定时应征得申请单位同意并向执委会说明。

5. 委员须承诺不干预认证任务分配,不主动指定申请单位,申请单位亦不可指定核查专家。

6. 认证过程中若发现存在利益冲突但未主动申请回避的情况,应取消存在利益冲突委员的任务。

7. 本制度由中国胸痛中心认证工作委员会负责解释。

第二节　认证工作公示制度

1. 为增强认证工作的透明度和公开性,防止不规范行为,中国胸痛中心认证工作委员

会特制定认证工作公示制度。

2. 认证工作的公示分为完全性公示和限定性公示,完全性公示的内容包括:认证标准、认证流程、评分细则、管理制度、年度认证工作计划、申请及认证进程及医院名单、认证结果以及其他需要接受公众监督的事宜等;限定性公示包括:认证工作委员会财务报告(仅限于主任委员内部公示)、各类投诉处理结果(认证工作委员会内部公示并反馈给投诉人)以及其他需要内部公示的内容。

3. 公示方式 完全性公示将在中国胸痛中心网、中国胸痛中心总部网站和(或)中华医学会心血管病学分会网站公开公示,限定性公示在中国胸痛中心认证专用网站加密公示或在规定的范围内邮件公示。

4. 根据公示内容的主要责任主体不同,公示制度由中国胸痛中心认证办公室/中国胸痛中心总部负责执行。

5. 本制度由中国胸痛中心认证工作委员会负责解释。

第三节 认证工作申诉制度

1. 为做到客观公正地进行中国胸痛中心认证,认证工作委员会接受申请单位的申诉。

2. 当申请单位对认证过程及结果(包括阶段性结果)存有疑虑时可以与中国胸痛中心总部/认证办公室讨论,讨论后仍不一致且不能接受中国胸痛中心总部/认证办公室意见时,可以在各环节工作流程规定的限期内向认证工作委员会提出正式书面申诉,由中国胸痛中心总部/认证办公室负责受理,办公室原则上在受理申诉后5个工作日内完成调查取证、向主任委员(含执行主任委员)汇报、讨论后形成处理意见并反馈给申诉单位,若申诉理由充分、经调查属实则应对存在的失误予以纠正,若申诉理由不能被认证工作委员会采纳则在反馈意见中进行解释说明。申诉单位若不接受反馈意见可以进一步向认证监督委员会投诉,由监督委员会独立进行后续调查处理。

3. 本制度由中国胸痛中心认证工作委员会负责解释。

第四节 认证工作投诉机制

1. 上述申诉制度实质上是认证工作委员会处理与申请认证单位之间不同意见的沟通协商机制,由于没有独立的第三方参与,难以保证其客观公正性和公信力。为此,中华医学会心血管病学分会成立了独立于认证工作委员会之外的认证监督委员会,负责处理胸痛中心认证工作中的投诉问题。

2. 监督委员会的组成:聘请葛均波院士担任监督委员会主席,聘请2~3名所在单位已经通过中国胸痛中心认证但不属于认证工作委员会的专家为成员,分会办公室指定1名工作人员负责工作协调、文件管理等工作。

3. 监督委员会的主要工作职责:监督委员会不直接参与认证工作,主要职责是负责处理对中国胸痛中心认证工作的投诉。

4. 申请认证单位若发现认证专家或工作人员在认证过程中违反认证工作流程、违背客观、公平、公正、公开原则、存在营私舞弊、明知存在利益冲突未回避等情况时,应及时向认证

办公室提出申诉,若不认同认证工作委员会对申诉的处理意见时可以向认证监督委员会投诉。

5. 监督委员会只接受加盖公章的单位书面投诉,不接受匿名或个人署名、单位署名但未加盖公章的投诉,投诉时须提供可供调查的客观证据和线索,监督委员会不接受未提供客观证据和线索、无法展开调查的投诉。

6. 投诉的处理流程为:投诉单位向中华医学会心血管病学分会办公室提出书面(加盖公章,电子邮件发送并电话确认)投诉→分会办公室接受投诉→邮件发送至监督委员会主席(葛均波院士)→主席指定监督委员会专家负责(分会办公室协助)调查取证→监督委员会讨论后形成正式处理意见→分会办公室→反馈给投诉单位及认证工作委员会。原则上认证监督委员会在接到举报后 15 个工作日内完成上述处理流程。

7. 认证工作委员会在接到分会办公室发来的处理意见后,若该投诉及处理结论不涉及第三方名誉和利益,应当在认证工作委员会内部进行公示。

8. 本制度由中华医学会心血管病学分会办公室负责解释。

（中国胸痛中心认证工作委员会　2015 年 2 月 6 日　夏斌整理）

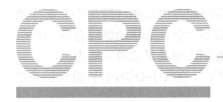

第二十章

中国胸痛中心认证流程

第一节　申请认证的基本条件

近年来胸痛中心的建设在中华医学会心血管病学分会、中国胸痛中心认证工作委员会和中国胸痛中心总部的推动下得到了快速发展，从 2013 年启动认证体系、建立认证标准至今，已在全国开展了九个批次的认证工作，有 122 家单位通过了中国胸痛中心认证。胸痛中心的认证不仅规范了急性胸痛的救治流程，同时促进了区域医疗协同发展，提升了医院品牌和知名度。

尽管国内许多医院和领导已经充分认识到建立胸痛中心的重要性并已经开始了胸痛中心建设的实际工作，但是对如何申请胸痛中心认证、申请认证需要具备哪些条件，还不是很清楚。前几批有部分单位刚开始建设胸痛中心就急于申请认证，最后在核查的过程中发现医院的胸痛中心建设仅仅还在起步，远远没有达到认证的基本要求，导致单位投入了大量人力进行认证申请的准备单不能通过初审或专家网评，需反复参与好几批次认证才最终通过，造成了人力、物力、财力的资源浪费现象。这是初期中国胸痛中心认证的现状，也是许多有志于进行胸痛中心建设的单位领导和专家非常关心的问题，需要迫切地解决的问题。

下面就申请中国胸痛中心认证必须满足的基本条件进行详细的介绍：一是单位成立胸痛中心并实际运行至少 6 个月以上；二是对照中国胸痛中心认证标准五大要素进行自评，满足认证标准中的必须条款要求；三是医院明确承诺大力支持胸痛中心建设与认证工作，分配相应人力、设备和财政资源，并做好监察、考核、质量控制等工作，确保胸痛中心规范化运行。具体如下：

一、医院成立胸痛中心并实际运行至少 6 个月以上

(一) 认证标准中对申请认证的基本要求

1. 已在中国胸痛中心网或中国胸痛中心总部网站进行机构注册，并启用中国胸痛中心认证云平台数据库，能提供近 6 个月的全部急性胸痛患者的数据供认证时评估，且主要效率(时间)指标和(或)预后指标的月平均数呈现逐步改进趋势。

2. 医院发布正式文件成立胸痛中心及胸痛中心委员会，并实际运行至少 6 个月以上：

(1) 由医院院长或分管医疗的副院长担任胸痛中心委员会主任委员，主持胸痛中心委员会的建设和重大决策；明确胸痛中心委员会具有调动医院所有资源为胸痛中心建设和运行

提供保障的权力。

(2) 医院正式任命一名具有心血管内科专业背景的高级职称医师担任胸痛中心医疗总监,且该医师应具备较强的组织协调能力,专业技能必须具备对急性冠状动脉综合征(ACS)、急性主动脉夹层、肺动脉栓塞等急性胸痛患者进行诊断、鉴别诊断及紧急救治能力。

(3) 指定一名具有急诊或心血管内科专业背景的医师担任胸痛中心协调员,协调员必须具备正确处理 ACS 及其他急性胸痛的能力。

(4) 书面文件明确胸痛中心委员会的工作职责、医疗总监的职责、协调员的具体工作职责。

3. 医院围绕急性胸痛救治与本地区 120 签署正式的合作协议,共同为提高急性胸痛患者的救治效率提供服务。申请认证时应提交双方盖章的正式协议,此协议必须在正式申请认证之前至少 6 个月签署生效。

(1) 该协议必须包括针对急性胸痛患者的联合救治计划、培训机制、共同制定改进质量的机制。

(2) 胸痛中心制定了针对急性胸痛的急救常识、高危患者的识别、ACS 及心肺复苏指南等对 120 相关人员进行培训的计划,并有实施记录。

(3) 胸痛中心与 120 共同制定从胸痛呼救到发病现场将急性胸痛患者转送至胸痛中心的急救预案、流程图以及联络机制,并进行联合演练。

(4) 院前急救人员参与胸痛中心的联合例会和典型病例讨论会,至少每半年参加一次上述会议,共同分析实际工作中存在的问题、制定改进措施。

4. 胸痛中心必须与当地周边的至少 5 家基层医院或社区医疗机构签订联合救治协议,该协议应明确双方的责任与义务,建立针对急性胸痛患者的区域协同快速救治体系,以提高急性胸痛患者的整体救治水平。申请认证时应提交双方盖章的正式协议,此协议必须在正式申请认证之前至少 6 个月签署生效。

(1) 建立信息共享平台,实现心电图远程传输和远程会诊机制。

(2) 建立联络及转诊机制,优化救治流程,制定一键启动的快速响应机制,为实施转运 PCI 的 STEMI 患者绕行急诊科和 CCU 直达导管室提供条件。

(3) 针对各级基层医院或社区医疗机构进行培训与教育,普及胸痛相关知识,提高急性胸痛患者的整体救治能力,缩短从发病到再灌注的时间。

(二) 常见问题

1. 未能真正理解"至少 6 个月"的含义　申请认证的基本条件中强调胸痛中心正式成立至少 6 个月、能够提供至少 6 个月的全部急性胸痛患者的数据库供评估各类指标的改进趋势、与 120 签署联合救治协议必须在 6 个月以上、与至少 5 家以上的医院签署联合救治协议也必须在 6 个月以上。上述要求的主要目的是希望医院在胸痛中心实际运行一段时间并能提供数据显示主要质控指标已经呈现出明显的改进趋势,才能提出认证申请,如果时间太短数据趋势不明显、数据量太少、数据趋势波动性较大,难以看到真正的改进趋势。因此,标准中强调必须有 6 个月以上的数据。如何证明医院的胸痛中心是何时开始正式运行的呢? 一方面可以从数据库的资料判断,但鉴于中国目前的现状,有许多医院在过去已经成立了胸痛中心或开展了急性心肌梗死院内绿色通道建设,已经以各种不同形式的数据库累积了大量的急性胸痛尤其是急性心肌梗死数据,网站是允许补充录入过去的数据的;此外,胸痛中心

建设也强调要求有基线数据,允许先注册适应数据库录入胸痛中心正式成立之前的基线数据。鉴于上述两个原因,目前不能以数据库的最早数据作为判断胸痛中心正式成立的时间。而只能在满足数据库的最低要求基础上通过核对医院成立胸痛中心的正式文件、与合作单位之间签署的联合救治协议等原始文件来确认。

2. 与120的联合救治协议　鉴于我国院前救治与院内救治分离的客观现状,认证标准中强调希望医院通过与120/999签署联合救治急性胸痛患者的协议使急性胸痛的院前救治与院内救治衔接起来,实现真正的无缝衔接。该协议内容可以根据医院所在地区120模式而异,认证标准是针对我国占据绝大多数的独立型120模式而设计的,指挥型和依托型地区可以根据当地的实际情况拟定合作的具体内容,但一定要以能够实现院前与院内救治协同的目的。

二、对照中国胸痛中心认证标准五大要素进行自评,满足认证标准中的必须条款要求

在进行自评之前,医院必须根据当前实际情况选择申请认证的胸痛中心类型,即使认证《中国胸痛中心认证标准》还是《中国基层胸痛中心认证标准》,因为两个标准对医院的基本条件要求有显著的不同。

1. 申请中国胸痛中心认证基本条件

(1) 心血管内科专业基本条件要求:①心血管内科在当地具有相对的区域优势,能为本地区其他医疗机构提供心血管急危重症抢救、复杂疑难病例诊治以及继续教育等服务和支持;②配备有不少于6张病床的冠心病监护室(CCU);③具备急诊PCI能力,导管室基本设备能满足急诊PCI的需要,并常备急诊PCI所需的各类耗材;导管室365天/24小时全天候开放能力;④导管室过去1年PCI手术量不少于200台,急诊PCI(包括直接PCI及补救性PCI)不低于50例。

(2) 急诊科基本要求:①急诊科主任愿意全力承担胸痛中心建设任务;②设置了胸痛中心的功能分区:包括分诊台、急性胸痛诊室、抢救室、急性胸痛观察室等区域;③建立了指导急性胸痛快速分诊、快速诊疗以及急性冠状动脉综合征规范诊疗的流程图,并已经开始执行上述流程图;④对于急性胸痛患者,能够在首次医疗接触后10分钟内完成首份心电图;⑤开展了床旁快速检测肌钙蛋白。

2. 申请中国基层胸痛中心认证基本条件

(1) 心血管内科专业基本条件要求:①至少有2名取得中级职称资格且从事心血管内科临床工作3年以上的心血管内科专业医师;②设有开放床位不小于20张的心脏专科病房或心脏病患者专用床位;③应配有不少于2张的心脏重症监护室(CCU、ICU或EICU)或心脏重症专用床位;④每年接诊/转诊的急性心肌梗死患者不少于30例。

(2) 急诊科基本要求:①急诊科主任承诺全力承担胸痛中心建设任务;②设置了胸痛中心的功能分区:包括分诊台、急性胸痛诊室、抢救室、急性胸痛观察室等区域;③建立了指导急性胸痛快速分诊、快速诊疗以及急性冠状动脉综合征规范诊疗的流程图,并已经开始执行上述流程图;④能够在首次医疗接触后10分钟内完成首份心电图;⑤开展了床旁快速检测肌钙蛋白。

3. 制定并落实了胸痛中心各项管理制度　包括数据库管理制度、联合例会制度、质量分析会制度、典型病例讨论会制度、培训制度、奖惩制度等。申请认证时应提交近半年落实制度的客观证据(流程及制度的培训、联合例会、质量分析会、典型病例讨论会的会议记录、

签到表、现场照片、视频等资料)。

4. 胸痛中心各类标识与指引清晰明了,能够清晰地指引急性胸痛患者进入胸痛中心。

5. 制定了时钟统一方案并落实了时钟统一管理制度,关键时间节点所涉及的各类时钟、诊疗设备、各类医疗文书记录时间的高度统一。

6. 对急性胸痛患者进行快速临床甄别、STEMI 患者的早期再灌注治疗、NSTEMI/UA 的危险分层及治疗、低危胸痛患者的评估以及院内发生 ACS 的救治等均已根据指南要求流程化,制定了大量的标准流程图来规范和指引一线医护人员的诊疗过程,最大限度地减少诊疗过程中的延误和误诊、漏诊,改善患者预后,避免医疗资源的浪费。

7. 经过了反复的培训、教育和演练,使胸痛中心核心科室及人员、基层医院或社区医疗机构在全面了解胸痛中心的主要目标和运作机制的基础上,明确自身的职责和任务,规范急性胸痛的救治,使整个胸痛中心系统正常运行,推动胸痛中心工作质量的持续改进,最终达到提高区域协同救治水平的目的。

三、成立胸痛中心的医院需要作出支持胸痛中心建设的承诺

胸痛中心建设需要医院的大力支持,医院在成立胸痛中心时应发布正式文件做出全力支持胸痛中心建设的承诺,该文件必须包括以下内容:

1. 全力支持胸痛中心的建设与认证,承诺分配相应人力、设备和财政资源,并做好监察、考核、质量控制等工作,确保胸痛中心规范化运行。

2. 对胸痛中心在优化诊疗流程过程中所涉及的院内外标识与指引、急诊及抢救区域的布局等进行改造、对医院各部门的工作流程、管理制度进行相应的调整以适应胸痛中心流程优化需求,承诺在分诊、就诊、检验、收费、发药等环节实行急性胸痛优先原则,在急性胸痛患者就诊时首份心电图、肌钙蛋白等辅助检查、ACS 的抗血小板药物、STEMI 患者的抗凝、溶栓、介入治疗环节等实行先救治后收费的原则,以适应优化诊疗流程、最大限度缩短救治时间的需要。

3. 承诺与院前急救系统签署联合救治协议,以实现院前救治与院内救治的无缝连接。

4. 承诺与基层转诊医院、社区医疗机构等签署联合救治 ACS 患者的协议。

5. 承诺支持并协助胸痛中心实施各类培训计划。

6. 承诺不能因无床位、人力紧张、患者无力支付医疗费用等原因将 ACS 患者转诊到其他医院,以防延误救治。

7. 若救护车归属医院管理,承诺对救护车救治能力进行改造,包括人员培训及设备更新,以满足转运急性胸痛患者的需求。

上述承诺函的核心内容就是要求医院将胸痛中心建设和认证作为医院的一项常规性工作开展,包括为胸痛中心制定专门的预算、提供相应的人、财、物的支持,确保胸痛中心正常运行,建立并维持持续改进机制。

(夏　斌)

第二节　认证申请的基本流程

当胸痛中心正式成立并实际运行至少 6 个月以上、经自评主要条款和质控指标达到认证标准的基本要求后可以启动认证申请流程。认证申请的基本流程如下:

一、确认网站注册信息、激活数据管理云平台操作流程

原则上所有胸痛中心均应在正式成立时即完成在线注册,但目前亦存在部分单位未及时完成在线注册但使用其他数据库收集急性胸痛患者的诊疗信息及时间节点,现阶段允许此类单位在申请认证时补充注册和数据库对接补充上传。其具体操作流程详见第二十章第四节。但从发展的趋势看,未来将逐步取消补充注册和补录数据,因为如果所使用的不是胸痛中心专用数据库是很难确保急性胸痛病例的所有时间节点记录是规范、完整的,同时,胸痛中心认证标准强调要进行前瞻性实时记录,补录数据难以保证数据的可靠性和准确性;此外,所有通过认证的胸痛中心将纳入全国统一的质量监控范围,如果不适用统一的数据库是难以实现即时进行质量的目标的。为了避免商业垄断之嫌,中国胸痛中心认证云平台数据库是接口开放的免费平台,并不排斥其他功能相同的数据库与之实行对接实时或定期上传数据,平台管理员有进行技术指导的义务,但此部分功能必须由用户遵循网站提供的操作指引自行完成,而不能将工作量完全转嫁给平台管理员。

二、申请认证资格基本流程

确认网站注册信息无误后申请单位可以开始进入申请认证的正式流程,具体步骤如下:

1. 初步自评选择申请认证标准　目前我国胸痛中心的认证标准分为《中国胸痛中心认证标准》和《中国基层胸痛中心认证标准》,前者主要是针对具有全天候急诊 PCI 能力的医院,同时要求专业能力达到一定的规模和水平,后者主要是针对不具备全天候急诊 PCI 能力的医院,或者具备全天候急诊 PCI 能力但学科建设规模和水平尚达不到对急性心肌梗死完全救治能力要求的医院。具体在能力划分上按照图 20-2-1 的基本要求进行选择,其中上年度 PCI 总量是否达到 200 例、急诊 PCI 是否达到 50 例、是否有 2 名以上能够独立完成急诊 PCI 的介入医师是区分医院救治能力的主要条件,同时也成为医院选择认证标准的主要依据。

所有申请单位必须登录中国胸痛中心认证平台,根据初步自评结果选择相应的认证类型,并在线提交相应的证明材料(见文末彩图 20-2-2),比如上年度总 PCI 和急诊 PCI 例数应来自全国冠状动脉介入直报系统的截图,急诊 PCI 医师应提供资质和手术例数的相应的证明。

2. 上传胸痛中心建设材料　在现阶段,网站尚支持在申请认证时上传认证相关的胸痛中心建设材料(见文末彩图 20-2-3),包括各类文件、资质证明、承诺函、协议书、各类培训和教育证明材料、会议相关证明材料等,但未来将逐步取消申请认证时上传材料的功能,而逐步改为平时实时上传,即所有相关资料在完成相应的活动后 5 个工作日内必须从网站上传,以督促按时进行各类持续质量改进活动。同时减少申请认证时的集中"突击"准备材料甚至造假材料的现象,也有利于质控中心开展质量改进活动进行评价。已经实现在线实时上传资料的单位,在此阶段仍应对照细则逐项检查是否存在材料的遗漏或错误,必要时应与数据管理员及网站管理员联系确认。

上传材料时,在点击"设置认证类型"后,即可逐条点击五大要素,在每一要素下设置了评分细则,申请单位应按照细则要求上传相应的证明材料,直到完成所有五大要素中全部细则。其中数据相关的指标将由认证平台直接从云平台数据库实时获取,不需要申请单位制作趋势图上传。

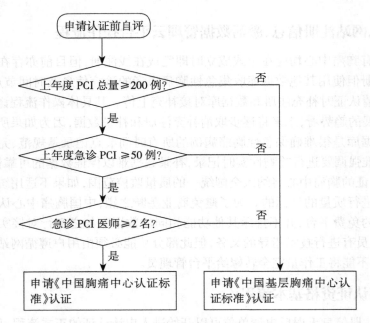

图 20-2-1 经过自评选择申请认证的标准类型

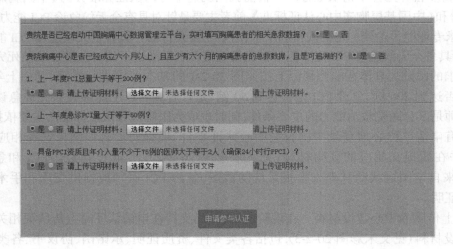

图 20-2-2 在线提交自评佐证材料

对于过去曾经申请但未通过的单位,应根据认证办公室的反馈意见确定是否应该再次更新或者重新上传相关材料,不确定或有疑问时时应与认证办公室联系确认。

3. 申请单位进行基本条件自评 基本条件自评的主要目的是针对胸痛中心建设和认证的整体框架要求进行自评,确定是否满足基本条件,如果基本条件不满足则不必继续进行全面自评,以节省时间,防止不必要的浪费。只有当基本条件满足时才建议进入后续的全面自评等流程。基本条件自评主要包括以下内容:

(1) 医院发布成立胸痛中心的正式文件、组建胸痛中心组织机构且胸痛中心实际运行 6 个月以上。

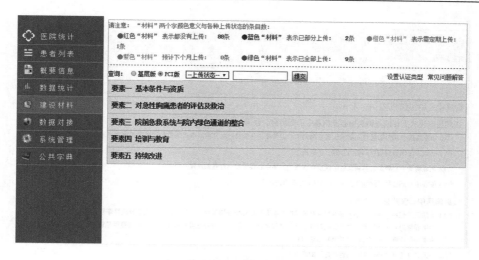

图 20-2-3　上传胸痛中心建设材料页面

（2）已经与 120/999 等院前急救系统及至少 5 家基层医院建立了区域协同救治体系，签署了联合救治协议，且时间均在 6 个月以上。

（3）急性胸痛救治过程的主要环节已经完成流程优化，建立了简洁、规范的救治流程，并已被常态化执行。

（4）已经完成胸痛中心各类管理制度的制定、修订，各类管理制度已经被落实并能提供落实各类管理制度的客观原始记录。

（5）针对本院、网络医院、社区进行了全面的培训，并能提供各类培训的客观证据。

（6）申请单位在"中国胸痛中心数据管理云平台上"的数据库能够提供近 6 个月的全部急性胸痛患者的数据，且主要（认证标准中强制达标）效率（时间）指标和（或）预后指标的月平均数呈现逐步改进趋势。

4. 全面自评　申请单位若在基本条件自评后认为满足申请认证条件，则进入全面自评阶段（见文末彩图 20-2-4）。此阶段申请单位应对照中国胸痛中心认证标准五大要素的评分细则逐条进行在线全面自评，如自评满足认证标准，则在该条目满足框内勾选。

5. 提交正式申请　申请单位在完成在线全面自评后，若满足五大要素中必须具备的条款（黄色部分）并达到可选择性达标的最低要求后，系统将自动判断为自评合格并提示上传医院全力支持认证的承诺函（见文末彩图 20-2-5），此时网站将提示上传医院全力支持胸痛中心认证的承诺函（加盖医院公章），正式提交认证申请（如在云平台数据库上已经上传承诺函，满足基本要求后点击"保存数据"或"正式申请认证"，系统会直接把云平台数据库上的承诺函关联过来），如部分条款不符合或暂时未达到认证要求，请继续完善胸痛中心建设后再申请下批认证。

6. 形式审查　申请单位在提交正式认证申请后，中国胸痛中心总部／认证办公室将进行形式审查，重点是审查单位提交的证明材料和数据库的大致情况，包括但不限于如下方面：

（1）医院成立胸痛中心的文件：重点审查胸痛中心成立的时间是否在 6 个月以上。

（2）介入质报系统 PCI 量截图：是否符合认证标准的个人和全院的病例数要求。

（3）医院承诺函：内容是否符合认证标准的要求。

（4）中国胸痛中心认证数据管理云平台数据概要信息已经满足 6 个月，从饼图中判断数

目前贵单位参与的认证类型是：PCI版；目前中国胸痛中心认证支持两类认证：PCI版和基层版；

如果贵单位根据实际情况希望更改认证类型，请点击此处，重新选择认证类型！

要素一 基本条件与资质

胸痛中心的组织机构

医院发布正式文件成立胸痛中心及胸痛中心委员会，要求：

1.10 由医院院长或分管医疗的副院长担任胸痛中心委员会主任委员，主持胸痛中心委员会的建设和重大决策　　☑ 满足

1.11 书面文件明确胸痛中心委员会的工作职责　　☑ 满足

1.12 明确胸痛中心委员会具有调动医院所有资源为胸痛中心建设和运行提供保障的权力　　☑ 满足

1.13 胸痛中心成立并实际运作至少6个月以上才能申请认证　　☑ 满足

任命胸痛中心医疗总监，要求：

1.14 医院正式任命一名具有心血管内科专业背景的高级职称医师担任胸痛中心医疗总监，且该医师应具备较强的组织协调能力，专业技能必须具备对急性冠状动脉综合征（ACS）、急性主动脉夹层、肺动脉栓塞等急性胸痛患者进行诊断、鉴别诊断及紧急救治能力；　　☑ 满足

1.15 书面文件正式明确胸痛中心医疗总监的职责　　☑ 满足

任命胸痛中心协调员，要求：

1.16 指定一名具有急诊或心血管内科专业背景的医师担任胸痛中心协调员，协调员必须具备正确处理ACS及其它急性胸痛的能力　　☑ 满足

1.17 书面文件明确协调员的具体工作职责　　☑ 满足

1.18 协调员每年至少参加ACS和胸痛中心相关的培训不少于10学时　　☑ 满足

图 20-2-4　申请单位对照认证标准细则逐条进行自评

　▸ **要素一 基本条件与资质**

　▸ **要素二 对急性胸痛患者的评估及救治**

　▸ **要素三 院前急救系统与院内绿色通道的整合**

　▸ **要素四 培训与教育**

　▸ **要素五 持续改进**

恭喜您，认证资质基本条件满足！

如果您希望继续申请认证，请提交承诺函的扫描件一份，由医院负责人签名并加盖公章，承诺全力支持本单位参加中国胸痛中心认证工作！

工作人员将在三个工作日内完成审核，审核通过后，工作人员会给您提供评审编号，输入评审编号，就可以下载《中国胸痛中心认证评分细则》和《中国胸痛中心认证标准》电子文档，同时您也能够在线填写《中国胸痛中心认证评分细则》，开始正式的认证工作了！

承诺函扫描件，由医院负责人签名并加盖公章，承诺全力支持本单位参加中国胸痛中心认证工作：

1、请用医院红头文件纸

2、承诺函

3、属名：中华医学会心血管病学分会中国胸痛中心认证工作委员会；

4、文件内容请注明：胸痛中心的目的和意义、发展规划、医院对胸痛中心的支持与承诺的具体内容请参考《中国胸痛中心认证标准》第一要素相关部分

5、申请机构名称与日期，院领导签字并加盖医院公章

6、如果承诺函扫描件是多个图片，请将图片拷贝粘贴到一个word或pdf文件后，再上传

请选择承诺函： 选择文件 未选择任何文件

图 20-2-5　全面自评合格后系统自动提示上传承诺函

据总量、病种构成是否符合临床基本规律、认证标准强制要求的主要监控指标是否显示持续改进趋势等（见文末彩图20-2-6）。

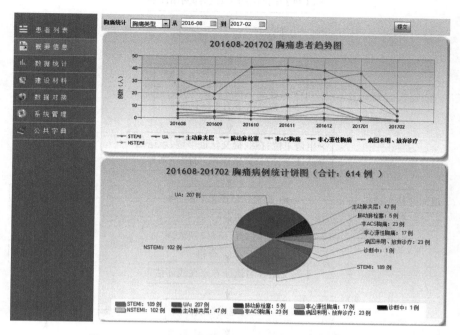

图20-2-6 申请认证单位的阶段性急性胸痛病因饼图

7. 形式审查结果公示 如果形式审查不合格,将建议申请单位完善胸痛中心建设的相关内容,待条件成熟后再次申请。如果形式审查符合基本条件,意味申请单位获得初步认证申请资格,网站会分配给申请单位一个认证申请编号,同时将正式公示获得此批认证申请资格的单位名称,并邮件通过申请单位,之后进入正式的认证流程。

三、胸痛中心认证基本流程

1. 强化培训 获得认证资格后,正式进入申请胸痛中心认证基本流程。为帮助单位进一步理解胸痛中心认证标准、熟悉认证流程、掌握认证数据管理云平台的填报技巧,并规范提交认证材料,提高申请认证通过率,中国胸痛中心认证工作委员会和认证办公室择期组织认证强化培训会。强化培训的主要目的是为通过形式审查的单位如何做好认证准备工作而进行的培训,通常由认证办公室组织,要求富有认证经验的专家进行授课,重点是认证过程的每一个环节应注意的问题。

2. 补充完善认证材料 强化培训后各申请单位开始按照培训提出的认证要求进行材料的补充和流程优化等胸痛中心建设的改进工作,其中补充的相应材料是在前期自评期间和在线提交的材料基础之上进行的。在规定的时间内完成后将由认证办公室进行全面评估,以决定是具备提交给专家进行网评的条件。

由于从认证办公室进行全面审查及以后的所有环节均有专门介绍(本章第三节至第七节),此处不做全面介绍。图20-2-7所示为胸痛中心认证的基本流程图。

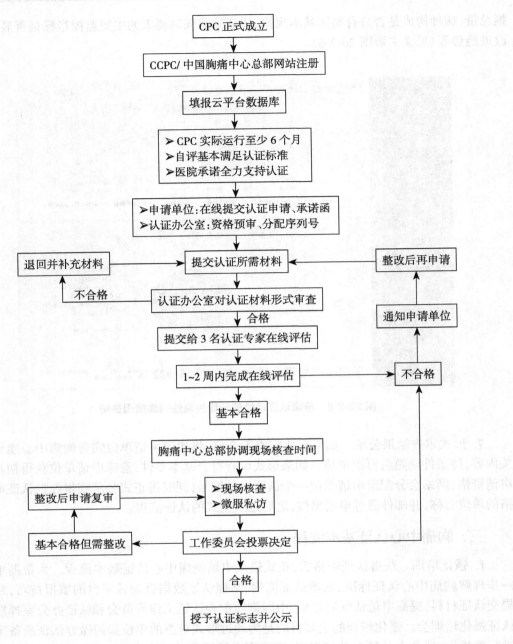

图 20-2-7   中国胸痛中心认证流程

（夏   斌）

第三节   认证办公室的初审及反馈

认证材料一般由两部分组成,一部分是单位胸痛中心建设的相关文件或原始记录,另一部分是在中国胸痛中心数据管理云平台上的填报的病例数据。认证材料是胸痛中心建设过

程最原始的档案,也是申请胸痛中心认证最直接的证明材料。

认证办公室形式审查的目的是协助申请单位做好材料的准备工作,确保材料的规范性,从而提高专家材料审核的通过率。

申请单位在中国胸痛中心数据管理云平台提交认证材料后,胸痛中心认证办公室将在三周之内针对胸痛中心建设材料进行初步的形式审查,审查合格后提交给3名认证专家进行在线评估;审查不符合认证基本条件,将终止申请单位该批次的认证资格,建议整改后再申请下一批认证。

一、认证材料的初审

针对申请单位在网站提交的胸痛中心建设材料,认证办公室设定了三级审查制度,首先是专职人员将全面地进行评估与指导。首先初审工作人员对照中国胸痛中心认证标准及条款要求,逐项查看各项证明材料。材料符合认证标准,给予该项条款评价:"满足";如申请单位提交的材料完全不符合认证条款要求或部分内容未达到认证标准,需要进行修订与补充,初审工作人员给予该项条款评价:"需完善",针对材料提出存在问题,解释认证条款的要求,同时提出整改的建议和方案,以便于申请单位的领导与工作人员对认证条款的理解及下一步的整改措施。

二、认证材料的反馈意见

所有认证材料审核完毕后,初审工作人员导出全部条款的评价内容,根据材料的共性问题进行归纳与总结,形成书面形式的反馈意见《关于认证材料形式审查反馈意见的通知》及《材料说明》,提交给认证办公室主任进行二级审核,认证办公室主任根据初审意见再次进行认证材料的形式审查;碰到关键的问题或有争议性的证明材料时将提交给认证办公室负责人进行三级审核。最后三级审核意见以公文的形式反馈给申请单位。

常见的问题如下:

1. 数据库的录入与管理　主要是对各项时间节点的定义不熟悉,录入的数据可信度不高。建议在中国胸痛中心数据管理云平台下载数据公共字典,针对核心科室的所有医护人员进行时间节点与数据库录入的培训,加强数据库的三级审核制度。数据库在材料初审中是重点核查内容,单位的数据趋势图能够真实反映出胸痛中心运行的状态,但前提是要保证数据的真实性,因部分单位培训不到位或理解有误,数据记录不全或填报人员填报的数据不规范,导致单位数据缺失、不真实。另一方面是单位的数据没有呈现明显的改进趋势,认证标准中5.17~5.22为必须满足条款,指出单位目前若达不到标准要求,但必须要呈现改进趋势,这在认证过程中最重要的评判标准。

2. 区域协同救治不充分　主要是申请申请成立胸痛中心时间较短,与120急救系统及基层医院或周边的社区医疗服务中心培训不到位,配合不够密切,导致远程传输的比例偏低,绕行急诊及CCU的比例较少。建议加强与院前急救系统及网络医院签订合作协议,开展区域协同救治。进行一系列胸痛中心相关知识的规范化培训,制定远程实时传输心电图、微信群等形式的信息共享平台,以及基于此平台的应急响应机制。为急性胸痛患者提供应绕行急诊科和CCU直达导管室提供有力的支持条件。

3. 流程图制作不规范　设计简单、评估不全面、指引流程不清晰或不符合胸痛中心建设理念,在实际工作中无法起到有效的指导作用。建议根据岗位需求制定不同的流程图,结合《指南》要求,利用Office系统的VISIO软件绘制流程图,并根据医院的持续改进的过程随

时进行修订。

4. 未理解认证条款的要求，提交的材料与条款不符，或部分条款未提交证明材料。

5. 培训流于形式，没有落到实处　培训计划没有时间性与针对性；培训的课件内容单一不够全面，没有针对不同的对象进行授课的准备，照片与签到表不能准确显示培训时间、培训主题等问题。

三、认证材料修订与补充

申请单位在收到认证办公室的反馈意见后，应根据认证材料存在的问题逐项进行修订与补充，整改后的材料再次提交至网站，全部提交后，可自行在中国胸痛中心网上查看有无条款漏传或上传不完整，查看无误后即可点击"申请材料复审"，此后单位的材料不可再更改，认证办公室会第二次进行材料复审。

四、认证材料的复审

认证办公室接收到网站提示后对申请单位的材料进行复审，审查合格后提交给 3 名认证专家进行在线评估；审查不符合认证基本条件，将终止申请单位该批次的认证资格，建议整改后再申请下一批认证。

五、认证材料的备案

认证材料形式审核通过的单位，可将网站的所有"证明材料"按照条目的顺序整理成一个 word 文档并加注页码，整理设计成"电子版认证材料"和"纸质版认证材料"备案。

申请单位要熟悉中国胸痛中心的认证标准，积极参与胸痛中心认证强化培训会，理解认证条款的含义和要求，在胸痛中心认证的过程中，规范提交认证材料及数据，提高申请认证通过率。

（夏　斌）

第四节　专　家　网　评

正式认证考核的第一环节是认证专家对各单位提交的网上材料进行网评。在网评之前认证办公室对各单位的材料已经进行了初审，主要目的是对各申请单位对所提交的材料进行初步筛查，对那些明显不符合认证基本条件以及材料准备过于粗糙、数据趋势不符合基本要求的单位将取消认证资格。认证办公室在初审阶段会实施三级审核制度，对每一项条款都会进行批注，并导出批注条款，形成反馈意见，各单位要高度重视办公室的初审建议，积极进行修订，专人把关，并提交总监或胸痛委员会主任进行审核。认证办公室仅对材料进行形式复核和建议，其他没有提出修改意见的条款并不代表能通过专家的专业审查。认证专家会严格按照标准进行计分，因此申请单位应该在认证办公室初审的基础上，对所有提交材料再次进行检查和增补，力求为专家提供更详细的信息和更有力的证据。

认证办公室会把各单位经过修订的材料提交给三名专家进行网评。三名专家的组合从中国胸痛中心认证专家名单中遴选，原则上参与网评的专家也会参加该单位的现场核查，因此三名专家的分配需要遵循回避原则，例如来自申请认证单位的认证专家、与申请单位有聘用／合作／协作关系的专家、来自与申请单位存在竞争关系或其他利益冲突单位的专家等，

认证专家有主动申请回避的义务,申请认证单位亦可提出回避专家名单但需提供正式的书面理由,原则上认证专家所在单位申请认证时该专家不参与此批认证工作,认证办公室负责根据上述原则并结合各方时间、交通条件等信息综合考虑后进行认证工作任务的分配,分配任务时将会避开存在利益冲突的匹配。各专家承诺不干预任务分配,且不得主动指定申请单位。若发现存在利益冲突但未主动申请回避的情况,将取消存在利益冲突专家的任务。

每名专家将会获得网站的登录用户名和密码,登录之后,将会看到本次所分配的任务。点击所分配单位的名称,可进入该单位材料提交界面。点击每一条款之后的材料选项,将会在浏览器打开新窗口,显示该材料的相关文件。如存在无法打开或者打开无任何显示的情况,请注意本地电脑是否安装了 PDF 阅读器或者 WORD 软件,若遇到其他情况,也可更换浏览器或者电脑进行重试。在每一条款后面的"材料"字样,初始有三种状态:紫红色代表该材料经过认证办公室初审后存在疑问的,认证专家会对这一部分材料进行复核,并详细进行批注;绿色代表本条款的所有证明材料已经全部上传,且办公室工作人员对上传的材料没有疑问;蓝色代表本条款的所有证明材料上传不全,只上传了部分材料或上传材料的执行日期不符合要求。认证专家将会对每一条款逐项进行审核。若专家认为该材料符合认证标准,将会给予该项条款评价:"满足",此时该条款得全分;如专家认为申请单位提交的材料不符合该条款要求,将会给予该项条款评价:"不满足",此时该条款不得分;若专家认为该条款仅有部分内容达到认证标准,需要进行修订与补充,将给予该项条款评价:"需完善",此时该条款仅会获得一半的分数。对于不满足标准或部分满足的条款,专家会给出批注指导意见,并可导出带到核查现场供参考备忘,所有条款的得分按权重进行运算后,系统会自动给出总得分。认证标准并未给出一个具体的分数线,并非一定需要在多少分以上才可以进入现场核查或者多少分以下不能进入现场核查,因为认证的目的并非是设置一个门槛,进行优胜劣汰,而是通过认证的方式促进各单位实际工作的改进,因此整体考量采用的是综合考评的方式,不宜通过单纯的得分进行最终评价。认证专家会在审核完所有网评材料后,给出一个综合意见,准予或者不准予进入现场核查。其判断的主要依据是那些在认证标准中已明确列出必须达到的条款是否满足基本要求,例如基本硬件、人员资质,手术总量和急诊手术量,关键要素五中持续改进的趋势等。另外专家会从网评材料的审查中得出一个宏观印象,该单位的胸痛中心建设是否具备了基本的框架,是否理解了胸痛中心的核心理念,是否形成了初步的区域协同救治体系等,根据这些整体印象来决定是否需要启动现场核查。对于其他一些无碍大局的问题,认证专家会带着具体疑问在现场进一步考核,并提出建议帮助申请单位持续改进。因此,各申请单位在提交网评材料的过程中,应高度重视,专人负责,总监把关,层层审核,并做到换位思考,尽可能周全的提交美观、清晰、符合逻辑的材料,展示本单位在胸痛中心建设过程中所付出的努力和成绩。若网评分数太低,也会影响最后总的排名,对通过认证十分不利。

专家网评不同于认证办公室初审,可能会更多的关注申请单位的建设内涵和水平。在网评过程中,常见的主要问题如下:

一、条款有缺项或提交不完整现象

例如:1.38 要求提交三名导管室专职护士的职业资格证书。证明材料中只上传了两名,且不完整;2.26 未完整提交与 5 家非 PCI 医院实施转诊绕行流程的证明材料;2.53 需提供一份具体的胸痛患者病历及增强 CT 扫描的图片,上传材料中缺少该患者的真实病历扫描件。

这些问题在初审时,认证办公室可能已经给予了提醒和说明,但某些申请单位仍然没有引起足够重视或仍有遗漏,因此该条款将不能得满分或者不得分。

二、某些关键条款的时间要求不符合认证标准

现在的网评材料采用的是实时限期提交方式,某些条款是有时间限定要求的。例如:4.10~4.14对医院领导及决策层的培训应在胸痛中心成立之前或最晚成立之后1个月以内至少进行一次;1.10~1.13胸痛中心成立的正式文件,应至少在6个月前发布;在类似这样条款的提交界面中,有一个执行日期,即该证明文件实际执行的时间,若时间相隔太远,也是不符合认证要求的。

三、部分条款过于简单和流于形式

例如2.29缩短知情同意时间的方法过于简单,应上传具体实施方法或流程图;2.47运动负荷心电图的管理制度过于简单,未体现具体细则;类似这样的条款是反映本单位胸痛中心建设水平的关键内容,要注重细节,反映创新,才能体现出全院上下为胸痛中心建设做出了贡献。

四、培训证明材料不够严谨

例如部分材料有一支笔现象、同一张照片多次使用、考试试卷雷同、签到表不规范等。另外,没有区分开不同的培训内容,例如4.10、4.15、4.20、4.25等对医院领导和医疗管理人员、胸痛中心核心科室的培训内容、全院职工培训内容是不一样的,而部分单位全部用同样的培训内容和证明材料代替,显然并没有真正落实培训制度。

五、流程与流程图不符合逻辑

此部分是审查的重点之一,有助于专家了解申请单位对胸痛中心规范运作的理解程度。认证办公室在初审阶段也会对流程与流程图进行审查,但多为形式审查,由于认证办公室工作人员心血管和急救专业水平有限,难以对所有流程和流程图都做出正确批示,因此这一部分主要依靠经验丰富的认证专家来把关。认证专家通过流程和流程图带出问题,以备现场核查、提出建设性的指导意见,帮助申请单位持续改进。常见的主要问题包括:①流程图空洞无物、不具备可行性。所提交的流程图显然没有经过实践检验,无法指导具体的临床工作,例如无起点、无终点,无具体的执行方法,无具体的联系方式等。②所制作的流程图未体现出岗位特点。例如护士分诊流程图过于复杂,将所有胸痛鉴别诊断以及ACS危险分层都包括其中,不具备可操作性。③流程图本身可能存在逻辑问题或不够细化。例如在ACS患者再灌注流程中,所有患者均要送到急诊科,显然没有考虑不同来院方式的患者要采用不同的策略,通过120入院或者网络医院转诊的患者应尽可能绕行急诊科直达导管室。类似这样的问题特别能够反映申请单位对胸痛中心运作的核心理念是否有深入理解,因此不能由秘书、一线医师、研究生等简单制作就匆忙上传,一定要经过临床实践检验并且由总监把关,参考其他单位优秀的流程图,结合本院实际做出能切实指导临床工作的流程图。④多处条款所需要提交的流程图用同一份流程图替代。出现这个问题的主要原因是没有理解不同条款所要求提交的流程图其侧重点是不一样,虽然某些流程基本类似,但强调的重点不同,也存不同岗位需要执行不同的流程,因此均应该分别制作流程图。⑤不理解关系流程图的含义,

仍然用上下流程图替代。关系流程图是对于那些涉及多个部门或岗位的流程图,应将上下流程图进行组合,并分别列出参与的单位,便于不同岗位的工作人员理解全过程,并清晰地知晓本岗位在整个流程中的地位与作用。⑥缺乏改进前后的流程图对比。在部分条款需要提供改进前后的不同流程图,在平常工作中应注意持续改进,当原来制定的流程图经过运行一段时间后发现不够理想应进行优化,但指南发生了变化、人员发生了变动、场地格局发生变更以后,均应制作新的流程图,并将旧有流程图也进行提交,这是体现持续改进最好的证明材料。

六、关键要素五中的数据填报和时间趋势不符合要求

此部分也是专家审查的重点,严重的错漏和不符合改进要求的时间趋势很可能会被专家终止进入现场核查的资格,因此各申请单位要高度重视,在平常的工作当中做好实时填报,并加强三级审核。常见的主要问题包括:①数据录入太少,不符合本单位的实际规模。例如上报的材料显示本单位每年的急诊 PCI 量在 200 例左右,因此半年的 PCI 量大致应在 100 例左右,但从实时连接的本单位的数据库来看,近半年的行急诊 PCI 的 STEMI 患者仅仅只有 20~30 例,显然是不符合逻辑的,不可能其他所有急诊 PCI 都是 UA 和 NSTEMI,因此一定存在较多的漏报。认证标准要求行急诊 PCI 的 STEMI 患者的填报必须达到 100%,若填报过少,要么存在总例数造假,要么存在严重漏报,都是不符合要求的。②数据分布不合理。例如绝大多数都是 STEMI 病例,缺乏 UA、NSTEMI 以及其他非 ACS 和非心源性胸痛的病例。③部分条款缺乏 6 个月数据。有些单位为了数据好看,对某些月份的数据视而不见,漏报严重,关键条款若缺乏 6 个月数据也是不符合数据填报规范的。④极端数据太多,没有持续改进的趋势。对部分病例较少的单位来说,极端数据会使整个数据趋势毫无规律,造成这种的情况的原因有二,一是在实际工作当中,没有真正落实胸痛中心的流程,某些病例由于特殊原因造成了长时间延误,对于这种情况,应当加强培训,使规范的流程执行意识固化到一线工作人员的习惯当中去,形成按规范、走流程的意识,避免医疗偏差。二是由于数据录入人员对时间节点的定义理解不到位,对部分时间逻辑计算方法不清晰,或存在笔误等,这样的情况需要在平时严格落实三级数据审核制度,及时发现错误并进行修订。⑤数据填报不准确。例如 5.21 的数据对象是接受急诊 PCI 治疗的 STEMI 患者,而 5.25 中所有行急诊 PCI 的 STEMI 患者的死亡率已降低,其对象也是接受急诊 PCI 治疗的 STEMI 患者,因此这两项的数据填报中,每个月的病例总数应该是一样的,在很多单位的填报中,经常发现两者不一致,应该是漏报或者填报不准确的现象。⑥关键改进趋势不明显。例如首份心电图时间、门-球时间、远程传输比例、肌钙蛋白获得时间等,这些关键监控指标的趋势直接影响专家对本单位胸痛中心实际运作效果的考量和判断,各单位在自评时就应严格把关,数据虽然真实,但却无法体现持续改进趋势,也很难通过专家的网评。

材料网评是认证工作的第一关,即使通过网评,若总分较低,也将在最后的排名中处于不利位置,因此各单位要高度重视网上材料的提交。在平常工作当中,做好资料积累和数据填报,及时上传,并派专人负责,胸痛中心负责人要严格把关,若全部由秘书或一线医师代劳,将无法体现申请单位的建设水平,同时负责材料提交的工作人员要有高度的责任心和良好的文字表达能力,并要反复检查核对,避免出现文字、剂量、缩写等低级错误,力争提交一份满意的材料,为通过认证打下良好的基础。

(易绍东)

第五节 微 服 私 访

中国胸痛中心认证的微服私访是由认证办公室派出的核查人员对申请认证单位在不预先告知的情况下进行的现场考察,常常是在核查之前,也可能是在核查之后或与核查同步进行,主要是客观评价医院的实际工作状况。

一、微服私访的意义

我国胸痛中心建设的基本理念是:以具备直接经皮冠状动脉介入治疗能力的医院为核心,通过对医疗资源的整合建立起区域协同快速救治体系,以提高急性胸痛患者的整体救治水平。中国胸痛中心认证主要评估各胸痛中心运行流程是否规范,再好的流程必须严格执行才有意义,才能不断提高整体救治水平,所以现场核查是评价胸痛中心质量重要手段。由于现场检查往往是先通知再检查,可能导致某些胸痛中心临时集中人员,采取突击"造假"的方式应付核查,这样的核查并不能完全真正反映实际情况。针对这种现象,中国胸痛中心认证工作委员会提出了应对之策,在现场核查之外另设置微服私访环节,以客观评价胸痛中心在真实医疗环境下的运行情况。目前微服私访已是胸痛中心认证的重要环节,目前中国胸痛中心认证的微服私访具有以下特点:人员专业化、形式多样性、评价标准化等特点。

二、微服私访人员及工作机制

1. 微服私访专家   所有微服私访专家均为心血管内科或急诊专业背景的临床工作者,其中绝大多数专家是各医院胸痛中心建设的核心力量。要求作风正派、客观、公正、吃苦耐劳、能够随机应变,并且要有高度的责任心和保密意识,所有微服私访专家均需要经过微服私访专门培训,达到熟悉胸痛中心认证标准、完全理解胸痛中心建设的基本理念、熟练掌握了胸痛中心微服私访的基本流程、需要评价的关键环节及评价方法、需要收集的客观证据、记录的时间节点等要求后才能上岗履行微服私访职责。

2. 微服私访工作机制   为确保微服私访的客观、专业、真实、公平、公正,专门成立了微服私访专家工作组,目前微服私访团队是依托各办公室组建的,属于独立的工作小组,小组成员名单不对外公开,认证办公室及认证专家无权干涉微服私访小组工作安排。通常是在认证办公室确定此批认证工作安排后,将现场核查时间表发给微服私访工作组,由微服私访工作组根据现场核查工作计划表以及本小组的微服私访专家的可用时间分配专家任务,通常要求尽可能在现场核查之前完成微服私访,但不作为强制要求,可以根据微服私访专家的时间确定。微服私访专家在完成对申请单位的微服私访工作后当天完成微服私访实录及微服私访评价表的撰写和填写任务,在现场核查小组到达申请单位进行现场核查之前发送给带队的认证办公室人员,以便现场核查时一并反馈;若在现场核查之后进行微服私访,则以书面形式单独反馈。

3. 纪律要求   作为微服私访人员,所承担的微服私访工作责任重大,微服私访结果对评价申请单位能否通过认证起着决定性作用。在过去历批认证中,均有不少单位是因为微服私访结果太差而未能通过认证。因此,保持微服私访工作的客观、公正和真实性至关重要。为此,中国胸痛中心认证体系要求所有微服私访要严格执行微服私访管理规定,其中从纪律

方面必须遵守以下原则：①要认真学习国家有关法律、法规、政策和中国胸痛中心认证工作委员会制定的有关管理的规定，强化法制观念，不能采取违法手段获取资料。②微服私访人员必须忠于职守，严格执行微服私访工作流程，不走过场，坚持客观公正真实地收集申请单位胸痛中心的建设和运行证据，并进行客观公正评价；不准接受请吃和财物，不准利用微服私访谋取私利。③微服私访工作人员要严格执行保密制度，注意保存资料，不得向负责协调工作的办公室工作人员以外的其他任何人泄露微服私访信息和结果。④若发现微服私访工作人员不履行职责、弄虚作假，将严肃处理。微服私访人员的相关投诉处理由认证监督委员会负责。

三、微服私访的形式及重点考察内容

1. 微服私访形式　微服私访工作流程要求专家尽可能在真实状态下考察医院胸痛中心的建设情况和实际运行状况，尽可能采取实地观摩医院急诊科的工作流程尤其是对急性胸痛患者的诊疗流程，如果医院的急诊规模不大、因急性胸痛就诊患者较少，则采取聘请志愿者或专家以患者的身份体验就诊，无论采取哪种方式，均是要求客观、真实地考察胸痛中心的实际建设和运行水平。

微服私访工作人员到达该医疗机构所在城市后，先通过出租车司机、酒店服务人员、街边群众等了解当地百姓是否知道有胸痛中心这个机构、急诊胸痛如何选择就诊医院、途径等。工作人员可自行选择到达医院时间，可以一次完成暗访活动，也可分多次完成暗访活动。微服私访期间，参观、观摩、聘请志愿者模拟就诊可穿插进行。

如果一次微服私访未能获得必要资料，可进行多次暗访。如果该医疗机构有分院，也需进行微服私访。

2. 微服私访具体内容

（1）院内、外标识与指引是否规范、清晰：在医院周边及院内是否有醒目的急诊或胸痛中心的指引标识，指引对医院环境不熟悉的人很方便、快捷地找到急诊科或胸痛中心。通常要求微服私访人员在周边下车后不问路是否能沿着院外标识与指引不走弯路地顺利走到急诊科或胸痛中心分诊台。急诊科或胸痛中心门诊是否有醒目的分诊台，是否有清晰的胸痛分诊流程图、院内是否有从急诊科指引到导管室的标识，以方便后到的患者家属快捷地找到导管室。此外，在急诊分诊台、胸痛诊室、急诊收费处、药房、抽血、检验、各类急性胸痛相关检查等处所是否有清晰可见的急性胸痛优先标识。

（2）急诊室及胸痛中心是否备有足够检查床或轮椅供急诊患者使用，配置数量应与急诊量匹配，以满足需要为原则，微服私访人员通常会通过观察微服私访期间的急诊流量并与所备用的平车、轮椅进行评估。

（3）急性胸痛患者到达急诊科后是否有护士进行分诊、是否被优先评估、护士是否立即测量了血压、进行吸氧等操作，是否先救治后收费（心电图、抽血等常规检查）、是否让患者自己去检查（所有检查包括心电图和抽血等应该在床边完成）、是否在规定的时间内完成相关流程（患者到达后10分钟内完成分诊护士评估及医师接诊、心电图检查、抽血后20分钟内拿到肌钙蛋白检测报告），完成心电图后是否有医师进行即可解读、是否有心内科医师参与现场或远程会诊（完成心电图后10分钟内）。首诊医师的处置是否规范、是否符合医院提交的急性胸痛诊断及鉴别诊断流程图、是否存在超指征使用检查及治疗问题，二次评估是否规范，对于拒绝配合完成全部评估自动出院患者是否进行相关教育并签署知情同意书。

（4）若能遇到直接就诊或救护车接入的急性心肌梗死患者，观察从就诊或救护车到达至送入导管室的时间，并留意是否实施了先救治后收费的原则。

四、微服私访中常常容易存在的主要问题

微服私访中经常容易存在的主要问题包括：

1. 标识不清或临时性标识　有些医院未深刻理解各类标识与指引的重要性，不重视标识与指引的制作，仅仅是满足于是为了应付认证检查，并未从指引不熟悉医院环境的外来急性胸痛患者快速达到急诊科或胸痛中心的角度去认真思考并结合医院的实际地理环境设计标识与指引。有些标识与指引不清晰、不明确，有些使用临时性标志，也有些地面标识采用不耐磨材料制作，难以持久。有些在分叉路口无明显指引等等。院外急诊或胸痛中心的标识常常出现的问题是未能兼顾各个方向进入医院的患者。

2. 分诊环节不规范　有些分诊台形同虚设，未能承担真正的分诊任务，有些分诊台夜间无人值守也没有设置替代机制，导致急性胸痛患者进入急诊科之后无所适从，不能快速进入诊疗流程；在急诊量很大的医院常常不落实对急性胸痛优先分诊；分诊过程不规范，分诊护士询问病史不得要领、未认真测量生命体征、把所有急性胸痛患者均引入抢救室等。分诊台另一较普遍的问题是未落实从首次医疗接触开始启用时间节点管理表，分诊护士未记录首次医疗接触时间。

3. 首次接诊不规范　在完成首份心电图后首诊医师未能及时诊察患者，或者由规培医师代为处理，对心电图的阅读判断能力不足又未及时邀请心内科会诊，首次接诊医师的处置不当，不符合胸痛中心提交的诊疗流程。

4. 关键诊疗过程延误　未能在规定的时间内完成首份心电图、肌钙蛋白、医师接诊、心内科会诊等关键性诊疗过程。

5. 先交钱后检查　急性胸痛就诊后的早期诊疗必须落实先救治后收费原则，但有些值班人员要求患者先交费才能进行各项检查。

6. 乱开检查项目　部分医师在对低危胸痛患者进行评估时存在乱开检查、乱用药物的现象，比如对于高度怀疑 ACS 的患者要求进行胸部 CT 平扫，显然此项检查严重偏离了诊断及鉴别诊断流程图的范围，也有对诊断明确的 ACS 患者，不及时使用双联抗血小板药物及抗凝治疗，但处方了几种中成药。上述现象均属于乱用医疗资源，与胸痛中心倡导的"避免浪费"的原则相悖。

7. 低危患者无健康教育　认证标准中要求从急诊直接离院的急性胸痛患者应由急诊医师进行有关冠心病基本常识、急性胸痛再发时的紧急处理。

8. 未完成再次评估的患者离开医院未履行签字手续　对于中低危胸痛患者，通常需要在急诊科进行首次和再次评估后才能最终确定是否属于真正的低危患者，部分未完成全部评估、自动要求离院的患者，急诊医师应该进行劝导，仍坚持离院的患者必须签署知情同意书，一方面是为了引起患者的重视，另一方面也是为了保护医院和医师，防止患者离院后发生意外时状告医院。

9. 无记录或记录不全　胸痛中心建设强调"没有记录就没有发生"的理念，因此，对于所有诊疗环节必须及时客观记录，但微服私访时常常存在不记录或者记录不全的问题。其中不及时进行时间的记录是最常见的现象。

（董凤英）

第六节　现 场 核 查

胸痛中心的认证考评采用的是综合考量的方式,材料网评、现场核查和微服私访缺一不可,其中现场核查是整个考核过程中比较重要的一环。现场核查的主要目的是核对网上认证材料的真实性、考察人员培训是否到位、胸痛中心运作的基本要求是否满足标准、流程是否规范执行以及持续改进情况。在现场核查过程中,申请单位应严格按照认证标准要求向现场考核小组展示取得的阶段性成果,同时也要把本单位的亮点和特色、成立胸痛中心以来的全面工作及取得的改进效果向专家汇报。另外,现场核查这个过程本身也是极好的互相交流、借鉴和学习的机会,认证专家会根据现场考察情况,对申请单位的优点和不足进行讨论和反馈,并提出改进意见,帮助申请单位更好的持续改进,同时也会把申请单位的一些优势和创新点向其他单位推荐,供兄弟单位参考和借鉴,共同提高胸痛中心的建设水平。整个现场核查过程持续 4 小时 10 分钟,整个过程将会严格按照评分手册进行全面考核,行程非常紧凑,若任何环节准备不充分或者拖沓,将会影响核查的进程和专家对申请单位的评价。因此,各单位要高度重视现场核查工作,前期应与认证办公室进行充分沟通,按标准要求妥善准备现场核查工作。

在线提交的认证材料通过专家审核后就进入到了现场核查阶段,现场核查小组由三名认证专家和一名认证办公室工作人员组成。认证办公室会提前与申请单位及认证专家进行协调,确定现场核查的时间及相关准备事项。各申请单位应关注每批次核查的具体时间节点,如有特殊情况,在某些时段由于领导不在位或者医院举行其他活动不能够进行现场核查时,应提前给出书面申请进行说明。各申请单位在进入现场核查阶段后,不能无故随意退出本批次认证,一旦确定现场核查日期后,原则上也不能更改,因为随意退出和更改日期会打乱所有专家的日常安排和整个工作部署,给本批次的认证工作带来极大的不便。

现场核查时,专家将会对认证标准的全部内容进行审查,重点是组织机构、管理制度、设备配置、人员资质、标识与指引等基本条件,还将对工作流程及流程图、时间统一方案、数据库建设、培训与教育情况进行详细考核。现场核查流程一共分为六个环节:双方会面与交流、查阅原始材料及数据库、实地考察及现场访谈、模拟演练、评估、反馈。整个核查过程由认证办公室工作人员主持。

一、现场核查前的准备

申请单位在接到认证办公室的现场核查通知后应及时向医院领导汇报,尽快启动现场准备工作。主要准备工作包括但不限于以下内容:

1. 认证材料的准备　应在确定现场核查时间后尽快将所有申请材料打印装订成册,原则上要提交给认证办公室存档一份,现场核查三名专家和认证办公室工作人员人手一册。材料准备的具体要求可与认证办公室联系。

2. 确定参加现场核查的领导及人员名单,提前发出邀请,以便相关人员预留时间,配合核查工作。同时应将是否有当地卫生行政主管领导参会等信息及时与认证办公室人员沟通,以便提前调整议程。

3. 确定现场核查时的主要汇报人、准备汇报讲稿　通常要求由胸痛中心总监或胸痛中心

委员会主任委员汇报,幻灯片的准备一定要言简意赅,紧紧围绕着胸痛中心建设的五大要素展开,重点介绍在流程优化和持续改进方面所做的工作以及取得的改进效果。不要花太多时间介绍胸痛中心以外的医院其他方面的工作。汇报人应提前试讲,严格控制时间不要超过 30 分钟。

4. 与认证办公室协调安排认证专家组的行程　目前中国胸痛中心认证是公益性认证,申请单位无需缴纳认证费用,但要承担现场核查专家组的交通、食宿等费用。因此,申请单位应在确定现场时间后及时与认证办公室联系,提前安排专家行程。

5. 现场核查的主会场的准备　应选择具有良好网络环境的会议室作为现场核查主会场,会场的选择要避免过大或者过小,有时来参加现场观摩的人员可能会比较多,过于拥挤会干扰专家工作,过于空旷也不便进行交流。会议室的设置可以按照有利于双方交流的面对面方式为宜。会场应请打印双方出席人员姓名牌,并调试好电脑、投影、激光笔、话筒,在每个专家和工作人员桌面上摆放单位的材料汇编,纸笔,无需摆放果和零食。在第一环节进行过程当中,希望有一名本院工作人员与认证办公室随行人员保持联络,将临时需要的材料例如导管室登记本、急诊科分诊台登记本(是包括全部急诊的登记本而不是急性胸痛登记本)提前准备好,便于随时取用。认证专家将会在第一环节的进行过程中随机挑选病例,申请单位要安排专人随时借阅纸质病历或调用电子病历,保障整个过程的顺利进行。

二、第一环节:双方会面与交流

该环节持续时间 1 小时。申请方必须出席人员包括:院长或担任胸痛中心委员会主任的医院领导 1 名,胸痛中心总监或主任、协调员、心内科主任、急诊科主任以及其他科室或相关部门人员、120 急救系统负责人 1 名及工作人员 1 名、网络医院代表若干。若本地区卫生计生委或地市级领导参与了胸痛中心的相关工作,也可以邀请相关领导出席,通过第一环节的交流与讨论增强当地领导对胸痛中心和区域协调救治体系建设的了解和认识,促进本地区胸痛中心的发展,但需要提前与认证办公室的工作人员沟通,以便调整议程。核查议程由认证办公室工作人员主持,首先将会介绍出席的专家及观摩单位,然后由院方代表介绍出席的领导、邀请的 120 系统、网络单位的工作人员以及到会的主要相关人员。接下来由医院领导或本地区卫生计生委、地市级领导致欢迎词。紧接着核查组长会在 10 分钟内介绍中国胸痛中心认证目的和现场核查要求,然后由申请单位胸痛中心总监或委员会主任通过幻灯汇报的形式向认证专家介绍本院胸痛中心建设运作情况以及对照认证标准展示胸痛中心改进效果,时间是 30 分钟,在这个环节一定要言简意赅,避免长篇大论,要抓住展示的重点,围绕五大要素以及本院的亮点和特色。第一环节的最后一个项目是提问与交流,认证专家将会就前期材料网评的一些疑问进行提问,并要了解本地 120 模式以及胸痛中心与 120 之间合作情况,同时要了解胸痛中心与网络医院的协同救治情况。

三、第二环节:胸痛中心建设文件和数据库核查

该环节耗时约 50 分钟。第二环节一般就在原会议室举行,有些单位根据本院实际情况也可安排在另外的房间,但希望不要离会场太远。此环节重点核查两个方面的内容:

1. 胸痛中心建设文件　重点核查文件也是院方要提前准备好的文件主要有以下内容:

(1) 组织机构与管理文件、机构和人员资质等,包括医院成立胸痛中心组织的文件、医院承诺支持胸痛中心运作和认证的文件、医院与院前急救系统的合作协议、医院与至少 5 家基

层医院协议、卫生行政部门下发的单位和个人的冠脉介入准入资质文件、卫生部介入直报系统总量、介入直报系统个人统计量、副高级以上介入医师职称、资格证书、导管室专职护士近1年的 ACS 培训证书、1 名放射技术人员上岗证书等,以上文件均要求摆放原件。

（2）医院胸痛中心的相关管理制度包括、联合例会制度文件、质量分析会制度、典型病例分析会制度、培训制度、流程改进制度、时钟统一管理制度、数据管理制度、联合例会原始记录、签到表、照片、质量分析会原始会议记录、签到表、照片、典型病例分析会原始会议记录、签到表、照片、参与流程改进的工作人员进行教育和培训原始记录等。

（3）培训与教育证明文件:所有证明文件都应该提供培训教材或讲稿、培训记录、签到表、照片或视频资料。主要培训对象包括医院领导、医疗管理、行政管理人员,胸痛中心核心科室专业医师和护士,全院医、药、护、技人员,医疗辅助人员及后勤管理人员,本地 120 相关人员,本地至少 5 家基层医疗机构以及至少 2 家社区机构。

请将以上所有材料提前准备好,放在会议室备用,第一环节结束后请工作人员立即将以上材料交给认证办公室人员,以备专家审查。

2. 数据库核查　数据库的核查时现场核查的重点内容,专家会在现场随机调阅在第一环节借回来的原始病历。请工作人员在第一环节中将随机抽取的纸质原始病历及时借至会场,如只有电子全文扫描病历单位,请准备可以查看医院病历系统的电脑 3 台(要求能显示各项检查及知情同意的原始材料)。另请准备好能连接公共网络的电脑 3 台,最好是无需外接电源的笔记本电脑,并要调试好网络以及打开云平台网址。此环节要求每位专家有一位熟悉数据库和医院病历管理系统的工作人员陪同,该工作人员须熟悉云平台数据库操作,以便及时解答专家疑问并展示专家要求查看的各项材料。专家现场调用中国胸痛中心认证管理数据云平台,对照原始病历,查看实时数据,核对数据库与原始资料是否吻合,核查原始资料的溯源性,若采用纸质版时间记录表的单位请将近 6 个月的记录表准备在会场,供专家查阅。

四、第三环节:现场考察及访谈

第三环节是对胸痛中心运作情况进行实地现场核查和访谈,是现场核查的重点之一,时间约 1 小时。主要核查地点包括医院周边地区、进入急诊科的通道、急诊分诊处、胸痛诊室、急诊抢救室、胸痛观察室、救护车、导管室、心内科病房及 CCU。核查专家将在现场对照本院制定的流程图全面核查胸痛中心的运作情况,考察相关人员对流程的熟悉程度和执行情况。每位专家请安排至少一位胸痛中心陪同人员随行,并答复专家的疑问。外院观摩人员也请指派专人陪同,注意避免干扰专家工作。该环节专家将通过对不同岗位工作人员的随机提问了解胸痛中心的培训效果、流程图的执行情况以及流程是否合理、是否最优化等。

五、第四环节:模拟演练

是检验胸痛中心是否达到常态化运行的重要方式,此阶段大约耗时 30 分钟。核查小组将随机在三个场景中任意挑选一个进行考核。核查组人员随同观摩该患者的处理过程,核查是否符合既定流程,各流程环节是否符合时间要求。这三个流程包括自行来院的 STEMI 患者,从急诊科分诊开始到进入导管室的全过程;在医院其他科室发生 STEMI 的患者,从呼救开始到进入导管室的全过程;由 120 救护车送来,或者由本单位救护车出车接入的胸痛患者,送入导管室的全过程。认证专家将会分组跟随救护车以及在导管室观察,请提前准备一

位男性模拟患者以及家属一名,在急诊科待命,以便随时启动模拟演练。

六、第五环节:汇总分析

此环节约需 20~30 分钟。核查专家回到会议室,汇总现场核查结果,此时其他人员应回避。三名专家及认证办公室工作人员将对照现场核查评分详表进行现场评分,并讨论汇总核查中发现的优点和存在的问题,形成初步的反馈意见。

七、第六环节:反馈与交流

此环节约需 20~30 分钟。首先由认证办公室人员通报微服私访结果(如果微服私访已经结束),然后由核查专家代表就现场核查情况向申请单位反馈,主要是胸痛中心建设的优点和存在的问题,但更多的是就存在的问题进行反馈,以便申请单位进行持续改进。双方可以就存在的问题进行交流、讨论,但现场核查不做是否通过认证的结论。最后的认证结果是由中国胸痛中心认证工作执行委员会会议投票表决后决定的。本环节请医院主要领导和胸痛中心负责人必须出席。

八、现场核查中常见的主要问题

1. 会议现场准备不充分。会议现场的准备包括场地布置、设施配备等准备不充分,使用时出现故障,会议室不能满足核查工作的需要,没有网络条件或不能查看院内 His 系统,笔记本电脑不能正常使用等等。

2. 必须参会的人员无法到位。双方会面的环节要求医院主管胸痛中心工作的领导到场并致辞,本地 120 院前急救系统的负责人也应参加第一环节的会面。急诊科在胸痛中心的建设和运作中占有重要地位,因此急诊科主任或相关负责人也应到场。另外,网络医院的代表最好是在一线承担急性心肌梗死接诊及转诊任务的医务人员而不应该是医院领导,有些是领导出席但无法回答专家的提问。上述人员的缺席和人员身份问题常常会影响专家对申请单位的客观评估,最终不利于通过认证。

3. 原始材料收集散乱,不方便取阅。各单位要按照认证办公室预先发送的核查须知,将原始材料分门别类的准备好,在现场由专人负责,随时取阅,便于专家审查,避免出现找不到相关材料的情况。

4. 原始材料审查与数据库核查不在同一现场,路程较远时可能会耽误时间。有些医院因原始资料分散放置,甚至根本无法在同一个地点完成数据库的核查,要带着专家到处跑。

5. 原始的急诊科和导管室登记本不原始,许多是经过挑选后的专用急性胸痛登记本或者急诊 PCI 的登记本,导致无法查看所有急性胸痛以及所有 PCI 的原始数据。当无法获得原始数据核查计算数据库的完整性时,此部分分数将无法得到。另外还存在登记本管理不规范,无法准确分辨出急诊病例和择期病例的现象。

6. 幻灯汇报冗长,抓不住重点。总监在汇报胸痛中心相关情况时,应重点介绍本院胸痛中心的特色、持续改进的措施和结果以及创新情况,避免出现过多篇幅介绍本院悠久历史及强大实力的"宣传片"。

7. 提问环节回答模糊,表述不清晰。专家提问后,经常出现多人七嘴八舌补充说明相关情况的现象。专家提问是要求以岗位责任人回答为主,简明扼要回答关键问题,并注意控

制解释时间,但常常会有其他工作人员进行提醒、暗示和代替回答问题、用方言交换答案的等情况,此种情况专家常常会判定此岗位人员不熟悉其岗位职责及流程。

8. 到急诊科及院内各部门现场核查时,无相应岗位主导人员跟随,人员前后分散,在回答相关问题或检查相关流程时,找不到相关负责人进行解释。建议按照核查手册,由总监及相关部门负责人全程陪同,并指派工作人员做好联络工作。按照认证工作流程的要求,现场核查过程中专家会对存在的问题进行边核查边提出整改建议,并相互讨论,因此,胸痛中心的全体主导人员尤其是管理层应全称陪同,对后续的改进至关重要。

9. 不能正确看待和理解所发现和提出的问题,现场核查本身是胸痛中心难得的一次持续改进的机会,认证工作委员会要求现场核查专家要尽可能帮助申请单位及时发现问题并一起讨论可能的解决方案。但有些单位或者负责人对专家提出的问题总是带着"自卫"的心态进行反应,要找出无数的理由去解释为什么是这样儿不能虚心听取专家对问题的看法,实际上专家更多是在帮助单位发现问题并给出相应的解决问题的建议,是希望申请单位能够从现场核查中收获改进意见。尤其是最后的反馈环节,如无特殊情况,建议院领导务必参加,这对协调院内相关部门的合作和尽快解决存在的实际问题非常重要。

总之,现场核查十分严谨,严格按流程执行。规范的现场核查既是对申请单位努力付出的尊重,也是各单位展示自身竞争力的绝好契机,同时又是获得持续改进建议的重要契机。各单位要严格按照办公室预先发送的核查手册,高度重视,认真准备,以期获得良好的评价,圆满完成现场核查工作。

(易绍东)

第七节　总结、投票与授牌

在同一批申请单位的现场核查全部完成后,中国胸痛中心认证工作委员会将择期召开执委会对此批申请单位进行总结、投票。会前认证办公室将对申请单位的网评、微服私访和现场核查结果进行全面汇总后提交执委会讨论。认证办公室在每家单位的现场核查结束后,会及时形成书面报告,包括现场核查实录和现场核查评分表。现场核查实录将会如实记录现场核查的每一细节,并对专家发言特别是小结与反馈进行详细的总结,包括单位的特色及优势、存在的不足以及形成的综合意见。现场核查评分表的分数将会及时录入网站,同时认证办公室还会将微服私访得分也同期录入网站。最后形成的汇总材料包括总分、现场核查实录、专家现场评分表、微服私访实录、微服私访评分表、分数排名、汇报课件、得分概览。微服私访实录和微服私访评分表由微服私访专家提供。汇报课件将会体现每家申请单位的现场核查概况,包括主要优势和亮点、主要不足、微服私访的细节以及得分情况和排名,供在执委会上进行汇报。得分概览将以上要点整理成文字形式,并印刷成册,供执委会委员在投票时阅读和参考。

每批次认证的执委会投票总结时间会提前确定,通常在现场核查后一周左右。每次执委会之前,将会举行分组预备会,预备会由认证工作委员会主任(副主任委员)主持,主要参会人员是参与此批现场核查的专家、认证工作委员会成员以及认证办公室主任、工作人员、胸痛中心总部人员。预备会将对此批次申请单位分组进行详细讨论后形成初步意见,提交给认证工作委员会执委会最终表决。表决结果可能是四种情况之一:通过、整改后再次微服私访、整改后再次现场核查 + 微服私访、不通过。

通常投票会结束后,胸痛中心总部和认证办公室会在网站和微信公众号公布通过认证的名单,由中国胸痛中心总部协商确定授牌日期,通常在投票会结束后的一个月左右。要求通过认证的单位派一到两名负责人参会,授牌仪式通常由认证工作委员会秘书长主持,由主任委员、副主任委员进行授牌。

在每批次认证结束后,认证办公室还将汇总执委会讨论意见,给每家单位发送详细的反馈意见,即使是通过认证的单位,也会详细反馈不足与专家的意见,建议每家单位要根据反馈意见继续进行持续改进,使胸痛中心在规范运作的轨道上继续前行。

（易绍东）

第八节　通过认证后的持续质量监控

胸痛中心的建设永远在路上,持续改进是胸痛中心规范运作的精髓。因此在通过认证后,并不意味着申请单位可以放松管理,原地踏步甚至以为"船到码头车到站",一切回到过去的状态。而是应该严格按照认证标准,继续对运作流程和数据管理进行持续改进,进一步提高胸痛相关疾病的救治效率和水平。为了对已通过认证的单位进行后续监督和管理,中国胸痛中心认证工作委员会专门成立了质控中心,对已经通过认证的胸痛中心实施质量控制工作,重点对各种关键时间趋势进行监控和评比,主要包括各单位数据的汇总、统计、筛选及分析。

一、中国胸痛中心质控中心成立的背景

21世纪,是数据爆炸的时代,也被称为"大数据时代",现代医学的核心是循证医学,也是数据科学。现代医学体系的建立,在一定程度上依赖于对过去经验的记录和整理,而数据,正是这种记录的载体,也是医学发展最重要的土壤和基础,用数据构建的医学史,因为精确的细节而永远鲜活,数据越真实、越丰富,也能越能经数据反映出更客观的医学世界。

要做大数据分析,首先需要保证的是要有足够样本量的数据,中国胸痛中心质控中心是一个能够督促各胸痛中心及时填报数据的"督促者";其次,中国胸痛中心质控中心能够汇集全国所有的胸痛中心数据,进行宏观的分析与统计,在大样本的基础上进行数据的筛选,剔除很多无效干扰数据,使得数据的统计更加务实可靠;再次,中国胸痛中心质控中心通过每月月报告知全国各中心月度平均值,同时在报告中将每月与胸痛中心相关的重要内容汇报给各中心负责人,让各胸痛中心了解全国平均水平,同时不遗漏重要信息,中国胸痛中心质控中心通过季报、半年报全国胸痛中心排名的形式让各胸痛中心了解自己在全国胸痛中心中的水平,不断改进与提升。中国胸痛中心质控中心通过发布年报,可以让各胸痛中心对全年的胸痛中心建设有一个全局的认识,同时与前一年胸痛中心数据进行比较,可以从纵向显示胸痛中心建设的成果。

中国胸痛中心质控中心将患者从发病到救治直至出院的全过程都设立在质控指标中,通过指标的设立,使得各胸痛中心能够更清晰地认识到各个重要环节的时间节点、救治方式,在每一个关键环节上做到严格把控,争分夺秒。

胸痛中心质控中心的最终目的并不是单纯的指标数据上的提高,而是希望通过公正的数据,让全国胸痛中心认识到时间管理和步骤流程的重要性,做到患者救治的流程化、有序化、有效化。

二、中国胸痛中心质控中心组织架构

为了加强对已经通过认证的中国胸痛中心的质控控制、促进持续质量改进,中国胸痛中心认证工作委员会专门设置了单独的中国胸痛质控中心办公室,负责全国已经通过认证的胸痛中心质控工作。

三、中国胸痛中心质控中心数据库的基本内容和要求

中国胸痛中心质控数据采集是基于当前认证云平台数据库的数据,认证云平台数据库既是认证的评价依据,也是质量控制的主要数据来源。该数据库的内容涵盖了急性胸痛患者从首次医疗接触到完成关键诊疗措施以及出院的全部诊疗环节。为方便快速录入、查询、统计,数据库的格式以选项、填写数字为主,另外胸痛数据资料要求完整,不仅包括胸痛急救的时间节点数据,还需记录心电图、CT、超声、介入造影结果等影像学资料。在某些关键环节,医务人员填写基本数据后,系统可以及时进行评估,以指导下一步诊治流程。每个患者具有唯一识别码(急救ID号),与其基本资料、住院号相对应,可通过标识码、姓名、住院号等多种途径查询。

四、中国胸痛中心质控中心数据库数据录入的基本要求

1. 填写人员必须客观、准确、真实、及时、完整地填写各项数据。

2. 记录数据及日期均使用阿拉伯数字,记录时间采用24小时制,并准确到分钟。

3. 数据录入建议首诊负责制,如果数据覆盖多个部门或科室,应明确相关部门或科室的数据填写责任医师,分段负责,各环节注意交接,审查归档;急性胸痛患者的首次医疗接触人员应及时在数据库中建档,若不能及时在线填报,应有纸质版的时间记录表格从首次医疗接触开始伴随急性胸痛患者诊疗的全过程,进行时间节点的前瞻性记录,尽可能地避免回顾性记录,以提高记录的准确性。

4. 对数据填写的相关人员进行培训,明确并统一各时间节点的定义。

5. 数据库的完整性应满足以下全部条件　①所有进入医院的急性胸痛(明确为创伤性胸痛除外)患者的登记比例不得低于75%,应包括各类因急性胸痛就诊于门、急诊或入院的患者的基本信息和最后诊断;②ACS患者登记比例应达到100%;③STEMI患者的录入比例必须达到100%,且各项关键时间节点的填报应齐全,关键时间节点的缺失率不能高于10%,其中院内时间节点记录的有效率应到达100%。

6. 强调数据资料的溯源性　确保STEMI患者的上述关键时间节点可以溯源,其中发病时间、呼叫120、达到医院等时间应能从急诊病历(电子病历或复印件)、入院病历、首次病程记录、心电图纸、检验报告、病情告知或知情同意书等原始记录中溯源,并要求尽可能精确到分钟。

五、中国胸痛中心质控中心数据库的统计分析

数据库的优势在于方便查询、统计、分析,可以选择任意时间段、疾病分类、就诊医院等进行病例数统计;根据统计目的选择不同选项,便于根据统计结果,发现问题,不断改进流程,也是持续改进效果的具体体现方式。

六、中国胸痛中心质控中心数据库的管理及质控

由于胸痛数据库是由多科室协作完成,数据由不同部门医务人员在紧急情况下填写,难

免出现遗漏或者差错,所以数据库的质量管理和监控是重要的环节。制定数据库的管理规范、使用细则及监督管理制度,该制度必须为胸痛中心数据库的责任人员做出明确规定;应有专职或兼职的数据管理员,对相关人员进行数据库使用方法和相关制度的培训;为保证数据录入的真实、客观、准确及保护患者隐私,实行分级管理,即三级质量监控及审核制度,该制度将数据库的录入、检查、核查、统计分析等过程的操作流程和要求做了明确的规定,每一级人员的职责、权利和义务也必须在制度中得到体现。在数据库的建设过程中,要牢固掌握好数据库的填写要求,杜绝造假、防治漏填、减少错误填写,保证数据的溯源性,牢记"没有记录就没有发生"的概念,并对数据库进行高质量、常态化的管理和质控。

七、中国胸痛中心质控中心数据要求

中国胸痛中心质控中心数据应避免以下常见的统计数据质量问题:

1. 避免数据虚假。
2. 避免拼凑的数据。
3. 避免指标数值背离指标原意。
4. 避免数据的逻辑性错误。
5. 避免数据的非同一性。
6. 避免数据不完整。

八、中国胸痛中心质控指标

目前中国胸痛中心质控中心暂定 15 项监控指标:

1. STEMI 患者症状发作到首次医疗接触时间(S-to-FMC)。
2. 所有急性胸痛患者首次医疗接触至首份心电图时间(FMC-to-EKG);主要考核首次医疗接触至首份心电图(FMC-to-EKG)时间≤10 分钟以内的比例,并分亚组进行考核,分别是:分为救护车接入院、自行来院、网络医院转诊三个亚组患者。
3. EKG 远程传输比例。
4. 首份 EKG(远程传输或院内)至确诊时间。
5. 首次医疗接触至双重抗血小板治疗时间。
6. 120 急救或转运且拟行 PPCI 患者绕行急诊和 CCU 直达导管室比例。
7. 非 PCI 医院停留时间,即基层医院 door-in 至 door-out 时间(DIDO)。
8. 行 PPCI 的 STEMI 患者 D-to-B 时间以及 D-to-B 时间≤90 分钟比例,要求达标率在 75% 以上,或呈改进趋势。
9. 行溶栓治疗的 STEMI 患者 D-to-N 时间以及 D-to-N 时间≤30 分钟的比例。
10. 行 PPCI 患者的即刻再通率或溶栓患者溶栓成功率。
11. ACS 患者 24 小时内使用他汀治疗的比例。
12. ACS 患者使用 β 受体阻滞剂比例。
13. 所有 STEMI 患者院内死亡率。
14. 所有 STEMI 患者出院带药(DAPT,ACEI/ARB,他汀,β 受体阻滞剂)符合指南推荐的比例。
15. 质量分析会和典型病例讨论会的召开频次。

九、中国胸痛中心奖惩制度

质量控制设置了奖惩制度,通过有效地奖惩机制促进通过认证的胸痛中心医疗质量持续改进,通过过程指标和结果指标两方面考核设置了奖励机制和淘汰制。主要考量指标包括填报完整性、数据填报及时性、数据溯源性以及持续改进意识,质量分析例会不得 <1 次 / 季度。各项权重占比如下:

1. 所有胸痛患者首次医疗接触至首份心电图时间(FMC-to-EKG)占 10%。

2. EKG 远程传输比例占 5%。

3. 首份 EKG(远程传输或院内)至确诊时间和比例占 10%。

4. STEMI 患者首次医疗接触至双重抗血小板治疗时间占 10%。

5. 直达导管室比例占 5%。

6. 非 PCI 医院停留时间(DIDO)占 2%。

7. D-to-B 时间占 25%。

8. D-to-N 时间占 3%。

9. 即刻血管再通率占 5%。

10. 出院带药医嘱占 10%。

11. 质量改进会占 15%。

结果考核总分为每一项考核指标分值 X 权重系数的总和,2016 年试运行百分制,每项考核指标排名前 20% 以内为 100 分;≥前 20% 但 <40% 范围内为 80 分;≥前 40%<60% 为 60 分;≥前 60%<80% 为 40 分;其余 20% 为 20 分。2017 年将根据 2016 年的完成情况,胸痛中心执委会商定 Benchmark 值;每年评定一次,结合胸痛中心年度表彰大会,设置的奖项类型包括:

- 医疗质量奖(金、银、铜杯)

- 数据填报质量奖(奖牌)

- 质量持续改进奖(奖牌)

- 胸痛中心免审奖(奖牌)

(一) 奖励标准

1. 医疗质量奖杯　①金杯 5 位:连续 4 次季度质控简报,排名均在前 20% 且年度考核总分排名前 5 名;②银杯 0 位:连续 4 次季度质控简报,排名均在前 40% 且排除金杯得主的年度考核总分排名前 10 名;③铜杯 15 位:连续 4 次季度质控简报,排名均在前 60% 且排除金银杯得主的年度考核总分排名前 15 名。

2. 数据填报质量奖牌　全年数据填报完整性 >90%、时效性 <90 天、真实性良好(抽查属实)的医院。

3. 质量持续改进奖牌　全年四次季度质量指标评分持续递增的医院。

4. 胸痛中心免审奖牌　a,连续三年金杯中心或 b,连续三年年度质量评分持续增加(基础≥80 分且每年增加≥10 分)。

(二) 质控中心淘汰制

质控中心淘汰制将每年评定一次,标准包括:

1. 黄牌　警告整改。

(1) 数据完整性:连续 1 次季度报告,必填数据填报比例 <50%。

（2）数据及时性：数据填报延迟 >90 天。

（3）数据真实性：抽查时无法提供原始病历以供核查时间 ≥1 个月或者发现明显的数据造假一次。

（4）持续改进机制：无法达到质量分析例会 ≥1 次 / 季度。

2. 红牌　取消胸痛中心资格。

（1）后 10 名：连续 3 年年度质量简报排名末位 20% 且 三年年度考核总分的后 10 位。

（2）连续 3 次以上黄牌警告。

中国胸痛中心认证工作与质控工作是相互合作、相辅相成的。胸痛认证是胸痛质控的基础，胸痛质控是胸痛认证的保障，胸痛认证是胸痛中心的开始，胸痛质控是健康发展的未来。胸痛质控的标准与胸痛认证标准基本一致，是在胸痛认证标准的基础上修改和提炼的。胸痛中心的规范前行需在胸痛质控的监督下持续改进，永无止境的提高救治效率。

（曲新凯　易绍东）

第九节　认证有效期及再次申请认证

2013 年正式发布的中国胸痛中心认证体系规定的首次通过认证的胸痛中心有效期为 3 年，在有效期达到前半年应向认证办公室提出再次认证申请，若再次通过认证，有效期将延长至 5 年。上述规定是参照美国 SCPC 的认证有效期而制定的，随着我国特有的质控体系的日趋完善，未来必将逐步过渡到质控与再认证相结合的道路，即在连续两年的年度质控综合排名中始终处于前列的单位，应给予免于再次申请直接延长有效期的奖励；而对于综合排名连续处于末尾的单位，则在红牌警告之下应设置提前取消认证资格的可能。对于绝大多数不在上述之列的单位则应按照上述规定按时申请再次认证。

再次申请认证的基本流程与首次认证相同，但具体操作层面将更注重对自上次认证以来的各项主要质控指标的数据达标情况及变化趋势。其中对第一要素的审查将集中在各种标识与指引、总 PCI 量和急诊 PCI 量等将是重点；第二要素的重点将是自通过认证以来的流程图优化和改进情况；第三要素主要考察与院前急救系统合作的各项指标的数据趋势，其中经救护车入院患者的首份心电图完成时间、传输院前心电图比例、绕行急诊比例将是重点；第四要素的重点是累积的培训与教育资料；第五要素是再次认证最主要的考察内容，重点是上次通过认证以来的质量改进措施及实施证据、胸痛中心各项主要质量控制指标的绝对值及变化趋势。

随着胸痛中心认证管理云平台的逐步完善，未来的认证和再次认证将逐步过渡到单位只需要提交书面正式申请即可，由认证办公室直接从认证管理云平台数据库获取申请单位的所有资料进行评估，包括组织机构、人员资质、管理制度、各类流程图及其改进版本、培训与教育资料、质量分析会和典型病例讨论会等重要持续质量改进措施的落实证据、各类质量监控指标的数据变化趋势等，均可以在线直接获取，申请单位只需要在平时工作中按时完成工作证据的上传即可，不必等到申请认证时突击提交资料，网站将也就不再提供补充提交资料的功能。因此，所有建立了胸痛中心的单位必须坚持以认证管理云平台数据库为依托，在扎扎实实做好胸痛中心建设的同时，及时填报急性胸痛患者的数据并及时在线提交各类组织机构变迁、人员变迁、管理制度及流程图更新、质控及培训资料等。

（向定成）

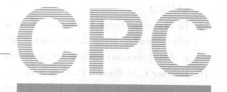

1. Reimer KA, Jennings RB. The "wavefront phenomenon" of myocardial ischemic cell death. Ⅱ. Transmural progression of necrosis within the framework of ischemic bed size (myocardium at risk) and collateral flow. Lab Invest, 1979, 40:633-644.

2. Vora AN, Holmes DN, Rokos I, et al. Fibrinolysis use among patients requiring interhospital transfer for ST-segment elevation myocardial infarction care: a report from the US National Cardiovascular Data Registry. JAMA Intern Med, 2015, 175 (2):207-215.

3. Terkelsen CJ, Sorensen JT, Maeng M, et al. System delay and mortality among patients with STEMI treated with primary percutaneous coronary intervention. JAMA, 2010, 304 (7):763-771.

4. 段天兵,向定成,秦伟毅,等. 建立区域协同救治网络对首诊于非冠状动脉介入治疗医院的急性心肌梗死患者再灌注时间及近期预后的影响. 中华心血管病杂志,2014,42:641-645.

5. Sutton AG, Campbell PG, Graham R, et al. A randomized trial of rescue angioplasty versus a conservative approach for failed fibrinolysis in ST-segment elevation myocardial infarction: the Middlesbrough Early Revascularization to Limit INfarction (MERLIN) trial. J Am CollCardiol, 2004, 44 (2):287-296.

6. Gershlick AH, Stephens-Lloyd A, Hughes S, et al. Rescue angioplasty after failed thrombolytic therapy for acute myocardial infarction. N Engl J Med, 2005, 353 (26):2758-2768.

7. Widimsky P, Budesinsky T, Vorac D, et al. Long distance transport for primary angioplasty vs immediate thrombolysis in acute myocardial infarction. Final results of the randomized national multicentre trial-PRAGUE-2. Eur Heart J, 2003, 24 (1):94-104.

8. Andersen HR, Nielsen TT, Rasmussen K, et al.A comparison of coronary angioplasty with fibrinolytic therapy in acute myocardial infarction. N Engl J Med, 2003, 349 (8):733-742.

9. Pinto DS, Kirtane AJ, Nallamothu BK, et al. Hospital delays in reperfusion for ST-elevation myocardial infarction: implications when selecting a reperfusion strategy. Circulation, 2006, 114 (19):2019-2025.

10. Assessment of the Safety and Efficacy of a New Treatment Strategy with Percutaneous Coronary Intervention (ASSENT-4 PCI) investigators. Primary versus tenectaplase-facilitated percutaneous coronary intervention in patients with ST-segment elevation acute myocardial infarction (ASSENT-4 PCI):randomised trial. Lancet, 2006, 367 (9510):569-578.

11. Ellis SG, Armstrong P, Betriu A, et al. Facilitated percutaneous coronary intervention versus primary percutaneous coronary intervention: design and rationale of the Facilitated Intervention with Enhanced Reperfusion Speed to Stop Events (FINESSE) trial. Am Heart J, 2004, 147 (4):E16.

12. Herrmann HC, Lu J, Brodie BR, et al. Benefit of facilitated percutaneous coronary intervention in high-risk ST-segment elevation myocardial infarction patients presenting to nonpercutaneous coronary intervention hospitals. JACC CardiovascInterv, 2009, 2 (10):917-924.

13. Scheller B, Hennen B, Hammer B, et al.Beneficial effects of immediate stenting after thrombolysis in acute myocardial infarction. J Am CollCardiol, 2003, 42 (4):634-641.

14. Le May MR, Wells GA, Labinaz M, et al.Combined angioplasty and pharmacological intervention versus

thrombolysis alone in acute myocardial infarction (CAPITAL AMI study). J Am CollCardiol,2005,46(3): 417-424.

15. Di Mario C,Dudek D,Piscione F,et al.Immediate angioplasty versus standard therapy with rescue angioplasty after thrombolysis in the Combined Abciximab REteplase Stent Study in Acute Myocardial Infarction (CARESS-in-AMI):an open prospective randomised multicentre trial. Lancet,2008,71(9612):559-568.

16. Bohmer E,Hoffmann P,Abdelnoor M,et al.Efficacy and safety of immediate angioplasty versus ischemia-guided management after thrombolysis in acute myocardial infarction in areas with very long transfer distances results of the NORDISTEMI (NORwegian study on DIstrict treatment of ST-elevation myocardial infarction). J Am CollCardiol,2010,55(2):102-110.

17. Borgia F,Goodman SG,Halvorsen S,et al. Early routine percutaneous coronary ntervention after fibrinolysis vs. standard therapy in ST-segment elevation myocardial infarction:a meta-analysis. Eur Heart J,2010,31(17): 2156-2169.

18. Armstrong PW,Gershlick AH,Goldstein P,et al. Fibrinolysis or primary PCI in ST-segment elevation myocardial infarction. N Engl J Med,2013,368(15):1379-1387.

19. Madan M,Halvorsen S,Di Mario C,et al.Relationship between time to invasive assessment and clinical outcomes of patients undergoing an early invasive strategy after fibrinolysis for ST-segment elevation myocardial infarction:a patient-level analysis of the randomized early routine invasive clinical trials. JACC CardiovascInterv,2015,8(1 PtB):166-174.

20. Sanchez PL,Gimeno F,Ancillo P,et al. Role of the paclitaxel-eluting stent and tirofiban in patients with ST-elevation myocardial infarction undergoing postfibrinolysis angioplasty:the GRACIA-3 randomized clinical trial. CircCardiovascInterv,2010,3(4):297-307.

21. "胸痛中心"建设中国专家共识组."胸痛中心"建设中国专家共识.中国心血管病研究,2011,9(5): 326-334.

22. Graff L,DallaraJ,RossMA,et al.Impact on the care of the emergency department chest pain patient from the chest pain evaluation registry［CHEPER］study.Coron Artery Dis,1997,8:563-568.

23. Gibler WB,Runyon JP,Levy RC,et al.A rapid diagnostic and treatment center for patients with chest pain in the emergency department.Ann Emerg,1995,32:381-388.

24. 周民伟,向仕平,向定成,等.我院胸痛中心建设的实践探索.中华医院管理杂志,2012,28(6):429-432.

25. 张建华,滕文杰.论社会公共卫生服务与政府职责.中国卫生质量管理,2005,12(2):47-49.

26. 向定成.信息技术支撑区域协同救治体系中胸痛中心的发展方向.中国数字医学,2015,10(9):2-4.

27. 陈昊,刘坚,周民伟,等.区域协同胸痛急救网络体系的建设与实践.中国医院管理,2013,33(2):28-30.

28. 易绍东,田燕,周民伟,等.胸痛中心的持续改进与质量控制.中国数字医学,2015,10(10):102-104.

29. 赵丹凝.浅谈我国发展管理式医疗的必要性.中国商界,2010(6).

30. 中华医学会心血管病学分会,中华心血管病杂志编辑委员会.急性ST段抬高型心肌梗死诊断和治疗指南.中华心血管病杂志,2015,43(5):380-393.

31. 2013 ACCF/AHA Guideline for the Management of ST-Elevation Myocardial Infarction:Executive Summary Writing Committee members. 2013 ACCF/AHA Guideline for the Management of ST-Elevation Myocardial Infarction:Executive Summary:A Report of the American College of Cardiology Foundation/American Heart Association Task Force on Practice Guidelines. Circulation. 2013,127:529-555.

32. Task Force Members,Ph.Gabriel Steg,Stefan K.James,et al.ESC Guidelines for the management of acute myocardial infarction in patients presenting with ST-segment elevation:The Task Force on the management of ST-segment elevation acute myocardial infarction of the European Society of Cardiology (ESC). Eur. Heart J, 2012,33:2569-2619.

33. 向定成,段天兵,秦伟毅,等.建立规范化胸痛中心对直接经皮冠状动脉介入治疗患者进门球囊扩张时间及预后的影响.中华心血管病杂志,2013,41(7):568-571.

34. 向定成.胸痛中心建设规范与实践.北京:人民军医出版社,2013.

35. Roffi M,Patrono C,Collet JP,et al.2015 ESC Guidelines for the management of acute coronary syndromes in patients presenting without persistent ST-segment elevation:Task Force for the Management of Acute Coronary Syndromes in Patients Presenting without Persistent ST-Segment Elevation of the European Society of Cardiology

(ESC). Eur Heart J,2016,37:267-315.

36. Post F,Gori T,Senges J,et al. Establishment and progress of the chest pain unit certification process in Germany and the local experiences of Mainz. Eur Heart J,2012,33:682-686.

37. 中华医学会心血管病学分会,中华心血管病杂志编辑委员会.非 ST 抬高急性冠状动脉综合征诊断和治疗指南.中华心血管病杂志,2012,40(5):353-367.

38. EA Amsterdam,NK Wenger,RG Brindis,et al.2014 AHA/ACC guideline for themanagementofpatients withnon-ST-elevation acute coronary syndromes.Circulation,2014 ,130(25):e344-e426.

39. Marco Roffi,Carlo Patrono,Jean-Philippe Collet,et al.2015 ESC guidelines for the management of acute coronary syndromes in patients presenting without persistent ST-segmentelevation . European Heart Journal,2015,29(3):1-59.

40. Tsai TT,Evangelista A,Nienaber CA,et al. Long-term survival in patients presenting with type A acute aortic dissection:insights from the International Registry of Acute Aortic Dissection (IRAD). Circulation,2006,114(1 Suppl):I350-1356.

41. Ramzisham AR,Arief H,Ngoo KS,et al.Acute aortic dissection at two extreme ages. Clin Ter,2011,162(6):553-554.

42. Hines G,Dracea C,Katz DS.Diagnosis and management of acute type A aortic dissection. Cardiol Rev. 2011,19(5):226-232.

43. Li Y,Yang N,Duan W,et al. Acute aortic dissection in China. Am J Cardiol,2012,110(7):1056-1061.

44. HIRST AE Jr,JOHNS VJ Jr. Experimental dissection of media of aorta by pressure. Its relation to spontaneous dissecting aneurysm. Circ Res,1962,10:897-903.

45. Lauterbach SR,Cambria RP,Brewster DC,et al. Contemporary management of aortic branch compromise resulting from acute aortic dissection. J Vasc Surg,2001,33(6):1185-1192.

46. Sharma UK,Gulati MS,Mukhopadhyay S.Aortic aneurysm and dissection:evaluation with spiral CT angiography. JNMA J Nepal Med Assoc,2005,44(157):8-12.

47. Sbragia P,Neri E,Panconi M,et al. CT virtual angioscopy in the study of thoracic aortic dissection. Radiol Med,2001,102(4):245-249.

48. Erbel R,Aboyans V,Boileau C,et al. 2014 ESC Guidelines on the diagnosis and treatment of aortic diseases:Document covering acute and chronic aortic diseases of the thoracic and abdominal aorta of the adult. The Task Force for the Diagnosis and Treatment of Aortic Diseases of the European Society of Cardiology (ESC). Eur Heart J,2014,35(41):2873-2926.

49. Criado FJ. Aortic dissection:a 250-year perspective. Tex Heart Inst J,2011,38(6):694-700.

50. Nienaber CA,Rousseau H,Eggebrecht H,et al. Randomized comparison of strategies for type B aortic dissection:the INvestigation of STEnt Grafts in Aortic Dissection (INSTEAD) trial. Circulation,2009,120(25):2519-2528.

51. Christoph AN,Stephan K,Hervé R,et al. Endovascular Repair of Type B Aortic Dissection Long-term Results of the Randomized Investigation of Stent Grafts in Aortic Dissection Trial.CircCardiovascInterv,2013,6:407-416.

52. 陈伟伟,高润霖,刘力生,等.《中国心血管病报告 2015》概要.中国循环杂志,2016,31(6):521-528.

53. Thomas R J,King M,Lui K,et al. AACVPR/ACCF/AHA 2010 Update:Performance Measures on Cardiac Rehabilitation for Referral to Cardiac Rehabilitation/Secondary Prevention Services. Journal of the American College of Cardiology,2010,56(14):1159-1167.

54. Oldridge N B,Guyatt G H,Fischer M E,et al. Cardiac rehabilitation after myocardial infarction:combined experience of randomized clinical trials. Jama,1988,260(7):945-950.

55. Ornish D,Scherwitz L W,Billings J H,et al.Intensive lifestyle changes for reversal of coronary heart disease. Jama,1998,280(23):2001-2007.

56. Pavy B,Iliou M,Vergès-Patois B,et al.French Society of Cardiology guidelines for cardiac rehabilitation in adults. Archives of Cardiovascular Diseases,2012,105(5):309-328.

57. O'Gara P T,Kushner F G,Ascheim D D,et al.2013 ACCF/AHA Guideline for the Management of ST-Elevation Myocardial Infarction.Journal of the American College of Cardiology,2013,61(4):e78-e140.

58. Group J J W.Guidelines for rehabilitation in patients with cardiovascular disease（JCS 2012）. Circ J,2014,78(8): 2022-2093.

59. 中华医学会心血管病学分会,中华心血管病杂志编辑委员会.急性 ST 段抬高型心肌梗死诊断和治疗指南.中华心血管病杂志,2015,43(5):380-393.

60. Turk-Adawi K,Sarrafzadegan N,Grace S L.Global availability of cardiac rehabilitation. Nature Reviews Cardiology,2014,11(10):586-596.

61. Zhang Z,Pack Q,Squires R W,et al.Availability and characteristics of cardiac rehabilitation programmes in China. Heart Asia,2016,8(2):9-12.

62. 中华医学会心血管病学分会,中国康复医学会心血管病专业委员会,中国老年学学会心脑血管病专业委员会.冠心病康复与二级预防中国专家共识.中华心血管病杂志,2013,41(4):267-275.

63. 陈纪言,陈韵岱,韩雅玲,等.经皮冠状动脉介入治疗术后运动康复专家共识.中国介入心脏病学杂志, 2016(07):361-369.

64. Fletcher G F,Ades P A,Kligfield P,et al.Exercise standards for testing and training a scientific statement from the American Heart Association. Circulation,2013,128(8):873-934.

65. 中国康复医学会心血管病专业委员会,中国营养学会临床营养分会,中华预防医学会慢性病预防与控制分会,等.心血管疾病营养处方专家共识.中华内科杂志,2014,53(2):151-158.

66. Kanitz M G,Giovannucci S J,Jones J S,et al.Myocardial infarction in young adults:risk factors and clinical features. The Journal of emergency medicine,1996,14(2):139-145.

67. Teo K K,Ounpuu S,Hawken S,et al.Tobacco use and risk of myocardial infarction in 52 countries in the INTERHEART study:a case-control study.The lancet,2006,368(9536):647-658.

68. Wilson K,Gibson N,Willan A,et al.Effect of smoking cessation on mortality after myocardial infarction:meta-analysis of cohort studies.Archives of Internal Medicine,2000,160(7):939-944.

69. van Domburg R T,Meeter K,van Berkel D F,et al.Smoking cessation reduces mortality after coronary artery bypass surgery:a 20-year follow-up study. Journal of the American College of Cardiology,2000,36(3):878-883.

70. Hallstrom A P,Cobb L A,Ray R.Smoking as a risk factor for recurrence of sudden cardiac arrest. New England Journal of Medicine,1986,314(5):271-275.

71. 中华人民共和国国家卫生和计划生育委员会.中国临床戒烟指南(2015 年版).中华健康管理学杂志, 2016,10(2):88-95.

72. 中国康复学会心血管病专业委员会,中国老年学学会心脑血管病专业委员会.在心血管科就诊患者的心理处方中国专家共识.中华心血管病杂志,2014,42(1):6-13.

73. 中国康复医学会心脏康复专业委员会.稳定性冠心病心脏康复药物处方管理专家共识.中华心血管病杂志,2016(1):7-11.

74. 易绍东,向定成.首届中国胸痛中心高峰论坛会议纪要.中华心血管病杂志,2012,40(1):78.

75. 秦伟毅,钱洪津,唐绍辉.胸痛中心急救网点的建立及快速转运机制.中国急救医学杂志,2012,32(3): 274-277.

76. 秦伟毅.移动 ICU 和远程 ICU 是基层危重症患者的重生之路.中华卫生应急杂志,2012,8:113-116.

77. 田燕,向仕平,周民伟,等.物联网技术在急救中的应用.中国数字医学杂志,2012,7(8):59-63.

78. 周民伟,向仕平,向定成,等.我院胸痛中心建设的实践探索.中华医院管理杂志,2012,28(6):429-432.

79. 向仕平,陈昊,周民伟,等.基于物联网的数字化网络医院建设.解放军医院管理杂志,2012,19(1): 79-80.

80. 周民伟,向仕平,向定成,等.胸痛中心的远程心电监护系统探索与实践.解放军医院管理杂志,2013,20 (1):59-61.

81. 罗望胜,向定成,张金霞,等.远程实时传输 12 导联心电图对急性 ST 段抬高性心肌梗死患者的院前诊断价值.中华急诊医学杂志,2013,22(6):669-673.

82. 易绍东,向定成.规范化胸痛中心建设及 ST 段抬高型心肌梗死协同救治经验交流与示范会纪要.中华心血管病杂志,2012,40(11):923.

83. 易绍东,向定成,段天兵,等.建立胸痛中心对不同来院方式 ST 段抬高急性心肌梗死患者进门 - 球囊时间的影响.中国介入心脏病学杂志,2014,22:549-552.

84. 易绍东,向定成.胸痛中心的建设理念与目标.中华心血管病学杂志,2014,42(8):549-552.

85. 王元,肖华,张金霞,等.急性心肌梗死合并心源性休克或血流动力学紊乱患者应用主动脉内球囊反搏术后影响临床疗效的危险因素分析.中国介入心脏病学杂志,2014,(11):681-684.

86. 龚志华,向定成,董凤英,等.区域协同救治体系对未具备经皮冠状动脉介入治疗能力医院救治急性ST段抬高心肌梗死患者的时间节点的影响.中国介入心脏病杂志,2015,23(3):125-128.

87. 向定成,霍勇,方唯一.中国胸痛中心认证标准.中国介入心脏病杂志,2016,24(3):121-130.

88. 向定成,霍勇,方唯一.中国基层胸痛中心认证标准.中国介入心脏病杂志,2016,24(3):131-133.

89. 董凤英,张琰,廖炜红,等.胸痛中心认证云平台数据库的质量管理.中国数字医学,2015,10(9):22-23,42

90. 彭雄,向定成,秦伟毅,等.院前移动ICU建设对急性胸痛患者转运安全性的影响.中国数字医学,2015,10(9):27-29.

91. 张金霞,张妮,向定成,等.胸痛中心建设对行PPCI术后的STEMI患者再灌注时间及院内近期预后的影响.中国数字医学,2015,10(9):33-35.

92. 文艳飞,龚志华,向定成.利用现代化信息手段逐步优化导管室启动流程.中国数字医学,2015,10(9):43-44.

93. 肖华,向定成.急性B型主动脉夹层腔内修复治疗时机.岭南心血管病杂志,2014,20(6):801-802

94. 肖华,向定成.主动脉夹层——如何做到快速诊断和尽快处理.内科理论与实践,2013,(6):438-440.

95. 杨洁连,向定成,肖华,等.急性Stanford B型主动脉夹层腔内修复治疗时机与预后的关系.中国介入心脏病学杂志,2014,(5):300-303.

96. 王斌,王焱,叶涛,等.区域协同ST段抬高型心肌梗死救治网络建设探讨.中华心血管病杂志,2014,42(8):650-654.

97. Nallamothu BK,Bates ER,Herrin J,et al. Times to Treatment in Transfer Patients Undergoing Primary Percutaneous Coronary Intervention in the United States. Circulation,2005,111:761-767.

98. Breuckmann F,Burt DR,Melching K,et al. Chest Pain Centers:A Comparison of Accreditation Programs in Germany and the United States.Crit Pathw Cardiol,2015,14(2):67-73.

99. Chandra A,Glickman SW,Ou FS,et al. An analysis of the Association of Society of Chest Pain Centers Accreditation to American College of Cardiology/American Heart Association non-ST-segment elevation myocardial infarction guideline adherence. Ann Emerg Med,2009,54(1):17-25.

100. Ross MA,Amsterdam E,Peacock WF,et al. Chest pain center accreditation is associated with better performance of centers for Medicare and Medicaid services core measures for acute myocardial infarction. Am J Cardiol,2008,102(2):120-124.

101. Chen KC,Yen DH,Chen CD,et al. Effect of emergency department in-hospital tele-electrocardiographic triage and interventional cardiologist activation of the infarct team on door-to-balloon times in ST-segment-elevation acute myocardial infarction. Am J Cardiol,2011,107(10):1430-1435.

102. Gao R,Patel A,Gao W,et al.Prospective observational study of acute coronary syndromes in China:practice patterns and outcomes.Heart,2008,94(5):554-560.

103. Bi Y,Gao R,Patel A,et al. Evidence-based medication use among Chinese patients with acute coronary syndromes at the time of hospital discharge and 1 year after hospitalization:results from the Clinical Pathways for Acute Coronary Syndromes in China(CPACS)study,2009,157(3):509-516.

104. Du X,Gao R,Turnbull F,et al.Hospital quality improvement initiative for patients with acute coronary syndromes in China:a cluster randomized,controlled trial. Circ Cardiovasc Qual Outcomes,2014,7(2):217-226.

105. O'Gara PT,Kushner FG,Ascheim DD,et al. 2013 ACCF/AHA guideline for the management of ST-elevation myocardial infarction:a report of the American College of Cardiology Foundation/American Heart Association Task Force on Practice Guidelines. Circulation,2013,127(4):e362-e425.

106. Jollis JG,Roettig ML,Aluko AO,et al.Reperfusion of Acute Myocardial Infarction in North Carolina Emergency Departments(RACE)Investigators. Implementation of a statewide system for coronary reperfusion for ST-segment elevation myocardial infarction. JAMA,2007,298:2371-2380.

107. Bagai A,Al-Khalidi HR,Sherwood MW,et al.Regional systems of care demonstration project:Mission:Lifeline STEMI Systems Accelerator:design and methodology. Am Heart J,2014,167(1):15-21.

致谢

本书的编撰过程得到广州市医疗物联网重点实验室、中国心血管健康联盟及中国胸痛中心总部、中国胸痛中心(广州、武汉、厦门、哈尔滨)认证办公室的大力支持,同时也得到以下科技计划项目的支持:国家重点研发计划项目(2016YPC1301201)、穗科信字[2013]163-15号、粤经信[2014]975号、广州市重大科技计划专项(2014Y2-00068)。

一并致谢!

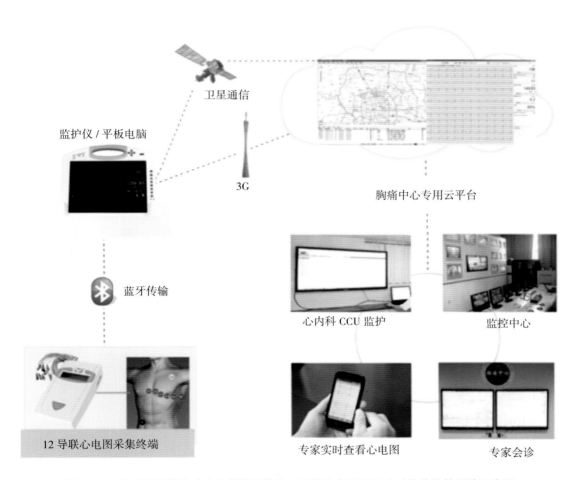

图 1-3-1　广州总医院胸痛中心所依托的十二导联心电图远程实时传输监护系统示意图

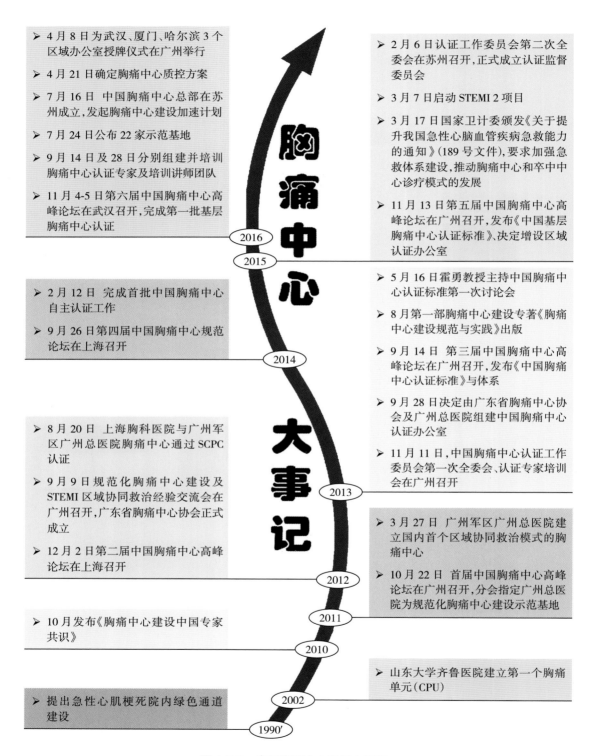

➤ 4月8日为武汉、厦门、哈尔滨3个区域办公室授牌仪式在广州举行

➤ 4月21日确定胸痛中心质控方案

➤ 7月16日 中国胸痛中心总部在苏州成立,发起胸痛中心建设加速计划

➤ 7月24日公布22家示范基地

➤ 9月14日及28日分别组建并培训胸痛中心认证专家及培训讲师团队

➤ 11月4-5日第六届中国胸痛中心高峰论坛在武汉召开,完成第一批基层胸痛中心认证

➤ 2月12日 完成首批中国胸痛中心自主认证工作

➤ 9月26日第四届中国胸痛中心规范论坛在上海召开

➤ 8月20日 上海胸科医院与广州军区广州总医院胸痛中心通过SCPC认证

➤ 9月9日规范化胸痛中心建设及STEMI区域协同救治经验交流会在广州召开,广东省胸痛中心协会正式成立

➤ 12月2日第二届中国胸痛中心高峰论坛在上海召开

➤ 10月发布《胸痛中心建设中国专家共识》

➤ 提出急性心肌梗死院内绿色通道建设

胸痛中心

大事记

2016
2015
2014
2013
2012
2011
2010
2002
1990'

➤ 2月6日认证工作委员会第二次全委会在苏州召开,正式成立认证监督委员会

➤ 3月7日启动STEMI 2项目

➤ 3月17日国家卫计委颁发《关于提升我国急性心脑血管疾病急救能力的通知》(189号文件),要求加强急救体系建设,推动胸痛中心和卒中中心诊疗模式的发展

➤ 11月13日第五届中国胸痛中心高峰论坛在广州召开,发布《中国基层胸痛中心认证标准》,决定增设区域认证办公室

➤ 5月16日霍勇教授主持中国胸痛中心认证标准第一次讨论会

➤ 8月第一部胸痛中心建设专著《胸痛中心建设规范与实践》出版

➤ 9月14日 第三届中国胸痛中心高峰论坛在广州召开,发布《中国胸痛中心认证标准》与体系

➤ 9月28日决定由广东省胸痛中心协会及广州总医院组建中国胸痛中心认证办公室

➤ 11月11日,中国胸痛中心认证工作委员会第一次全委会、认证专家培训会在广州召开

➤ 3月27日 广州军区广州总医院建立国内首个区域协同救治模式的胸痛中心

➤ 10月22日 首届中国胸痛中心高峰论坛在广州召开,分会指定广州总医院为规范化胸痛中心建设示范基地

➤ 山东大学齐鲁医院建立第一个胸痛单元(CPU)

图 1-3-2 中国胸痛中心发展大事记

图 7-2-1   中国胸痛中心网机构注册页面

图 7-3-1   中国胸痛中心认证数据管理云平台首页

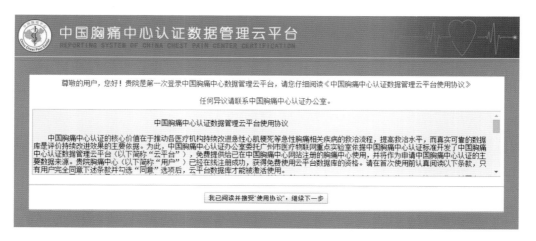

图 7-3-2　用户阅读并同意使用协议后方可启用云平台数据库

图 7-3-3　云平台系统管理设置

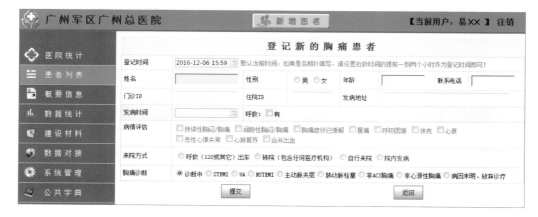

图 7-3-4　新增患者

图 7-3-5　急救信息、胸痛诊疗、患者转归

图 7-4-1　中国胸痛中心认证数据管理云平台建设材料上传界面

图 7-4-2　要素一要求提交的胸痛中心建设材料类别

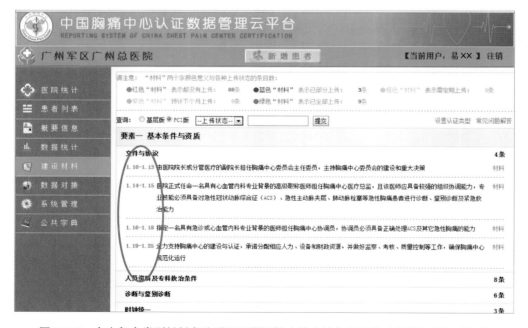

图 7-4-3　点击每个类别材料名称后显示需要提交的文件名称及其对应的评分细则条款

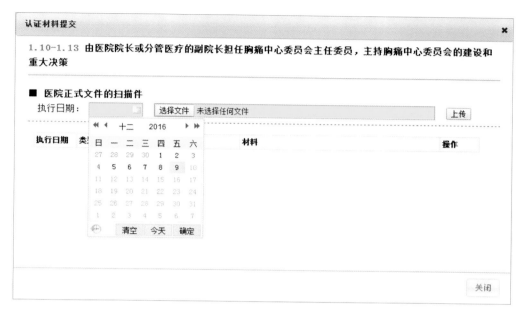

图 7-4-4　点击执行日期选择文件上传

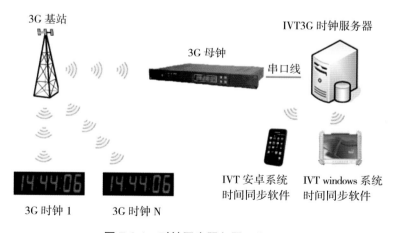

图 7-6-1　时钟同步服务器工作原理

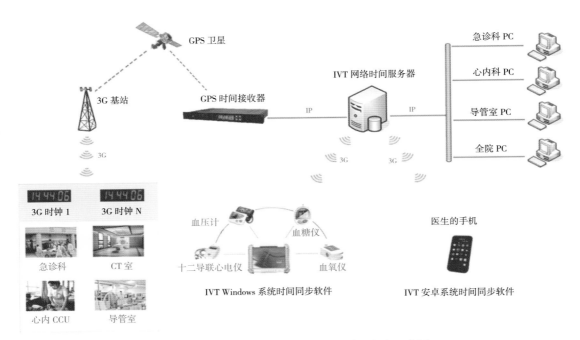

图 7-6-2　广州总医院胸痛中心时钟统一方案示意图

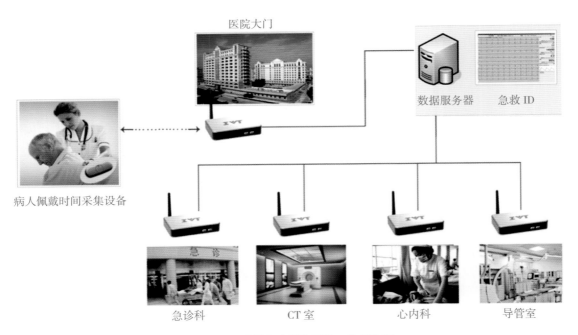

图 7-6-3　时间自动采集系统工作示意图

急性胸痛患者时间管理表

患者姓名 _____ 性别：□ 男 □ 女 年龄____ 门诊 ID：_____ 住院 ID：_____

来院方式：□呼叫 120 □转院 □自行来院 □ 院内发病 联系电话：_____

初步诊断：_____ 初步诊断时间：_____ 医生：_____

院前部分：

发病时间： 发病地点：

首次医疗接触地点 首次医疗接触时间：

呼叫 120 时间： 接听电话时间： 通知出车时间： 救护车出发时间：

到达现场时间： 离开现场时间： 接诊医生： 接诊护士：

院前检查项目：□心电图 □血常规 □凝血四项 □急诊生化 □急诊电解质 □心梗三项 □心脏生化 □CT □B 超 □X 线

院前心电图时间： 心电图诊断时间： 院前抽血时间：

院前双抗给药时间： 院前双抗给药的名称及剂量：

院前抗凝给药时间： 院前抗凝给药的名称及剂量：

院前传输 12 导联心电图时间：

院前诊断时间： 院前启动导管室时间： 到达医院时间：

院前溶栓开始时间： 院前溶栓结束时间：

患者送入急诊科时间： 患者送入导管室时间： 患者送入 CCU 时间

急诊院内部分：

急诊科接诊医生：_____ 急诊科接诊护士：_____ □转诊 □急诊门诊 □EICU

转出医院入门时间：_____ 到达我院大门时间：_____ 接诊时间：_____ 挂号时间：_____

院前检查项目：□心电图 □血常规 □凝血四项 □急诊生化 □急诊电解质 □输血前七项 □心梗三项 □CT □B 超 □X 线

采血时间：_____ 血标本送检时间：_____ 肌钙蛋白出结果时间：_____

院内首份心电图时间：_____ 心电图诊断时间：_____

呼叫____科会诊时间：_____ 会诊医师到达时间：_____ 会诊结束时间：_____

护士给药时间：_____ 药物的名称及剂量：_____ 决定住院时间：_____

院内溶栓开始时间：_____ 院内溶栓开始时间：_____ 溶栓药物名称及剂量：_____

院内抗凝给药时间： 院内抗凝给药的名称及剂量：

决定启动导管室时间：_____ 开始知情同意时间：_____ 签定知情同意时间：_____

检验技师姓名：_____ 血液标本送达时间：_____ 检验开始时间：_____ 检验结束时间：_____ 检验报告时间：_____

通知 CT 室时间：_____ CT 室技师姓名：_____ 患者到达 CT 室时间：_____ CT 检查开始时间：_____

CT 检查出报告时间：_____ 患者离开 CT 室时间：_____

通知 B 超室时间：_____ B 超室技师姓名：_____ 患者到达 B 超室时间：_____ B 超检查开始时间：_____

B 超检查出报告时间：_____ 放射科技师姓名：_____ 患者离开 B 超室时间：_____

通知放射科时间：_____ 患者到达放射科时间：_____ 胸片检查开始时间：_____

胸片检查出报告时间：_____ 患者离开放射科时间：_____

通知核医学科时间：_____ 核医学科技师姓名：_____ 患者到达核医学科时间：_____ ECT 检查开始时间：_____

ECT 检查出报告时间：_____ 患者离开核医学科时间：_____

心外科部分：

心外科接诊医师：_____ 决定手术时间：_____ 开始谈知情同意时间：_____

图 7-6-4 广州总医院时间节点管理表

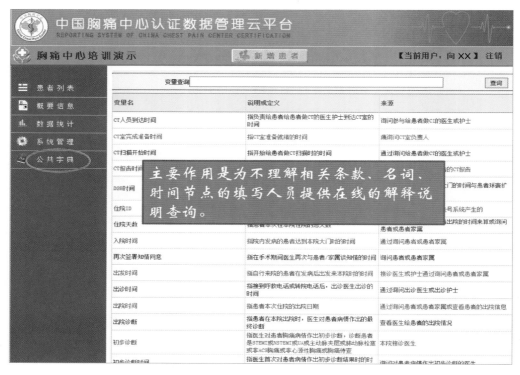

图 7-7-1　云平台上公共字典的位置及进入界面

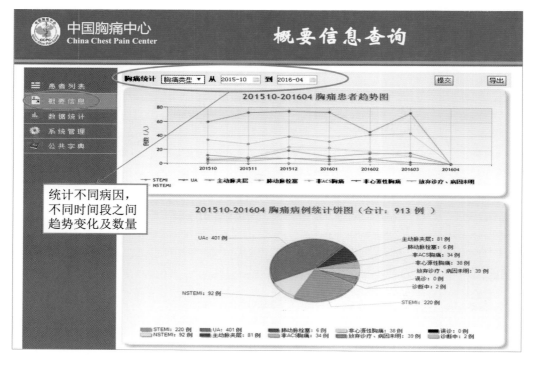

图 7-7-2　云平台数据库的概要信息查询

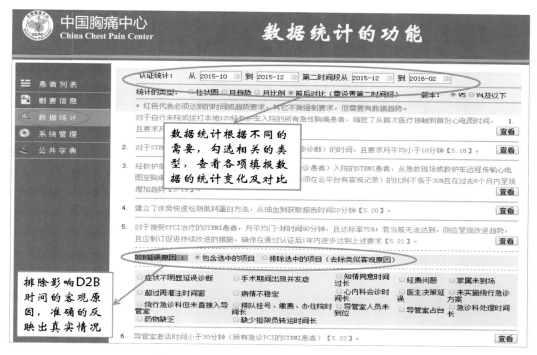

图 7-7-3　云平台数据库的统计学功能界面

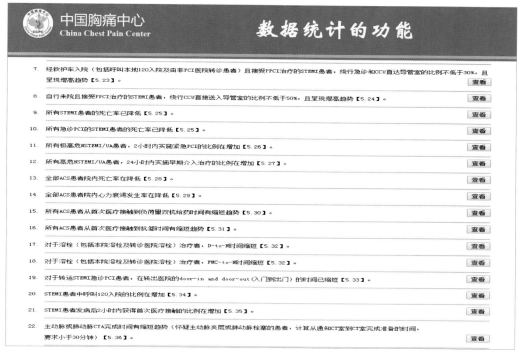

图 7-7-4　云平台数据库质量控制指标统计界面

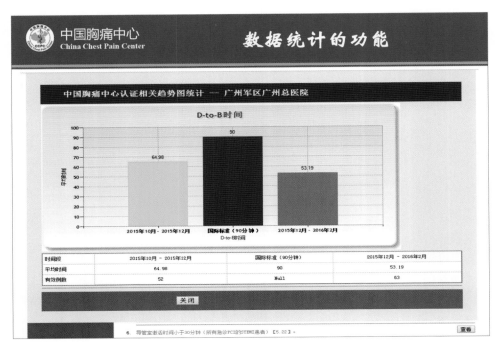

图 7-7-5　主要监控指标的分时段统计柱状图

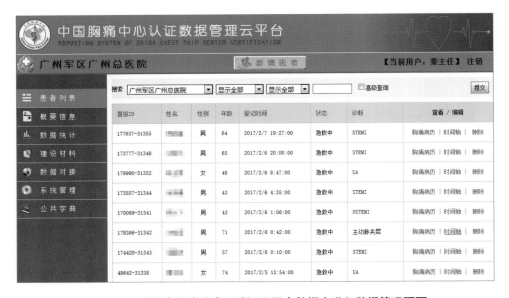

图 7-8-1　登录中国胸痛中心认证云平台数据库进入数据管理页面

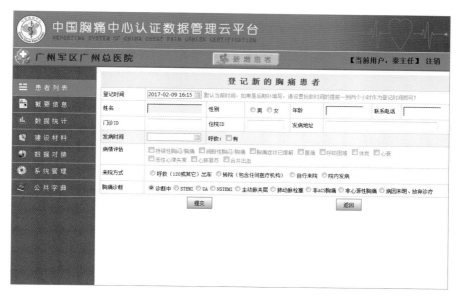

图 7-8-2　新增病例界面

图 7-8-3　远程心电传输方式

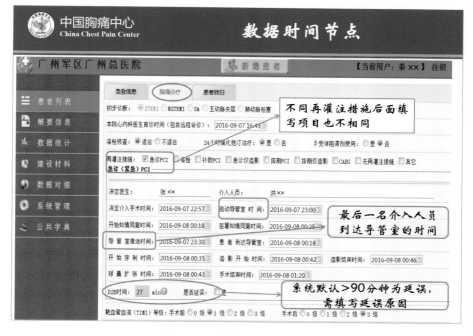

图 7-8-4　急诊 PCI 信息界面

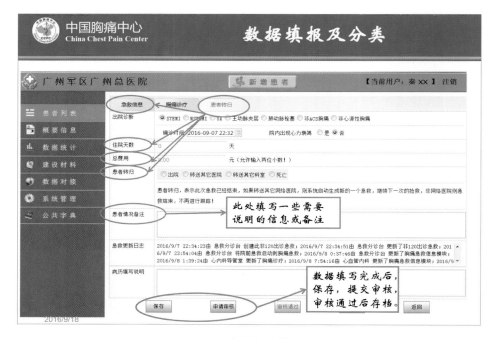

图 7-8-5　延误原因选择

图 7-8-6　患者转归的填写及选择

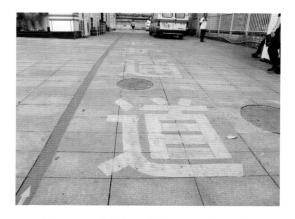

图 8-2-1　急诊科的救护车入口通道要求

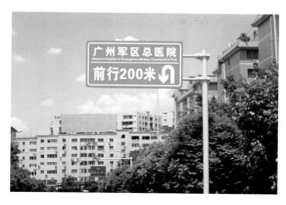

图 8-3-1　城市主要公路上的医院标识

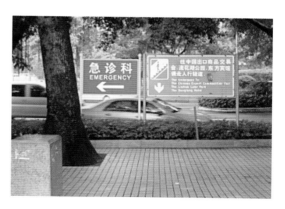

图 8-3-2　人行道上的医院标识

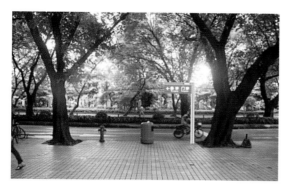

图 8-3-3　医院周边道路急诊科、门诊指引

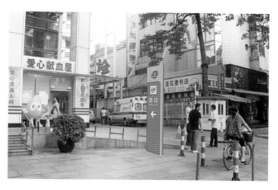

图 8-3-4　医院周边社区的急诊标识指引标识

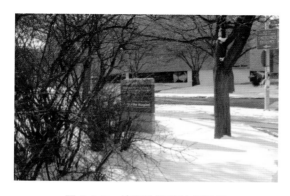

图 8-3-5　被植物遮挡的标识牌

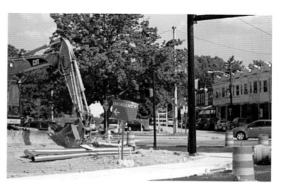

图 8-3-6　被施工破坏的标识牌

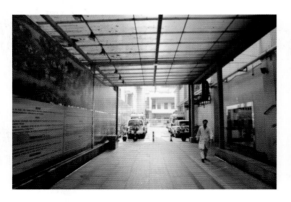

图 8-3-7　院内指引改进前

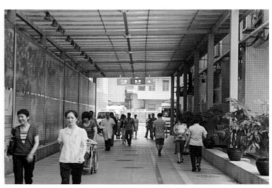

图 8-3-8　院内指引改进后

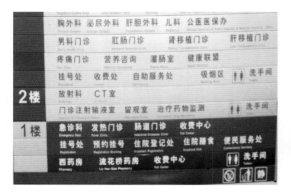

图 8-3-9　院内指引改进前

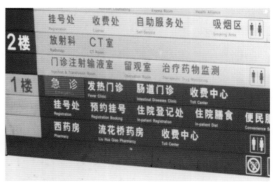

图 8-3-10　院内指引改进后

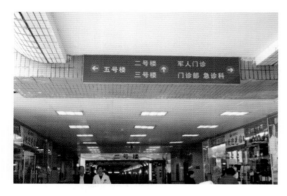

图 8-3-11　改进前急诊标识

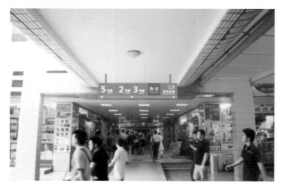

图 8-3-12　改进后的醒目标识

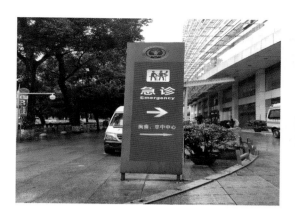

图 8-3-13　急诊入口标志

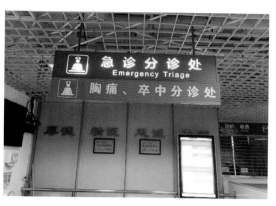

图 8-3-14　明确的分区就诊标志

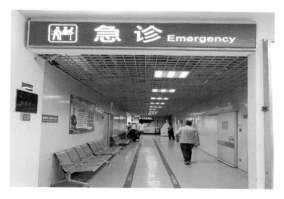

图 8-3-15　入口到急救区的吊牌

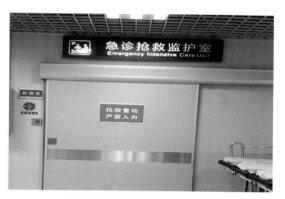

图 8-3-16　入口到急救区地标线

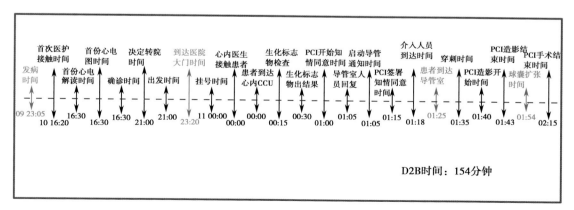

图 8-8-3　典型病例的时间轴分析

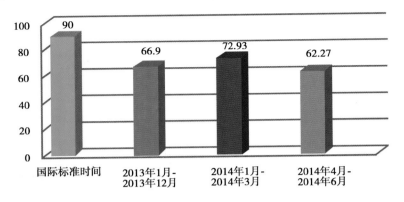

图 12-2-5   柱状图体现改进后的 D2B

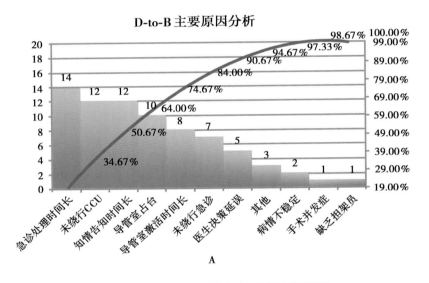

A

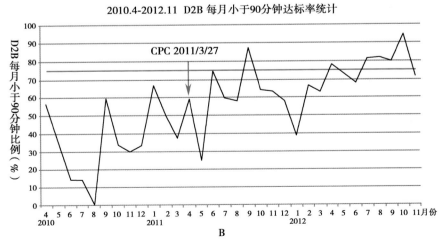

B

图 12-2-6   流程改进应用的工具图

201407~201409 胸痛病例统计饼图（合计:313例）

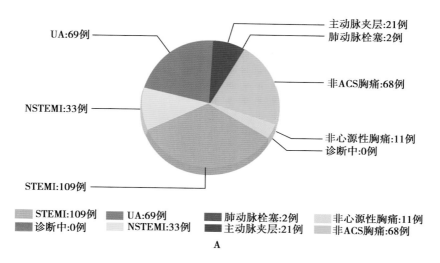

A

STEMI患者的D2B月平均时间对比
(排除客观干扰因素)

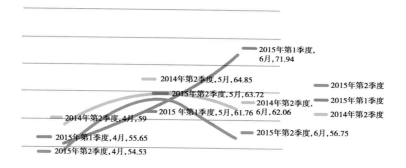

B

D2B延时原因统计

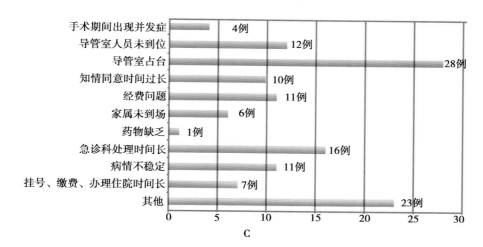

C

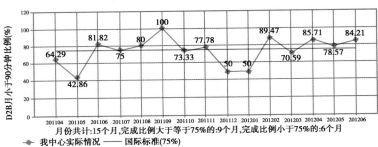

月份	201104	201105	201106	201107	201108	201109	201110	201111	201112	201201	201202	201203	201204	201205	201206	合计:15
百分比	64.29	42.86	81.82	75.00	80.00	100.00	73.33	77.78	50.00	50.00	89.47	70.59	85.71	78.57	84.21	74.50
小于等于90分钟	9	3	9	9	8	6	11	7	6	7	17	12	18	11	16	149
总数	14	7	11	12	10	6	15	9	12	14	19	17	21	14	19	200

D

图 12-4-1 质量分析可能采用的图表格式以展示各项主要质量监控指标的总体趋势

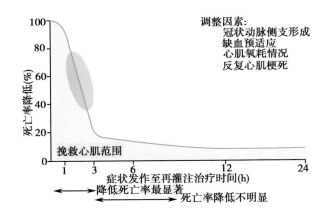

图 13-5-1 症状发作至再灌注时间与 STEMI 患者死亡率及心肌坏死程度的关系

最大的临床获益来自于心肌梗死后 2~3 小时(图中蓝色加深)部分给予再灌注治疗(摘自 Gersh BJ, et al. JAMA 2005; 293: 979-86.)

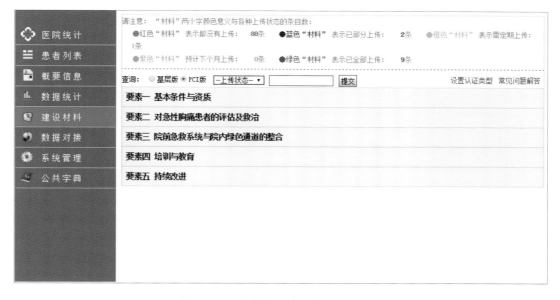

贵院是否已经启动中国胸痛中心数据管理云平台，实时填写胸痛患者的相关急救数据？ ◉是 ○否

贵院胸痛中心是否已经成立六个月以上，且至少有六个月的胸痛患者的急救数据，且是可追溯的？ ◉是 ○否

1. 上一年度PCI总量大于等于200例？
◉是 ○否 请上传证明材料：[选择文件] 未选择任何文件　　　请上传证明材料。

2. 上一年度急诊PCI量大于等于50例？
◉是 ○否 请上传证明材料：[选择文件] 未选择任何文件　　　请上传证明材料。

3. 具备PPCI资质且年介入量不少于75例的医师大于等于2人（确保24小时行PPCI）？
◉是 ○否 请上传证明材料：[选择文件] 未选择任何文件　　　请上传证明材料。

[申请参与认证]

图 20-2-2　在线提交自评佐证材料

请注意："材料"两个字颜色意义与各种上传状态的条目数：
●红色"材料"表示都没有上传：88条　●蓝色"材料"表示已部分上传：2条　●橙色"材料"表示需定期上传：1条
●紫色"材料"预计下个月上传：0条　●绿色"材料"表示已全部上传：9条

查询：○基层版 ◉PCI版 [—上传状态—▾] [　　　　　] [提交] 　　　设置认证类型 常见问题解答

- 医院统计
- 患者列表
- 概要信息
- 数据统计
- 建设材料
- 数据对接
- 系统管理
- 公共字典

要素一 基本条件与资质

要素二 对急性胸痛患者的评估及救治

要素三 院前急救系统与院内绿色通道的整合

要素四 培训与教育

要素五 持续改进

图 20-2-3　上传胸痛中心建设材料页面

目前贵单位参与的认证类型是：PCI版；目前中国胸痛中心认证支持两类认证：PCI版和基层版；

如果贵单位根据实际情况希望更改认证类型，请点击此处，重新选择认证类型！

要素一 基本条件与资质

胸痛中心的组织机构

医院发布正式文件成立胸痛中心及胸痛中心委员会，要求：

1.10 由医院院长或分管医疗的副院长担任胸痛中心委员会主任委员，主持胸痛中心委员会的建设和重大决策 ☑满足

1.11 书面文件明确胸痛中心委员会的工作职责 ☑满足

1.12 明确胸痛中心委员会具有调动医院所有资源为胸痛中心建设和运行提供保障的权力 ☑满足

1.13 胸痛中心成立并实际运作至少6个月以上才能申请认证 ☑满足

任命胸痛中心医疗总监，要求：

1.14 医院正式任命一名具有心血管内科专业背景的高级职称医师担任胸痛中心医疗总监，且该医师应具备较强的组 ☑满足
织协调能力，专业技能必须具备对急性冠状动脉综合征（ACS）、急性主动脉夹层、肺动脉栓塞等急性胸痛
患者进行诊断、鉴别诊断及紧急救治能力；

1.15 书面文件正式明确胸痛中心医疗总监的职责 ☑满足

任命胸痛中心协调员，要求：

1.16 指定一名具有急诊或心血管内科专业背景的医师担任胸痛中心协调员，协调员必须具备正确处理ACS及其它 ☑满足
急性胸痛的能力

1.17 书面文件明确协调员的具体工作职责 ☑满足

1.18 协调员每年至少参加ACS和胸痛中心相关的培训不少于10学时 ☑满足

图 20-2-4　申请单位对照认证标准细则逐条进行自评

▶ 要素一 基本条件与资质

▶ 要素二 对急性胸痛患者的评估及救治

▶ 要素三 院前急救系统与院内绿色通道的整合

▶ 要素四 培训与教育

▶ 要素五 持续改进

恭喜您，认证资质基本条件满足！

如果您希望继续申请认证，请提交承诺函的扫描件一份，由医院负责人签名并加盖公章，承诺全力支持本单位参加中国胸痛中心认证工作！

工作人员将在三个工作日内完成审核，审核通过后，工作人员会给您提供评审编号，输入评审编号，就可以下载《中国胸痛中心认证评分细则》和

《中国胸痛中心认证标准》电子文档，同时您也能够在线填写《中国胸痛中心认证评分细则》，开始正式的认证工作了！

承诺函扫描件，由医院负责人签名并加盖公章，承诺全力支持本单位参加中国胸痛中心认证工作：

1、请用医院红头文件纸

2、承诺函

3、属名：中华医学会心血管病学分会中国胸痛中心认证工作委员会；

4、文件内容请注明： 胸痛中心的目的和意义、发展规划、医院对胸痛中心的支持与承诺的具体内容请参考《中国胸痛中心认证标准》第一要素相

关部分

5、申请机构名称与日期，院领导签字并加盖医院公章

6、如果承诺函扫描件是多个图片，请将图片拷贝粘贴到一个word或pdf文件后，再上传

请选择承诺函： 选择文件 未选择任何文件

图 20-2-5　全面自评合格后系统自动提示上传承诺函

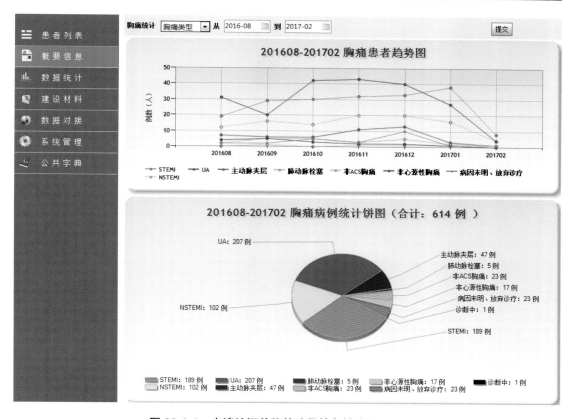

图 20-2-6　申请认证单位的阶段性急性胸痛病因饼图